"十二五"国家重点图书

心血管介入治疗实用技术系列丛书

Interventional Therapy of Peripheral Arterial Disease

外周动脉疾病介入治疗

主　编　王深明　常光其

北京大学医学出版社

WAIZHOU DONGMAI JIBING JIERU ZHILIAO

图书在版编目（CIP）数据

外周动脉疾病介入治疗/王深明，常光其主编. —北京：
北京大学医学出版社，2012.12
（心血管介入治疗实用技术系列丛书）
ISBN 978-7-5659-0466-0

Ⅰ. ①外⋯　Ⅱ. ①王⋯②常⋯　Ⅲ. ①动脉疾病—介入性治疗
Ⅳ. ①R543.505

中国版本图书馆 CIP 数据核字（2012）第 235184 号

外周动脉疾病介入治疗

主　　编：王深明　常光其
出版发行：北京大学医学出版社（电话：010-82802230）
地　　址：（100191）北京市海淀区学院路 38 号　北京大学医学部院内
网　　址：http://www.pumpress.com.cn
E - mail：booksale@bjmu.edu.cn
印　　刷：北京佳信达欣艺术印刷有限公司
经　　销：新华书店
责任编辑：高　瑾　责任校对：金彤文　责任印制：苗　旺
开　　本：787mm×1092mm　1/16　印张：25.75 字数：648 千字
版　　次：2013 年 1 月第 1 版　2013 年 1 月第 1 次印刷
书　　号：ISBN 978-7-5659-0466-0
定　　价：118.00 元
版权所有，违者必究
（凡属质量问题请与本社发行部联系退换）

编委会名单

主　　编：王深明　常光其

编　　者：（按姓氏笔画排序）

王　盛（首都医科大学附属北京安贞医院血管外科）

王　雷（中国医科大学附属第一医院血管外科）

王治平（中山大学附属第一医院心外科）

王深明（中山大学附属第一医院血管外科）

尹　太（中国人民解放军总医院血管外科）

叶财盛（中山大学附属第一医院血管外科）

吕伟明（中山大学附属第一医院血管外科）

刘　光（上海交通大学附属第九人民医院血管外科）

刘长建（南京医科大学附属鼓楼医院血管外科）

刘昌伟（北京协和医院血管外科）

江　波（中山大学附属第一医院放射科）

孙敏莉（上海交通大学附属仁济医院血管外科）

李　杰（中山大学附属第一医院血管外科）

李子平（中山大学附属第一医院放射科）

李家平（中山大学附属第一医院放射科）

李梓伦（中山大学附属第一医院血管外科）

李鹤平（中山大学附属第一医院放射科）

吴丹明（辽宁省人民医院血管外科）

吴庆华（首都医科大学附属北京安贞医院血管外科）

吴敏章（首都医科大学附属北京安贞医院血管外科）

谷涌泉（首都医科大学附属宣武医院血管外科）

辛世杰（中国医科大学附属第一医院血管外科）

张　冰（中山大学附属第一医院放射科）

张　建（首都医科大学附属宣武医院血管外科）

张　倞（复旦大学附属中山医院血管外科）

张立魁（辽宁省人民医院血管外科）

张纪蔚（上海交通大学附属仁济医院血管外科）

张应强（中山大学附属第一医院放射科）

张柏根（上海交通大学附属仁济医院血管外科）

张福先（北京大学附属世纪坛医院血管外科）

陆清声（上海第二军医大学附属长海医院血管外科）

陈　伟（中山大学附属第一医院放射科）

陈　忠（首都医科大学附属北京安贞医院血管外科）

范文哲（中山大学附属第一医院放射科）

周兆熊（上海交通大学附属仁济医院血管外科）

郑月宏（北京协和医院血管外科）

郑洪波（四川大学华西医院血管外科）

赵　渝（重庆医科大学附属第一医院血管外科）

赵纪春（四川大学华西医院血管外科）

胡作军（中山大学附属第一医院血管外科）

姜维良（哈尔滨医科大学附属第二医院血管外科）

秦原森（中山大学附属第一医院血管外科）

袁　丁（四川大学华西医院血管外科）

郭　伟（中国人民解放军总医院血管外科）

黄连军（首都医科大学附属北京安贞医院放射科）

黄勇慧（中山大学附属第一医院放射科）

黄雪玲（中山大学附属第一医院血管外科）

常光其（中山大学附属第一医院血管外科）

符伟国（复旦大学附属中山医院血管外科）

梁　卫（上海交通大学附属仁济医院血管外科）

蒋米尔（上海交通大学附属第九人民医院血管外科）

景在平（上海第二军医大学附属长海医院血管外科）

谢晓燕（中山大学附属第一医院超声科）

管　珩（北京协和医院血管外科）

潘福顺（中山大学附属第一医院超声科）

前　言

公元 1964 年，Charles Dotter 首次采用同轴导管技术成功治疗 1 例髂动脉狭窄的患者，作为血管介入放射学的奠基人，Dotter 这个划时代贡献的意义在于不用开刀而直接通过经皮血管穿刺的技术即达到了同样的治疗目的。1965 年 Dotter 与 Werner Forssman 将改良的 Thomas Fogarty 球囊导管成功运用于血管内，创立了血管腔内球囊成形术。1983 年，Dotter 和 Cragg 同时报道了镍钛记忆合金螺旋管状支架的实验结果，应用于临床后取得了良好的效果，因而确立了血管内支架植入术的地位。1991 年，Parodi 首次应用覆膜支架腔内治疗腹主动脉瘤获得成功。此后经过二十年的发展，包括各种新材料、新产品的推出和介入治疗技术的进步，血管疾病尤其是外周动脉疾病的介入治疗已达到了一个史无前例的水平，在全世界的很多血管外科治疗中心，超过 90％的外周动脉病变是通过血管介入治疗完成的，对患者来讲这无疑是一个巨大的福音：无创、安全、有效和可重复。

编纂本书的初衷是想将各种外周动脉疾病的介入治疗方法、材料、适应证及并发症等作一个全面和系统的介绍，让阅读此书的读者对外周动脉疾病的介入治疗有一个完整的认识和了解。考虑到读者的层次各不相同，因而我们将本书的编写分为两大部分，第一部分是外周动脉疾病总论，包括病因和病理生理、流行病学、临床表现、各种实验室和影像学检查、外科和药物治疗的地位及方法、介入治疗的方法和材料等，第二部分是介绍各种外周动脉疾病的介入治疗方法，内容包括影像学诊断及评估、介入治疗路径及要点、手术并发症及处理、疗效评估与随访等。参与本书编写的都是来自全国各大血管外科中心的著名专家教授，他们有着丰富的外周动脉疾病介入治疗的经验，同时他们又都是外科治疗的行家，因此他们的经验值得读者们好好学习和借鉴。在此对他们为本书出版所付出的辛勤劳动致以衷心的感谢。

随着人们饮食结构的改变和我国进入老年化社会，心脑血管疾病的发生率逐年攀升，需要引起全社会的关注和重视，北京大学医学出版社在这一背景下筹划出版了心血管介入治疗实用技术系列图书，他们无疑为中国医学事业的发展做了一件大好事，让我们对那些在图书编辑与出版过程中默默奉献的编辑们致以衷心的感谢。

虽然著作者们在本书的编写中尽了最大努力，但仍难免疏忽错漏，恳请广大读者不吝赐教，同时也希望本书能成为受到大家欢迎的一本参考书。

中山大学附属第一医院

王深明　常光其

2012 年 9 月

目　　录

第一篇　外周动脉疾病总论

第二篇　主动脉扩张性疾病的介入治疗

第三篇　动脉硬化闭塞性疾病的介入治疗

第四篇　内脏动脉疾病的介入治疗

第一篇　外周动脉疾病总论

第一章　外周动脉疾病概论

第一节　外周动脉疾病的病因和病理生理学

外周动脉疾病（peripheral arterial disease，PAD）包括一系列由供应脑部、内脏器官和肢体的动脉的结构和功能改变而导致的非冠状动脉系统综合征，即指除冠状动脉之外的主动脉及其分支动脉的狭窄、闭塞或瘤样扩张疾病。多种病理生理学机制可导致这些非冠状动脉血液循环发生狭窄或瘤样病变，但动脉粥样硬化仍是主动脉及分支动脉受累的主要原因。其他不常见的引起外周动脉疾病的原因包括退行性变、外周压迫、肌纤维结构不良、外周血栓形成等。

一、动脉粥样硬化的病因和病理生理学

动脉粥样硬化指动脉壁上沉积了一层像小米粥样的脂类，使动脉弹性减低、管腔变窄，主要牵涉到血管内环境恒定性的破坏，包括内皮细胞的功能不良、血小板的活化不良、脂质代谢异常、炎症反应、平滑肌活化和血栓形成等因素。吸烟可使动脉粥样硬化的发生率增加 5 倍以上；血糖控制不佳的糖尿病患者其动脉粥样硬化的发生率可增加 4 倍以上；高血压、高脂血症也是明确的动脉粥样硬化的危险因素。

内皮细胞的功能不良是动脉粥样硬化病理学发展的第一步。血管内皮是分隔循环血流与皮下基质和血管中膜的薄层结构，是保持血管功能动态平衡、调节血管舒张和收缩、保持凝血和抗凝平衡、控制炎症反应调节的关键核心。功能不良的内皮细胞表现为抗炎和抗血栓介质（包括一氧化氮、血栓调节蛋白、纤溶酶原激活物抑制因子-1）的减少，多种免疫细胞因子（如血管细胞黏附分子-1、E-选择素、P-选择素、γ-干扰素、肿瘤坏死因子 β 等）的产生分泌、血流动力学改变，导致血液循环动态失衡，引起局部炎症反应。炎症反应是通过选择素和细胞因子吸引血液中的巨噬细胞并移行入基质而诱发形成的。这些巨噬细胞摄取循环中的氧化低密度脂蛋白形成富含脂质的"泡沫细胞"。细胞因子继而刺激平滑肌细胞分裂并通过内弹性膜移行入内皮下层，从而形成富含脂质的斑块。斑块的细胞外基质由平滑肌细胞分泌的蛋白多糖、胶原、弹性蛋白和纤维连接蛋白等成分组成。活化的平滑肌细胞在动脉粥样硬化的形成过程中促进胶原的沉积，并通过胶原纤维的成熟和缩短导致管壁纤维化和管腔狭窄。

动脉粥样硬化是一种进行性疾病。临床病症是粥样硬化发展导致管腔狭窄，血流减慢，斑块破裂，从而造成急性血栓形成，导致管腔闭塞或者动脉栓塞。下肢动脉狭窄会使病人在运动或者休息时出现下肢缺血；肾动脉狭窄造成肾功能不全或高血压；肠系膜动脉狭窄造成肠缺血，继而引起餐后疼痛和体重减轻的症状。当斑块脱落随血液运行，可引起阻塞部位的急性缺血，包括心肌梗死、卒中和肢体或内脏器官的急性缺血。而从斑块上脱落的胆固醇结晶可导致弥散性中小动脉缺血，临床表现为高热、肌肉疼痛、蓝趾综合征和肾功能不全。

二、动脉瘤的病因和病理生理学

动脉瘤是外周动脉疾病的重要组成部分，定义为与邻近正常的动脉相比，动脉直径增加＞50％。小于该程度，称为扩张。动脉瘤分为梭状和囊状动脉瘤，梭状动脉瘤为动脉整个周径增宽，而囊状动脉瘤为动脉壁局部向外呈袋状扩张。动脉的扩张强度主要取决于中膜的结构以及中膜内的弹性蛋白和胶原纤维的量。动脉粥样硬化是重要的原因之一，其他病因包括动脉壁基质随年龄的变化、蛋白水解作用、金属蛋白酶的改变、炎症、感染（如梅毒、真菌感染）以及遗传倾向（如马方综合征）。真性动脉瘤的血管壁所有三层结构均发生扩张，而假性动脉瘤为血管壁的一层或数层破裂所致，常见于医源性损伤和创伤。

动脉粥样硬化疾病中，动脉瘤的发展包括炎症介质产生、基质金属蛋白酶蛋白质降解。然而，动脉瘤形成的过程，和引起动脉粥样硬化的动脉闭塞的内膜增生过程有本质的区别。外膜和间质的削弱，降低了动脉抗拉强度，使其变薄、扩张并且断裂，引起动脉瘤疾病。动脉抗拉强度受弹性蛋白影响。动脉瘤的弹性蛋白是断裂的，葡糖胺多糖、胶原、纤连蛋白沉积下来，它们都会导致主动脉僵硬，血管壁脆化。动脉瘤常发生在腹主动脉的远心端，至少有三个原因：①来自心脏的弹性纤维含量逐渐减少；②腹主动脉的血管滋养物质的密度降低，主动脉壁灌注减少；③腹主动脉暴露于一个高水平的震荡流中，产生压力波，使其主动脉壁长期处于高张力状态。

三、肌纤维结构不良（fibromuscular dysplasia，FMD）

肌纤维结构不良是一种非炎症的、非动脉粥样硬化的血管疾病，1938 年 Leadbetter 和 Urkland 首次报道，最初被描述为肾动脉疾病。后来发现肌纤维结构不良几乎侵袭所有动脉血管床。这种血管病变通常是由于动脉结构形成异常造成的，主要以纤维增生为特点，80％～95％发生于动脉中膜，但也可累及内膜及外膜。纤维或肌层增生可以造成向心性肥厚或是边缘组织突出于腔内而致动脉狭窄。在已确诊的肌纤维结构不良病人中，肾动脉损害占 60％～75％，脑血管损害占 25％～30％，内脏动脉损害占 9％，肢体动脉损害占 5％。最常见于年轻白人女性。

肌纤维结构不良病因尚不明确，但雌激素、机械性缺血、吸烟以及自身抗体都可能与其发病相关。许多病例呈家族性，并提示该病可能为常染色体显性遗传。尽管病因不明，但与其他一些血管病变的关系已经确定，包括动脉瘤和动脉夹层。

（叶财盛　王深明）

第二节　外周动脉疾病的流行病学

外周动脉疾病按类型可分为动脉硬化闭塞、动脉瘤；按部位可分为下肢动脉疾病、肾动脉疾病、肠系膜动脉疾病、颈部动脉疾病等。各种部位外周动脉疾病的流行病学情况差异较大，需分组讨论。

流行病学研究显示美国有 800 万至 1200 万下肢外周动脉疾病患者。多数流行病学研究用踝/肱指数（ABI）来评价外周动脉疾病的患病率，以踝/肱指数定义的外周动脉疾病发病率随着年龄递增：小于 50 岁者发病率<5%，小于 65 岁者发病率为<10%，大于 80 岁者发病率>25%。在高危（如糖尿病、吸烟）人群中，PAD 发病率甚至更高，大约为 30%。黑人比非拉丁裔白人患病更多，原因尚不明确。基于踝/肱指数，尚不能证实外周动脉疾病以男性发病为主，因为研究报道结果不一。据美国国家健康和营养检测调查的数据，踝/肱指数<0.9 的外周动脉疾病患者男女发病率相似，但处于临界值（>0.9 而<1.0）的发病情况是女性比例高于男性。另一基于踝/肱指数的 PAD 研究结果显示，男性在 40～54 岁这个年龄段的年发病率为 1.7/1000，55～64 岁为 1.5/1000，大于 65 岁为 18/1000。女性的年发病率更高，相应年龄段的年发病率分别为 6/1000、9/1000、23/1000。另有一些研究显示男性的跛行发生率比女性高，但并非所有研究的结果都如此。

　　腹主动脉瘤占动脉瘤的 90%。不到 5% 的动脉瘤是胸腹主动脉瘤。腹主动脉瘤的发病率从 0.7% 到 8.4% 不等。男性发病率高于女性。腹主动脉瘤的发病率随年龄的增长而增高。25～44 岁的男性腹主动脉瘤的发病率小于 1%，55～65 岁时则增加到 6%，75～84 岁上升至 19%。家族遗传史也是一个非常重要的因素，男性同胞患病时受影响的风险增加 10 倍，如有女性同胞患病，受影响的风险增加 23 倍。腘动脉瘤是最常见的外周血管动脉瘤，其发生率大约是腹主动脉瘤的 4%～12%。双侧同时出现的概率>50%，并发腹主动脉瘤的概率为 30%～50%。男性腘动脉瘤患者在流行病学上更为多见。

　　肾血管狭窄中约 75%～90% 是因为动脉硬化，其次是肌纤维结构不良。25% 的肾性高血压及所有高血压病例中约 2% 是由于肾血管狭窄。≥65 岁的人群中发生率大约为 6.8%，双侧肾血管狭窄常见，大约占所有病例的 40%～50%；在进行心血管导管术的病人中，11%～18% 的人患有肾血管狭窄，狭窄程度>50%。约 25%～60% 的颈动脉或者下肢动脉硬化患者伴有肾血管狭窄。

　　肠系膜动脉狭窄的发病率在美国年龄>65 岁人群中约为 18%。70% 患有动脉粥样硬化慢性肠系膜缺血的病人是女性，都伴有心血管疾病史。近 30%～50% 的病人在其他部位有动脉粥样硬化闭塞的既往史。腹腔干动脉压迫综合征的发病率还不清楚；大多数的研究都不能清楚地判断狭窄是内部因素还是外部因素造成的。

　　由颅外段颈内动脉狭窄所引起的缺血性卒中约占 15%～30%。有较高危险性发生卒中的颈动脉狭窄患者包括：狭窄>75% 的人，进展性颈动脉狭窄或者心脏病患者。狭窄程度>50% 的颈动脉狭窄病例中，10% 是男性，7% 是年龄>65 岁的女性。颈动脉狭窄是全身外周动脉粥样硬化的表现。事实上，无症状的颈动脉狭窄病人，心脏意外的发生率比卒中要高。胸痛的病人，颈动脉疾病往往和冠状动脉疾病并存。40% 实施了血管成形术的肾血管狭窄病人都有中度到重度的颈动脉狭窄。

（叶财盛　王深明）

第三节　外周动脉疾病的临床表现

　　周围动脉疾病临床表现各有异同，一些关键主诉和体征，可提示诊断、判断病情。

一、间歇性跛行（intermittent claudication）

间歇性跛行又称运动性疼痛，在整个下肢均可发生，但多发生于小腿腓肠肌部位，特征是患者行走一段距离后肢体出现怠倦、压迫感、麻木感、钝痛或痉挛性剧痛等，休息一段时间后可缓解，但再次行走同样的距离，可产生同样的症状。该症状为肢体慢性缺血的典型表现，多在病情的早期出现。从开始行走到出现疼痛的时间，称为跛行时间，其行程称为跛行距离。如果行走速度恒定，跛行时间和距离越短，提示血管阻塞的程度越严重。间歇性跛行的发病机制：肌肉运动时，可能释放一种化学性或生物化学性物质（P 因子），在正常情况下，运动时肌肉血流量增加，随时将这些代谢物质运走；但在缺血性肢体中，由于血运不足，不能将这类代谢产物（P 因子）及时运走，P 因子在组织间隙内积聚，随着每次肌肉运动而增加，直至达到一定浓度时，就会刺激局部末梢神经感受器，引起疼痛。活动停止后，代谢需要回复到静息水平，血流量又能满足组织的基础代谢需要，不再有新的 P 因子生成；已经聚积的 P 因子在局部被氧化而破坏，或者弥散于血流中而被带走。随着代谢产物的下降，末梢神经感受器不再受刺激，疼痛症状随即消失。

目前对间歇性跛行的严重性进行分级的方案有 Fontaine 分级（表 1-1）和 Rutherford 分级（表 1-2）等。

表 1-1　Fontaine 分级

分级	描述
Ⅰ	无症状，ABI<0.9
Ⅱ	间歇性跛行
Ⅲ	日常静息性疼痛
Ⅳ	局部组织坏死

注：ABI，踝/肱指数。

表 1-2　Rutherford 分级

分级	类别	描述
0	0	无症状
Ⅰ	1	轻度跛行
Ⅰ	2	中度跛行
Ⅰ	3	严重跛行
Ⅱ	4	缺血性静息痛
Ⅲ	5	小范围组织坏死
Ⅳ	6	大范围组织坏死

静脉性疾病、下肢肌肉病变及髋膝关节病变亦可出现间歇性跛行，鉴别诊断可参考表 1-3。

表 1-3　间歇性跛行的鉴别诊断

	疼痛部位	不适特点	与运动的关系	休息后的效果	缓解体位	其他特征
小腿间歇性跛行	小腿腓肠肌	挤压痛	在同等程度的运动之后	很快缓解	无	复发性
静脉性筋膜室综合征	小腿腓肠肌	胀痛	大量运动之后（如慢跑）	缓解非常慢	抬高下肢	好发于有大量肌肉的运动员
静脉性跛行	全腿，股部和腹股沟区更加严重	胀痛	走路之后	缓解慢	抬高下肢	有深静脉血栓形成病史
神经根压迫（如腰椎间盘突出）	向下肢放射，通常在背侧	锐痛、刺痛	运动后短时间发作	较快缓解	改变背部的位置	有背部疾病史
髋、腿、臀间歇性跛行	髋、腿、臀	酸痛、软弱	在同等程度的运动之后	很快缓解	无	复发性
髋关节炎	髋、腿、臀	酸痛	在不同程度的运动之后	较快缓解	减轻下肢负重的体位	发作与运动量水平和负重量相关
脊髓神经根受压	髋、腿、臀相应神经支配区	软弱，大于酸痛	在同等时间的走路或站立之后	停止后体位改变很快缓解	腰椎弯曲	有背部疾病史，可当腹内压增高时发作
足间歇性跛行	足，尤其是足弓	深部痛、麻痹	在同等程度的运动之后	很快缓解	无	复发性
关节炎炎性进展期	足，尤其是足弓	酸痛	在不同程度的运动之后	较快缓解	减轻下肢负重的体位	发作与运动量水平和负重量相关

间歇性跛行的出现对功能受损程度和死亡率具有重要的预测价值。3/4 的间歇性跛行患者在未来 10 年内症状保持稳定；约 1/4 进展为不稳定的跛行或严重肢体缺血，需要进行血运重建或最终导致截肢。

二、静息痛

严重的动脉病变，多能引起肢体持续性疼痛，疼痛甚为剧烈。动脉性静息痛主要是由于缺血性神经炎引起的。静息痛可突然发生，如急性动脉栓塞，也可逐步发展而来，如血栓闭塞性脉管炎和动脉粥样硬化闭塞症等。动脉性静息痛在抬高患肢后症状可加剧，夜间疼痛明显加重，因此不少病情严重的患者，终夜呈端坐抱膝体位，不能平卧入睡。当患肢发生溃烂或坏死后，疼痛的程度更加剧烈。

三、皮肤温度改变

皮肤温度与通过肢体的血流量相关。急性或慢性动脉主干闭塞的时候，闭塞远侧皮温降低的范围，随闭塞平面的高低而不同。急性动脉栓塞时，皮肤温度降低的平面要比栓塞平面低一掌宽至一个关节的范围，而皮色改变、感觉和运动障碍的平面常较栓塞部位低一至两个关节平面。慢性股浅动脉闭塞的患者，由于股深动脉代偿性扩张，膝关节侧支动脉形成良好者，其膝部皮肤温度可明显升高，出现"暖膝征"。末梢动脉强烈痉挛，如雷诺综合征者，也会在发作时出现指（趾）端发凉，但在痉挛缓解后，皮肤温度可恢复。末梢动脉暂时性过度扩张，如红斑性肢痛症，则使患足潮热、灼痛。皮肤温度的改变除病人自己可以觉察外，可进行皮肤测温检查。用指背比较肢体两侧对称部位，可以感觉出皮温的差别，或在同一肢体的不同部位可以查出皮温改变的平面。亦可利用测温计测试，在恒温环境下，对比测试双侧肢体对应部位的皮温，如相差2℃以上有临床意义。

四、皮肤色泽改变

静息时皮色呈苍白色或发绀，伴有皮温降低，提示动脉供血不足。若静息时正常，但在运动后肢体远侧皮肤苍白，亦提示动脉供血不足，这是由于原已减少的皮肤供血，选择性分流入运动的肌肉，乳头下静脉丛血液排空所致。

五、感觉异常

动脉闭塞性病变时，肢体寒冷，病人多穿衣服也不会感到温暖。雷诺综合征患者由于小动脉强烈痉挛，末端血流量减少而诸趾（指）寒冷。动脉栓塞可影响神经干的营养，可能出现麻木、麻痹、针刺或蚁行感觉。小动脉栓塞或痉挛时，可能出现麻木或疼痛，或麻木与疼痛同时存在。严重的动脉狭窄激发血栓形成或急性动脉阻塞时，缺血肢体远侧浅感觉减退或丧失。如病情进展，深感觉随之丧失，则导致足（腕）下垂及主动活动不能。

六、血管形态改变

可有三方面改变：①动脉搏动减弱或消失：见于管腔狭窄或闭塞性改变。②杂音：动脉狭窄或局限扩张，或在动静脉间存在异常交通，血液流速骤然改变，在体表位置听到杂音，扪及震颤。③肿块：如果肿块边界清楚，表面光滑，又带有搏动性，可提示为动脉瘤、假性动脉瘤或外伤性动静脉瘘；搏动性肿块边界不甚清楚，可能为蔓状血管瘤；与动脉走向一致的管状搏动性肿块，多由动脉扩张所致，最常见于颈动脉。

七、皮肤及附件和肌肉的改变

患肢慢性缺血时，皮肤松弛，汗毛脱落，指（趾）甲生长缓慢、增厚，并有平行嵴形成，在病情改善后，这些病变可随之消失。动脉痉挛性改变，如雷诺综合征和战壕足综合征等，最常见的改变为邻近甲皱襞的指（趾）甲变薄，并潜入表皮，表皮则显著变宽，形成翼状胬肉。指（趾）背的毛发也可停止生长或脱落，在循环改善后可再生长。缺血性肌肉组织症状开始时表现为间歇性跛行（小腿部肌肉组织酸痛、抽搐、痉挛），进一步发展为肌肉萎缩（肌肉松软无收缩能力，指压后塌陷，整个患肢明显萎缩），最后导致痉挛性抽缩痛。

八、溃疡和坏疽

急、慢性动脉供血不足可造成肢体溃疡和坏死。溃疡是伴有皮下组织受侵蚀的皮肤破溃，这种破溃可以扩散到邻近深部肌肉和骨骼。肢体主干动脉闭塞性疾病所引起的溃疡，多起于足趾、足跟或手指，伴有持续和剧烈的静息痛，夜间尤甚。溃疡开始时不规则，后来呈锯齿状，溃疡底部常有不健康的灰白色肉芽组织覆盖，周围组织常有慢性缺血性改变。其他情况，如静脉疾病、神经病变亦可造成下肢溃疡，其鉴别诊断可如表1-4。

表1-4　下肢溃疡的鉴别诊断

类型	好发部位	疼痛特点	溃疡特点	周围感染情况	伴随症状
缺血性	下肢末端背侧	剧烈，夜间尤甚	锯齿状边缘，缺乏肉芽组织	无	慢性缺血的营养状态改变，无脉
淤血性	腿部下三分之一（足靴区）	轻微，抬高下肢可缓解	表浅，形状不规则，底部呈颗粒状，边缘规则	存在	皮炎，色素沉着，水肿
神经性	压力区；足跟和跖骨头	无	易向深部穿入	存在	明显的神经病变

溃疡若病情继续恶化即发生缺血性坏疽，成为不可逆的变化，并向近侧进行性扩展。缺血性坏疽常为干性坏疽，在干性坏疽的基础上并发感染，由于细菌的作用，化脓而形成湿性坏疽。湿性坏疽引起周围炎性反应，邻近小血管易有血栓形成，导致局部组织缺血、缺氧更加严重，加速坏疽进展。

（胡作军　秦原森　王深明）

第四节　外周动脉疾病的基本物理检查

近年来，周围动脉的检查技术飞速发展、日新月异。但基本物理检查对于某些病例来说，仍具有实用价值，常为临床医生采用。在此，我们对这些检查进行详细描述。

一、皮肤颜色的检查

皮肤颜色主要是动静脉通畅情况及血液氧合程度来决定的。在动脉闭塞的病例，肢体末梢可表现为苍白，运动及肢体抬高后表现尤为明显。在严重缺血的病例可以发生充血，皮肤变为深红色。观察皮肤颜色的改变，应尽量在温度适宜、自然光线的条件下进行。检查时应注意和肢体对称部位的颜色相对照以便发现颜色的差异。

1. 指压试验

用手指压迫患者的指（趾）腹或甲床，观察毛细血管充盈情况，压迫时局部苍白，松开后应迅速恢复粉红色。如局部动脉血液循环障碍，则表现为解除压迫后局部充盈缓慢或局部苍白或发绀。

2. 肢体抬高试验（Buerger 试验）

病人仰卧，显露下肢，双下肢伸直。检查者将病人足跟抬高使其双下肢呈 $70°\sim80°$。检查上肢时，病人取坐位或站立位，双上肢伸直高举过头部。1分钟后，正常皮肤颜色保持浅红色或稍发白，肢体缺血时则呈苍白或蜡白色。如果肢体抬高皮色变化不明显，可嘱病人将抬高的两足反复屈伸 30 秒或两手快速握拳及放松 5～6 次后再观察。抬高肢体后的苍白程度与动脉阻塞的严重程度呈正比。苍白范围随阻塞部位而异，一般略低于阻塞动脉的平面。

3. 肢体下垂试验

肢体抬高试验后立即嘱病人双下肢垂于床边，或双上肢下垂于身旁，观察皮肤颜色的变化。抬高肢体所出现的皮肤颜色的改变，正常人在 10 秒内即可复原。肢体缺血者可延迟到 40～60 秒或更长时间，而且肤色不均匀呈斑块状。当肢体处于持续下垂位时，正常人的皮肤颜色无特殊改变或仅出现轻度潮红。肢体缺血者可呈重度发绀，这是由于缺氧，肢端血管及反应性充血所致。若伴有静脉曲张时，静脉瓣功能不全，肢体下垂后静脉血倒流入皮肤乳头下层静脉丛内，使皮肤颜色立即恢复，可以掩盖由于动脉血循环障碍所致皮肤颜色恢复延迟的征象。

4. 桡、尺动脉功能试验（Allen 试验）

先在患者的手腕处用指压法阻断桡动脉的血流，同时令病人进行握拳和松手交替动作若干次，促使静脉血进一步回流，然后将手放到心脏平面，嘱患者手放松，但手指不一定完全伸直，观察手指和手掌的皮色改变。如果尺动脉无梗阻，皮肤苍白在 30 秒左右即转为潮红色；如果尺动脉梗阻，或尺动脉与手掌动脉网解剖异常，则皮色可以持续苍白，直至解除桡动脉指压以后才恢复正常。同样方法亦可检查桡动脉的通畅情况。由于有些病人皮色改变不容易被发现，故此试验要反复进行，一般要连续进行 3 次。指压桡动脉后的手指及手掌皮色苍白，长时间不恢复，这不仅说明桡动脉本身的病变，而且提示尺动脉远端及其分支阻塞的存在。同样，指压闭塞的尺动脉，也能了解桡动脉远端及其分支的通畅情况。

二、皮肤温度的检查

皮肤温度也可受血液循环的调节，因个体差异较大，故个体间不能用绝对值来比较，另外身体不同部位的温差出入较大，在同一个个体对称部位的温差不应超过 2℃，超过 2℃以上或有显著降低，提示局部肢体循环障碍，测定肢体皮温时，应在室温恒定（20～27℃）的室内，安静休息 20 分钟后，取肢体不同平面的对称部位定点测量。

三、外周动脉搏动的检查

对于考虑有动脉疾病的患者都要对全身主要动脉的波动进行常规检查。动脉痉挛、狭窄、阻塞或动脉瘤性扩张，都会从远侧动脉反映出来。

动脉的强度可分为增强（＋＋＋）、正常（＋＋）、减弱（＋）及消失（－）。主要的动脉检查部位是颈动脉、肱动脉、桡动脉、尺动脉、股动脉、腘动脉、颈后动脉以及足背动脉。动脉搏动的减弱或消失，是近心端动脉狭窄或阻塞的主要体征，可据此进一步估计动脉阻塞的病变和范围。如果动脉搏动减弱或消失是由动脉痉挛引起，则可用交感神经节阻滞、硬膜外神经阻滞或口含硝酸甘油以鉴别。检查动脉搏动还应注意到动脉搏动的性质、硬度、结节、压痛情况和局部的震颤，以便估计病变的硬化、狭窄、炎症的程度，除此以外，还应除外有无心力衰竭、心律失常、缩窄性心包炎、主动脉瓣关闭不全、甲状腺功能亢进或其他非血管疾病，如皮肤增厚、皮下结节、皮下脂肪沉着以及水肿等。这些疾病都可以影响动脉搏动的传导，检查时都应该鉴别除外。

检查四肢所有的主要动脉，必须双侧对比性进行触及。触诊动脉搏动时，需要了解其深浅而施加不同程度的压力。如桡动脉位置浅表，不加压就可扪及，而腘动脉位置较深，检查者检查时应使患者膝关节稍微屈曲，双手手指置于腘窝中线稍微偏外侧，并逐渐加压。即使对同一动脉，亦应该施加不同程度的压力，如搏动较弱的动脉，施加重压，即可使搏动消失。重压时，检查者可能将自己手指动脉搏动误认为病人的动脉搏动，为了避免这种错误，检查者可与对侧进行对比性检查，或计算动脉搏动次数，即可明辨。检查足动脉时，应注意在正常人群中约有8%的人足背动脉先天缺如。检查时还应该注意周围环境的温度和检查者手指的温度，冰冷的手指会激起动脉痉挛，给诊断带来困难。

四、血管杂音

在检查所有的主干动脉时，不应忽略动脉的听诊，如有杂音，可以提示近侧动脉有不同程度的病变或狭窄。血流通过病变的狭窄血管段，产生压力阶差，血流增速，产生震颤，通过浅层组织的传递，可在相应受累段血管的体表位置听到杂音。如狭窄明显，即使在静息时也会产生震颤。杂音在收缩期前半段逐渐增强，后半段降低。如果在静息时听到收缩期杂音延伸到舒张期，说明狭窄病变严重，而且侧支循环也不足。在考虑有动脉硬化闭塞症的患者，听诊范围应当包括整个腹主-髂动脉段、股腘动脉及腘窝部位。

五、节段性肢体血压测定

一般应用便携式多普勒探测器（多普勒听诊器），它可测定四肢各相应部位血管的收缩压，也可应用上述仪器测定手指或足趾血压。测压时应用的气囊带宽度将影响测压的数值，气囊带宽度以大于被测肢体周径的20%为标准。如气囊带过大，测得血压将偏低；反之，如宽度过窄，血压将偏高。标准气囊带：上臂、小腿和踝部应用12cm×40cm的气囊带，大腿应用19cm×40cm的气囊带，前臂应用10cm×40cm的气囊带，指（趾）应用2.0cm×2.5cm的气囊带。也可应用12cm×40cm气囊带分别测定大腿近端和远端血压，但测得的数值可较上臂高20~30mmHg。应用19cm×40cm气囊带所测定的股动脉压可与上臂肱动脉压相仿。

在正常情况下，两侧肢体对称部位所测得的血压是相仿的。如两侧肢体对称部位的血压差异大于20mmHg，提示压力降低的一侧肢体动脉近端有狭窄或阻塞。

下肢节段性测压中，常用的指标为踝/肱指数（ankle/brachial index，ABI），正常时踝/肱指数≥1.0，趾血压为踝部血压的60%以上。ABI是动脉粥样硬化闭塞是否明显侵害下肢动脉的一个很好的指标。正常人与通过动脉造影术确诊的外周动脉疾病患者的比较研究发现，ABI<0.97对诊断周围动脉疾病的特异性为99%，敏感性为94%。在一般人群中，将ABI定为0.97可能使严重病变检出的特异性减低，因此许多实验室使用ABI≤0.90作为诊断PAD的标准。

有下肢动脉阻塞性病变的患者平时踝部血压可正常，而运动后踝部血压明显下降且恢复时间延长，据此产生了测压运动试验。常用的为平板车运动试验（treadmill exercise）。常规将平板车坡度定在12%，转速2km/h。运动前检测患者在平卧位时的踝部血压。让患者在平板车上行走，直到下肢疼痛或行走5分钟为止。迅速让患者平卧，每隔30秒至1分钟测踝部血压，直至血压恢复到运动前水平或测30分钟左右为止。运动后正常反应是踝部收缩压较运动前稍有增高或无变化。有中度间歇性跛行的患者虽也能完成行走5分钟，但ABI有明显下降，恢复时间在10分钟以内，重度的间歇性跛行患者则常不能完成行走 5 分钟，除 ABI 也有明显下降外，恢复时间也大于 10 分钟。对年龄较大或患有心脏病者，在进行运动试验时，需使用心电图监护。

另一种为反应性充血试验（reactive hyperaemia）。用气囊带环绕股部，将气囊加压到大于收缩压 50mmHg，持续 5 分钟后松开气囊压。前 4 分钟每隔 30 秒测踝部血压一次，4 分钟之后每 1 分钟测踝部血压一次，直至血压恢复到试验前水平或测 10 分钟为止。当阻断股部动脉血流后，远端组织缺血、酸性代谢产物蓄积，使局部血管扩张，周围血管阻力降低。该试验主要观察踝压下降的程度和踝压恢复所需要的时间。在正常肢体，股部血压带放气后，踝压也有暂时的轻度下降，但很快即恢复。有中度和重度间歇性跛行患者的肢体，踝压均有明显下降，踝压恢复也较慢。但与运动试验相比，本试验踝压下降的程度相近，而踝压恢复的时间则较快。正常肢体 ABI 下降后应大于 0.8，股部血压带放气后 1 分钟内 ABI 应恢复到原来的 90%。如肢体有轻度间歇性跛行，在第一分钟内应恢复到 80%～90%，如恢复慢说明病变较重。本试验优点是无需特殊的设备，卧床的病人也可在床上进行，但试验可给患者带来一定痛苦，并可加重肢体缺血。目前在各种影像学检查的支持下，测压运动试验的作用正在逐渐减少。

六、脉搏容积记录

用于检测阶段血压的套囊可与体积描记设备相连，以记录肢体随着每次脉搏搏动发生的体积变化以及脉搏体积变化。脉搏体积波形可用于评估发生钙化部位的动脉血流，因为这种方法不依赖于套囊对钙化动脉的阻断。每只套囊依次被充气至预先设定的压力值，一般大于 65mmHg。在每一个心动周期，肢体体积发生的变化会引起相应套囊的压力变化。脉搏体积记录（pulse volume recording，PVR）要求校正套囊内的体积量。

每一侧肢体都要记录脉搏体积波形，PVR 分析以波形形状、信号和峰值的评估为基础。正常的脉搏体积波形的结构与动脉压力波形类似，有一个尖锐的上升支和一个明显切迹的下降支。狭窄会引起明显的血流动力学障碍，表现为 PVR 图形延迟相的改变。血管病变比较严重时，得到的波形斜率和振幅均减小。外周血管病变的严重性可通过分析上升支斜率和脉搏体积振幅来评估。

使用光学体积描记法记录反射的红外线也可得到脉搏波形，信号与皮下血液循环的红细胞数量呈正比。波形形状的分析方法与脉搏体积记录类似。

（胡作军　秦原森　王深明）

第五节　外周动脉疾病的实验室检查

一、血液流变学检查

研究血液及其有形成分流动与变形规律的科学称为血液流变学，它是研究血液及其组分以及与血液接触的血管的流变性质及其变化的学科，其对于周围动脉疾病的诊断、病因的判断、治疗及预后的估计都有重要意义。多种周围动脉疾病如血栓闭塞性脉管炎、动脉粥样硬化性闭塞、多发性大动脉炎、雷诺病和雷诺现象都有血液流变学的改变，多表现为全血黏度和全血还原黏度、血浆黏度及血沉方程 K 值、纤维蛋白原、白细胞、血小板等不同程度的升高。在血栓形成疾病中，除上述指标升高外，还可表现为红细胞电泳时间延长和纤维蛋白原升高。纤维蛋白原在溶栓治疗中是重要的检测指标。

1. 血细胞比容（Hematocrit，HCT）

HCT 是指抗凝全血经离心沉淀后，测得下沉的血细胞在全血中所占容积的百分比值。它与血液黏度关系密切，全血黏度与 HCT 呈正比，即 HCT 越高，全血黏度就越高。相反，HCT 越低，全血黏度就越低。

参考值：男性 $46.7\% \pm 3.9\%$；女性 $42.1\% \pm 5.4\%$。

临床意义：HCT 可反映血细胞的增多或减少，但受血浆容量改变的影响，同时也受血细胞体积大小的影响。

（1）HCT 增高，常导致全血黏度增高，呈现为血液高黏滞综合征。对诊断心、脑和血管疾病的血栓前状态有显著意义。HCT 增高可见于肺心病、充血性心力衰竭、真性红细胞增多症、先天性心脏病、高山病、灼伤等。

（2）HCT 减低，见于各种贫血。由于贫血类型不同，红细胞体积大小也有不同，故 HCT 的减少与红细胞数目减少不一定呈正比。因此必须将红细胞数、血红蛋白量和血细胞比容三者结合起来，计算红细胞各项平均值才有参考意义。

2. 全血黏度（BV）

BV 主要用旋转式黏度计法检测。当旋转式黏度计中同心的两个圆筒之一以一定转速旋转时，即施加给血样一个剪切力，使其产生分层流动。血液分层流动将转动造成的力矩传到圆筒，该圆筒即随之偏转一定的角度。血液黏度越大，则外筒转动传到内筒的力矩就越大，内筒偏转角度也越大。所以在偏转角度与力矩之间、力矩与样品的黏度之间呈正比关系。其关系式为 $n = M(R_1^2 - R_2^2)/4R_1^2 R_2^2 \pi h W$。式中 n 为黏度，M 为黏度力矩，R_1 和 R_2 为内外圆筒半径，h 为圆筒高度，W 为转动角度。影响因素为：

（1）影响 BV 的内在因素：①HCT；②红细胞变形和大小；③红细胞的聚集和分散；④血液黏度。

（2）影响 BV 的外界因素：①温度，一般以生理温度 37℃ 为佳；②渗透压和 pH 值；③输液可影响 HCT，输液后也可使红细胞聚集而影响血液黏度；④肝素、乙二胺四乙酸（EDTA）对红细胞大小、形态无影响，可作为检测的抗凝剂。

参考值：200/s 时男性 $3.84 \sim 5.30$（mPa·s），女性 $3.39 \sim 4.41$（mPa·s）；50/s 时男性 $4.94 \sim 6.99$（mPa·s），女性 $4.16 \sim 5.62$（mPa·s）；5/s 时男性 $8.80 \sim 16.05$（mPa·s），女性 $6.56 \sim 11.9$（mPa·s）。

临床意义：

（1）BV 增高：见于冠心病、心肌梗死、高血压病、脑血栓形成、深静脉血栓（DVT）、糖尿病、高脂血症、恶性肿瘤、肺源性心脏病、真性红细胞增多症、多发性骨髓瘤、原发性巨球蛋白血症、烧伤等。

（2）BV 减低：见于贫血、重度纤维蛋白原和其他凝血因子缺乏症。

3. 全血还原黏度

为了在低 HCT 患者中也能检出高血液黏度的内在因素，可采用全血还原黏度来检测。

公式：全血还原黏度＝全血黏度－1/HCT。影响因素同旋转式黏度检测法。参考值为（7.40±0.75）mPa·s。临床意义同全血黏度测定。

4. 血浆黏度

一定体积的受检血浆流经一定半径和一定长度的毛细管所需要的时间与该管两端压力差计算血浆黏度。

参考值：应建立本实验室的参考值。毛细管式黏度计法：男性（4.25±0.41）mPa·s；女性（3.65±0.32）mPa·s。

临床意义：增高：见于血浆球蛋白和（或）血脂增高的疾病，如多发性骨髓瘤、原发性巨球蛋白血症、糖尿病、高脂血症、动脉粥样硬化等。

5. 红细胞电泳时间

红细胞表面带有负电荷，在电场作用下向正极移动，此过程称为电泳。红细胞的电泳速度取决于其表面电荷的多少。表面电荷越多，聚集性越小，静电排斥力越大，电泳时间则越短。反之，其聚集性越强，排斥力减小，电泳时间延长。

参考值为 14.6～18.2s。

临床意义：红细胞表面电荷的减少和丧失，导致红细胞间的静电斥力减少，聚集性增加，使血细胞互成串状、堆状并且血黏度增高，从而使血流减慢。在缺血性疾病，如冠心病、心肌梗死、缺血性脑卒中、血栓闭塞性脉管炎和视网膜中央动脉或静脉血栓等时，红细胞电泳减慢，提示患者红细胞表面电荷下降，易聚集而导致血栓形成。

6. 血细胞沉降率和血细胞沉降率 K 值

血细胞沉降率（血沉，ESR）受多种因素的影响，也受 HCT 的影响，因此在临床必须有一个不受 HCT 影响而仍反映血沉快慢的指标。这个指标在计算中为一常数，即 K 值。

参考值：43s±22s。

临床意义：血沉方程 K 值排除了红细胞比容对血细胞沉降率的影响，无论 ESR 是否增快，K 值增高便能反映红细胞聚集性增加。K 值正常，而血沉增高，必然是由于 HCT 降低而引起的 ESR 加快；ESR 升高伴 K 值增大，可肯定 ESR 加快；沉降率正常，而 K 值正常，可肯定 ESR 正常；沉降率正常，而 K 值增大，则可肯定 ESR 加快。

7. 血浆纤维蛋白原定量测定

血浆纤维蛋白原的浓度与血液流变学之间的内部联系较为密切，因血浆黏度取决于蛋白质的浓度、分子质量大小和分子形态。链状结构的蛋白质分子对血浆黏度的影响要比球形蛋白质分子大，所以纤维蛋白原是血液流变学检测指标之一。纤维蛋白原浓度高，则血浆黏度升高，故可导致全血黏度升高。

参考值：WHO 推荐使用 Clauss 法（凝血酶比浊法）：2～4g/L。

临床意义：血浆纤维蛋白原是大分子蛋白质，对血液黏度有很大影响。在血栓性疾病和血栓前状态，如心脑血管病、弥散性血管内凝血（DIC）、急性白血病、创伤、突发性耳聋等时，血浆纤维蛋白原可显著增高。

二、血栓与止血检测

生理状态下，血液在血管内流动，它既不会溢出血管外引起出血，也不会在血管内凝固形成血栓，这主要是由于机体内存在着完善的止凝血与抗凝血机制，这种机制呈动态平衡状态。机体的止血机制包括：①血管壁和血小板的止血作用；②凝血因子和抗凝因子的止血作用；③纤维蛋白溶解（纤溶）因子和抗纤溶因子的溶栓作用等。在各种外周动脉疾病中，止凝血和抗凝血的动态平衡往往失调。所以，止凝血与抗凝血的检测对于外周动脉疾病的诊断和治疗后的评价都有十分重要的意义。

1. 血小板计数

计数单位容积（L）内外周血液中血小板的数量，可采用镜下目视或自动化血液分析法检测。

参考值：$(100\sim300)\times10^9$/L。

临床意义：

（1）血小板增多：见于原发性血小板增多症、慢性粒细胞白血病、真性红细胞增多症、急性化脓性感染、急性大出血、急性血管内溶血和脾切除术后。

（2）血小板减少：见于再生障碍性贫血、急性白血病、放射病、免疫性血小板减少性紫癜、脾功能亢进、DIC、血栓栓塞性血小板减少性紫癜（TTP）和应用某些药物等。

2. 血小板黏附实验（platelet adhesion test，PADT）

常用玻球法、玻璃滤器法和玻珠柱法，以玻珠柱法为例，受检血液以一定速度通过含一定量玻璃珠器皿前的血小板数量与通过含一定量玻璃珠器皿后血液中血小板数的差，该差数为黏附于波珠和塑料管的血小板数，由此可计算出血小板总数的百分比，即为血小板黏附率（%）。

参考值：62.5%±8.6%。

临床意义：升高时见于机体高凝状态、血栓栓塞性疾病等；降低则多见于血小板无力症、纤维蛋白原缺乏等，或者与服药（如阿司匹林）有关。

3. 血小板聚集实验（platelet aggregation test，PAGT）

血小板聚集仪器比浊法：在富血小板血浆（PRP）中加入致聚剂，血小板浊度减低，透光度增加。将此光浊度变化记录于图纸上，形成血小板聚集曲线。因此，根据血小板聚集曲线中的透光度变化可了解血小板聚集反应。

参考值：浓度为 6×10^{-6} mol/L 的二磷酸腺苷（ADP）的最大促凝率为 35.2%±13.5%，坡度为 63.9°±22.2°。

临床意义：降低时见于血小板无力症、原发出血性血小板增多症、真性红细胞增多症、尿毒症以及应用阿司匹林、双嘧达莫和右旋糖酐等药物时；增高则见于心肌梗死、深静脉血栓形成和 DIC 早期等。

4. 出血时间（bleeding time，BT）

将皮肤刺破后，让血液自然流出到血液自然停止所需的时间称为出血时间，BT 的长短可反映出血小板的数量、功能和血管壁的通透性、脆性的变化。

参考值：WHO 推荐用模板法或出血时间测定器法测定。参考值为 6.9min±2.1min，超过 9min 为异常。

临床意义：BT 延长见于血小板明显减少、血小板功能异常、血管性血友病（VWD）以及遗传性出血性毛细血管扩张症、DIC 等；BT 缩短可见于某些严重的高凝状态和血栓形成。

5. 凝血时间（clotting time，CT）

试管法：将静脉血放入试管（玻璃或塑料）中，观察自采血开始至血液凝固所需要的时间，称为凝血时间。本试验反映凝血因子Ⅻ被负电荷表面（玻璃）激活到形成纤维蛋白的时间，即反映内源性凝血系统的凝血过程。

参考值：试管法：4～12min；硅管法：15～32min；塑料管法：10～19min。

临床意义：

（1）CT延长见于血浆凝血因子Ⅷ、Ⅸ、Ⅺ因子含量严重减少，即重症甲、乙、丙型血友病，也见于凝血酶原和纤维蛋白原明显减少时。临床上常作为肝素抗凝治疗时的检测指标。

（2）CT缩短见于高凝状态、血栓栓塞性疾病、心脑血管病变、肺梗死和深静脉血栓形成。

6. 血浆凝血酶原时间（prothrombin time，PT）

在被检血浆中加入 Ca^{2+} 和组织因子，观测血浆的凝固时间，称为血浆凝血酶原时间。它是外源凝血系统较为灵敏和最为常用的筛选试验。

参考值：

（1）手工法和血液凝固仪法11～13s。必须指出本实验需设正常对照值，测定值超过正常对照值3s以上为异常。

（2）凝血酶原时间比值（prothrombin ratio，PTR）：受检血浆的凝血酶原时间（s）/正常人血浆的凝血酶原时间（s）的比值，参考值为 1.0s±0.05s（0.82～1.15s）。

（3）国际标准化比值（international normalized ratio，INR）即 PTR^{ISI}，参考值为1.0±0.1。ISI（international sensitivity index）为国际灵敏度指数，ISI越小，组织凝血活酶的灵敏性越高。

临床意义：

（1）PT延长见于先天性凝血因子Ⅱ、Ⅴ、Ⅷ、Ⅹ缺乏症和低（无）纤维蛋白原血症、获得性肝病、DIC、原发性纤溶症、维生素K缺乏症等。是临床上应用抗凝剂常用的检测指标。

（2）PT缩短见于血栓前状态和血栓性疾病、长期口服避孕药、先天性凝血因子Ⅴ增多症等。

7. 活化部分凝血活酶时间（actived partial thromboplastin time，APTT）

在受检血浆中加入APTT试剂（接触因子激活剂和部分磷脂）和 Ca^{2+} 后，观察血浆凝固所需要的时间。它是内源性凝血系统较为灵敏和最为常用的筛选试验。

参考值：手工法为31～43s，也可用血液凝固分析仪检测。必须指出本试验需设正常对照值，测定值与正常对照值比较，延长超过10s以上为异常。

临床意义：同CT。

8. 凝血酶时间（thrombin time，TT）

凝血酶时间指在血浆中加入标准化的凝血酶溶液后，血浆凝固所需要的时间。

参考值：16～18s，超过正常3s以上为延长。

临床意义：TT延长见于肝素增多或肝素抗凝物质存在时，是临床抗凝治疗中的监测手段之一。抗凝治疗时，应该控制在正常值的3～4倍，即60s左右。

9. 血浆纤维蛋白原定量测定

见血液流变学部分。

10. 纤维蛋白（原）降解产物［fibrin（agen）degradation product，FDPs］

于受检血浆中加入血浆纤维蛋白（原）降解产物抗体包被的胶乳颗粒悬液，若血液中 FDPs 浓度超过 5μg/ml，胶乳颗粒发生凝集。根据受检血浆的稀释度可以计算出血浆 FDPs 含量。

参考值：乳胶凝集法阴性。

临床意义：原发性纤溶亢进时，FDPs 含量可明显升高。高凝状态、DIC、肾病、器官移植的排异反应、溶栓治疗等所致及继发性纤溶亢进时，FDPs 含量可升高。

11. D-二聚体测定（D-dimer，D-D）

D-二聚体是交联纤维蛋白降解产物之一，为继发性纤溶特有的代谢物，抗 D-D 单克隆抗体包被于乳胶颗粒上，受体血浆中如果存在 D-D，将产生抗原-抗体反应，乳胶颗粒发生聚集现象。

参考值：乳胶颗粒比阴性对照明显粗大者为阳性，正常人为阴性。

临床意义：D-二聚体含量升高是血管内血栓形成、肺栓塞、深静脉血栓形成、DIC 等的诊断指标，也可作为溶栓治疗后疗效判断的指标，具有一定的临床诊断价值。

三、血管炎相关检测

血管炎系指血管壁（主要是动脉）以炎症和坏死为基本病理的一组疾病。抗中性粒细胞胞浆抗体（antineutrophil cytoplasmic antibodies，ANCA）是血管炎患者的自身抗体，是诊断血管炎的一种特异性指标。采用间接免疫荧光法检测，ANCA 主要有两型：胞质型（cytoplasmic，cANCA）和核周型（perinuclear，pANCA）。cANCA 针对的主要靶抗原是蛋白酶 3（proteinase3，PR3），它是中性粒细胞嗜天青颗粒的主要成分。pANCA 针对的主要靶抗原是髓过氧化物酶（myeloperoxidase，MPO），它是中性粒细胞嗜天青颗粒的另一主要成分。所以在进行 ANCA 检测的时候，应同时对抗 PR3 和抗 MPO 进行 ELISA 检测。抗原特异的 ELISA 试验比主观的免疫荧光试验假阳性率低（诊断血管炎）。

结果判定：cANCA 阳性时，人中性粒细胞胞浆内有荧光颗粒，细胞核阴性；pANCA 阳性时，人中性粒细胞、H2-60 白血病细胞株核周出现荧光着染，细胞核阴性。

临床意义：cANCA 主要见于韦格纳肉芽肿（Wegner's granulomatosis，WG）。cANCA 的诊断特异性大于 90%，在某些实验室中接近 99%；而敏感性随临床表现的不同而有差异。活动性 WG 患者在病变尚未影响到呼吸系统时 cANCA 敏感度是 65%，当病人已经出现呼吸系统、肾损伤时其敏感度达 90% 以上。其他 cANCA 阳性的疾病还有坏死性血管炎、微小多动脉炎、结节性多发性动脉炎等。

快速进行性血管炎性肾炎、多动脉炎、Chur-Strauss 综合征、自身免疫性肝炎中 pANCA 的阳性率达 70%～80%。pANCA 主要与多发性微动脉炎相关，在 WG 患者中少见。pANCA 还见于风湿性和胶原性血管炎、肾小球肾炎、溃疡性结肠炎、原发性胆汁性肝硬化等。

（胡作军　秦原森　王深明）

参考文献

［1］ Hirsch AT，Haskal ZJ，Hertzer NR，et al．ACC/AHA 2005 Practice Guidelines for the management of patients with peripheral arterial disease．Circulation，2006，113（11）：463-654．

［2］ Alzamora MT，Forés R，Baena-Díez JM，et al．The peripheral arterial disease study（PERART/ARTPER）：prevalence and risk factors in the general population．BMC Public Health，2010，10：38．

［3］ Ohnishi H，Sawayama Y，Furusyo N，et al．Risk factors for and the prevalence of peripheral arterial disease and its relationship to carotid atherosclerosis：the Kyushu and Okinawa Population Study（KOPS）．J Atheroscler Thromb，2010，17（7）：751-758．

［4］ Mukherjee D，Cho L．Peripheral arterial disease：considerations in risks，diagnosis，and treatment．J Natl Med Assoc，2009，101（10）：999-1008．

［5］ Hills AJ，Shalhoub J，Shepherd AC，Davies AH．Peripheral arterial disease．Br J Hosp Med（Lond），2009，70（10）：560-565．

［6］ Mark G．Cowling．Vascular Interventional Radiology．New York：Springer，2006：1-7．

［7］ Krishna Kandarpa．Peripheral Vascular Interventions．Philadelphia：Lippincott Williams & Wilkins，2008：1-6．

［8］ Bartholomew JR，Olin JW．Pathophysiology of peripheral arterial disease and risk factors for its development．Cleve Clin J Med，2006，73（Suppl 4）：S8-14．

［9］ Meru，A. V．Intermittent claudication：An overview．Atherosclerosis，2006，187（2）：221-237．

［10］ Robert B．Rutherford MD．Vascular Surgery．6th ed．New York：Elsevier，2005：1-14．

［11］ Dormandy，J. A. and R. B. Rutherford．Management of peripheral arterial disease（PAD）．J Vasc Surg，2000，31（1 Pt 2）：S1-S296．

［12］ Delis．K. T，Bountouroglou. D，Mansfield. A. O．Venous claudication in iliofemoral thrombosis：long-term effects on venous hemodynamics，clinical status，and quality of life．Ann Surg，2004，239（1）：118-126．

［13］ Sumpio，B. E．Foot ulcers．N Engl J Med，2000，343（11）：787-793．

［14］ Singer，A. J．，R. A. Clark．Cutaneous wound healing．N Engl J Med，1999，341（10）：738-746．

［15］ Mark A．Creager．血管医学 北京：北京大学医学出版社，2009：140-150．

［16］ 张培华、蒋米尔．临床血管外科学．第 2 版．北京：科学出版社，2007：67-70．

［17］ 裴玉崑．周围血管病学．北京：北京科学技术出版社，1993：86-90．

［18］ 郭世杰、王少波．间歇性跛行的鉴别诊断．颈腰痛杂志，2003，24（2）：121-123．

［19］ Boyajian，R. A．，S. M. Otis．Integration and added value of the modern noninvasive vascular laboratory in vascular diseases management．J Neuroimaging，2002，12（2）：148-152．

［20］ L，D．等，外周血管病的诊断与治疗．中国全科医学，2006，16：1334-1336．

［21］ Ouriel，K．，C. K. Zarins．Doppler ankle pressure：an evaluation of three methods of expression．Arch Surg，1982，117（10）：1297-1300．

［22］ Carter，S. A. Clinical measurement of systolic pressures in limbs with arterial occlusive disease．JAMA，1969，207（10）：1869-1874．

［23］ Pascarelli，E. F．，C. A. Bertrand，Comparison of blood pressures in the arms and legs．N Engl J Med，1964，270：693-698．

［24］ Gardner，A. W．Progressive vs single-stage treadmill tests for evaluation of claudication．Med Sci Sports Exerc，1991，23（4）：402-408．

［25］ Jame S. T. Yao，William H．Pearce．Practical Vascular Surgery（英文影印版）．北京：科学出版

社，2000：23-29.

［26］　裴玉崑. 周围血管病学. 北京：北京科学技术出版社，1993：81-84.

［27］　汪忠镐. 血管淋巴病外科学. 北京：人民卫生出版社，2008：3-5.

［28］　Mark A. Creager. 血管医学. 北京：北京大学医学出版社，2009：140-170.

［29］　Evans，P. A. Rheometry and associated techniques for blood coagulation studies. Med Eng Phys，2008，30（6）：671-679.

［30］　Ganter，M. T.，Hofer C. K. Coagulation monitoring：current techniques and clinical use of viscoelastic point-of-care coagulation devices. Anesth Analg，2008，106（5）：1366-1375.

［31］　Adams，M. Emerging technologies in hemostasis diagnostics：a report from the Australasian Society of Thrombosis and Haemostasis Emerging Technologies Group. Semin Thromb Hemost，2007，33（3）：226-234.

［32］　王鸿利. 血栓与止血检测的临床应用. 中华检验医学杂志，2008，31（1）：13-17.

［33］　Niles J. L. Antineutrophil cytoplasmic antibodies in the classification of vasculitis. Annu Rev Med，1996，47：303-313.

［34］　Merkel，P. A. Prevalence of antineutrophil cytoplasmic antibodies in a large inception cohort of patients with connective tissue disease. Ann Intern Med，1997，126（11）：866-873.

［35］　陈文彬、潘祥林. 诊断学. 第7版. 北京：人民卫生出版社，2007：296-315.

［36］　胡金麟、徐丽萍. 流变学的基础知识. 北京：北京科学出版社，2000：1-38.

第二章　外周动脉疾病的影像学检查

第一节　电子计算机断层成像（CT）血管造影在外周动脉疾病诊断与治疗中的应用

数字减影血管造影（DSA）显影清晰准确，一直以来是诊断血管病变的金标准。但因其需要创伤性的血管插管，并发症较多，费用高，而不作为筛查方法。彩色多普勒超声显像简单方便，能提供解剖信息，可显示血管管壁并进行血流动力学分析，更能判断粥样硬化斑块的性质及测量大小，已应用于心脏冠状动脉系统及周围血管疾病诊断。然而，超声图像分辨力较差，成像质量受限制较多，难以对血管整体显示。磁共振血管造影检查安全、无创、图像清晰，能分辨斑块性质；其缺点是成像速度慢，对钙化斑不敏感。

CT是当今医学影像领域中应用最为广泛的设备之一，随着计算机技术及相关学科的发展，CT技术已经历了常规CT到螺旋CT再到多层螺旋CT的发展过程。CT检查部位也由原来局限于头颅（1972年）向体部实质性器官（20世纪80年代初期）再到细小结构，如显示中小血管（20世纪80年代后期）的方向发展。以往单、双层螺旋CT由于层厚较大及扫描速度、图像分辨力等的限制，对血管显示能力不足，尤其是中小动脉，无法达到早期诊断及准确诊断。64层以上的多层螺旋CT，以其快速容积扫描及多种后处理技术提供了强大的血管成像功能，现已广泛应用于各系统的血管疾病诊断。其中，64层以上的多层螺旋CT在检测冠状动脉粥样硬化灶及判断狭窄程度等方面已显示出巨大优势。同样，64层CT对外周大范围的中小血管都有良好的显示作用（图2-1），对于发生于动脉的粥样硬化能作出早期而准确的诊断（图2-2）。

目前，CT设备不但实现了更快的扫描速度、更薄的扫描层厚、更大的覆盖范围、更高的图像质量，而且在实现更低的X线剂量、更快的采集与重建速度、更便捷和多样的图像后处理等方面有了较大的突破，加上无创性检查，使CT在外周动脉检查上，获得了更为广泛的应用。特别是近年来64层以上的螺旋CT技术，真正实现了各向同性的空间分辨力，可以通过多种图像后处理技术获得高质量的三维图像，进一步拓宽外周动脉CT检查手段的应用范围。

外周动脉计算机断层扫描血管造影（CTA）是经周围静脉高速注入含碘对比剂，在靶血管内造影剂充盈的高峰期，用螺旋CT对其进行快速容积数据采集，由此获得的图像再经各种计算机后处理技术，获得三维血管影像。CTA不但可以应用于四肢较大血管的检查，对手掌的小血管检查也成为可能（图2-3，图2-4），并且结果更加可靠。多数学者认为CTA技术与传统DSA检查结果同样准确，而且价廉、无创，单纯从诊断的角度来说，CTA正逐步取代DSA。

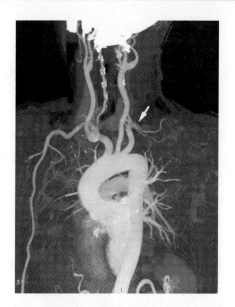

图2-1　男，56岁。左手发冷、麻木半个月，加重伴疼痛1天。诊断为左锁骨下动脉闭塞。CT最大密度投影（MIP）图示：左锁骨下动脉分出左椎动脉及甲状颈干后以远闭塞（箭头所示）。

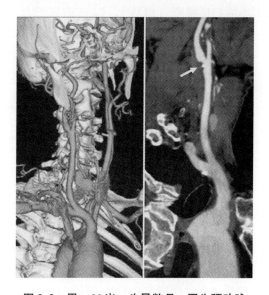

图2-2　男，66岁。头晕数月。图为颈动脉CTA。左图为CT容积再现技术（VR）成像，右图MIP图示：右颈内动脉起始部有小的粥样硬化斑（箭头所示）。

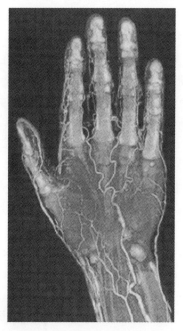

图2-3　CTA的VR成像，显示手掌小血管。

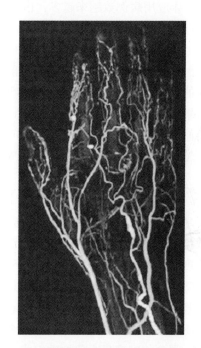

图2-4　CTA的MIP成像，显示手掌小血管。

一、CTA扫描方法

1. 多层CT常规扫描方法

扫描时，将被检查的靶血管置于扫描野中央，嘱患者制动。对外周靶血管，尽量采用小的扫描视野（FOV），以获得局部放大扫描图像（靶放大）。采用薄层（层厚 0.5～0.625mm）扫描，球管旋转一圈 0.37～0.5s，多层螺旋 CT 扫描已淡化了螺距（pitch）的概念。常规扫描所用条件为：管电压 120kV，管电流 250mA。通常先平扫，然后再进行增强扫描。

2. 碘对比剂注射方法

增强扫描时，由于 CTA 的对比剂是经静脉注射通过心脏输出再到靶血管，患者的心脏功能各异而循环速度不一，使得对比剂到达靶血管的时间各不相同，加上多层螺旋 CT 扫描速度快，完成靶血管的扫描时间短，因此，掌握对比剂到达靶血管的最大峰值时间进行扫描是获得高质量 CTA 图像的关键。对比剂注射速度、注射剂量和扫描时间都是关键因素。

通常对比剂注射速度是 4ml/s，注射剂量是 1.5ml/kg。外周动脉及其中小分支 CTA 扫描时间可凭经验延迟，但准确的最佳延迟时间要通过小剂量预试验，或采用螺旋 CT 机自带的对比剂团注追踪技术来实时监测血管内对比剂的浓度以评定。中山大学附属第一医院对于多层螺旋 CT 下肢动脉 CTA 研究的结果表明，采用腘动脉监测触发扫描，能够获得较好的图像质量。

3. 低辐射剂量 CTA 方法

CTA 检查方法简便、快速、相对无创，并能提供清晰、准确、立体的外周动脉血管影像，临床应用病例数越来越多，由此带来的 X 线电离辐射损伤问题也越来越受到人们的重视。近年来，有许多学者致力于低辐射剂量 CTA 研究，以期达到满足诊断要求的前提下，尽可能降低 CT 的辐射剂量，减少不必要的医源性 X 线电离辐射。

中山大学附属第一医院对儿童腹部采用低（mA）剂量扫描的研究，结果认为在不影响诊断的前提下，辐射剂量可减少 86%～95%。对下肢动脉多层螺旋 CT 的低剂量 CTA 研究结果表明，采用低管电压（100kV）可以有效地降低受检者的辐射剂量，并同时得到较好的血管强化值，所得的图像质量可以满足临床诊断要求（图 2-5）。

二、常用 CTA 图像重组

CTA 图像主要利用计算机后处理技术从容积数据中重组出三维图像（三维重组技术）的形式来显示。三维重组技术就是指应用计算机软件，将螺旋 CT 连续横断扫描所获得的容积数据信息进行后处理，重组出直观的立体图像。目前，主要的血管三维重组技术有：最大密度投影（maximum intensity projection，MIP），表面遮盖显示（shaded surface display，SSD），多平面重组（multi-planar reformation，MPR），容积再现（volume rendering，VR）和血管探针技术（vessel probe，VP），所有重组技术各有其特点。

MIP 是在计算机内存里，对被观察的 CT 扫描容积数据进行数学线束的透视投影，每一线束所遇到的密度最大值被重组成二维图像投影在与线束垂直的平面上。MIP 对血管的形态、走向、分布和管壁的钙化显示较好，但立体感不够（图 2-6）。

SSD 是通过计算被观察物体的表面所有相关像素的最高和最低 CT 值，并保留其影像，而超出限定 CT 值阈值的像素被透明处理后所进行的成像。SSD 对显示血管壁的表面、血管的立体走向，以及与邻近结构的空间关系比较直观，但所显示的灰阶不能完全用 X 线衰减表示，其识别只能依据其部位及形态，而不是根据其密度，现在已经很少应用。

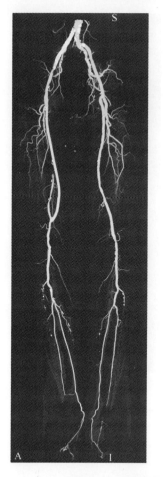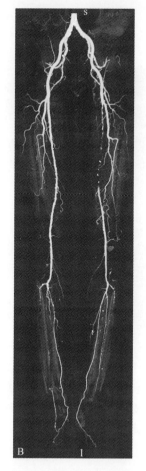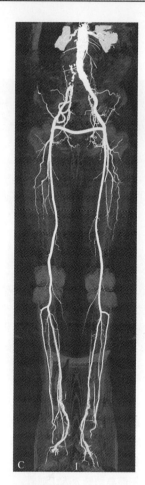

图 2-5　不同剂量下 3 个不同双下肢动脉硬化闭塞症患者的图像

MIP 示，低剂量下双下肢血管成像清晰。A. 常规组，120kV、250mA。B. 低剂量组，100kV、250mA。C. 低剂量结合管电流调制组，100kV，50～400mA。

　　MPR 是指在容积数据的基础上，计算任意指定切面的所有像素的 CT 值，并以二维的图像形式显示出来。MPR 图像显示真实的 X 线衰减灰阶，但对血管的立体走向和延伸显示欠佳，与 MIP 重组图像有一定差距（图 2-7，图 2-8）。

　　VR 是将扫描容积数据内所有像素总和的投影以不同灰阶的形式显示，同时对不同密度的结构进行色彩编码和使用不同的透亮度来显示表浅或内在结构的影像。VR 利用了所有扫描容积数据使图像给人以较强的立体感，但不能显示血管腔内情况（图 2-9）。

　　VP 是在 VR 成像的基础上，选取中小血管，由计算机自动沿着血管走向将靶血管以两个垂直的方向剖开并拉直（图 2-10）。VP 类似 MPR 的方式显示血管周围、管壁及血管内腔情况，最有利于显示走行迂曲的血管，能清楚显示血管壁的软、硬粥样硬化斑块和血管狭窄程度。中山大学附属第一医院对 30 例患者的腹部中小血管 CTA 方法进行对照研究，结果在诊断腹部中小血管粥样斑块、微小钙化灶、血管轻度狭窄等方面，VP 的敏感度较 VR 及 MIP 更高（图 2-11）。尽管血管探针技术是基于 VR 成像图，但 VP 可弥补 VR 在实际测定病变范围及显示微小病变方面的不足，为诊断提供更为准确、全面的信息。

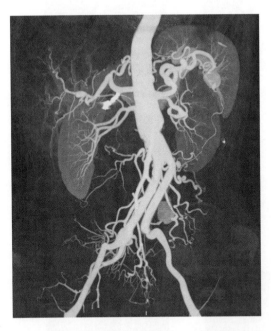

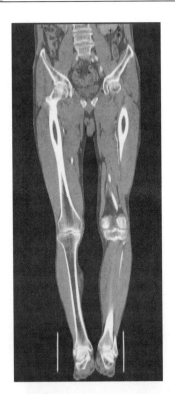

图 2-6 男，32 岁。腹主动脉瘤人工血管置换术后 1 个月。肠系膜上动脉分支、脾动脉分支多发动脉瘤（箭头所示）。MIP 图，血管的形态、走向、分布和管壁的钙化显示较好，但立体感不够。腹主动脉远端至双侧髂总动脉为人工血管。

图 2-7 MPR 重组图像，对血管的立体走向和延伸显示欠佳。

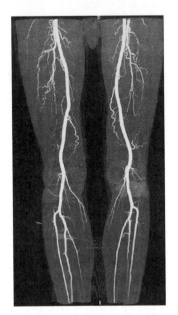

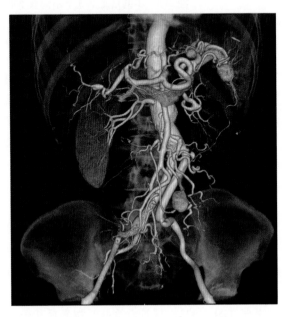

图 2-8 与图 2-7 同一病例，MIP 重组图像，对血管的延伸显示极佳。

图 2-9 与图 2-6 同一病例，VR 图，图像给人以较强的立体感。

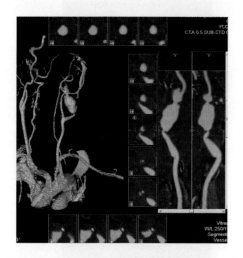
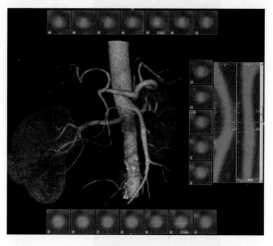

图 2-10　男，40 岁。发现左颈部肿物 3 天。左侧颈内动脉内的动脉瘤，伴附壁血栓形成。VP 图：左侧颈内动脉见一大一小两个囊状扩张区域（箭头所示），呈串珠样相连；增强后血管探针图可见管腔内附壁血栓形成。

图 2-11　VP 显示肠系膜上动脉近段软化斑，管腔狭窄达 58%。

以上 CTA 的显示方法各有优缺点，在实际应用中最好能同时观察，以充分发挥各自的显示优点，充分利用所获取的容积数据。实际上，目前多层螺旋 CT 携带的后处理工作站软件都对各种组织结构预设了以上各种三维重组显示方法的最佳显示阈值，能够快速、准确地加以显示。

三、CTA 在各种外周血管病变中的应用

1. 动脉硬化

生活方式的改变及老龄化社会的进程使动脉硬化性疾病的发病率在全球内逐年增高。四肢动脉硬化是全身进行性动脉硬化的表现之一，可伴有外周动脉狭窄、闭塞或动脉瘤形成，是肢端坏疽的最主要原因。在中国心血管疾病高危人群中，下肢动脉硬化闭塞症的发病率达到 25.4%。CTA 可以三维重组图像，结合横断图像可以精确判断动脉硬化的存在、部位、范围及程度（图 2-12），对复查外周动脉手术后恢复情况也有很高的价值（图 2-13）。

CTA 三维重组结合横断图像，可以观察外周动脉硬化的病理改变，如判断脂质斑块、纤维性斑块及钙化性斑块，上述病理改变可以造成外周动脉管腔不同程度的狭窄、管腔内附壁血栓形成，甚至管腔闭塞。大范围的不规则狭窄呈串珠样改变（图 2-14），周围可见侧支循环形成（图 2-15）。

当动脉硬化内膜病变进展快于中层和外膜时可致动脉管腔狭窄或闭塞（图 2-16），相反则导致动脉壁的变薄、扩张形成动脉瘤（图 2-17）。CTA 表现为局部管腔异常扩大，可呈梭形或囊样，扩张的动脉瘤腔内可有低密度的充盈缺损，即附壁血栓。CTA 可以显示动脉瘤的大小、形态、部位及囊样带蒂动脉瘤的开口部位等情况。

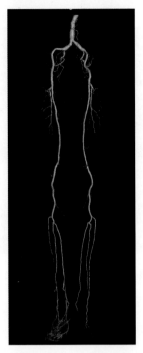

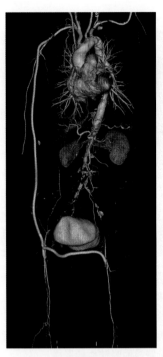

图 2-12　男，73 岁。右足溃疡 3 年，双下肢动脉硬化闭塞症。VR 图示：部分动脉管腔稍扩大，为动脉硬化表现。双下肢动脉硬化表现，部分下肢动脉狭窄，甚至闭塞。

图 2-13　男，79 岁。间歇性跛行 10 年，右足疼痛 10 个月。VR 图示：腹主动脉平右肾下极水平至双侧髂总动脉末端管腔闭塞；双下肢动脉硬化、闭塞。右锁骨下动脉与右股动脉间人工血管通畅，双侧股动脉间人工血管通畅。

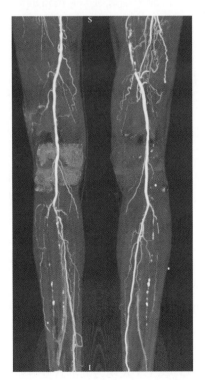

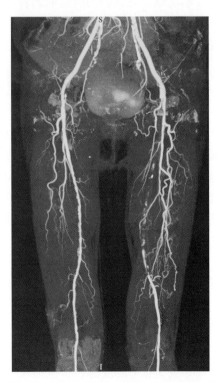

图 2-14　女，78 岁。反复右足疼痛，双下肢动脉硬化。MIP 图示：左股动脉、双胫前动脉、双腓动脉近段狭窄、闭塞；右股动脉及双胫后动脉呈不规则串珠样狭窄。

图 2-15　与图 2-14 同一病例。MIP 图示：左股动脉、双胫前动脉、双腓动脉近段狭窄、闭塞；左股动脉周围见大量侧支循环血管影。

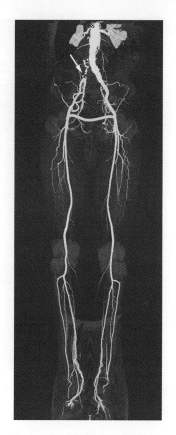

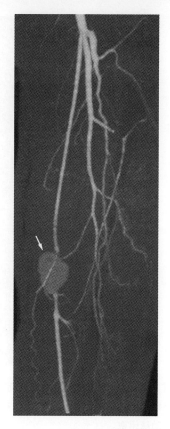

图 2-16　男，72 岁。腹主动脉瘤腔内隔绝及股-股动脉转流术后。**MIP 图示**：右侧髂总动脉闭塞（箭头所示），左侧髂内动脉起始段闭塞；股-股动脉间人工血管通畅。

图 2-17　男，32 岁。发现左大腿肿物伴疼痛 1 个月。诊断为左股浅动脉中段动脉瘤。**MIP 图示**肿物与股浅动脉相连（箭头所示），边界较清，边缘较光整。

2. 动脉炎

动脉炎是节段性、周期性发作的慢性炎症性血管闭塞性疾病，主要累及四肢中小动脉，尤以下肢好发。CT 平扫可见动脉壁增厚，CTA 表现为患肢病变段血管壁节段性增厚及内膜增粗，甚至呈节段性狭窄或闭塞，病变两端血管壁可相对正常（图 2-18，图 2-19），周围可见扭曲或螺旋状的侧支血管影。

3. 急性下肢动脉栓塞

心源性或血管源性栓子进入动脉，造成远端动脉血管阻塞，继而引起病变血管供血器官缺血或坏死的病理表现。CTA 可以明确栓塞部位，表现为栓塞处动脉管腔突然中断，栓塞处动脉管壁平直，闭塞段呈杯口状或平台状，闭塞远处无对比剂显影，周围无明显侧支血管形成。

4. 创伤性和医源性外周动脉损伤

主要有假性动脉瘤（图 2-20，图 2-21）和获得性动静脉瘘（图 2-22），是外伤、医源性动脉穿刺操作所致。发生部位多在股动脉。假性动脉瘤 CTA 表现为动脉旁瘤样突起的对比剂充盈区域，有蒂与动脉相连，较大瘤体可以压迫相邻的动脉使其狭窄，远端供血不足。动静脉瘘 CTA 表现为动脉和相应的静脉均扩张，仔细观察可以发现动静脉之间瘘管形成，静脉迂曲，静脉内对比剂显示提早（图 2-23）。

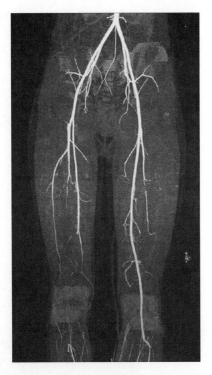

图 2-18　男，20 岁。右下肢发凉数月，拔甲后右拇趾干性坏疽 3 个月。MIP 示：右侧股动脉下段及腘动脉闭塞。

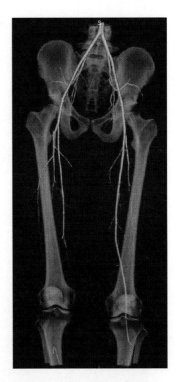

图 2-19　与图 2-18 同一病例。VR 示：右侧股动脉下段及腘动脉闭塞。

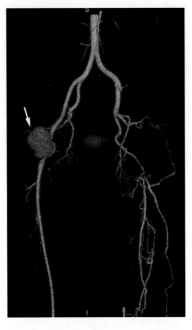

图 2-20　男，43 岁。股动脉穿刺后，假性动脉瘤。VR 示：右侧股动脉上段假性动脉瘤伴瘤内附壁血栓形成（箭头所示）。

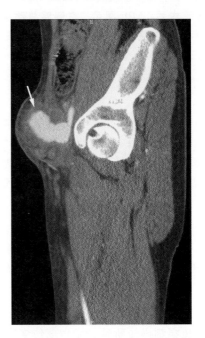

图 2-21　与图 2-20 同一病例。股动脉穿刺后，假性动脉瘤形成。MPR 矢状位示：右侧股动脉上段假性动脉瘤内附壁血栓形成（箭头所示）。

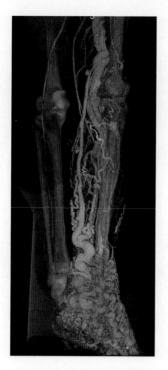

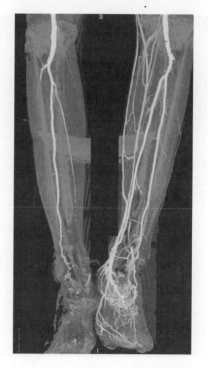

图 2-22　男，50 岁。因外伤后致右下肢青紫并发育不良 45 年。诊断为右下肢动静脉瘘。VR 图示：右下肢动脉明显增粗、迂曲，动脉期右下肢静脉显影，亦增多、迂曲。静脉提前显影。

图 2-23　男，64 岁。左下肢动脉硬化闭塞症，给予置管溶栓治疗后。左小腿浅、深静脉提前显影，为动静脉瘘。

5. 动静脉畸形（AVM）

AVM 由先天性动静脉纠缠在一起的扩张血管组成，动静脉间存在异常交通支，动脉血流经短路交通支而进入静脉内，中间无毛细血管床形成阻力，从而造成局部循环或全身血流动力学的改变，如远端肢体缺血等。CTA 显示增粗迂曲的血管团状结构，增粗的供血动脉和引流静脉（图 2-24，图 2-25）。CTA 对病变的大小、形态、范围显示清楚。输出静脉早期显影可使供血动脉和输出静脉难于分辨。

6. 血管瘤

血管瘤是处于错构瘤畸形和真正肿瘤之间的良性肿瘤样病变。包括毛细血管瘤、海绵状血管瘤、静脉性血管瘤和蔓状血管瘤等。典型 CT 表现是平扫肿块内见静脉石，为圆点状或小环形高密度影（图 2-26），也可以见到长条状钙化或出血灶。CTA 表现为条状、团块状（图 2-27）或蚯蚓状迂曲的强化血管影，可以先呈点状强化，延时扫描时强化范围扩大。

总之，CTA 是一种新的无创伤的血管造影术，能清楚地显示中小动脉的主干、分支及变异情况；能清晰地显示肿瘤和周围血管的关系；能从不同角度观察动脉瘤的形态、大小、位置、蒂部和血栓情况；对外周血管粥样硬化斑块的性质进行分析，并对中小血管狭

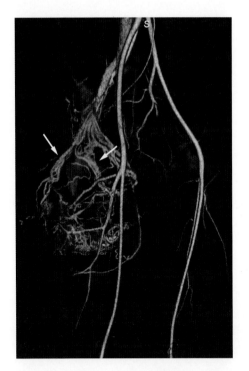

图 2-24　女性，23 岁。右侧臀部"血管瘤"介入术后。VR 示右臀部迂曲、增粗的血管团，可见增粗的供血动脉和引流静脉。

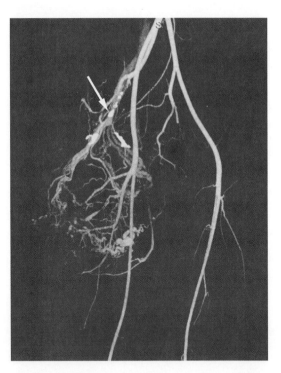

图 2-25　与图 2-24 同一病例。MIP 示：迂曲静脉早显，难以分辨供血动脉和引流静脉。箭头所示为曾经做动脉栓塞治疗后所留下的栓塞材料。

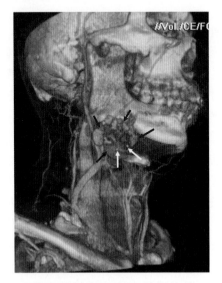

图 2-26　男，36 岁。右侧颌下肿物数年。VR 示：右颌下见肿物（黑箭头），其内见多发圆点状高密度静脉石（白箭头）。

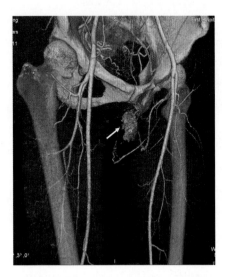

图 2-27　女，39 岁。发现左大腿根部肿物半年。VR 示团块状肿物（箭头所示）。

窄程度、范围作出准确的判断。相对于只能显示血管内腔情况的常规 DSA 技术来说，CTA 不但可以显示血管内腔，还可以显示血管周围情况；从诊断角度上，目前的 CTA 已达到可以取代传统 DSA 的水平，对外周中小血管的检查 CTA 更具有独到的优越性。将来，随着 CT 技术的进一步发展，相信会有更多、更快捷、更准确的 CTA 三维显示方法出现，CTA 在外周血管疾病诊断与治疗中的应用前景将更加不可估量。

（李子平）

第二节　磁共振血管造影在外周动脉疾病诊断与治疗中的应用

一、磁共振外周动脉造影方法

磁共振血管造影（magnetic resonance angiography，MRA）是磁共振成像（MRI）技术专用于血管成像的特殊形式。用于外周动脉造影的常用 MRA 方法有时间飞逝法（time of flight MRA，TOF MRA），相位对比法（phase contrast MRA，PC MRA）和对比剂增强法（contrast enhanced MRA，CE MRA），前二者无需应用对比剂。此三种血管成像方法均属快速梯度回波序列，但成像参数不同，显示效果也各有特点。CE MRA 可显示任意走向的动脉与静脉；PC MRA 能反映血流的速率和方向，在了解动脉血流动力学信息方面，有非常积极的意义；TOF MRA 则可根据预饱和带位置的选择而分别显示动脉或静脉。

TOF MRA 的成像基础是"流入增强"效应。在非常短 TR 脉冲的反复激励下，成像容积内的静态组织的纵向弛豫受抑制，最终磁化矢量接近于零，不再受脉冲的影响，即被饱和；而位于成像容积以外的血流进入成像容积内时，血流被脉冲激励并充分弛豫。血流与静态组织产生强烈的信号对比，通过重建处理产生血管影像。根据采集方式的不同，TOF MRA 可以分为 2D 法和 3D 法两种。

3D TOF MRA 对一个容积块进行激发，其内任何方向的血流均产生信号；同时每一层面可薄至 0.5mm，因此其分辨率非常高。容积块的厚度一般可达 10cm，采用多个 3D TOF 扫描块的叠加，可以对外周动脉进行大范围的 MRA 评价（图 2-28）。3D TOF MRA 尤其有利于快速血流动脉和迂曲动脉的成像。2D TOF MRA 在一个 TR 周期只采集一个层面，对相邻多个层面的依次采集产生血管图像。2D TOF 对慢血流敏感，其分辨力及成像范围均不如 3D 法。由于外周动脉的搏动性强，2D、3D TOF 常采用心电或指脉冲触发，以降低搏动性伪影，可进行外周动脉的大范围 MRA 扫描。

PC MRA 是利用双极梯度作用下静态组织与流动组织的最终相位差成像，这种相位差的幅值与流速、梯度的幅值和间期呈正比。某一速度的血流，对应于一定的最佳梯度的幅值和间期，即选定一个合适的速度编码值（Venc），可以产生最强信号的血流图像。通常正常股动脉 PCA 的 Venc 约为 100cm/s。常用的 PC MRA 方法有：①3D 法，成像时间长、空间分辨力高，对血流情况复杂动脉的显示有优势。②2D 法，激发单

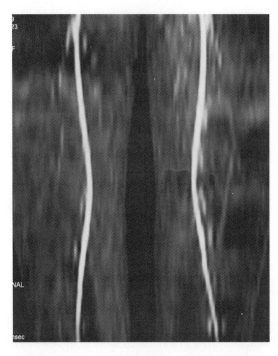

图 2-28　双侧大腿 3D TOF MRA，2 个扫描块叠加，股动脉显示清晰，分支动脉显示欠佳。

个层面成像，成像时间短、空间分辨力低，常用于血管浏览定位与流向测定。③动态法，以 2D 法成像为基础、在心电门控下获取一个完整心动周期内多个时相的相位图，提供血流方向、反流程度、流速及流量等信息，在分析血流搏动方面有独到价值（图 2-29）。

4D CE MRA，即动态三维对比增强 MRA，由于 TR、TE 时间非常之短，各种组织的纵向磁化极小，其信号非常之微弱，经静脉注射的钆离子金属螯合物对比剂（以 Gd-DTPA 最常用）显著降低血液的 T1 弛豫时间，血液信号显著提高，与背景组织形成强烈对比。对比剂用量一般为每千克体重 0.1mmol，在高分辨率情况下时间分辨率可达 10～15s。4D CE MRA 对 MR 设备的硬件要求非常高，一般需在 1.5T 及更高场强的 MR 机上完成，且要求很高的梯度切换率和极短的爬升时间。通过移床和无缝拼接技术，4D CE MRA 可以实现下肢全程的动脉造影。与 TOF 和 PC 法相比，4D CE MRA 成像时间短且搏动伪影轻微。

不过，尽管 MRA 有着显著优势，但也不可忽视常规 MRI 的价值。其软组织分辨力高，可以直接显示管壁形态。在肢体血管成像，也常采用快速自旋回波序列（turbo spin echo，TSE）和快速梯度回波（turbo gradient echo，TGE）序列。应用对比剂的 MRI 增强扫描，主要用于进一步观察管壁及其相关病变。血管壁和血流的 MRI 表现随所用序列的不同而有差异。血管壁的活动性病变，如大动脉炎，增强扫描时可被强化。

二、应用

1. 动脉硬化

4D CE MRA 是反映下肢动脉硬化性病变最直观的影像学方法，可实现自腹主动

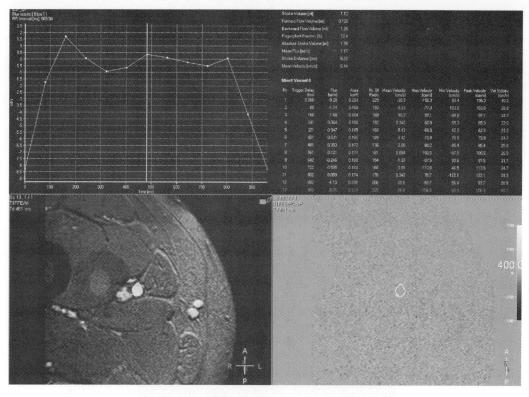

图 2-29　股动脉动态法 PC MRA，显示一个心动周期内的股动脉流速变化情况。

脉下段至足底的大范围立体、动态观察。根据病变之轻重，其基本表现包括管腔局部狭窄、多节段性狭窄、斑块状充盈缺损及管腔中断无显影，有时可见局部瘤样扩张。一般动脉期图像即可满足诊断要求，当出现局部重度狭窄时，因对比剂通过受阻，狭窄以下的动脉不显影，但在第二期图像上可被对比剂充盈从而避免误诊为管腔闭塞（图 2-30）。

　　动态法 PC MRA，可用于评价下肢动脉硬化治疗前后血流动力学的改善程度。治疗有效的指数包括正向流速、流量增大及反流减少。

　　2. 动脉瘤

　　下肢动脉瘤以髂动脉多见，可双侧、多部位发生，常合并腹主动脉瘤。下肢动脉瘤的 MRI 表现与主动脉瘤相似，可表现为单纯管腔局部扩张或合并夹层形成。全面了解下肢动脉瘤情况，以 4D CE MRA 方法最佳，但仍需结合常规 MRI 征象的观察以了解瘤壁、夹层形态。动脉瘤合并的壁间血肿，多表现为 T1WI 低信号、T2WI 高信号和增强后不强化的特点（图 2-31）。

　　3. 动静脉瘘

　　怀疑动静脉瘘时，应选用时间分辨率高的 4D CE MRA，5s 以内为佳。各类动静脉瘘自动脉期至均衡期的 4D CE MRA 图像，依次显示动脉分支、异常交通血管和逐渐显影的迂曲静脉（图 2-32）。捕捉并清晰显示动脉期血管影像，是达到诊断效果之关键。

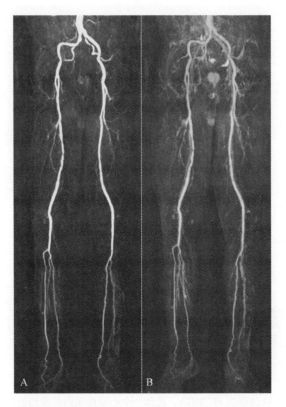

图 2-30　全程下肢动脉硬化 4D CE MRA，显示多节段管腔不规则狭窄

A. 动脉期左小腿动脉远端未显影；B. 至第二期开始显影。

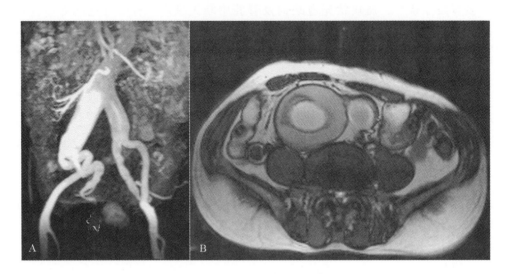

图 2-31　双侧髂总动脉瘤伴夹层

. 4D CE MRA 显示双侧髂总动脉局部瘤样扩张；B. 轴位 T2WI 显示瘤腔外环绕高信号之壁间血肿。

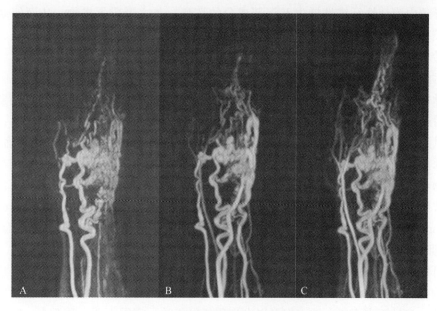

图 2-32 前臂动静脉瘘 4D CE MRA

A. 动脉期显示动脉主干及其分支，可见提前显影的迂曲静脉；B. 第二期，静脉显著充盈，动静脉信号强度接近，二者难以区分；C. 均衡期，动静脉瘘范围进一步扩大，并持续显影。

（江 波）

第三节 数字减影血管造影在外周动脉疾病诊断与治疗中的应用

　　外周动脉疾病（peripheral artery disease，PAD）是指主动脉及其分支的狭窄、闭塞或动脉瘤疾病，包括下肢、足、肾和肠的动脉疾病，不包括冠状动脉疾病。外周动脉疾病种类繁多，临床表现多样，但主要的病理改变为狭窄、闭塞、瘤样扩张、破裂出血等。虽然磁共振血管造影（MRA）、计算机断层扫描血管造影（CTA）及超声多普勒等无创影像学检查为外周动脉疾病诊断提供了各种选择，但数字减影血管造影（digital subtraction angiography，DSA）逐步显示出其独特的优势，DSA 将计算机技术与血管造影技术相结合，进行动态造影，能同时观察病变的解剖形态与功能变化。DSA 对血管的分辨力高，不但能清晰地显示动脉全程走行，还能动态观察造影剂在血管中的运动过程，能更早、更准确地了解血管病变的程度及部位，是诊断外周动脉疾病的"金标准"。

一、外周动脉疾病的常见病因和发病机制

1. 动脉粥样硬化

　　动脉粥样硬化（atherosclerosis，AS）是导致外周动脉疾病的主要病因。AS 是一种与血脂异常及血管壁成分改变有关的病理改变，主要累及弹力型动脉和弹力肌型动脉（如主动脉、肾动脉、下肢动脉等）。其病变特征是血脂在动脉内膜中异常沉积，发生慢性炎症

反应，导致内膜灶性纤维性增生及深部成分的坏死，久之形成粥样物，从而使动脉壁变硬、管腔变窄甚至闭塞。其主要危险因素包括：高血脂、高血压、吸烟、糖尿病、慢性肾病、年龄增长、遗传因素等。

2. 动脉血栓形成

动脉栓塞是由各种栓子致动脉阻塞而引起器官缺血的临床表现，特点是起病急，进展快，预后严重，若不及时处理可导致严重后果甚至危及生命。栓子的主要来源有：①心源性，如风湿性心脏病（风心病）、感染性心内膜炎、心房颤动（房颤）等心内的血栓脱落。②血管源性，如动脉瘤、夹层动脉瘤或动脉粥样斑块脱落。③医源性，血管穿刺时导管折断成为异物，或行介入栓塞治疗时栓塞剂造成异位栓塞，或内膜撕裂继发血栓形成，以心源性栓子最常见。其中下肢动脉栓塞临床表现为"5P"即疼痛（pain）、感觉异常（paresthesia）、麻痹（paralysis）、无脉（pulselessness）、苍白（pallor）。其他部位栓塞视具体部位而定。

3. 肌纤维结构不良

肌纤维结构不良（fibromuscular dysplasia，FMD）是一种原因不明、非炎症、非动脉硬化的疾病。通常由于动脉内结构形成不良而产生，主要累及中小动脉中膜，以纤维增生为特征。多见于中青年女性，但可以发生于任何年龄。病因不明，雌激素、吸烟及自身抗体可能与其有关。临床表现与累及的血管有关。肾动脉受累最常见，在儿童及年轻患者中，由FMD引起的肾动脉狭窄是肾血管性高血压的常见病因之一。如累及颈内动脉，可引起脑卒中相关症状。

二、外周动脉疾病的临床表现

外周动脉疾病可发生在全身大、中动脉，以腹主动脉远侧及髂-股-腘动脉多见，病变后期可逐渐累及腘动脉远侧主干动脉，由于管腔狭窄或闭塞，引起肢体慢性缺血的临床表现，症状与受累的血管有关，疾病的严重程度与病变进展的速度、侧支循环的多少有关。

1. 疼痛

疼痛是最常见的症状，包括早期间歇性疼痛和后期持续性疼痛。

2. 感觉异常

早期患肢可出现感觉过敏、针刺等异样感觉，后期病变血管进一步狭窄，缺血进一步加重，可出现感觉减退或者丧失。

3. 皮肤温度及颜色改变

动脉慢性缺血时，血流减少，皮肤颜色发白或发紫伴皮温下降。指压后颜色复原时间延长或不复原。

4. 血管形态结构的改变

①动脉搏动减弱或消失；②形态改变，当扪及粥样硬化的动脉时，可有结节感，似砂粒样；③杂音。

5. 搏动性肿块

当形成动脉瘤或假性动脉瘤时可扪及边界清晰、表面光滑的搏动性包块，有时伴有震颤或杂音。

6. 皮肤营养性改变

当动脉慢性缺血时皮肤缺乏血液供应，可表现为肌肉萎缩、脱屑、毛发脱落、趾指甲变形，当缺血进一步加重，可表现为溃疡经久不愈甚至坏疽。

三、数字减影血管造影基本原理和方法

数字减影血管造影（DSA）是指向血管内注入造影剂，通过影像设备在一段时间内连续快速成像，然后取血管内没有造影剂充盈和造影剂充盈浓度最高的两幅图像，经计算机对这两幅图像进行减影处理，消除骨骼、软组织影，只保留血管影像。从而能清晰显示血管的解剖、形态及血流动力学的变化，对疾病进行诊断并能在 DSA 下治疗的一门技术。

按血管造影的方式分为非选择性造影、选择性造影和超选择性造影。非选择性造影是将导管直接插入大血管（如主动脉及上、下腔静脉）管腔中进行造影，主要显示大血管及其主要分支的解剖形态及血流动力学。其特点是注入的造影剂量大（40～60ml），压力高，显示范围广，但对分支显示较差。主要用于观察主动脉及上下腔静脉的病变。选择性造影是指将导管插入大血管的一级分支进行的血管造影，有选择性避开非靶血管，从而使靶血管显示得更为清晰，如经主动脉插入腹腔干、支气管动脉、肾动脉进行的血管造影。其特点是造影剂的用量相对较少（20～30ml），注入压力也相应降低，但显示的范围相对较局限。超选择性造影是指将导管插入大血管的二级以及更远分支所进行的血管造影，所显示的血管更加具体、清晰。此时造影剂用量明显减少（每次 2～10ml）。临床上根据感兴趣血管及病变的范围、病变程度来选择一种或几种造影方式。

四、DSA 在常见外周动脉血管疾病中的应用

1. 下肢动脉疾病

常用于下肢急慢性闭塞缺血的诊断及治疗，此外还可用于血管畸形和肿瘤的诊断及治疗。DSA 不仅能显示血管狭窄的部位和程度，有无侧支循环，而且能反映血流动力学的变化，并能在 DSA 下行介入治疗，如经皮腔内血管成形术（PTA）或经皮血管内支架置入术以及动脉内溶栓治疗。

2. 肾动脉疾病

最常用于肾血管性高血压的诊断及治疗，其他方面如创伤、肿瘤、肾移植术前与术后的评价。但值得注意的是，少部分人有副肾动脉，从腹主动脉或髂动脉发出。肾动脉介入治疗术式的选择，取决于动脉造影的表现。DSA 不但可以观察肾动脉的解剖形态，判断肾动脉的数目及肾动脉狭窄的位置，并可以测量狭窄前后压力差。在造影证实后进行介入治疗，介入治疗肾动脉狭窄（RAS）具有明显的优势，局部麻醉，不需要全身麻醉，复发率低，死亡率低，恢复快。

3. 肠系膜动脉、腹腔干造影

常用于消化道出血不明原因者或经内镜、消化道钡剂造影及核素扫描未有阳性发现者，或经内科治疗效果不佳者，均可作选择性肠系膜上、下动脉及腹腔干动脉造影。消化道出血的主要征象有：当出血量大于 0.5ml/min 时，表现为造影剂外溢，这是直接征象；部分患者表现为血管痉挛、瘤样扩张、血管畸形、血管发育不良或肿瘤染色等一些间接征象。当造影明确出血部位时行经导管药物灌注或栓塞治疗，止血快，效果确切，复发率低。

4. 动脉性门脉造影

动脉性门脉造影（间接门脉造影）是评价门静脉、肠系膜静脉的最佳方法之一，通常

在外科门体分流术、肝移植术后以及肝胆恶性肿瘤术前评价门静脉是否通畅、有无癌栓等。选择性进行肠系膜上动脉、腹腔干插管，增加造影剂用量，可提高造影剂速率，延长造影时间，可显示门静脉。

5. 支气管动脉造影

常用于大咯血患者的诊断及介入治疗，大咯血是指一次咯血量大于 300ml 或者 24 小时内咯血量大于 500ml。大咯血多半是支气管动脉破裂出血，内科止血治疗效果不佳，如不及时治疗可导致生命危险。常见病因为支气管扩张、肺结核、肺肿瘤、肺血管畸形等。在 DSA 下进行选择性支气管动脉造影，如有病变，可发现支气管动脉迂曲、不规则扩张、异常小血管增多等征象。经支气管动脉栓塞（BAE）治疗，止血效果快速、确切、复发率低。

五、血管造影及介入治疗的常见并发症及处理

1. 血管造影的并发症

包括：①穿刺部位血肿形成：最为常见，原因可能是穿刺点选择不合适，压迫止血时间不够，多次穿刺使血管壁损伤，加压包扎不当，患者凝血功能差等。小血肿一般无需特殊处理，可自行吸收。但明显的或巨大血肿，有些需要输血或外科处理。②出血：最危险的是发生在盆腔腹膜后的出血，可能与穿刺点过高（腹股沟韧带以上）有关，术中应密切关注患者状态、生命体征。做到及时发现、及时处理。③假性动脉瘤和动静脉瘘：常见于穿刺点过低，穿刺过深损伤血管，穿刺针较粗或粗导管损伤动脉壁，早期可注射凝血酶，必要时进行外科治疗。④血管栓塞：多由于导管长时间停留在血管内，形成于导管表面的小血栓在拔管时沉积于穿刺口，随血流冲刷引起栓塞。另外，导管导丝操作时，刮落粥样斑块或血液高凝状态亦可引起栓塞。预防方法是如果导管较长时间停留，当拔管至穿刺口时推注肝素。⑤神经损伤：非常少见，可能与直接损伤神经、神经缺血或较大血肿压迫有关。

2. 介入治疗的并发症

包括：①动脉内膜损伤：操作过程中损伤了血管内膜，严重者内膜剥离，造影剂进入内膜下，严重者可形成夹层动脉瘤。如不太严重，不需特别处理；或用球囊对损伤处进行扩张充盈，使内膜重新贴附至管壁上；如有必要行内支架植入术。②误栓或异位栓塞，由于靶血管超选择力度不够，或栓塞剂过多引起反流、注射压力过大引起意外栓塞。③动脉破裂，由于操作过程中，方法不当，强行用力，导管刺破动脉管壁，导致破裂大出血。动脉破裂需紧急处理，可采取置入球囊导管在破裂口上方轻轻扩张，以压迫止血；或植入内支架移植物，必要时进行外科手术处理。

六、总结

目前，越来越多的血管疾病由传统手术转变为血管腔内微创治疗，DSA 已普遍应用于外周动脉疾病的临床诊断与治疗，成为临床上评价 PAD 的金标准，这种技术能对外周动脉准确全面显示，对病变部位、数目、程度、血流动力学及侧支循环等可准确评估，是外周动脉疾病诊断及治疗不可或缺的工具，在临床上有重要的应用价值。

（李家平　张应强）

第四节 彩色多普勒超声在外周动脉疾病诊断与治疗中的应用

一、彩色多普勒的作用与适应证

彩色多普勒超声检查可用于评价外周动脉病变的部位、范围和严重程度。具体如下：

（1）评估动脉正常解剖结构和血流动力学信息，血管走行是否正常，管腔有无扩张、扭曲、受压、狭窄或闭塞。

（2）评估动脉内膜增厚及斑块特征。

（3）评估动脉介入治疗后、人工血管移植术后的血流动力学的改变。

1. 动脉彩色多普勒检查适应证

（1）动脉粥样硬化症：如动脉狭窄、闭塞、动脉瘤和夹层动脉瘤等。

（2）动脉炎：如血栓闭塞性脉管炎、多发性大动脉炎等。

（3）动脉栓塞和动脉血栓形成。

（4）动脉创伤：如动脉断裂、假性动脉瘤形成或创伤性动静脉瘘。

（5）肿瘤性疾病：如软组织肿瘤。

（6）先天性发育异常：如血管畸形、缺如、异位和先天性动静脉瘘。

（7）某些动脉功能性疾病：如雷诺综合征。

（8）动脉手术后随访观察：人造血管移植或超声消融治疗、介入治疗后等。

2. 彩色多普勒对动脉狭窄血流动力学改变的鉴别

轻度动脉狭窄的血流信号无明显改变，较严重的动脉狭窄可由于血流阻力增高，导致收缩期峰值流速及舒张期流速均降低，而中度以上的动脉狭窄，狭窄处流速明显加快，血流速度与狭窄程度呈正比，而与残留管腔的内径呈反比。在靠近狭窄的下端，可见高速射流和涡流，并延伸数厘米远。当射流消失后，血流又变为层流区，但这时的血流速度明显减慢，阻力减小，收缩期速度亦减慢。

3. 动脉狭窄程度的彩色多普勒估测方法

动脉狭窄程度可采用形态学指标（内径狭窄百分比或面积狭窄百分比）来估测。内径狭窄百分比是通过在二维图像和彩色血流显像图上进行测量来完成的。内径狭窄百分比的计算公式为：

$$狭窄直径（面积）\% = \frac{原动脉管腔直径（面积）- 残余管腔直径（面积）}{原动脉管腔直径（面积）}$$

由于动脉粥样硬化斑块所致的动脉管腔狭窄不是对称的，可以分别检出狭窄处及狭窄远侧血管的短轴切面，分别以游标画出其截面积，并计算其面积狭窄程度。面积狭窄75%约相当于管腔直径狭窄50%。

对于轻度动脉狭窄（内径减少<50%），狭窄处的峰值流速无明显改变或仅轻度升高。此时一般采用二维图像或彩色血流显像来判断狭窄程度，而不采用多普勒频谱。对于中度以上的动脉狭窄（内径减少≥50%），狭窄处的血流动力学改变较为明显，血流量明显减少。狭窄越严重，血流量越小；管腔闭塞时，则完全测不到血流信号。与二维图像或彩色

血流显像相比，此时频谱多普勒能较好地反映动脉狭窄的程度。但频谱多普勒是一种根据动脉血流动力学的改变来间接推断动脉狭窄程度的方法，不够理想。二维超声又难以确定管腔的内缘，导致测量不准确，彩色血流显像可克服这些不足，彩色血流显像可直接测量残留管腔的内径和面积，但彩色外溢也不能令人满意。因此，为了避免动脉狭窄程度的判断错误，应尽可能将二维图像、彩色血流显像和多普勒频谱有机地结合起来。

二、颈部动脉正常声像图及颅外颈动脉血管病变的影像学诊断

（一）正常颈部动脉超声图像

1. 二维超声

正常颈动脉左右对称，管壁分为三层：内膜层，外膜层，内、外膜之间的间质，血管连续性好。外膜回声较强；内膜回声弱，纤细光滑；中膜为暗区带；正常内、中膜厚度不超过 0.8mm，超过 1.0mm 视为异常，超过 1.5mm 视为斑块。颈总动脉分叉处管腔略膨大，分叉上分为颈外与颈内动脉。颈外动脉有多个分支，颈内动脉颅外段无分支，在颅底上行。颈部动脉内径随年龄增长有增宽趋势。颈总、颈内、颈外动脉三者内径比较，其大小依次为颈总＞颈内＞颈外动脉（表 2-1 至表 2-3）。颈总动脉的外侧是颈内静脉。

椎动脉发自锁骨下动脉，为两条平行的分成节段的线状中等强度回声，内壁光滑，向上穿第 6 至 1 颈椎横突孔。横突骨质后方为声影，血管不能显示，两个椎体横突间显示血管壁及其内腔，呈节段性。

2. 彩色多普勒表现

彩色血流充盈好，呈明亮红色，有层流。

3. 脉冲多普勒表现

颈内动脉循环阻力低，舒张期在基线上有较多血流信号。颈外动脉循环阻力大，收缩期峰值高、陡直，舒张期正向血流速度低于颈内动脉；颈总动脉介于两者之间。

正常椎动脉其多普勒频谱类似于颈内动脉。椎静脉位于椎动脉前方，两者血流方向相反（表 2-4），通常左侧椎动脉内径大于右侧椎动脉。

表 2-1　不同年龄颈动脉内径测值（mm，$\bar{x} \pm s$）

年龄（岁）	颈总动脉	颈内动脉	颈外动脉
20～40	6.6±0.4	5.4±0.5	4.3±0.4
41～50	6.7±0.5	5.6±0.5	4.6±0.5
51～60	6.9±0.5	5.4±0.6	4.4±0.6
≥61	7.5±0.9	6.0±0.8	4.7±0.4

表 2-2　颈内、颈外动脉的鉴别

血管名称	管径	分支	位置	舒张期血流
颈内动脉	大	无	后外	明显
颈外动脉	小	有	前内	不明显

表 2-3　颈动脉与颈内静脉鉴别

血管名称	管腔	管壁	血流方向	与探头关系	频谱特点
颈动脉	不随呼吸变化	厚，有内膜回声	流向头侧	血流迎向探头	搏动性血流
颈内静脉	随呼吸变化	薄，无内膜回声	回心血流	血流背向探头	非搏动性血流

表 2-4　左右椎动脉内径（mm, $\bar{x}\pm s$）

左侧	右侧
3.8 ± 0.4	3.6 ± 0.3

（二）颅外颈动脉血管病变的影像学诊断

1. 颈动脉狭窄性疾病

颈动脉狭窄的主要原因是动脉硬化，其次是大动脉炎。动脉粥样硬化的斑块较大或数个小斑块融合成团，局部隆起或弥漫性增厚时可引起血管腔狭窄。颈动脉粥样硬化闭塞性病变好发于颈总动脉分叉处和颈内动脉起始段，多数在颈内动脉起始段，有时病变可向上蔓延达颅底部。狭窄也可由大动脉炎引起。多发性大动脉炎的管壁呈均匀性增厚，好发于颈总动脉和锁骨下动脉。

（1）二维超声表现：动脉粥样硬化时，动脉管壁正常三层结构消失，内膜不平，不规则增厚，可见形态不一、大小不等的粥样斑块，严重时管腔有不同程度的狭窄。一般粥样硬化斑块在出现明确斑块之前已经悄悄地发展了许多年，且动脉粥样硬化斑块常常弥漫于全身动脉，从防病的角度出发，如能在病灶出现之前发现其改变，采取适当的方法进行干预，可有效地阻止疾病的进程，因此，测量内-中膜厚度则显得非常重要。正常内-中膜厚度＜0.8mm，内-中膜厚度＞1.0mm 视为增厚，超过 1.5mm 时，可视为斑块，Pignoli 及 Bonithon-Kopp 等认为内-中膜厚度的改变会导致以后粥样斑块发生。根据粥样斑块的超声特点及病理变化可分为①扁平斑：膜局部隆起或弥漫性增厚，呈均匀的低回声，内膜线光滑；②软斑：斑块形态不规则，呈不均匀的低或中等回声，突出于管腔内，部分长轴呈"沙丘状"，"沙丘"内有低回声可视为出血表现；③硬斑：内膜面局限性强回声伴声影；④溃疡斑：斑块较大，基底较宽，顶部出现凹陷，边缘回声较低。多发性动脉炎时，管壁呈明显均匀性增厚，无粥样斑块形成。

（2）彩色多普勒表现：轻度狭窄时可无明显的血流变化。中度或重度狭窄时表现为血流束明显变细，在狭窄处尤其是狭窄后呈现色彩镶嵌的血流信号，完全闭塞时闭塞段管腔内无血流信号。另外，颈总动脉或颈内动脉重度狭窄或闭塞时，可引起对侧颈内动脉血流经 Willis 环逆流入颈内动脉。

（3）管腔狭窄的判断标准：用狭窄百分度计算动脉狭窄程度（见前）。百分比分为＜30%（轻度）、30%～69%（中度）、70%～99%（重度）、100%（无血流信号）。

（4）频谱多普勒表现：颈动脉微小病变不会引起血流动力学的改变。当动脉由于较大的硬化斑块所致出现严重狭窄时，颈动脉的层流消失，引起血流紊乱。目前多数研究认为，颈动脉的血流动力学改变应根据脉冲多普勒检测所得血流参数和比值来估价。判断颈动脉狭窄程度的指标有：①狭窄处的收缩峰值流速；②狭窄处的舒张末期流速；③ICA/CCA 收缩期峰值之比；④ICA/CCA 舒张末期流速之比；⑤频带宽度。估计颈动脉狭窄程度的多普勒诊断标准见表 2-5。

表 2-5　估计颈内动脉狭窄的多普勒诊断标准

狭窄程度	收缩期峰值流速（cm/s）	舒张期峰值流速（cm/s）	收缩期颈内动脉与颈总动脉最大流速比值（VICA/VCCA）	舒张期颈内动脉与颈总动脉最大流速比值（VICA/VCCA）
0～40%	<110, >25	<40	<1.5	<2.6
40%～59%	>120	<40	<1.8	<2.6
60%～79%	>130	>40	>1.8	>2.6
80%～99%	>250, <25	>100	>3.7	>5.5
100%	无	无	无	无

引自：Carroll BA. Presented at American Roentgen Ray Society Meeting, 1993.

(5) 鉴别诊断：主要与多发性大动脉炎相鉴别。鉴别要点：①发病人群：多发性大动脉炎以青年女性多见，而动脉粥样硬化以中老年人为主；②病变部位：多发性大动脉炎多见于颈总动脉和锁骨下动脉，而动脉粥样硬化则多见于颈总动脉分叉处和（或）颈内动脉起始段；③二维声像图：大动脉炎以管壁内膜增厚为主，腔内无斑块形成；而动脉硬化则可见斑块形成。

2. 颈动脉扭曲

动脉粥样硬化血管弹性减弱、延伸，致某一部分血管扭曲。在颈部动脉中，最常发生弯曲、盘绕和扭结的是头臂干、右颈总动脉和右锁骨下动脉。颈动脉常呈"S"或"C"字形态扭曲，扭曲的动脉可形成锐角。

(1) 二维超声表现：扭曲处的颈动脉多呈"S"或"C"字形态，甚至呈 90°直角弯曲。扭曲处的动脉和其他部位的颈动脉均可合并动脉粥样硬化，表现为内-中膜增厚、毛糙，内壁附着有斑块。

(2) 彩色多普勒及频谱多普勒表现：颈动脉弯曲处由于血流方向发生改变，形成涡流而呈杂色血流；流速加快，频窗消失。

(3) 临床意义：颈动脉扭曲在临床上表现为搏动性肿块，彩色多普勒超声很容易将其与颈动脉瘤、颈动脉体瘤和其他颈部肿物相鉴别，对扭曲动脉的形状和程度探测清晰、准确，是本病首选和可靠的检查方法。

3. 颈动脉瘤

多由于动脉粥样硬化与损伤引起。真性颈动脉瘤好发部位是颈总动脉分叉处，少部分发生于颈内动脉。假性和夹层动脉瘤较少发生于颈动脉。

(1) 二维超声表现：病变的动脉段呈梭形或囊状扩张，管壁连续性好。有的可见大小不等、形态各异的强回声斑块，部分动脉瘤还可见到附壁血栓。

(2) 彩色多普勒表现：血流显示真性动脉瘤内有红、蓝相间涡流。

(3) 脉冲多普勒表现：瘤体内有低速涡流。

4. 颈动脉体瘤　化学感受器肿瘤，分局限型和包裹型。

(1) 二维超声表现：颈总动脉分叉处实质性肿物，不均质，低回声，边界清，包膜完整。

(2) 彩色多普勒表现：肿瘤内血供丰富，可显示有多条蓝色及红色血流束交叉走行于肿瘤内。由于肿瘤位于分叉处，使颈总动脉分叉角度多增大达 10°～30°（正常颈总动脉分叉＜5°）。颈内、外动脉位于肿瘤两侧被完全包裹或不完全包裹，颈外动脉有许多分支供给肿瘤。

（3）脉冲多普勒表现：肿瘤内有丰富动、静脉血流。为手术得以顺利进行，还可行颈动脉压迫试验。于压迫前后分别测定两侧颈动脉血流速度及血流量。若压迫后患侧血流完全阻断，近心段无血流信号，肿瘤近颅段有逆向血流，对侧血流速度增加，流量明显加大，表示 Willis 环开放良好。

（4）诊断要点：颈总动脉分叉处实质性肿物，颈总动脉分叉角度增大，颈内、外动脉位于肿瘤两侧或被完全包裹或不完全包裹，瘤体血供丰富。

（5）鉴别诊断：本病主要应与颈神经鞘瘤、颈神经纤维瘤和颈动脉瘤相鉴别，其次应与颈部其他肿物如腮裂囊肿、腮腺肿瘤等鉴别。①颈动脉体瘤与颈神经鞘瘤、颈神经纤维瘤的鉴别：后者均为实质性肿物，血供不丰富，位于颈总动脉后方，将颈内动脉、颈外动脉推向前方，颈总动脉分叉角度并无增大。②颈动脉体瘤与颈动脉瘤鉴别：后者为动脉局限性扩张，瘤体内可见血栓回声并充满紊乱的血流信号，与颈动脉体瘤较易鉴别。③颈动脉体瘤与腮裂囊肿、腮腺肿瘤的鉴别：腮裂囊肿为无回声囊性肿物；腮腺肿瘤位于耳下的腮腺内，一般两者均与颈动脉无密切关系。

5. 椎动脉狭窄性疾病

颈椎病在骨质增生、横突孔变窄、椎间隙狭窄和颈椎曲度变直等情况下，可使椎动脉椎间段受压发生扭曲，导致椎动脉供血减少和阻断。此外椎动脉粥样硬化也是常见病因之一。起始段和椎间段均可发生狭窄。

（1）二维超声表现：病变发生在起始段和椎间段。显示血管迂曲及局部受压狭窄。伴动脉硬化者，椎动脉管壁增厚，内膜粗糙，可伴有斑块回声。

（2）彩色多普勒表现：椎间段血管迂曲或受压，彩色血流变细。完全闭塞者则无彩色血流显示。健侧椎动脉增宽，色彩明亮。

（3）脉冲多普勒表现：轻度狭窄，无明显湍流。严重狭窄，血流频谱显示为湍流。血管完全闭塞，脉冲多普勒不能测及血流信号；健侧椎动脉血流速度可因代偿而加快。

6. 锁骨下动脉窃血综合征

由动脉硬化和大动脉炎引起。主要是在左锁骨下动脉或无名动脉近心端发生狭窄和闭塞，引起同侧椎动脉血流逆流入锁骨下动脉远端。

（1）二维超声表现：动脉硬化所致的，动脉管壁增厚，有大量斑块和低回声血栓混合。若为大动脉炎所致，则动脉管壁呈均匀性增厚，为低回声。

（2）彩色多普勒超声：患侧椎动脉彩色血流呈逆向血流。追踪查找病变区，发现同侧锁骨下动脉管腔内有实质性回声，呈不完全或完全闭塞，闭塞段血流细小或无彩色血流。

（3）脉冲多普勒表现：脉冲多普勒于椎动脉内取样见频谱呈逆向血流。追踪该血流至锁骨下动脉可发现狭窄或闭塞处。

（4）诊断要点：临床出现上肢脉搏减弱和无脉。超声检查患侧上肢动脉血流速度减慢，血流减少，彩色多普勒显示患侧椎动脉彩色血流与同侧颈总动脉血流色彩相反，即可诊断本病。

三、四肢动脉正常超声图像及四肢动脉疾病的影像学诊断

（一）正常四肢动脉超声图像（表2-6，表2-7）

（1）二维超声表现：四肢的血管均有固定的部位和走行方向。正常四肢动脉左右对称，管径由近心端至远心端逐渐变小。正常上肢、下肢内径见表2-6、表2-7。高频探头显示动脉管壁为三层结构——内膜、中膜、外膜，内膜光滑、不厚，连续性好，三层管壁呈两明一暗三条平行回声带。动脉管壁厚、坚韧，有规律地搏动，内径略小于伴行的同名静脉，探头加压不易变形。正常股动脉的内-中膜厚度约为0.59mm±0.09mm。有研究表明内-中膜增厚是动脉粥样硬化发生的早期表现。

（2）彩色多普勒血流表现：正常四肢动脉彩色血流充盈良好，边缘整齐，色彩呈单一色。在每一心动周期中表现为快速的三相血流，如果用红、蓝色分别表示朝向及背离探头的血流，那么，这种三相血流就表现为"红-蓝-红"，其意义与脉冲多普勒所显示的三相血流频谱是一致的。彩色血流通常对直径2mm以上的动脉易于检测，若要辨认1mm以下的小动脉，需为高分辨率的超声仪，还要依据动脉的搏动性及彩色血流的帮助方能辨认。

（3）脉冲多普勒表现：正常四肢动脉血流频谱为三相波形。收缩早期血流速度加快，形成陡直的向上波峰，频带窄，频带与基线之间有一个无血流信号的"窗"，然后迅速下降，紧接着在舒张早期常常可下降到基线以下，形成一个短暂的反向血流，在这个反向血流之后，舒张末期再出现一个正向、速度较低的血流。舒张早期反向血流的存在是正常四肢动脉血流频谱最重要的特征。

表2-6　正常人上肢动脉内径和血流参数值 ($\bar{x}\pm s$)

血管	D (mm)	Vs (cm/s)	Vr (cm/s)	Vd (cm/s)
腋动脉	4.3±0.8	92.3±26.4	25.0±7.2	22.0±6.4
肱动脉	3.1±0.7	75.0±23.3	20.0±7.0	17.0±5.2
尺动脉	2.1±0.3	44.0±10.2	4.3±4.1	27.0±4.2
桡动脉	2.3±0.4	44.6±12.6	5.0±4.8	20.0±4.0

注：D：血管内径；Vs：收缩期最大流速；Vr：最大反向流速；Vd：舒张期最大正向流速。

表2-7　正常人下肢动脉内径及血流参数值 ($\bar{x}\pm s$)

血管	D (mm)	Vs (cm/s)	Vr (cm/s)	Vd (cm/s)
股总动脉	7.9±1.3	97.0±22.3	35.9±8.2	14.6±8.2
股浅动脉（近）	6.7±1.3	85.0±24.7	30.2±9.2	12.7±6.1
股浅动脉（远）	6.2±1.1	74.0±21.3	30.0±9.8	12.5±6.2
腘动脉	5.5±1.0	62.0±13.6	25.8±9.1	10.8±6.4
胫前动脉（近）	3.8±0.6	51.0±14.5	19.0±9.7	10.0±5.2
胫后动脉（近）	3.7±0.5	54.3±12.6	20.1±9.2	10.3±6.1
胫后动脉（远）	2.4±0.4	46.0±17.5	10.0±7.0	8.5±4.7
足背动脉	2.3±0.4	41.0±11.4	8.0±6.0	6.0±4.2

注：D：血管内径；Vs：收缩期最大流速；Vr：最大反向流速；Vd：舒张期最大正向流速。

（二）四肢动脉疾病的影像学诊断

四肢动脉病变多发生于下肢动脉。以动脉硬化闭塞症和血栓闭塞性脉管炎最为常见。

1. 下肢动脉硬化闭塞性疾病

多由动脉粥样硬化引起，好发于腹主动脉下端，髂动脉和股、腘动脉。

（1）二维超声表现：动脉内-中膜增厚（正常人股动脉内-中膜厚度为 0.59mm±0.09mm）、粗糙，动脉内壁可见大小不等、形态各异的斑块，部分强回声，并伴声影；或内壁附着低回声血栓与斑块的混合块。

（2）彩色多普勒表现：病变的管腔内血流束变细，狭窄处或靠近其下游呈现杂色血流信号。狭窄处需用直径狭窄百分度（STEN）报告，便于临床治疗对比。若为闭塞，则管腔内无血流信号。狭窄或闭塞的动脉周围可见侧支。

（3）脉冲多普勒表现：轻度动脉粥样硬化引起轻度狭窄时，脉冲多普勒多无明显改变，只有当血管严重狭窄，管腔直径狭窄大于 50％，面积约 75％时，脉冲多普勒频谱才会发生明显改变，最明显的改变就是收缩早期前向波空窗消失，频带增宽，反向波消失，呈二相波甚至单项波。下肢动脉狭窄的判定标准见表 2-8。

表 2-8　下肢动脉狭窄的判断标准

管腔直径	波型	收缩期峰值流速	频谱	其他
正常	三相	增加<30％	不增宽或稍增宽	上下端频谱波型正常
减少 20％～49％	三相或二相	增加 30％～100％	明显增宽	上下端频谱波型正常
减少 50％～74％	单相	增加 100％～300％	收缩期"窗口"消失	下端频谱峰值降低
减少 75％～99％	单相	增加>300％	收缩期"窗口"消失	下端频谱峰值明显降低

2. 血栓闭塞性脉管炎

病变主要侵犯四肢血管，尤其是下肢，远端的中小动脉，即腘动脉以下的动脉。血管的全程呈炎性反应，血管内膜增生，血栓形成，以致血管腔闭塞。

（1）二维超声表现：下肢近端动脉结构正常，血管内壁光滑，连续性好，管腔内为无回声区，无异常回声。小腿以下的主干动脉管壁内膜呈弥漫性不均匀增厚、毛糙，正常部分与病变部分分界线分明，呈节段性改变。

（2）彩色多普勒超声表现：在动脉不完全闭塞时，表现为血流变细，粗细不等，呈节段性明、暗改变，或彩色血流不成束，出现点条状微弱的彩色血流显示。完全闭塞时，则在闭塞部位无血流信号，闭塞的近端可有侧支循环形成。

（3）脉冲多普勒频谱表现：严重病变的血管呈单向血流频谱，舒张期反向血流消失，收缩期正向血流明显减慢，类似静脉血流频谱，频窗消失或频带增宽。

（4）鉴别诊断表现：血栓闭塞性脉管炎主要与动脉硬化闭塞症相鉴别。前者为慢性节段性动脉内膜炎及腔内血栓形成，主要发生在中小动脉，病变上下端的血管是正常的；而后者为血管壁广泛性不规则狭窄和节段性闭塞，硬化的动脉有扩张和扭曲。病变主要发生在大、中动脉。

3. 多发性大动脉炎

慢性非特异性炎症，多发生于年轻女性。好发于主动脉弓和胸、腹主动脉及其分支的开口,病变常累及头臂干动脉。受累的血管常产生狭窄或闭塞,少数可引起扩张或动脉瘤形成。

(1)二维超声表现:受累动脉管壁正常结构消失,管壁全程明显增厚,呈低回声或中等回声,管腔内可继发血栓。在主动脉分支的病变多局限于起始段。本病受累动脉主要以狭窄和闭塞为主要表现。

(2)彩色血流显像及脉冲多普勒频谱表现:显示受累动脉呈现狭窄或闭塞的表现,其与各个部位动脉闭塞性疾病的彩色多普勒超声表现类似,参见相应章节。

(3)鉴别诊断:多发性大动脉炎主要与动脉硬化性闭塞症相鉴别。声像图上的鉴别,前者全层管壁弥漫性或局限性增厚,一般无钙化斑块,非病变的管壁正常。而后者管壁多处可见大小不等的钙化斑块,呈广泛不规则狭窄和阶段性闭塞。其他非影像学的鉴别点参见本书的相关章节。

4.肢体动脉瘤

肢体动脉瘤分真性动脉瘤、假性动脉瘤(表2-9)。假性动脉瘤多为创伤性,可发生于股动脉、腘动脉、髂动脉、锁骨下动脉、腋动脉等,以股动脉假性动脉瘤最为常见,吸毒者为主,约占周围动脉瘤的50%以上。

(1)二维超声表现:假性动脉瘤的动脉本身无梭形或囊状扩张,而是动脉壁的连续性中断。在动脉外侧可见无回声肿物,边界清,肿物内有点状沉积物回声,部分肿物中央为无回声暗区,甚至可见滚动的液体,此肿物内暗区与动脉之间有通道,通道口狭小。部分假性动脉瘤仅在破口附近为无回声区,瘤腔的大部分为混合性实性回声所填塞。

(2)彩色多普勒表现:可清晰显示假性动脉瘤的瘤体与动脉相通的狭小通道,于收缩期显示一束多彩血流经管壁破口射入动脉旁瘤体内,瘤体中央为湍流的动脉血。

(3)脉冲多普勒表现:动脉破口五彩镶嵌血流处可测及高速湍流频谱。

假性动脉瘤主要与血肿相鉴别:血肿附近的动脉无破损,且肿块内无血流信号,为实质性;而前者有血流信号。

表2-9 真性与假性动脉瘤的鉴别要点

项	真性动脉瘤	假性动脉瘤
病因	动脉硬化,感染	多为外伤
肿块的部位	沿动脉纵向分布	位于动脉的一侧或前后
瘤壁	动脉壁,仍可分辨三层结构	周围纤维组织
瘤体	附壁血栓,涡流,血流紊乱程度轻	附壁血栓,旋流,血流紊乱程度重
进、出口	进、出口分开,一般无高速射流	同一通道,收缩期高速射流

5.急性动脉栓塞

可发生于任何年龄组,但发病高峰多在50~70岁,尤其是患有心血管疾病的人群,下肢比上肢多见。下肢常发生在分叉部位,髂动脉最多见,其次是股、腘动脉。

(1)二维超声表现:病变部位的血管腔内可见实质性回声。陈旧性脱落的栓子,表现为不规则或圆形强回声,当继发血栓形成时,可显示团块状或长条状实质性低回声,且管腔增宽。

（2）彩色多普勒超声表现：急性动脉栓塞的栓子远端往往较整齐，大部分表现为完全性闭塞。病变血管为完全栓塞时，彩色血流于栓塞部位突然中断。病变血管为不完全性栓塞时，彩色血流呈不规则细条状或呈点状。

（3）脉冲多普勒频谱表现：完全栓塞时，栓塞部位无血流信号，不完全栓塞时，呈低速低阻型血流，其单相连续性酷似静脉血流频谱。

四、腹主动脉及其主要分支血管的正常声像图及其疾病的影像学诊断

（一）正常腹主动脉及髂动脉的声像图表现与正常值

（1）二维超声表现：纵切声像图上，腹主动脉呈管状的无回声区；横切声像图上，为圆形无回声区。动脉壁的搏动与心跳一致，消瘦者可清晰显示腹主动脉壁的三层结构。正常腹主动脉内径自上而下均匀性变小，随年龄增大而增宽，男性明显大于女性。正常腹主动脉近段内径为 $2\sim3cm$，中段为 $1.5\sim2.5cm$，远段为 $1\sim2cm$，正常髂总动脉内径$<1.5cm$。

（2）彩色多普勒表现：正常腹主动脉和髂动脉的血流为层流，其内充满彩色血流信号，在动脉分支或分叉处可有轻度紊乱的彩色血流信号。血流颜色随心动周期呈现"红-蓝-红"的快速转变，以腹主动脉远段及髂动脉最为明显。

（3）脉冲多普勒表现：正常腹主动脉血流频谱随部位不同而有一定的变化。近段腹主动脉发出分支供给低阻力血管床的内脏器官（肝、肾及肠道），因而，其血流频谱显示舒张期也有正向血流信号，而远段腹主动脉供给高阻力血管床的下肢及盆腔，血流频谱显示舒张早期有反向波。髂动脉血流频谱与下肢动脉频谱类似，呈典型的三相波型。

（二）正常腹腔动脉和肠系膜上动脉、肾动脉的声像图表现

正常腹腔动脉和肠系膜上动脉血流为层流，管腔充盈。禁食时肠系膜上动脉血流颜色呈现快速转换，血流阻力较高，为三相波型。腹腔动脉为低阻的二相波型，具有较高的舒张期血流，类似颈内动脉和肾动脉频谱。肾动脉清晰显示时为两条平行的、管腔内血流充盈均匀、无紊乱的血流，有时肾动脉走行弯曲，可有轻度紊乱的血流信号。正常肾动脉血流频谱呈低阻型。

（三）腹主动脉及其主要分支血管疾病的影像学诊断

1. 腹主动脉瘤

腹主动脉瘤分真性、假性与夹层动脉瘤三类，多由动脉粥样硬化所致，少数为先天性发育不良。

（1）二维超声表现：①真性动脉瘤：病变的动脉段呈梭形或囊状膨大的液性暗区，两端壁与正常动脉壁相连续，管壁的连续性好，瘤壁仍表现为动脉壁的各层结构。动脉硬化所致的动脉瘤其瘤壁及周围动脉内可见粥样硬化斑块。在较大的真性动脉瘤中，还可见到附壁血栓。中央无回声区实时显示有流动感。②假性动脉瘤：见肢体动脉假性动脉瘤部分。③夹层动脉瘤：在具有真性动脉瘤的基础上，其特征为动脉壁内外膜分离，分离的内膜呈细线性回声，将血管分成真假两腔。

（2）彩色多普勒超声表现：真性动脉瘤中血流与腹主动脉相连续，瘤内为涡流。而夹层动脉瘤可见真腔内血流经内膜破裂口流入假腔内，假腔内血流与真腔内血流方向相反。

（3）脉冲多普勒频谱表现：①真性动脉瘤于扩张的动脉瘤内探及紊乱的血流信号，紊

乱程度与动脉瘤扩张大小呈正相关；②夹层动脉瘤真腔血流速度与正常基本相同，为层流。假腔内血流缓慢，有时记录不到血流信号。

（4）注意事项：约80%的真性腹主动脉瘤同时累及其他部位的动脉，如肾动脉、髂动脉及股动脉等，故检查时应注意观察并加以报告，并以肾动脉开口为标准将真性腹主动脉瘤分为肾上型和肾下型两种。如为夹层，应考虑是否为由胸主动脉的夹层、夹层动脉瘤向下延伸所致。腹主动脉夹层动脉瘤只有少数原发于腹主动脉。

2. 腹腔动脉和肠系膜上动脉瘤

真性为主，动脉粥样硬化所致，临床少见。声像学表现同其他动脉瘤。

3. 肾动脉狭窄

动脉硬化、多发性大动脉炎、先天性肾动脉发育不良等均可导致肾动脉狭窄。

（1）二维超声表现：患侧肾体积缩小，健侧肾体积代偿性增大。患侧肾动脉内径明显变细（正常肾动脉内径5～7mm），多发性大动脉炎者，腹主动脉也往往有狭窄改变。

（2）彩色多普勒表现：彩色多普勒能直接显示肾动脉血流。当肾动脉起始部有局限性狭窄时，狭窄处彩色血流变细，色彩明亮，可出现五彩镶嵌色，于狭窄后扩张的血管腔内出现紊乱血流，呈多彩血流。当肾动脉呈广泛性狭窄时，患侧肾动脉彩色血流变细，色彩黯淡，无狭窄后扩张的紊乱血流。患侧肾内小动脉彩色血流显示不良，健侧肾内小动脉彩色血流显示良好。

脉冲多普勒上表现为肾动脉局限性狭窄，狭窄处血流速度加快。狭窄严重时（>75%），血流减慢，完全闭塞时，不能测及血流。

4. 肠系膜上动脉压迫综合征

肠系膜上动脉和腹主动脉之间的夹角过小，或肠系膜上动脉从主动脉发出的位置过低或其他异常，而导致下方的相应器官发生梗阻，常见十二指肠梗阻，其次为左肾静脉梗阻。

（1）二维超声表现：肠系膜上动脉与腹主动脉夹角或者间距太小。文献报道正常人腹主动脉与肠系膜上动脉之间的夹角一般在40°～60°，平均45°。而肠系膜上动脉压迫综合征患者夹角可以减小到6°～25°。

（2）彩色多普勒表现：最常见的是肠系膜上动脉和腹主动脉之间的夹角过小而压迫左肾静脉。左肾静脉在横跨腹主动脉时内径细小，而横跨腹主动脉前由于回流不畅，内径增宽，是横跨腹主动脉时的两倍。

（黄雪玲）

第五节　血管腔内超声在外周动脉疾病诊断与治疗中的应用

对于外周动脉疾病的诊断，检查方法比较多，其中以彩色多普勒超声最为常用，数字减影血管造影（digital subtraction angiography，DSA）是公认的诊断外周动脉疾病的"金标准"。但是，对于动脉性疾病的早期诊断，这两种方法均存在一定的局限性，例如不能敏感地反映血管壁的结构信息的细微变化，对确定动脉粥样硬化斑块的有无、性质、管腔狭窄程度也有一定的局限性。

近年来，随着血管内超声（intravascular ultrasound，IVUS）技术的发展与实践，临床应用经验已表明 IVUS 可以观察动脉管壁形态、斑块的组成、狭窄程度等，现已被认为是诊断冠心病新的"金标准"。随着较低频率的血管内超声探头的应用，IVUS 开始应用于实时动态检测腔内大动脉疾病的介入治疗如主动脉瘤、主动脉夹层及介入术后随访，随后发展到对周围动脉疾病的介入治疗如血管腔内超声消融技术。

一、IVUS 基本原理及仪器组成

IVUS 是一种介入性超声技术，它是将微型超声探头装在导管顶端，超声探头发射超声脉冲，并接受来自组织的反射信号，传递到图像处理系统，由于组织的性质不同，对超声的吸收和反射不同，不同组织之间存在声学的界面，因此可以根据接收到的超声信号的强弱以不同灰阶的形式在显示屏上显示图像，并据此判断病变的性质。下面将具体介绍IVUS 仪器的组成。

1. 带微型超声探头的导管

IVUS 导管的直径为 0.86~2.97mm（2.6~9F），适合于冠状动脉或周围血管（如腹主动脉）的成像。目前的导管探头轴向分辨力可达到 80~100μm，侧向分辨力 150~200μm，探测深度 6~16mm（图 2-33）。

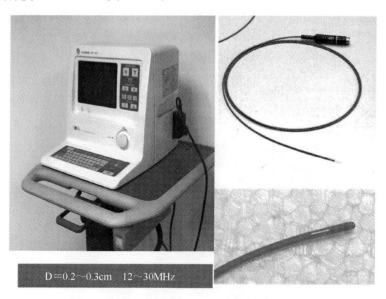

D＝0.2~0.3cm　　12~30MHz

图 2-33　可用于 IVUS 检查的专用仪器和细径探头

根据超声探头的扫描方式不同，将其分为机械扫描型和电子扫描型。前者又分为换能器旋转型和反射镜旋转型两类。换能器旋转型：超声探头装在导管轴心的顶端，轴心在外鞘管内以 1800r/min 的速度做 360°旋转扫描，以 30 帧/分获取高分辨率、实时的血管断面二维图像。目前临床应用以此型为主。反射镜旋转型：为避免超声换能器自身旋转所带来的不利因素，固定换能器，在轴心装有 45°倾斜的反射镜，并使其旋转以反射超声束。电子相控阵型：导管顶端有 32~64 个超声换能器，呈环状排列于导管顶端，以一定时间差由各换能器发射超声束，该探头具有管径小、柔软性好的特点。

2. 图像处理系统

负责发射超声波并将接收到的超声信号进行处理，进而在荧光屏上实时显示图像。目前所用的图像处理系统可以对使用自动回撤系统以一定的速度匀速回撤导管所采集的系列图像进行处理，实时重建三维图像。

二、IVUS的检查方法

IVUS的检查入路有两种，即动脉穿刺法和动脉切开法，前者应用较为广泛，后者往往用于完全闭塞血管段的直接切开检查。动脉穿刺一般采用Seldinger法穿刺股动脉；然后经过穿刺针插入导丝，并将导丝送达目标血管；再用扩张管逐级扩张；用6F扩张管扩张后，沿导丝插入超声探头至目标血管，在目标血管段进行检查，并记录检查图像。

三、IVUS的适应证

随着IVUS的新技术发展和临床研究，IVUS的适应证范围得到不断的扩展，从最初的用于周围动脉疾病的早期诊断，到后来用于实时监测周围动脉疾病的介入手术，并用于动脉疾病的治疗（如IVUS超声消融）。

（一）IVUS在外周动脉疾病诊断中的应用

1. 用于外周动脉狭窄的早期诊断

IVUS检查时血管壁清晰显示，可精确测量血管内径（图2-34）。例如，由于动脉重塑原因，临床高度怀疑冠心病的患者在进行DSA检查时却未发现冠状动脉有明显的狭窄，而IVUS在冠状动脉疾病诊断中的应用已比较成熟，能早期发现狭窄。对于某些外周动脉疾病，如肾动脉狭窄，是少数可以治愈的慢性肾病，故早期诊断非常重要，对于动脉粥样硬化导致的肾动脉狭窄，有研究者发现，早期肾动脉呈正性重塑即管腔扩大，而晚期则呈负性重塑即管腔皱缩，此时IVUS可以准确评估其狭窄程度。

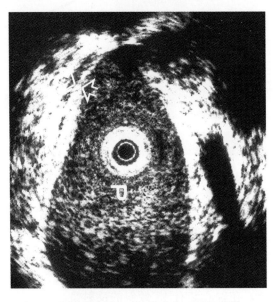

图2-34　血管内超声检查图像，血管壁清晰显示，血管内径可精确测量（P：探头，⇨所指为血管壁）。

2. 有助于治疗方法的选择

因 IVUS 可以明确病变的形态、斑块的组成及狭窄程度，对治疗方案的选择非常重要，比如偏心狭窄并且是非钙化的斑块治疗效果较好，而对于钙化斑块则高频旋磨效果更好，严重的斑块最好不用经皮腔内血管成形术（percutaneous transluminal angioplasty, PTA），因可发生大而深的夹层，有研究发现，PTA 术后有 40%～80% 发生夹层，而夹层多发生于软、硬斑交界处。有时临床上遇到一些处于临界状态的病损，如动脉造影狭窄程度不超过 50% 的病例，但 IVUS 可能提示狭窄超过 50%，此外 IVUS 尚可发现不稳定斑块，而不稳定斑块与患者动脉急症的发生有明显相关性，尤其是近年来虚拟组织学成像血管内超声（virtual histology intravascular ultrasound，VH-IVUS）和血管内超声弹性图（IVUS elastography）新技术的兴起，对于不稳定斑块识别的特异性和准确性更高。Kataoka T 等研究发现肾动脉和冠状动脉斑块的组成与血管重塑存在相关性，故斑块的存在与否及斑块的性质对治疗方法的选择亦有重要意义。

3. 作为常规检查存在禁忌时的替代检查方法

对造影剂过敏者行 CTA 或 DSA 可能引起过敏性休克，而对肾功能不全的患者，造影剂的使用可加剧肾功能恶化，此时辅以 IVUS 或单独使用 IVUS 不失为一种较好的替代诊断方法。K. Hoshina 等报道，研究中 112 例欲行腔内支架隔绝术的患者，其中 33 例因对造影剂过敏或存在肾功能不全而在术中行 IVUS 检查，而其余 79 例患者无过敏或无肾功能不全，术中则行 DSA 检查，术后发现 IVUS 组患者中无一例出现肾功能的恶化，而 DSA 检查组则有 3 例出现不同程度的肾功能不全。

（二）IVUS 在外周动脉疾病介入治疗中的应用

PTA 以及支架置入术是治疗周围动脉疾病的一种重要方法，IVUS 除了可以明确诊断外，还可以提供病变段有无大的斑块、斑块性质、动脉瘤瘤颈长度、夹层分型等重要信息，同时可根据 IVUS 测得的动脉直径正确选择支架尺寸，此外术中实时动态观察，可以指导支架的正确释放。对于主动脉夹层引起的外周动脉缺血，开窗术仍是一种有效的治疗方法，但开放手术风险较高，球囊开窗术是一种理想的替代方法，但该术式对开窗部位较难准确定位，而 IVUS 可以弥补此不足，葛均波等在 16 例主动脉夹层中，采用 IVUS 引导定位下进行球囊开窗术，术后所有病例的缺血症状均得到明显改善。

IVUS 可用于介入治疗的术后评估，如支架贴壁是否完全，有无夹层形成，PTA 后是否需要置入支架等方面优于 DSA。Akin Cam 等报道 1 例患者在进行肾动脉支架置入后高血压没有得到明显缓解，DSA 仅发现肾动脉轻度狭窄，后行 IVUS 提示支架置入肾动脉存在中-重度狭窄。Massoud A 等研究发现，肾动脉狭窄行介入治疗后，行 IVUS 检查来评估高血压治疗效果亦明显优于 DSA 检查。亦有研究发现，有些没有完全紧贴血管壁和（或）扩张不对称的支架在造影结果上可以表现得非常好。

（三）血管腔内超声消融术在治疗外周动脉疾病中的应用

1. 血管腔内超声消融术的原理

血管腔内超声消融术与血管内超声显像检查法的机制有着显著的区别，显像诊断用的血管内超声波频率为 20～30MHz，而消融治疗用的超声波频率为 19～45KHz，此种低频率、高强度的超声波引起探头机械振动（振幅约为 20～150μm）和空穴作用（cavitation）产生机械性超声消融效果，可选择性地消融斑块和血栓，而不损伤正常血管壁，且同时可以提高血管的舒张能力及弹性，进而提高球囊血管成形术的效果。

2. 适应证

（1）动脉闭塞的再通：20 世纪 80 年代，美国 Siegel 和以色列 Rosenschein 两个研究小组，对血管腔内超声消融进行了大量的实验研究和临床研究，获得了令人鼓舞的研究数据，发现血管内超声消融可实现闭塞血管再腔化。但亦发现一些目前无法克服的问题，据国内外多数作者经验证实，超声消融仅在少数短段、单纯狭窄病例中可独立完成血管的再腔化，而在动脉严重狭窄和闭塞性病变中部分仅能消融出一个细小的隧道，此外，对于严重扭曲的动脉，消融导管经常无法顺利通过。

（2）动脉狭窄的治疗：大量研究发现，在没有合并血栓形成的情况下，超声消融后形成的腔的大小通常与导管探头直径相同，当管腔直径大于超声消融探头直径时，探头与斑块距离较远，此外探头不易固定而滑过狭窄部位会影响成功率。

（3）血栓的腔内超声消融：超声消融最早的临床应用是对动脉血栓的溶解，Hong 等的动物实验研究发现，治疗用超声波对于新鲜血栓（＜24 小时）及陈旧血栓（＞7 天）都有同样的消融特性。

（4）辅助球囊血管成形术：如前述，超声消融可以提高血管的舒张能力及弹性，进而提高球囊血管成形术的效果，据王爱林研究报道，对于外周动脉 5cm 以内的局限性闭塞，单次消融即可看到明显效果，而对于大于 5cm 的闭塞，需逐段分次消融，且相当一部分病例消融后血管管腔狭窄仍超过 50%，此时则需配合 PTA 及支架植入，方能最大程度地完成血管的再腔化。

四、IVUS 的并发症和局限性

总体来说，IVUS 检查是安全的，其并发症多是由于术者操作不当导致，Bandyk DF 等对 306 例患者行颈动脉支架成形术（carotid artery stent-angioplasty，CAS），发现术中行 IVUS 监测组的并发症发生率明显低于术中行 DSA 组，且 IVUS 实现了动脉管腔的最大扩张。但是 IVUS 自身还是有一定的局限性，由于导管本身直径在 1mm 左右，加上导管本身的推送能力与目前常用的球囊、支架相比明显逊色，因此在病变狭窄程度严重或血管扭曲明显的情况下，导管无法顺利通过病变，IVUS 在图像判断上也存在一定的局限性，其不能将血栓和富含脂质的软斑块区分开来，对严重钙化斑块声影后方的结构无法清晰显示。此外导管本身因素均可引起一些伪像，常见的伪像包括：①环晕伪像；②不均匀旋转伪像；③导丝伪像等。不过近来的 IVUS 三维重建新技术研究发现，应用 IVUS 三维重建技术可以减少超过 90% 的伪影。

在主动脉瘤及主动脉夹层支架植入术的应用方面，IVUS 不能有效地确认 I 型内漏的发生，而此并发症是术后主动脉破裂最常见的原因，此外，IVUS 是一个多学科的检查技术，要求术者有比较扎实的影像学训练背景。最后，IVUS 检查费用昂贵也限制了其广泛应用。

五、IVUS 的新技术与展望

IVUS 三维重建技术（three-dimensional reconstruction），是在二维超声的横断面图像基础上，将探头在血管内移动所扫描出的一连串血管的横断面图像并重建成三维图像，更好地反映血管壁和血管腔的立体连续变化，为血管病变的诊断、病情变化的观察和介入治疗的引导提供更详细、直观和准确的资料。

IVUS 前视功能（forward viewing），多数 IVUS 是对探头水平的横断面的扫查，无法对不能通过的狭窄段进行检查，因此，前视 IVUS 探头的应用和开发具有较大的意义，可达到在狭窄段邻近的血管腔内观察狭窄段的目的，显示狭窄的原因、程度和长度。对于迂曲的血管和完全闭塞血管的检查非常有用。

IVUS 血管内弹性成像（IVUS elastography），是一项颇具发展前景的技术，应用这项技术对血管壁的顺应性进行监测，可检测血管壁的弹性功能、预测血管疾病的发生和监测治疗效果。通过测量斑块的弹性，该项技术还有望应用于斑块成分分析、脱落预测、转归评价。

由于新技术的不断开发和发展，IVUS 将在血管疾病的精细诊疗中发挥不可替代的作用。

（谢晓燕　潘福顺）

参考文献

[1] Schernthaner R, Stadler A, Lomoschitz F, et al. Multi-detector CT angiography in the assessment of peripheral arterial occlusive disease：accuracy in detecting the severity，number，and length of stenoses. Eur Radiol，2008，18：665-671.

[2] Rosemarie M, Shandra B, Dink AL, et al. Diagnostic performance of computed tomography angiography in peripheral arterial disease：a systematic review and Meta-analysis. JAMA，2009，301：415-424.

[3] Golding S, Shrimpton P. Radiation dose in CT：are we meeting the challenge? Br J Radiol，2002，75：1-4.

[4] Kock MC, Dijkshoon ML, Pattynama PM, et al. Multi-detector row computed tomography angiography of peripheral arterial disease. Eur Radiol，2007，17：3208-3222.

[5] Fishman EK, Ney DR, Heath DG, et al. Volume rendering versus Maximun intensity projection in CT angiography：what works best，when，and why. Radiolographics，2006，26：905-922.

[6] Prokop M. Multislice CT angiography. European Journal of Radiology，2000，36：86-96.

[7] 江波，陈应明，孟悛非，等. 单倍剂量三维动态对比增强 MR 血管成像诊断肢体软组织血管瘤的价值. 中华放射学杂志，2007，41：59-63.

[8] Bui BT, Miller S, Mildenberger P, et al. Comparison of contrast-enhanced MR angiography to intraarterial digital subtraction angiography for evaluation of peripheral arterial occlusive disease：results of a phase Ⅲ multicenter trial. J Magn Reson Imaging，2010，31：1402-1410.

[9] 路恩祥，任卫东. 血管超声诊断图谱. 沈阳：辽宁科学技术出版社，1999.

[10] 王纯正，张武. 腹部超声诊断图谱. 沈阳：辽宁科学技术出版社，1991.

[11] 李建初. 血管和浅表器官彩色多普勒超声诊断学. 北京：北京大学医学出版社，1999.

[12] 段志泉，张强. 实用血管外科学. 沈阳：辽宁科学技术出版社，1999.

[13] 徐志章，张爱宏. 外周血管超声彩色血流成像. 北京：人民卫生出版社，2002.

[14] 周永昌，郭万学. 超声医学. 北京：科学技术文献出版社，1999.

[15] 唐杰，刘明. 腹部和外周血管彩色多普勒诊断学. 北京：人民卫生出版社，1992.

[16] 景在平，赵郡. 影像学技术在血管外科的应用. 中国医学影像技术杂志，2002，18（9）：857.

[17] 涂美琳，潘农，张竹君，等. 彩色多普勒超声对早期肾病血流动力学的研究. 中国医学影像技术杂志，2002，18（9）：915.

[18] 田津，李治安，勇强，等. 椎动脉反流的锁骨下动脉窃血综合征的彩色多普勒超声表现分析. 中国医学影像技术杂志，2002，18（10）：989.

[19] 勇强，孙惠，李治安，等. 高血压与颈动脉超声改变相关性的研究. 中国医学影像技术杂志，2002，18（10）：992.

[20] 王红霞，纽小媛. 颈动脉斑块的稳定性与青中年脑梗死. 卒中与神经疾病杂志. 2005，22（2）：163-165.

[21] 陈晋文，邵波，李忠东，等. 颈动脉粥样硬化斑块超声对脑梗死危险预测的价值. 中国临床康复，2005，9（9）：104-105.

[22] 和育生，李萍. 颈动脉粥样硬化与脑梗死的相关性. 同济大学学报（医学版），2003，24（1）：43-45.

[23] 黄雪玲，叶有强，吕伟明，等. 腹主动脉瘤的彩色多普勒诊断. 影像诊断与介入放射学杂志 1998，7（2）：30-32.

[24] 陆恩祥，罗洪超，邓宝忠，等. 肠系膜上动脉压迫综合征彩色超声的诊断价值. 中国超声医学杂志，2001；17（6）：442-444.

[25] 任明，黄雪玲，胡品津，等. 肝硬化病人肾脏血流动力学的多普勒超声研究. 胃肠病学和肝病学杂志，1997，6（1）：56.

[26] 任明，黄雪玲，胡品津，等. 肝硬化病人门静脉高压症的多普勒超声研究. 河南诊断与治疗杂志，1997，11（2）：71.

[27] Pignoli P，Tremoli E，Poli A，et al. Intimal plus medial thickness of atherosclerosis. Lancet，1992，340：111-115.

[28] BonithonKopp C，Touboul PJ，Berr C，et al. Relation of intima-media thickness to atherosclerotic plaques in carotid arteries. The vascular aging（EVA）study. Arterioscler Thromb Vasc Radio，1996，16（2）：310-316.

[29] Mumoli N，Invernizzi C，Luschi R，et al. Images in cardiovascular medicine：Giant abdominal aortic aneurysm. Circulation，2010，122（3）：e392-e393.

[30] Schmidt WA，Krause A，Schicke B，et al. Color Doppler ultrasonography of hand and finger arteries to differentiate primary from secondary forms of Raynaud's phenomenon. J Rheumatol，2008，35（8）：1591-1598.

[31] Pacheco-Ojeda LA，Martínez-Viteri MA. Preoperative imaging diagnosis of carotid body tumors. Int Surg，2010，95（3）：242-246.

[32] Qin RF，Shi LF，Liu YP，et al. Diagnosis and surgical treatment of carotid body tumors：25 years' experience in China. Int J Oral Maxillofac Surg，2009，38（7）：713-718.

[33] Glagov S，Weisenberg E，Zarins CK，et al. Compensatory enlargement of human atherosclerotic coronary arteries. N Engl. J Med，1987，316：1371-1375.

[34] Mehta SK，M Crary JR，Frutkin AD，et al. Intravascular ultrasound radiofrequency analysis of coronary atherosclerosis an emerging technology for the assessment of vulnerable plaque. ［J］. Eur Heart J，2007，28（11）：1283-1288.

[35] Maurice RL，Fromageau J，Brusseau E，et al. On the potential of the lagrangian Estimator for endovascular ultrasound elastography：in vivo human coronary artery study ［J］. UltrasoundMedBio，2007，33（8）：1199-1205.

[36] Kataoka T，Mathew V. Association of plaque composition and vessel remodeling in atherosclerotic

renal artery stenosis：a comparison with coronary artery disesse. JACC Cardiovasc Imaging，2009，2（3）：327-338.

［37］ K. Hoshina，M. Kato. A retrospective study of intravascular ultrasound use in patients undergoing endovascular aneurysm repair：its usefulness and a description of the procedure. Eur J Vasc Endovasc Surg，2010，10：1-5.

［38］ 葛均波. 血管内超声波多普勒学. 北京：人民卫生出版社，2000：151-157.

［39］ Akin Cam，Adnan K. Limitations of angiography for the assessment of renal artery stenosis and treatment implications. J Catheterization and Cardiovascular Interventions，2010，75：38-42.

［40］ Massoud A. Leesar，Jai Varma. Prediction of hypertension improvement after stenting of renal artery stenosis. J Am Col of Cardio，2009，53（25）：2363-2371.

［41］ Prokop AF，Soltani A，Roy RA，et al. Cavitational mechanisms in ultrasound accelerated fibrinolysis［J］. Ultrasound Med Biol，2007，33（6）：924-933.

［42］ Atar S，Siegel R J，Akel R，et al. Ultrasound at 27 kHz increases tissue expression and activity of nitric oxide syntheses in acute limb ischemia in rabbits［J］. Ultrasound Med Biol，2007，33（9）：1483-1488.

［43］ Iida K，Luo H，Hagisawa K，et al. Noninvasive low-frequency ultrasound energy causes vasodilatation in humans［J］. J Am Coll Cardiol，2006，48（3）：532-537.

［44］ Hong AS，Chae JS，Dubin SB，et al. Ultrasonic clot disruption：an in vitro study. Am Heart J，1990，120：418-422.

［45］ 王爱林、刘丽、刘军，等. 血管内超声消融治疗下肢动脉硬化闭塞症 36 例分析. 中华普通外科杂志，2002.17（1）：55.

［46］ 于心亚、乔树宾. 血管内超声的新技术进展. 心血管病学进展，2009，30，（1）：41-42.

［47］ Schlosser FJV，Gusberg RJ，Dardik A，et al. Aneurysm rupture after EVAR：can the ultimate failure be predicted? Eur J Vasc. Endovasc Surg，2009，37：15-22.

第三章　外周动脉疾病的药物治疗

第一节　抗凝治疗

欧美国家高危人群 PAD 发病率为 20%～30%，我国 50 岁以上糖尿病人 PAD 发病率达到 19.47%。PAD 是美国心血管疾病的重要风险指标。同时 75% 的 PAD 患者死于心脑血管事件。PAD 与心脑血管事件的密切关系来自同一个病因。动脉硬化的抗血小板治疗是其重要的治疗措施，能有效地降低心血管事件。静脉疾病要用抗凝血药物，但是抗凝和抗血小板药常常需要联合运用。

一、抗凝血药物

抗凝药物的发展经历了 1916 年发现肝素至 1950 年使用口服华法林，1990 年分离出低分子肝素，直至 2002 年凝血酶抑制剂及选择性抗 Xa 因子的出现，现今凝血因子 Xa 抑制剂磺达肝癸钠和利伐沙班的发展几个阶段。抗凝血系统激活的药物根据作用机制的不同可以分为：①维生素 K 依赖性拮抗剂，其代表药物是华法林。②凝血酶生成抑制剂，如凝血因子 Xa 抑制剂。③凝血酶受体拮抗剂，如凝血酶受体拮抗肽。④凝血酶的直接抑制剂，其代表药物是重组水蛭素及水蛭素衍生物。⑤凝血酶的间接抑制剂，这是最常用的抗凝血药物，其代表药物是肝素及低分子肝素。⑥重组的内源性抗凝剂，如活化蛋白 c、抗凝血酶。目前在临床广泛应用的主要有：普通肝素和低分子肝素；维生素 K 的拮抗剂华法林。新型抗凝药是抗 Xa 因子的制剂，在血管外科应用非常广泛，近年来药物应用随着多项随机对照研究的公布又有进展。

（一）肝素（heparin）

肝素通过与抗凝血酶Ⅲ（AT-Ⅲ）结合的复合物和肝素辅因子Ⅱ发挥抗凝作用。肝素与抗凝血酶（AT）结合可以使其灭活凝血酶的活性增强 2000 倍。普通肝素平均分子量为 $1.5 \times 10^4 D$（2000～$4.0 \times 10^4 D$），66% 的分子为 AT-Ⅲ低亲和性，33% 为高亲和性。肝素使 AT 构象发生改变，从而抑制丝氨酸蛋白酶（如凝血酶）。尽管肝素的抗凝血效果是十分确定的，但应用肝素时易伴发出血和血小板减少症。

肝素可静脉注射或皮下注射，两种方法所用剂量相近。静脉注射为首次 5000IU 或 100IU/kg，之后，根据活化部分凝血酶时间（APTT）调整。皮下注射：首次 100～200IU/kg，以后维持每 12 小时 100IU/kg，这种小剂量肝素用法可以预防也可以治疗下肢深静脉血栓。目前大部分医院都有条件进行持续静脉泵入肝素，可以设定每小时进入的速度，便于及时根据活化部分凝血酶时间（APTT）调整用量。

（二）低分子肝素（LWMH）

低分子肝素是硫酸氨基葡聚糖的异质混合物，分子量是普通肝素的 1/3（普通肝素是 15000D）。1976 年由法国 CHOAY 研发全球第一个 LWMH（低分子肝素），这是抗凝里程碑式的重大发现。近十多年来，通过级分、酶解或化学降解的方法得到低分子肝素

（LMWH），目前已经有数种应用于临床。

低分子肝素更容易预测抗凝的剂量-效应关系，低分子肝素的皮下生物利用度改善，清除率与剂量无关，生物半衰期更长，较少发生血小板减少症，并且不需要实验室监测，在临床上得到广泛应用。

国内常用的三种低分子肝素是法安明、克赛和速碧林。法安明分子量是 6000D，半衰期为 119～139 分钟。克赛分子量是 4200D，半衰期为 129～180 分钟。速碧林的分子量是 4500D，半衰期是 111～234 分钟。尽管所有的低分子肝素都有相似的作用机制，由于它们的分子量分布有所不同，使得它们对 Ⅹa 因子、凝血酶的作用，与血浆蛋白的亲和力以及血浆半衰期都有所不同。美国 FDA 批准的适应证对每一种产品都是特定的，不同适应证的临床证据也有所不同。因此临床使用时不要互换。

（三）华法林

是常用的口服香豆素抗凝药。特别要注意：①华法林要与肝素或低分子肝素同时使用，因为先用华法林要抑制依赖 VitK 的蛋白 C 转为蛋白 S 的合成过程，而活化的蛋白 C 在蛋白 S 的作用下可以抑制凝血因子Ⅷ和因子Ⅴ的活性。因此，单独使用华法林不能加快原来已合成的凝血因子Ⅱ的清除，会出现几天的高凝状态，这是开始使用华法林时必须要和肝素或低分子肝素同时使用的原因。②华法林受很多药物的影响。增加华法林作用的药物有：阿司匹林、保泰松、氯霉素、氯丙嗪、链激酶、尿激酶等。

减少华法林作用的药物有：酒精、巴比妥、雌激素、避孕药、维生素 K。食品如西兰花可减少华法林的作用。在使用华法林时要注意避免食品和药品的干扰。

（四）磺达肝癸钠（安卓）

OSAIS 的研究（41 个国家及中心）比较磺达肝癸钠与依诺肝素的效果，结果显示磺达肝癸钠（安卓）不劣于依诺肝素（克赛），终点是死亡/心梗。与克赛相比，安卓可减少第 9 天时大出血达 48％，减少大出血风险可维持到 6 个月，降低第 30 天死亡率达 17％。65 岁以上老年人服用安卓的出血率要高于 65 岁以下老年人，但安卓出血风险比克赛低。

结论：安卓也显著降低卒中发生率，因此采用安卓治疗时，死亡率、心肌梗死发生率以及卒中发生率均下降，安卓有效抗栓又降低出血风险，不增加出血风险，是理想的抗凝药物。

（五）达比加群（Pradaxa）

达比加群是继华法林之后 50 年来第一个新类型口服抗凝药。2008 年在英国、德国上市，2010 年 10 月 19 日经美国食品与药品管理局（FDA）批准，可预防心房颤动性卒中，目前美国患者达 200 万。

达比加群是一种抗凝剂，通过抑制血液中起凝血作用的凝血酶而发挥作用。其安全性、有效性已得以证实，与华法林比较，使用达比加群的患者较少出现卒中。达比加群是一种口服直接凝血酶抑制剂，无需检测，药物相互作用小。不良反应主要是出血，另外还有胃肠道症状等，该药尚未进入我国市场。

（六）利伐沙班（Rivaroxaban）

利伐沙班又称为拜瑞妥，是口服抗Ⅹa因子药物，可用于静脉血栓的防治。

作用机制：Ⅹa 因子可催化凝血酶原转化为凝血酶。它可激活血小板，提供适合凝血酶原复合物形成的表面。凝血酶原复合物由包括Ⅹa因子在内的多种成分组成，可产生大量凝血酶，其中的Ⅹa因子可产生 1000 个凝血酶分子。

利伐沙班是Ⅹa因子直接抑制剂，抑制游离的纤维蛋白结合的 FⅩa 活性和凝血酶原酶的活性，从而阻止了凝血酶的生成。已在我国开展了利伐沙班预防深静脉血栓栓塞（VTE）的临床试验，已有初步结果，不低效。该药口服，不受药物及食物影响。一天一次给药，起效快，半衰期 9 小时，剂量固定，治疗窗宽，无需监测，疗效肯定，是新型口服抗凝剂。

用于预防 VTE 时利伐沙班剂量是 10mg，治疗剂量要用 20mg，每天一次。

二、下肢深静脉血栓（DVT）及肺栓塞（PE）的药物治疗

（一）急性 DVT 的治疗

1. 诊断明确 DVT 后均要用普通肝素（UFH）、低分子肝素（LMWH）、磺达肝癸钠（1A 级推荐）。

2. 急性 DVT 推荐 UFH、LMWH、磺达肝癸钠与维生素 K 拮抗剂（VKA）一起使用而不是延迟使用（1A 级推荐）。

3. 疑似 DVT 患者需要抗凝治疗（1C 级推荐）。

4. DVT 合并癌症至少应用 LMWH3 个月（1B 级推荐）。

5. 髂股静脉 DVT 七天内可以考虑取栓（2B 级推荐）也可采取导管溶栓治疗（1B 级推荐）。

6. 近端 DVT 广泛者可用导管溶栓治疗（CDT）（14 天内，一般情况好，预计生命期大于 1 年），可以减少下肢深静脉血栓形成后综合征（PTS）（2B 级推荐）。

7. CDT 成功者可以继续采用球囊扩张和支架治疗（2C 级推荐）。

8. 急性 DVT 患者推荐早期离床活动（1A 级推荐）。作者认为必须在抗凝达标后才可以下地，否则有发生肺栓塞的危险。

（二）妊娠合并 DVT 的处理

1. 孕妇合并 DVT 需要用 UFH、LMWH（1A）。

2. 孕妇合并 DVT 需要用 UFH、LMWH 至少 6 个月。长期用低分子肝素可采用 75％ 剂量。

3. 在孕四月后可使用华法林。早孕使用华法林有致畸危险。

3. 孕妇如需用抗血小板药物，可以用小剂量的阿司匹林 50～150mg/d，在孕四月后对孕妇胎儿是安全的。

4. 孕期溶栓不可取，链激酶和 TPA 均可通过胎盘，对胎儿和孕妇有出血危险。

（三）急性肺栓塞（PE）的治疗

1. 肺栓塞（PE）诊断明确后均要用 UFH、LMWH、磺达肝癸钠（1A 级推荐）。

2. 急性 PE 推荐 UFH、LMWH、磺达肝癸钠与 VKA 一起用而不是延迟应用（1A 级推荐）。

3. 疑似 PE 患者要抗凝治疗（1C 级推荐）。

4. PE 合并癌症至少用 LMWH 三个月（1B 级推荐）。

（四）急性肺栓塞（PE）的治疗要点

1. 急性 PE 患者有血流动力学问题，要溶栓治疗，除非有大的出血禁忌（1B 级推荐）。

2. 溶栓不能延迟，因有发生心血管事件的危险（2B 级推荐）；然而，多数 PE 患者不需要溶栓治疗（1B 级推荐）。

3. 急性 PE 溶栓经周围静脉注入，而不是肺动脉插管溶栓（1B 级推荐）。急性 PE 溶栓要 2 小时输入，不是 24 小时。

（五）PE 患者的维持治疗

多数 PE 患者不需要溶栓治疗（1B 级推荐），反对将 INR 调高到 3.1～4。使用 VKA 时要使血中 INR 达到 2.5（1A 级推荐）；对于怀疑 PE 者，应用 VKA 使血中 INR 达到 1.5～1.9（1A 级推荐）；反对 DVT 患者常规放置滤器（1A 级推荐）。

（管　珩）

第二节　抗血小板治疗

抗血小板治疗还可以作为 PAD 治疗的一级预防。阿司匹林 75～325mg 可降低心肌梗死（心梗）、卒中等恶性心血管事件的风险，是经验证有效的抗血小板药物（1A）。

外周血管外科疾病的药物应用既要按照原则进行，也要根据疾病不同时期、不同治疗阶段及患者的个体差异进行个体化治疗。

一、抗血小板药物

（一）阿司匹林

在 19 世纪阿司匹林是用来治疗炎症和症状性疼痛的，在 1950 年，Craven 用阿司匹林来预防心脏病的发作和卒中，逐渐发现阿司匹林具有更深层次的作用。阿司匹林可对血小板的环氧合酶 1（cyclo-oxygenase-1）起不可逆的抑制作用，被用来作为栓塞药物，广泛运用于原发和继发的缺血性血管事件，其作用强大时可对抗其他药物和外科干预手术，阿司匹林以其口服，廉价，无需特殊监测等明显优势成为首选抗栓药物。

药理：阿司匹林是通过对血小板的环氧合酶活力不可逆抑制，从而阻断了前列腺素和血栓素 A_2（TXA_2）的产生，完成了抗血小板的凝聚，但血小板的作用是可恢复的，阿司匹林的抗血小板作用与血小板寿命有关，是 7～10 天。中国人口服剂量为 75～100mg。

2006 年美国心脏协会/美国心脏病学会（AHA/ACC）指南指出动脉硬化患者如无禁忌需要终身服用阿司匹林，75～162mg（1A）。2008 年美国胸科医师学会（ACCP）指南指出，动脉硬化合并冠状动脉或脑血管疾病的 PAD 患者建议终身服用抗血小板药物（1A）。对于不合并临床表现的冠状动脉或脑血管疾病的 PAD 患者建议服阿司匹林 75～100mg/d，而不是推荐应用氯吡格雷。

（二）氯吡格雷（波利维）

目前在临床被应用最广泛的药物为氯吡格雷，该药可导致血小板膜上的 ADP 受体 P2Y12 构型不可逆性改变，从而阻断该受体介导的腺苷酰环化酶对 ADP 的激活作用。氯吡格雷对血小板的抑制作用在于选择性阻断 ADP 结合部位，但并不改变该结合点的活性。对 ADP 受体构型永久性的改变导致了这一类药对血小板抑制的累积效应及停药后的收尾效应。它们在体外对血小板没有抑制作用，而是通过体内肝代谢形成有活性的代谢产物，才能产生抗血小板作用。氯吡格雷在肝内转变成活性代谢产物形式，引起 P2Y12 不可逆的改变，逐渐产生抗血小板作用。健康人口服氯吡格雷 50～100mg 后第 2 天产生 25%～30% 的抑制率，第 4～7 天达到 50%～60% 的抑制率，其半衰期为 6h，肝功能不全者药效减低。氯吡格雷的抗血小板作用呈量效关系，在不同个体中有明显差异。氯吡格雷的药代动力学与阿司匹林非常相似，在停药后，血小板功能的完全恢复需要 7 天左右的时间。两者对血小板的抑制都有累积效应，表现为在很短的药物半衰期内对血小板蛋白（受体或酶）产生不可逆的失活作用，这样的作用在 24 小时的服药间期内不可恢复，受抑制的血小板只能靠新的血小板生成来替代。这就保证了两个药的药效可以不受其短的药物半衰期影响。初步试验表明氯吡格雷 50～100mg 可延长出血时间 1.5～2 倍。噻氯匹啶也是该类药物，但是由于其可抑制骨髓，引起中性粒细胞减少，还可伴发血小板减少、再生障碍性贫血和血栓性血小板减少性紫癜（TTP），因此逐渐被氯吡格雷取代。在Ⅱ期及Ⅲ期临床试验中（CAPRIE），氯吡格雷 75mg/d 与阿司匹林 325mg/d 相比，氯吡格雷表现出更好的效果，另有迹象表明氯吡格雷对周围动脉疾病的患者有更好的防止血管事件的作用。CURE 试验中，证明了在阿司匹林的基础上加用氯吡格雷（首剂 300mg，75mg/d）长期控制非 ST 段抬高型急性冠状动脉综合征（ACS）患者病情的安全性和有效性。而且，两者的联用已成为冠状动脉（冠脉）支架置入术后一个月内的标准治疗方案。最近的 CREDO 试验证明，PCI 后长期使用氯吡格雷（1 年）可有效降低缺血性事件的发生。

2010 年 6 月 28 日美国心脏病学会基金会/美国心脏协会（ACCF/AHA）在美国心脏病学会杂志（J Am Coll Cardiol）以及循环杂志（Circulation）上发布声明，肯定了美国食品与药品管理局（FDA）对氯吡格雷加黑框警告的观点，指出应重视对氯吡格雷反应变异患者的个体化治疗。氯吡格雷代谢不佳者，除加倍氯吡格雷剂量（疗效确定但可能增加出血风险）或换用其他抗血小板药物外（需要进一步的临床证据，并且相对于氯吡格雷可能会增加出血风险），可考虑治疗中加用西洛他唑。2006 年美国心脏协会/美国心脏病学会（AHA/ACC）的《外周动脉疾病管理指南》中提出氯吡格雷 75mg 可作为阿司匹林的替代药物（1B）。

（三）普拉格雷（prasugrel）

普拉格雷是噻吩吡啶类抗血小板药物。其抗血小板作用在广泛的缺血性血管病中似乎优于波利维，是一种高效的抗血小板药，但是其有造成严重出血的可能。

（四）西洛他唑（培达）

它是一种磷酸二酯酶抑制剂，可使血小板内环磷腺苷（cAMP）增加。cAMP 抑制血小板聚集，并有扩张血管的作用。部分患者服用西洛他唑后会出现头晕、头痛、心悸等现象，这可能与西洛他唑的扩张血管作用有关，大多为一过性的。以前曾大量用于临床的另一种磷酸二酯酶抑制剂是双嘧达莫（潘生丁），目前已经有循证医学研究证实其在预防动脉支架成形术后血栓形成方面无效，因此在临床应用中日益减少。有间歇性跛行的患者应该进行心血管疾病的二级预防，研究表明西洛他唑可以延长间歇性跛行患者的行走距离，但是没有证据表明该药可以减少不可逆的心血管事件。抗血小板治疗还可以作为 PAD 治疗的一级预防。如西洛他唑可提高 PAD 患者步行距离，最大步行距离，步行速度，这在 2006 年 AHA/ACC 指南中已经得到了充分肯定。

（五）盐酸沙格雷酯（安步乐克）

盐酸沙格雷酯是血小板 5-HT$_{2A}$ 受体抑制剂，血小板激活时释放 5-HT，5-HT 可引起血小板聚集和血管收缩。该药对下肢缺血性疼痛有明显缓解作用。沙格雷酯的不良反应有恶心、呕吐、腹泻、皮疹、胃肠道反应等，但发生率不高，症状不重，一般不需特殊处理。

（六）GPⅡb/Ⅲa 受体拮抗剂

GPⅡb/Ⅲa 受体拮抗剂的静脉制剂对血小板 GPⅡb/Ⅲa 受体有短效、高剂量的阻滞作用。由此，人们希望其口服制剂也能用于对动脉粥样硬化患者的长期治疗。血小板被激活后，其膜糖蛋白Ⅰb-Ⅸ复合物和Ⅱb/Ⅲa 复合物与各自的配体和纤维蛋白原结合而发生血小板的黏附和聚集。阿司匹林、氯吡格雷、西洛他唑等抗血小板药物仅是阻断激活血小板的不同途径，而糖蛋白Ⅱb/Ⅲa 是血小板聚集的最后共同途径，因此糖蛋白Ⅱb/Ⅲa 受体拮抗剂是最强的抗血小板药。目前在国外已经批准用于临床的有三种：阿昔单抗、替罗非班、埃替巴肽。

阿昔单抗可引起严重出血和血小板减少，替罗非班和埃替巴肽由于与糖蛋白Ⅱb/Ⅱa 结合后可形成新抗原，因此均可发生血小板减少，肾衰竭者慎用。以上三种糖蛋白Ⅱb/Ⅱa 受体拮抗剂目前均未批准在我国上市，我国已有类似替罗非班的产品——盐酸替罗非班（商品名欣维宁）上市。口服的Ⅱb/Ⅲa 受体拮抗剂在国外已经进行过大规模的临床试验，结果显示该类药物不比阿司匹林更有效，然而价格昂贵，因此这类药物的研发暂时终止。

至今天，已完成的五个大型随机对照试验（EXCITE、OPUS、SYMPHONY 1、SYMPHONY 2、BRAVO）及对其中四个的荟萃分析（共近 40 000 人的结果），提示口服的 GPⅡb/Ⅲa 受体拮抗剂，对心血管事件的预防效果不比阿司匹林好，甚至，当与阿司匹林合用时，无证据证明其比安慰剂有效，此外还增加死亡率。

二、围术期抗血小板药的使用

血管腔内治疗的围术期使用阿司匹林、氯吡格雷和其他抗血小板药物治疗应至少在术前 3 天开始，并长期维持。

抗血小板药物，通常除了阿司匹林以外还需氯吡格雷或噻氯匹定，术前常规服用 1～3 天。一些术者也在支架置入前应用阿昔单抗 0.25mg/kg 的冲击量，然后静脉内给予 10μg/min 维持 12 小时。术前建议静脉注射 10mg 地塞米松和抗生素。

在颈动脉介入治疗过程中使用肝素的活化凝血时间（ACT）维持在 250～300 秒。联合其他抗血小板治疗已在冠状动脉和神经系统文献中被证明可以帮助防止早期再狭窄。24～48 小时内继续肝素治疗以维持部分凝血活酶时间（APTT）在 60～80 秒。噻氯匹定或氯吡格雷抗血小板治疗方案维持 2～4 周。也可以用肠溶阿司匹林和氯吡格雷 6 周后长期服用阿司匹林。

血小板在支架上聚集会导致血栓形成。阿司匹林和氯吡格雷或噻氯匹定的抗血小板作用可降低这一并发症发生率，无需继续肝素抗凝。

对于所有的支架手术，在术前给予患者噻氯匹啶（500mg/d）或氯吡格雷（75mg/d）和阿司匹林（100mg/d）。在术中，在手术开始的时候常规静脉推注5000～10000U的普通肝素，使活化凝血时间约为250～300秒。术后用药方法包括阿司匹林（100mg/d）和噻氯匹定（250mg/d）或氯吡格雷（75mg/d）维持一个月。

没有治疗急性肢体缺血的金标准，一个好的结果往往需要数种溶栓药/取栓策略或包括GPⅡb/Ⅲa受体拮抗剂抗血小板治疗在内的联合治疗。

给予剂量足够的肝素以使部分凝血活酶时间延长至1.5～2.5倍以预防血栓增长或再发栓塞的抗凝方案是治疗的关键。

（管　珩）

第三节　溶栓治疗

Dotter早在20世纪70年代就推行导管溶栓治疗，溶栓治疗有几个方面优于手术治疗，可以溶解在微循环和侧支循环中的血小板-纤维蛋白聚集物；渐进性的再灌注可以避免因动脉阻塞突然开放所引起的突然再灌注损伤综合征；溶栓治疗可以发现潜在的动脉狭窄，可进一步通过腔内治疗得以解决。但是，溶栓治疗可能有潜在的出血风险、脑卒中、肾功能不全、延迟的再灌注损伤致不可逆缺血等问题。溶栓药物的选择显得非常重要，将来的研究方向在于降低溶栓药物的剂量与应用的时间，从而减少因为出血而引起的并发症和死亡。

一、简史

早在公元前400年尸体解剖时就发现，血液呈液体状的而非血凝块。Morgagni描述了死亡后血液的变化过程：早期是血凝块，然后是液状。20世纪早期，观察到死亡后的血液中，纤维蛋白和纤维蛋白原遭到了破坏。这些发现显示了血液中的成分不仅能维持血液的液体状态，还可以溶解已经成为血凝块的血液。1908年Much报道了一种外源性的溶解血栓的物质，在金黄色葡萄球菌中含有一种能溶解血块的物质，称为链激酶。Tillett和Garner偶然发现，在有血凝块的试管中加入链球菌的培养液后血块变成液状，而加入对比培养基中未发生此类现象。这种链球菌纤维蛋白溶解（纤溶）物，后被命名为链激酶。1949年Tillett和Sherry最先应用纤溶物，开始了溶栓治疗的探索。1950年Sherry等首次应用大剂量和持续30h的链激酶灌注治疗急性心肌梗死，他们发现早期治疗可以降低住院期间的死亡率，但是如果在症状发生20h再行治疗，死亡率与未治疗患者相似。20世纪40年代已发现尿中含有纤溶物，20世纪50年代末60年代初，从尿液中提取的纤溶活性物被命名为尿激酶，并逐步推广用以治疗血栓栓塞性疾病。得以发展及纯化，尿激酶从人的尿液中产生，整个制备过程中无抗原性，在静脉注射后可产生与链激酶类似的溶栓活性。

通过导管输送纤溶酶原激活物至血栓局部，可以提高溶栓的成功率，降低并发症，这已是非常明了。20世纪80年代以来，溶栓治疗飞速发展，不仅是因为已经明确溶栓药物的特点和对溶栓药物进行了特异性的改造（高纤维蛋白特异性、半衰期延长），也在于对有急性动脉栓塞和静脉栓塞的患者应用溶栓治疗进行了详细临床评估。

二、纤溶系统及其组成

1. 纤溶治疗概念

最初，对纤溶系统的研究始于血栓的生理溶解机制的认识。纤溶过程从纤溶酶原激活物激活纤溶酶原开始，形成纤溶酶，后者是纤溶系统的主要酶。已经明确有两个生理纤溶酶原激活物：组织型纤溶酶原激活物和尿激酶型纤溶酶原激活物。激活纤溶酶原至纤溶酶也有两个生理途径：内源性和外源性。内源性途径的激活物包括Ⅻ因子和激肽释放酶。外源性的激活物可由血管内皮细胞和肿瘤细胞等细胞和组织产生，是主要的生理激活物，包括组织纤溶酶原激活物和尿激酶型纤溶酶原激活物。通过这些途径产生的纤溶酶是机体溶解血管内血栓的重要机制。然而，由于形成的速度太慢而不能快速溶解病理性的血栓，因而需要以可控的方式补充足量的人工制备的外源性纤溶酶原激活物，即通过纤溶治疗以求迅速溶解血管内血栓，恢复血流，尽量减少和避免供血不足造成的后果。

2. 纤溶酶原

纤溶酶原由肝合成，在人血清中的平均浓度可达到 21mg/dl。是一个单链的多肽，分子量为 92kD，包含有 790 个氨基酸，有 24 个二硫键的链接。此外，还有五个同源的三环结构称为 kringles。纤溶酶原以两种形式循环，天然纤溶酶原的氨基端第 76 个残基包含有从肝释放出活性多肽的主要形式，在血浆中以高浓度存在；分子量较小、氨基端含有赖氨酸的称为 Lys-纤溶酶原，从 Glu-纤溶酶原中部分蛋白水解而来。Lys-纤溶酶原在纯化系统和血清中，已发现能与血栓中存在的高浓度的纤维蛋白有更强的亲和力，并且对纤溶酶原激活物有更强的反应性。在纤维蛋白分子上出现纤溶酶原结合位点，通过蛋白水解暴露，与赖氨酸-纤溶酶原有特殊的结合力。激活物通过裂解单个多肽链接，将分子劈成重链和轻链，将纤溶酶原转化为两条链的纤溶酶，分子的重链部分含有 kringles，可与纤维蛋白结合以及与纤溶酶原激活物接触。当暴露于纤溶酶原激活物时，Lys-纤溶酶原的这种形式以其具有更强的纤维蛋白亲和力、加速和提高纤溶酶形成的效率等特性，引起纤维蛋白的溶解。这是通过导管技术向血栓内输送纤溶酶原激活物，即导管直接溶栓的生理基础。

3. 纤溶酶

纤溶酶是丝氨酸蛋白酶，含有通过二硫键连接的两条聚肽链。轻链含有酶催化位点。因为纤溶酶原（Lys-纤溶酶原）通常与纤维蛋白连接，在纤维蛋白沉积的局部通过纤溶酶原激活物转化为纤溶酶。外周体液环境发生的纤溶酶活性可迅速被 α_2-抗纤溶酶中和。生理性纤溶是可控的和局部过程。纤溶酶在精氨酸-赖氨酸连接处裂解蛋白，除了纤维蛋白和纤维蛋白原，纤溶酶还可水解凝血因子 V 和Ⅷ、血清补体成分、促肾上腺皮质成分、生长激素和胰高血糖素。纤溶酶能水解来自纤溶酶原的激活多肽，可以促进更多的 Lys-纤溶酶原转化成纤溶酶。

4. 纤溶系统抑制剂

人血清中含有能调节蛋白水解酶活性的抑制剂，其中 α_2-抗纤溶酶是主要的纤溶酶生理抑制剂，与纤溶酶有最强的结合力，形成无活性的纤溶酶-α_2-抗纤溶酶复合物，在血浆

中的浓度可达到 $1\mu mol/L$。另一个纤溶酶抑制剂是 α_2-微球蛋白，在血浆中的浓度可达到 $3\mu mol/L$。α_2-微球蛋白的主要作用是与纤溶酶结合，使纤溶酶枯竭。虽然纤溶酶-α_2 微球蛋白复合物仍有活性，但在循环中迅速被清除。纤溶酶抑制剂尚有 α_2 抗胰蛋白酶、抗凝血酶和 C-1 酯酶抑制剂等，但在血液循环中的生理作用都很轻微。

纤溶酶原激活物抑制剂在抑制纤溶过程中也起着非常重要的作用。在人的血清中发现组织型纤溶酶原激活物抑制剂和尿激酶型纤溶酶原激活物抑制剂，从血小板中衍生而来。其他的抑制剂可从培养的内皮细胞、人脐静脉、肝癌细胞、肝、胎盘、单核细胞和人成纤维细胞中得到。

5. 纤溶的降解产物

在生理条件下，纤溶酶的作用局限于与纤维蛋白结合的位点。循环中的抑制剂与纤溶酶结合，形成无活性的复合物，阻止纤维蛋白原、凝血因子和其他的循环中的蛋白降解。添加外源性纤维蛋白原激活剂或在某些病理情况下，纤溶酶水平超过抑制剂容量，尤其因为纤维蛋白原等血清蛋白的降解产生纤溶酶血症。纤溶酶作用于纤维蛋白原几个多肽形式，包括片段 X（250kD），其降解产生片段 Y（150kD）和 D（100kD），片段 Y 降解产生片段 D 和 E（50kD）。纤溶酶作用于非交联的纤维蛋白的效应在降解速度和终末产物方面同作用于纤维蛋白原的效应类似，不同之处在于纤维蛋白 BB 链裂解时产生 BB15-42，而非 BB1-42。这些肽可用于评估纤溶酶降解的是纤维蛋白原还是纤维蛋白。成熟的纤维蛋白包括凝血因子 XIIIa，可导致分子内连接，引起纤溶酶和不同终末产物的缓慢降解。D-二聚体是从毗邻纤维蛋白单聚体交联部分蛋白水解产生的唯一衍生物，同因子 XIIIa 共价结合。

三、溶栓药物

理想的溶栓药物应能迅速溶栓和具有低出血风险，尤其是大出血包括颅内出血的发生率低；能静脉内给药；有更强的与纤维蛋白特异性结合的能力，而更少激活循环中的纤维蛋白原，因而具有更佳的溶栓效果，降低出血并发症和心血管事件的发生率。

目前的溶栓药物属于纤溶酶原激活物家族，这些药物并非直接将纤溶酶原降解为纤溶酶。纤溶酶能直接溶解血凝块和降解其他生物活性血清蛋白，尤其是凝血和补体蛋白。具有直接作用的药物目前仍处于研究阶段，例如蛇毒纤溶酶和纤溶酶，这类药物有直接水解的蛋白活性。

1. 间接作用的溶栓药

（1）链激酶：链激酶是第一个被批准临床应用的溶栓药物，含有 415 个氨基酸，分子量为 43.7KDa，从 C 型 β-溶血链球菌中产生。由于链激酶是非酶蛋白，不能单独直接将纤溶酶原转化为纤溶酶，与人纤溶酶原形成 1:1 的复合物后，间接激活纤溶酶原。这个复合物构象发生改变，纤溶酶的活性位点暴露。复合物能催化纤溶酶原变成纤溶酶，然后链激酶被蛋白水解。降解片段从 10KD 至 40KD 不等，也能与纤溶酶原结合成复合物，活性效率为 $50\%\sim60\%$。链激酶对血清中的凝血、纤溶系统和血小板均有效果，循环中的纤溶酶原和纤维蛋白原水平在应用链激酶后显著下降。全身纤维蛋白原溶解也增加了出血并发症，随之而来的是血清中纤溶酶原和血清 α_2-抗纤溶酶都下降，此外，有证据表明血小板的数量和结构也发生了变化。

链激酶的最大缺点是其来源于细菌，有抗原性，可导致病人的抗体形成，6 个月内无法再应用链激酶。链激酶有高抗原性，可引起免疫反应，如果患者近阶段接触过链球菌或者近阶段应用过链激酶治疗，体内就会有高水平的抗链球菌抗体，可中和链激酶。体内链激酶复合物的半衰期为 12～18min。

链激酶最先用于治疗肺动脉栓塞，在美国国家卫生研究所发起的临床试验中，经动脉造影证实链激酶溶解肺动脉栓塞明显比抗凝快，能迅速恢复心肺血流动力。随后的一些随机临床试验表明，急性心肌梗死（心梗）患者症状发作早期应用链激酶治疗，可明显降低死亡率。其后，又开展了链激酶对急性动脉栓塞、移植物栓塞和动脉内导管溶栓的临床应用。1999 年，美国食品和药物管理局（FDA）发出对链激酶应用的致死性风险警告。由于链激酶的抗原性、临床不可预测性和严重的出血并发症，链激酶已逐渐被其他溶栓药物替代。

（2）尿激酶：MacFarlane 和 Pilling 在 1946 年初次从尿液中分离出尿激酶，为双链、胰蛋白酶样蛋白酶，分子量为 54～57KDa，以多种分子量存在。目前已经明确尿激酶的氨基酸全长序列，纤溶酶和胰激肽释放酶在 156 位点裂解前尿激酶，产生双链尿激酶。双链通过二硫键连接在一起，对尿激酶的纤溶活性起重要作用。尿激酶可从人尿液中提取，或者从人胚胎肾细胞培养液中提取，还可通过组织工程方法从大肠杆菌中产生。从尿液中提取尿激酶适用于大规模制造，1500L 尿液中即可提取足量的尿激酶供一个病人治疗所需。Bernik 和 Kwaan 应用组织培养技术提取尿激酶。在 26～32 周妊娠期胚胎的肾细胞中提取的尿激酶，纤溶活性最佳。尿激酶将无活性的纤溶酶原转化为纤溶酶，可以在相对无抑制剂的环境中产生纤溶作用。尿激酶可在肝中被迅速清除，3％～5％经肾排出，其半衰期短，仅为 7～20min。虽然尿激酶也可以诱导全身纤溶酶原溶解，但是它的全身效应没有链激酶强。

20 世纪 80 年代，越来越多的研究证据表明，尿激酶在周围动脉及静脉血栓形成的应用上比链激酶更为安全和有效。20 世纪 80 年代末至 90 年代，尿激酶成为血管外科医生和介入科医生最喜爱使用的溶栓药物。通过导管将药物直接注射入血栓内，在剂量范围内，更为安全，亦成为术中应用的最适合的溶栓药物。尿激酶在急性动脉缺血上应用的剂量有高剂量的冲击疗法和低剂量维持疗法两种，高剂量冲击治疗方案为：最初两小时内给予 250 000IU/h，后两小时 120 000IU/h，余下的 60 000IU/h，约 70％的血栓溶解，出血并发症为 11％。还有一种高剂量冲击疗法，4 小时内 240 000IU/h 用药，48 小时内 120 000IU/h 维持，69％～81％血管通畅，出血并发症为 5.6％～12.5％，低剂量维持 50 000IU/h，血管通畅率亦为 70％左右，但出血并发症较高剂量冲击用药明显下降。

（3）重组纤溶酶原激活物（阿替普酶）：组织型纤溶酶原激活物（t-PA）是内源性纤溶酶原激活物，通过内皮细胞合成与分泌的糖化单链色氨酸蛋白酶，蛋白的羧基端是包含酶活性的蛋白酶区，氨基端是四个特异的结合区域：分别是纤维连接蛋白指型区域，表皮生长因子区域，两个 kringle 区域。内源性单链组织纤溶酶原激活物可以被纤溶酶转化为双链分子。蛋白的单链和双链形式都有酶活性。与纤维蛋白连接可以促进组织型纤溶酶原激活物的蛋白水解活性。在血栓中，t-PA 与纤维蛋白连接，局部转化纤维蛋白连接纤溶酶原为纤溶酶，激活内源性纤溶酶系统，这使得纤维蛋白连接纤溶酶原相对于游离、液相的纤溶酶原成为优先激活物，t-PA 首先使纤溶酶原激活物抑制剂-1（PAI-1）失活。重组组织型纤溶酶原激活物（rt-PA）在 20 世纪 80 年代产生，阿替普酶是应用重组 DNA 技术从中国仓鼠卵巢细胞中产生的单链和双链 rt-PA 混合物。将近 80% 的 rt-PA 为糖化单链形式。rt-PA 在肝中代谢，体内半衰期将近 2～5 分钟。与链激酶相比，无抗原性，但也有少量关于 rt-PA 存在免疫反应的报道。

阿替普酶的目前应用适应证包括：急性心梗、急性缺血性脑卒中和肺栓塞，此外，还用于保持中心静脉通路通畅。在急性心肌梗死的溶栓治疗首次应用阿替普酶和链激酶进行的对比试验中，Ⅰ期临床试验显示应用阿替普酶 62% 的患者出现再灌注，而链激酶组仅为 31%。

有 41 000 名患者参与临床试验中，随机分配到四个不同治疗组，阿替普酶的 90 分钟再灌注率明显优于任何链激酶方案（81.3% $vs.$ 59%；$P < 0.0001$），30 天死亡率同链激酶相比下降（6.3% $vs.$ 7.3%），但颅内出血并发症发生率无明显差异（0.7% $vs.$ 0.6%）。在急性心梗的应用中有两个剂量方案，可以为 90min 的快速方案或 3h 的滴注方案，在任何一种方案，体重低于 65kg 的患者所用剂量都应减少，总剂量不能超过 100mg。肝素至少同时应用 24h。此外，大多数患者还需联合阿司匹林治疗。

在缺血性脑卒中的临床试验中，入选患者发病时间均 <180min 且无溶栓治疗禁忌证。临床试验分为两部分，第一部分入选 291 位患者，144 位接受阿替普酶治疗，147 名接受安慰剂，用美国国立卫生研究院卒中量表评分（NIHSS），第一部分评判在最初的 24h 内有无临床症状的改善或是脑卒中症状的解除。结果是两组间 24h 的症状改善无明显差异（47% $vs.$ 57%），平均 NIHSS 评分也无明显差异。阿替普酶的均值为 8 分（3～17 分），安慰剂组为 12 分（6～19 分，$P = 0.21$），第二部分入选了 333 名患者，应用临床康复与功能的标准评分来评估 3 个月的临床预后。在第三个月，发病 180 分钟内应用阿替普酶组同安慰剂组相比预后改善，但溶栓治疗组颅内出血并发症发生率明显升高（15.4% $vs.$ 6.4% 安慰剂组；$P < 0.01$），两组的死亡率无明显差异。在缺血性脑卒中的病人中，目前的应用剂量是 0.9mg/kg，总剂量不超过 90mg，总剂量的 10% 为最初的冲击剂量。

在 20 世纪 80 年代，首次应用阿替普酶治疗急性肺动脉栓塞。Goldhaber 等曾公开发表了静脉内应用 100mg 阿替普酶同尿激酶进行对比的结果。入选 45 例患者，造影观察 2h 后的血块溶解和 24h 的肺动脉再灌注情况。在 2h 时，应用阿替普酶治疗的患者，82% 得到改善，而尿激酶治疗的仅有 48% 的患者获得改善。24h 时，肺扫描显示两者结果区别明显。在治疗肺动脉栓塞时，批准剂量是 2h 内应用 100mg。

在一篇回顾性文章中，研究者应用阿替普酶对 46 例外周动脉阻塞性疾病的患者进行溶栓治疗，但未能总结出在动脉内导管溶栓的统一剂量和方法。目前常用的阿替普酶治疗外周动脉溶栓的方案有根据体重定剂量 [0.02mg/(kg·h)] 和不根据体重定剂量（0.12～2.0mg/h，最大剂量 40mg）两种方案，88.6%～91.8% 成功溶栓，出血并发症发生率为 6.1%～6.8%。虽然许多研究表明这种技术的优点，但是尚缺少足够的前瞻性且随机的临床试验结果来支持规范的方案。

（4）替奈普酶：rt-PA 的重组技术生产后，应用基因重组技术设计和生产了几种新型的纤溶酶原激活物。替奈普酶是一种 t-PA 的生物工程变异产物。三个位点的改变，使天然组织型纤溶酶的半衰期延长，增加了与纤维蛋白结合的特异性，增加了对 PAI-1 的抵抗。这些改变的目的是能够以单一的冲击剂量或是双倍的冲击剂量给药，减少全身的纤溶酶原/纤溶酶的激活，再灌注恢复更快，出血并发症更为减少。这种复合物是针对急性心梗病人特异设计的。人类和兔实验研究分析替奈普酶的药代动力学，早期动物实验研究显示血清清除率为 1.9ml/(min·kg)，而 t-PA 为 16.1ml/(min·kg)。此外替奈普酶的纤维蛋白结合特异性是 t-PA 的 14 倍，对 PAI-1 的阻抗效力是 80 倍。在人急性心梗试验中，根据给药剂量的不同，血浆清除率从 125ml/min±25ml/min 到 216ml/min±98ml/min 不等。剂量增加，清除率下降。在女性、低体重患者和年老病人中清除相对较慢。替奈普酶通过肝代谢，代谢产物通过尿液排出。

大多数随机药物临床试验都是针对急性心梗病人。TIMI-10A 试验是单一冲击剂量替奈普酶的临床试验研究，113 名急性心梗病人入组，在接受 30mg 和 50mg 的治疗中，62% 和 68% 的患者在 90 分钟时有 TIMI3 级冠状动脉血流。依据这个试验结果，TIMI-10B 试验比较 30mg、40mg 和 50mg 单剂量替奈普酶冲击给药同提前应用阿替普酶相比，在这个研究的早期，因过量的颅内出血导致替奈普酶和肝素剂量改变，由 50mg 降为 40mg，肝素方案也改变。90 分钟 TIMI3 级血流在阿替普酶组和 40mg 替奈普酶组相似，基于 TIMI-10A 和 TIMI-10B 的结果和 ASSENT-1（Assessment of the Safety and Efficacy of a New Thrombolytic，新型溶栓药物的安全和有效性评估）的安全数据，启动了 ASSENT-2 Ⅲ 期试验，对比替奈普酶和阿替普酶治疗结果。此项试验入组了 17 000 名患者，随机分配到替奈普酶的 8 个剂量组或提前应用阿替普酶组中，观察 30 天的死亡率。结果是两组药物 30 天死亡率无明显差异（替奈普酶的 6.179% vs. 阿替普酶 6.151%），两组出血性脑卒中发生率相似。替奈普酶组的出血并发症低些，大的非颅内出血在替奈普酶组为 4.7%，阿替普酶组为 5.9%。

有关外周动脉溶栓应用替奈普酶的研究不多。Burkart 及其同事发表了他们的一项研究，18 例患者，13 例为动脉阻塞，5 例静脉阻塞，通过多孔导管以 25mg/h 注射替奈普酶。全部病人操作均成功，85% 的动脉病变患者和 80% 的静脉病变患者临床成功（肢体保存、症状缓解或两者都有）。1 例病人因血管穿刺部位出血而需输血，无颅内出血并发症。目前应用的剂量还有以 1~5mg 首剂冲击治疗，以后 0.125~0.5mg/h 维持，溶栓成功率达到 91%，出血并发症发生率为 6.3%。

（5）重组纤溶酶原激活物（瑞替普酶）：瑞替普酶是单链重组纤溶酶原激活物，结构类似 rt-PA，拥有一个三环结构 2 区和蛋白酶区，但表皮生长样因子区、指型区和三环结构 1 区都被去除掉。通过大肠杆菌生产，因此缺乏糖基化旁链。瑞替普酶与 rt-PA 类似，是纤维蛋白特异结合纤溶酶原激活物，在纤维蛋白存在的情况下激活纤溶酶原，由于重组纤溶酶原激活物的结构改变反而使得纤维蛋白结合力和内皮细胞结合力下降。瑞替普酶的纤维蛋白结合力和尿激酶类似，只有 rt-PA 的 30%。瑞替普酶通过肾和肝代谢，同 rt-PA 相比，瑞替普酶半衰期延长，通过冲击剂量给药。

已进行的关于瑞替普酶应用的两项大型死亡率研究为 INJECT 试验和 GUSTO Ⅲ 试验。INJECT 试验入选了 6000 名患者，对比瑞替普酶和链激酶的治疗结果，观察 35 天治疗情况。瑞替普酶组 35 天的死亡率是 9%，链激酶组为 9.5%。此外，两组 6 个月的死亡率无明显区别。出血性和梗死性卒中的发生率相似，出血事件无差异。GUSTO Ⅲ 临床试验对比瑞替普酶和阿替普酶的治疗结果，15 000 名患者入选，观察 30 天死亡率，瑞替普酶组为 7.5%，而阿替普酶组为 7.2%。与 INJECT 研究相似，出血性或梗死性卒中事件和出血事件发生率无明显差异。自 FDA 批准后，瑞替普酶进行了一些扩展应用，包括肺栓塞、动脉和静脉血栓形成的临床应用。Tebbe 等在一个症状性广泛肺栓塞的临床试验中，对照了瑞替普酶和阿替普酶的应用情况，入组 36 例患者。23 名患者接受双大剂量的瑞替普酶（10U＋10U），13 名患者应用 100mg 阿替普酶（每两小时 10mg）注射。所有的患者同时接受肝素治疗。虽然开始时肺部阻力和肺动脉压力在瑞替普酶组有所改善，但 24h 后两组的血流动力学指数无明显差异：瑞替普酶组为 78％，而阿替普酶组为 69％。

研究者发表了对外周动脉或静脉溶栓治疗中应用瑞替普酶的报告。Kiproff 等对于 18 例下肢动脉阻塞的患者通过"脉冲式喷雾（pulse-spray）"导管注射瑞替普酶。所有患者都应用肝素。15 名患者从 0.5U/h 开始，根据病情进展调整剂量。16 例（89％），症状缓解，血流得以恢复，平均溶栓时间为 26.9h（12～44h），平均瑞替普酶剂量为 13.3U（6.2～41.5U），7 例患者随后又进行了球囊扩张或支架置入。1 例患者并发严重出血需要手术干预和输血治疗，4 例（22％）有轻微的出血并发症。Castaneda 等评估了 101 位患者中的 87 名应用不同剂量瑞替普酶的患者：剂量为 0.5U/h、0.25U/h 和 0.125U/h，同时应用肝素。三个组溶栓成功率分别为 86.7％、83.8％和 85.3％。0.5U/h 组瑞替普酶用量大、出血并发症也较多，而 0.125U/h 组则需要更长的治疗时间。

在周围动脉和静脉血栓栓塞的溶栓治疗中，尚缺乏瑞替普酶和其他溶栓药物对比研究数据作出判断。

（6）尿激酶原：尿激酶原是高分子量尿激酶的单链前身。1979 年，从尿液中分离出尿激酶原，亦被命名为单链尿激酶纤溶酶原激活物。尿激酶原在人血清、内皮细胞培养液、胚胎器官的培养体以及各种恶性肿瘤细胞系中均有发现，可从人尿液中提取，或是用组织工程技术通过大肠杆菌生产。它的分子量约为 54kD。尿激酶原转换为高分子量尿激酶，通过结合纤维蛋白后水解 158 位赖氨酸和 159 位异亮氨酸连接。尿激酶原作为纤溶酶原激活物的活性物，经裂解转变为二链结构，活性增加 500～1000 倍。尿激酶原同尿激酶在几个方面不同，尿激酶原具有高纤维蛋白亲和力，在血清中的特异性低、稳定性低；尿激酶原的半衰期约 7min；尿激酶原溶解血栓的机制与尿激酶也不同，兔、狗和狒狒的实验研究表明：尿激酶原具有选择性的溶解血栓中纤维蛋白的能力，而不溶解纤维蛋白原，减少出血并发症。

尿激酶原最先用于治疗心肌梗死患者。在一个多中心急性心梗疾病的研究后进行的少量病例组试点研究表明：在已确定冠状动脉血栓形成的病例中，有 60％再灌注率。应用 50mg 尿激酶原，血栓溶解的平均时间接近 55min；如提高剂量至 70～80mg，可使再灌注率提高至接近 70％，但溶栓时间延长。在部分患者中出现全身纤维蛋白原溶解现象，但未发生出血并发症。

Ouriel 等在 1999 年将其应用到外周动脉疾病中，进行一项名为 PURPOSE 的临床试验，评估尿激酶原的有效性及安全性，结果显示 8mg/h 剂量能有效增加溶栓率，但同时出血及纤维蛋白原减少程度也增加，而 2mg/h 的剂量溶栓慢，但并发症较少。

（7）葡激酶：一个世纪前，人们已认识到金黄色葡萄球菌具有溶栓能力，即后来发现的现命名为葡激酶的药物。葡激酶是纤维蛋白原激活物，不能直接溶解纤维蛋白。葡激酶可激活人、犬、猫、兔和豚鼠的纤溶酶原，但是不能激活鼠或牛的纤溶酶原。早期在实验犬所作的葡激酶实验结果显示有很高的出血率和死亡率。此外，在人体内发现葡激酶中和抗体，这些抗体能干扰固定剂量的葡激酶，使得葡激酶的治疗效果难以预知并具有潜在的无效性。应用基因重组技术可提高葡激酶的溶栓效果和高纤维蛋白特异性结合力，同时也提高了葡激酶的产量。

葡激酶是细菌来源的纤溶酶原药物，大小是链激酶的三分之一，血栓穿透效果更好。因为与纤维蛋白连接有高亲和力，生物半衰期长，能提高其有效性。葡激酶连接聚乙二醇可降低血清清除率和免疫原性。同链激酶类似，葡激酶是非直接纤溶酶原激活物，同纤溶酶原形成 1∶1 化学反应复合物，激活其他纤溶酶原分子。许多生化机制参与纤维蛋白选择性。同链激酶-纤溶酶原复合物相反，葡激酶-纤溶酶原复合物可迅速被血清中 α_2-抗纤溶酶中和，如在无纤维蛋白存在的情况下，可避免全身纤溶酶原激活和全身纤溶的情况出现。如果有纤维蛋白存在，葡激酶-纤溶酶原在纤溶酶原分子的赖氨酸结合位点同血栓结合。当与纤维蛋白结合，葡激酶-纤溶酶原复合物不再被中和，可在血栓表面优先发生纤溶酶原激活。

同链激酶类似，葡激酶结合纤维蛋白原后一旦激活，便从复合物中解离，进入再循环中，可与其他纤溶酶原分子结合。葡激酶可诱导血栓快速溶解而没有纤维蛋白原降解或 α_2-抗纤溶酶消耗，更加证明其高纤维蛋白选择的特性。免疫原性实验结果显示葡激酶同尿激酶明显不同：每周给予狒狒链激酶，抗体量增加，并同高血压相关，重复给药降低了溶栓效果；而葡激酶的类似实验却只有链激酶的四分之一的抗体量，重复给药能保持溶栓效果而无高血压或过敏反应。

葡激酶的临床应用有限，但结果比较乐观。最初的临床试验是应用于 10 位急性心梗患者。在研究中，10 位患者接受 1mg 首剂冲击剂量的葡激酶，然后 30min 给药 9mg，9 位患者与心梗病灶相关的动脉再通。在急性心梗患者中随后进行的剂量相关、多中心的葡激酶与阿替普酶临床试验对照研究中，对比葡激酶 10mg 和 20mg 剂量，结果显示葡激酶同阿替普酶类似，20mg 剂量组的效果增加。葡激酶与纤维蛋白特异性结合的特性，可保持血清纤维蛋白原、纤溶酶原和 α_2-抗纤溶酶水平，而阿替普酶可引起血清中这些成分明显下降。两者并发症发生率相近。后来在急性心梗患者中进行的葡激酶双倍剂量冲击治疗和单倍剂量聚乙烯甘油-葡激酶研究进一步证明了葡激酶的纤维蛋白特异性及有效性。

在下肢动脉或移植物血栓形成中，经导管直接输送葡激酶，溶栓效果也相当满意。83% 的患者血栓溶解成功，12% 的患者有大的出血并发症。在 6 例髂-股静脉血栓形成病例中，5 例血栓溶解成功。以葡激酶进行溶栓治疗，尽管灌注时间较长，但是不改变纤维蛋白原、纤溶酶原或 α_2-抗纤溶酶水平。

（8）去氨普酶：在吸血蝙蝠的唾液中发现四种纤溶酶原激活物，称为吸血蝙蝠纤溶酶原激活物（DSPAs），分为 DSPAα_1、DSPAα_2、DSPAβ 和 DSPAγ，DSPAα_1 最大，分子量为 50kDa，是丝氨酸蛋白酶，能够水解血清中的纤维蛋白原，转化为活性的纤维蛋白。去氨普酶是来源于 DSPAα_1 的重组蛋白酶。去氨普酶和吸血蝙蝠唾液纤溶酶原激活剂（Bat-PA）同 t-PA 结构类似，有四个明显的结构区：指型区、上皮生长样因子区、Kringle 结构区和蛋白酶区。DSPAβ 和 DSPAγ 缺乏指型和上皮生长因子区。去氨普酶的催化活性需要辅酶：纤溶酶原或纤维蛋白。纤溶酶原可增加催化活性 8 倍，而纤维蛋白可增加 10^5 倍。纤维蛋白特异性是去氨普酶所独有的。这种纤维蛋白结合力可能是由于指型区和 Kringle 结构区。纤维蛋白特异性减少了全身纤溶酶原的激活。因为全身纤溶酶的转换很少，从而保留 α_2-抗纤溶酶，减少出血并发症。去氨普酶半衰期延长，血浆清除率比阿替普酶慢 $5\sim9$ 倍。因其半衰期长，在动脉疾病如卒中或心梗中可以进行冲击剂量给药。此外，半衰期延长可降低血栓溶解后再次阻塞的发病率。

去氨普酶的临床试验目前仍在研究进行中，Ⅰ期临床试验已经完成，血液学和生化指标未见明显改变，未发现产生抗体及凝血障碍引起的副作用。Ⅱ期临床试验中，26 例急性心梗患者入组。用药后 90min，17 例有 TIMI3 级灌注，后期通畅率为 21 例。患病 8 小时病例中有 3 例死亡。另有两项Ⅱ期临床试验目前正在进行中。在 DIAS（Desmoteplase in Acute Ischemic Stroke）和 DEDAS（Dose Escalation study of Desmoteplase in Acute ischemic Stroke）Ⅱ期临床试验中，去氨普酶剂量在 $90\mu g/kg$ 和 $125\mu/kg$ 相对比较安全。

2. 直接作用的溶栓药

蛇毒纤溶酶和纤溶酶是新型的溶栓药物，无需底物纤溶酶原，两者都是直接作用的溶栓药物。因为它们都能迅速被循环中的 α_2-抗纤溶酶所中和，所以只能于血栓内注射，全身给药无效。

（1）蛇毒纤溶酶：蛇毒溶栓酶是南方铜斑蛇毒液中分离出的具有纤溶活性的锌金属蛋白酶。蛇毒纤溶酶是蛇毒溶栓酶的重组同源体，两者的氨基酸末端序列不同，氨基酸残基被单个丝氨酸替代。蛇毒纤溶酶不是纤溶酶原激活物，因此其作用机制、生理清除和失活都同前述的溶栓药物不同。其溶栓过程更加快速，出血并发症更少。蛇毒纤溶酶的蛋白水解活性直接针对纤维蛋白原/纤维蛋白的 α 链，对于 β 链的蛋白水解有限，对 γ 链无明显活性。在小猪动物模型实验中，溶解颈动脉血栓较 t-PA 快 2 倍；同生理盐水进行对比，无过量的出血并发症。在相似的鼠实验中，蛇毒纤溶酶血栓溶解的时间比尿激酶快 5 倍。对血小板数、血红蛋白、血细胞比容或活化部分血栓纤溶酶时间无影响。

与纤溶酶原激活物对比，蛇毒纤溶酶通过 α_2-巨球蛋白连接和失活。α_2-巨球蛋白是哺乳动物蛋白酶抑制剂，能抑制多种蛋白酶，包括金属蛋白酶。在循环中，蛇毒纤溶酶迅速与 α_2-巨球蛋白以 $1:1$ 比率相结合。两分子间形成共价键，这种蛇毒纤溶酶-α_2-巨球蛋白复合物不能分开，通过内皮网状系统清除。这种迅速而且不可逆结合的特性，限制了蛇毒纤溶酶的全身应用。与纤溶酶原激活物相关的出血并发症，在蛇毒纤溶酶应用中不会发生。因循环中 α_2-巨球蛋白数量有限，故蛇毒纤溶酶的清除效应易饱和。在动物实验中，蛇毒纤溶酶超出 α_2-巨球蛋白结合能力可引起低血压，发生迅速，可被纠正，这种反应是因为蛇毒纤溶酶裂解低分子激肽原来源的缓激肽。蛇毒纤溶酶不依赖纤溶酶的活性，因此不被 α_2-抗纤溶酶抑制，亦无纤溶酶相关的血小板激活。此外，蛇毒纤溶酶也不被 PAI-1 抑制。

目前，包含 20 例外周动脉阻塞的Ⅰ期临床试验已完成。针对外周动脉阻塞性疾病的Ⅱ期临床试验正在进行中。部分研究结果显示蛇毒纤溶酶同对照组安全性一样，但是有效性并未显示出优越性。

另一项针对中心静脉导管阻塞的Ⅱ期临床试验目前也在进行中，这项试验随机、双盲，同已知 rt-PA 的剂量进行对比，观察蛇毒纤溶酶的三种不同剂量结果。这项研究的终点是蛇毒纤溶酶恢复导管功能后的安全性及有效性。

（2）纤溶酶：纤溶酶是一种新型纤溶药物，无需底物的丝氨酸蛋白酶，有着广泛的蛋白水解活性，可自行降解，迅速被 α_2-抗纤溶酶灭活，在生理环境下不稳定。纤溶酶迅速

被循环中的 α_2-抗纤溶酶中和，可防止出血并发症。纤溶酶从人血清中产生，在 50% 甘油浓度和低 pH 值环境下可保持结构完整。随着纤溶治疗的发展，纤溶酶被认为是重要的、有潜在临床应用前景的溶栓药物。

纯化的纤溶酶可与血块结合并使之溶解，避免被循环中 α_2-抗纤溶酶迅速中和，避免并发出血。为了证实这点而进行动物实验。大多数实验应用兔腹主动脉血栓形成模型，评估纤溶酶的溶栓效果。1h 或 30min 的纤溶药物灌注后，每隔 15min 观察。实验结果显示，15min 时纤溶酶原丰富，纤溶酶和 t-PA 可迅速溶解血栓，在血块回缩实验中纤溶酶的效果更为明显。纤溶酶有剂量依赖性，与 t-PA 不同，补充纤溶酶原后在血块回缩实验中 t-PA 溶解效果明显提高，而对纤溶酶的效果无明显改善。在阻断血流模型中，纤溶酶比 t-PA 更具良好的急性血栓溶解效果。而在非阻断的急性动脉血栓形成模型中，t-PA 和纤溶酶的溶栓效果相同。

常规给予 6mg/kg 纤溶酶，未发现远端出血现象，但达到 8mg/kg 可引起 60% 的实验动物出血；用 t-PA 治疗的动脉的远端出血与剂量相关，而在纤溶活性上并未体现剂量相关性。纤溶酶引起纤维蛋白原剂量相关性的下降，但是远端出血体现一个阈值相关性，纤维蛋白原和凝血因子Ⅷ为纤溶酶所清除，止血保护作用被破坏，即发生出血现象。这种破坏作用在给予很高剂量纤溶酶时出现，超过 α_2-抗纤溶酶含量，引起纤溶酶和凝血因子Ⅷ上的蛋白水解作用。

基于动物实验结果，可预计大多临床上动脉血栓阻塞疾病可成功应用 50mg 或更小剂量的纤溶酶治疗，血清中 α_2-抗纤溶酶的浓度为 1μmol/L（70mg/L），70kg 的个体在循环中应该有 175mg 的 α_2-抗纤溶酶，可中和任何游离于血栓之外的纤溶酶。如局部应用纤溶酶，总剂量应低于内源性的 α_2-抗纤溶酶，纤溶酶可被 α_2-抗纤溶酶快速灭活，可避免因纤溶酶的全身蛋白水解作用而引起的出血症状。一些临床试验正在开展：在血液透析通路移植物血栓形成中完成了Ⅰ期临床试验，局部应用 24mg 有效和安全。在外周动脉中正在进行Ⅰ期和Ⅱ期临床试验，显示 100mg 剂量较为安全（1.3mg/kg）。

（孙敏莉　张柏根）

第四节　血管扩张药物治疗

动脉粥样硬化是引起下肢动脉缺血的主要原因，后者是全身动脉粥样硬化的常见表现。因下肢肌组织的缺血缺氧导致间歇性跛行，典型表现为肌肉酸痛、痉挛或腓肠肌、臀部、足跟麻木，运动和行走时诱发，休息后可缓解。年龄超过 55 岁的患者，半数可无症状，40% 表现为间歇性跛行，10% 表现为重症肢体缺血。缺血程度根据踝/肱指数分类：以 <0.9 为异常，0.7~0.89 为轻度，0.5~0.69 为中度，<0.5 为重度。

下肢动脉缺血性疾病的治疗目的是：改善下肢缺血及功能状态，挽救肢体，降低截肢率；治疗经检查确认的系统性动脉硬化性疾病，降低心脑血管事件的发生率、死亡率；控制与疾病相关的危险因素，预防动脉粥样硬化的进展。因此，治疗应从两个方面予以考虑：手术和（或）血管腔内治疗重建血流通路；合理的全身治疗和药物治疗，改善症状，预防或延缓病程的进展。

除了手术及介入治疗（另有章节专述）外，药物治疗从两个角度起到非常重要的作用：降低或清除对动脉粥样硬化及其并发症起促进作用的危险因子；缓解和改善间歇性跛行症状。病人通常在用药后数周或数月获得明显的症状改善效果，可显著提高患者的生活质量。

一、改善间歇性跛行症状的药物

改善间歇性跛行症状的药物有益于增加步行距离，使患者能参与更多的活动。常用的药物有以下几种。

1. 己酮可可碱（pentoxifilline）

是美国 FDA 在 1984 年批准的第一个治疗间歇性跛行的药物。己酮可可碱为甲基黄嘌呤的衍生物，最初作为改善血液流变学药物，可增加红细胞的弹性，改善红细胞的变形能力，降低纤维蛋白原水平，延迟血小板的聚集，降低血液黏稠度。临床试验表明：与安慰剂比较，应用后可增加患者进行平板运动试验的行走距离。然而，几项 Meta 分析却认为，在行走的距离和耐力方面并无明显改善，对最终的预后缺乏效果。常用剂量 400mg，2～3 次/日，用餐时服用。但仍有一些患者因胃肠道副作用而不能持续服药。严重心律失常、低血压、肝肾功能损害及存在出血危险（包括服用抗凝药）的患者应慎用。现已不支持广泛使用己酮可可碱治疗间歇性跛行。

2. 西洛他唑（Cilostazol）

是美国 FDA 在 1999 年批准的第二个治疗间歇性跛行的药物。西洛他唑可抑制血小板及血管平滑肌细胞磷酸二酯酶Ⅲ的活性，增加环磷酸腺苷，因此具有扩张血管及抗血小板聚集作用。西洛他唑有修饰血浆脂蛋白作用，改善脂质代谢，增加血浆高密度脂蛋白-胆固醇水平约 10%，降低血浆三酰甘油（甘油三酯）约 15%。西洛他唑口服 3h 后的最大血药浓度可达 1200ng/ml，半衰期很长，约 10～13h，几天都可处于稳定状态。1999 年进行的 Meta 分析表明：应用西洛他唑与安慰剂对比，可使行走距离和生活质量提高 50% 的水平。治疗效果与剂量相关，100mg 每日二次比 50mg 每日二次效果要明显。一项研究中显示，西洛他唑撤药后导致间歇性跛行症状的加重，更加证明了药物的治疗作用。西洛他唑口服的标准剂量为 100mg，每天二次，但是对有副作用的病人初始剂量减为 50mg，每天二次。主要副作用包括头疼、心悸和腹泻，这直接导致 15% 的病人停止服药。充血性心力衰竭是应用西洛他唑的主要禁忌证，因为在其他磷酸二酯酶Ⅲ抑制剂的Ⅲ期或Ⅳ期临床试验中，充血性心力衰竭病人的发病率和死亡率均有增加。在与抗凝、抗血小板聚集药物共用时，应作凝血功能监测。西洛他唑与己酮可可碱的随机对照试验结果表明：治疗 24h 后，西洛他唑组行走距离明显改善，而己酮可可碱与安慰剂组比较无明显差异。虽然西洛他唑比普通己酮可可碱贵 6～7 倍，但在改善间歇性跛行的疗效上优越性显著。

3. 萘呋胺（Naftidrofuryl）

是一种五羟色胺（5-HT）拮抗剂，在欧洲已广泛应用于治疗间歇性跛行。萘呋胺通过刺激糖和脂肪进入三羧酸循环，从而提高缺氧组织氧代谢，减少血小板聚集。该药在美国尚未获得 FDA 批准，但有临床试验表明可提高间歇性跛行距离和生活质量达 15%～100%。常用剂量为 100～200mg，3 次/日，进餐时服用。本药可能出现腹痛、腹泻、呕吐、皮疹、肝酶升高及食管炎等副作用。如使用的是草酸萘呋胺酯，服药时需与200～300ml水同服，并在服药期间保持足够饮水量，以免并发尿路结石；高草酸尿、患有含钙肾结石病史者忌用。

4. 丁咯地尔（Buflomedil）

具有抑制毛细血管前括约肌痉挛的作用，因此能扩张血管，增加外周动脉血流，用于治疗间歇性跛行。丁咯地尔可减少 α_{1-2} 介导的血管收缩，对血小板聚集和血液流变学有改善作用。已有一些临床试验表明，可比对照组提高间歇性跛行距离约40%。该药在美国尚未被FDA批准。本药有一定的抗 α 肾上腺素与5-HT受体作用，还有较弱的钙拮抗作用。本品还有改善红细胞变形性，改善微循环，增加氧分压的作用。常用剂量为450～600mg/d，分2～3次服用。可能出现胃肠道不适、头痛、头晕、嗜睡、失眠、皮肤潮红、灼热感、瘙痒等副作用。急性心肌梗死、心绞痛、甲状腺功能亢进（甲亢）、有出血倾向者禁用。肝肾功能不良、正在服用降压药者慎用。该药可影响患者驾驶车辆和驾驭机器的能力。

5. 前列腺素（Prostaglandins）

是前列腺素类似物，作用于血小板和血管平滑肌细胞的前列腺素受体，激活腺苷酸环化酶，增加环腺苷酸（cAMP）浓度，抑制钙离子通道及血栓素 A_2 生成，因而具有扩张血管、抑制血小板聚集的作用，贝前列素是一种口服前列腺素类似物，在临床试验中，疗效差异很大，与安慰剂相比，提高最大行走距离的限度为从无至 60%～80%。伊洛前列素，也是一种口服前列腺素衍生物，临床上也用于治疗严重肢体缺血的患者，但对降低截肢率、改善坏疽和静息痛等症状，并无明显效果，近50%的患者因为副作用，如头痛，恶心和腹泻而退出。

前列腺素 E1 注射剂，由于采用脂微球包裹，使前列地尔不易失活，具有易于分布到受损血管部位的靶向特性，从而，发挥本品的扩张血管、抑制血小板凝集的作用。目前该药已在临床上广泛应用治疗慢性动脉闭塞症（血栓闭塞性脉管炎、闭塞性动脉硬化症）引起的肢体溃疡，微血管循环障碍引起的肢体静息痛，以及改善心脑血管微循环障碍。常用剂量：$40\mu g$，2 次/日或 $60\mu g$，1 次/日，静脉滴注；或 $40\mu g$，3 次/日口服。

6. L-精氨酸（Arginine）

一氧化氮是保持正常内皮功能的重要成分，能有效地扩张血管和抑制血小板聚集。在PAD患者中，一氧化氮的形成被抑制，可能是通过非对称二甲基精氨酸的积聚所致，后者是内源性一氧化氮抑制剂。已有的研究表明如饮食补充外源性L-精氨酸，其为内源性一氧化氮的前体，可能逆转这种抑制，但尚需进一步的数据以进一步证实。

7. 卡尼丁（Carnitine）

通过促进乙酰辅酶 A 转化为游离辅酶 A 和酰基卡尼丁，促进脂肪酸代谢，在缺血状态下提高肌肉代谢。PAD患者有异常的肌肉代谢，在欧洲的临床试验中证实，患者口服卡尼丁后可以改善间歇性跛行症状，提高患者的生活质量和行走距离约50%～60%。针对该药的美国大型多中心临床试验尚在进行中。

二、抗血小板药物

阿司匹林、双嘧达莫（潘生丁）、噻氯匹定和氯吡格雷是通常所指的抗血小板药物，西洛他唑也可归于此类药物，阿司匹林、噻氯匹定、氯吡格雷和吡考他胺可以阻止缺血事件发生,然而在临床试验中,这些药物并不能改善以无痛行走距离或最大行走距离来衡量的间歇性跛行症状。

1. 阿司匹林(Aspirin)

是最常用的抗血小板药物,通过抑制前列腺素 G/H 合成酶及环氧化酶,阻断过氧化物和血栓素 2(TXA2)的合成,抑制作用可持续至血小板死亡。几项研究显示:阿司匹林有明显的延迟外周动脉粥样硬化病变进展的作用。包含 22 000 名健康男性的随机对照试验结果证实,口服阿司匹林可以减少外周动脉病变需手术治疗的风险。针对应用阿司匹林的 11 项随机对照临床试验的 Meta 分析显示:长期服用阿司匹林可提高移植血管通畅率达 38%,另一项 Meta 分析显示:在随访期股-腘旁路术的移植物阻塞率降低 22%,基于以上数据,股-腘旁路术后的患者常规推荐应用阿司匹林,使用剂量为 75~150mg,每天一次口服,较少引起胃肠道副作用和出血并发症。阿司匹林不能直接改善间歇性跛行,而是应用于血管重建术的前后,因此并非间歇性跛行症状的治疗药物。而且,阿司匹林不能阻止凝血酶、儿茶酚胺、腺苷二磷酸(ADP)、5-HT 及血流剪切力对血小板的激活,因此仍持续出现凝血酶合成和血小板激活作用,这是阿司匹林抗血小板治疗的缺陷。大剂量服用时,阿司匹林可能出现胃肠道不适或溃疡,因此消化性溃疡患者禁用;有可能延长出血时间,因此在外科手术前宜停药 1~2 周。

2. 噻恩并吡啶(thienopyridine)类药物

主要包括噻氯匹定(Ticlopidine)及氯吡格雷(clopidogrel)。这类药物除对各种诱导剂引起的血小板聚集有一定的抑制作用外,对 ADP 诱导的血小板聚集有完全与特异的抑制效果,能取消 ADP 诱导的一相聚集,这一点与阿司匹林及其他抗血小板药物显著不同。噻氯匹定类药物能明显延长出血时间,阻断血小板纤维蛋白原受体的利用性,降低前列腺素 E1 引起的细胞 cAMP 水平升高,但不能阻断 Ca^{2+} 经血小板膜通道的内流。噻氯匹定的常用剂量为 250mg,每日 2 次口服。主要的副作用是可引起血栓性血小板减少性紫癜和致命的粒细胞减少症,因此影响了其在临床上的广泛应用。

氯吡格雷与噻氯匹定作用类似,是腺苷二磷酸诱导血小板聚集的抑制剂,但起效更快,作用时间长,发生出血性并发症的危险性小,因此已基本替代噻氯匹定。与服用阿司匹林相比,氯吡格雷减少动脉粥样硬化继发事件更为有效,在近期有卒中、心梗病史和有症状的 PAD 患者中,可减少继发性缺血事件。氯吡格雷在 PAD 患者组中减少 23.8% 的缺血性卒中、心肌梗死或其他血管源性死亡风险,但也增加了并发血栓性血小板减少性紫癜的风险。氯吡格雷的常用剂量为 75mg/d,一次口服。

由于噻恩并吡啶类药物对动脉病变内发生继发性血栓的重要机制(血流剪切力导致血小板激活)的抑制作用,比阿司匹林更为有效,因此临床医生常联用氯吡格雷与阿司匹林,尤其在急性冠脉综合征时推荐使用,但同时也增加了出血并发症的风险。

3. 他汀类药物(Statin)

1987 年,美国 FDA 首先批准羟甲基戊二酰辅酶 A(HMG-CoA)还原酶抑制剂——他汀类药物用于降脂治疗,目前至少有五种药物属于此类。他汀类药物除降脂作用以外,还可减少动脉粥样硬化斑块的退行性变化,从而减少心血管事件的发生,近年来还应用于治疗间歇性跛行症状。在一组平均随访期 5.4 年的病例中,服用辛伐他汀者新发间歇性跛行症状的概率减少 38%。另一项临床研究发现,他汀类药物可显著缩短间歇性跛行出现的时间和提高无痛行走距离，可能的机制是减少内膜厚度和斑块负担，提高血管舒缩张力及其调节血流的能力，直接促进新生血管的形成。一组 172 例接受大隐静脉旁路术病人的回顾性研究中，94 例接受他汀类药物治疗，与对照组相比，最初通畅率为 94% *vs.* 83%，两年后通畅率为 97% *vs.* 87%。根据年龄、手术适应证和动脉粥样硬化风险因子分组，在所有可能影响预后的因子中，应用他汀类药物是唯一与两年通畅率提高有关的因子，未使用他汀类药物者移植物失败率要高出 3.2 倍。

依据患者的不同情况，正确选用治疗药物及合理的药物联合应用方案，对提高下肢动脉缺血性疾病围术期的疗效和改善长期预后，都有非常重要的意义。动脉缺血性疾病的患者中，他汀类药物和阿司匹林应联合应用，可改善长期预后和减少心血管事件的发生。对于手术或是介入治疗后的患者，阿司匹林仍是治疗的首选。

必须强调，无论是重建动脉通路或是药物治疗，改善生活方式，戒烟，调整饮食，控制体重，合理适度锻炼，以及控制血压、血脂、血糖等基础治疗，都应予以重视与实施，使手术或腔内治疗、药物治疗能获得最大的收益。

（孙敏莉　　张柏根）

参考文献

[1] Heng-Guan, Yong-junLi, Zhang-rongXu, et al. Prevalence and risk factors of peripheral arterial disease in diabetic patients over 50 years old in CHINA. Chin Med Sci J June, 2007, 2: 83-88.

[2] 王深明. 静脉血栓栓塞症诊治现状与展望. 中国实用外科杂志, 2010, 30 (12): 992-994.

[3] 郭伟, 许永乐, 贾鑫. 规范静脉血栓栓塞性疾病的抗栓治疗——第 8 版美国胸科医师学会抗栓治疗指南解读 [J]. 中国实用外科杂志, 2010, 30 (12): 1031-1032.

[4] Michael Sobel, Raymond Verhaeghe. American College of Chest Physicians Evidence-Based Clinical Practice Guidelines. 8th Edition. CHEST, 2008, 133: 815S-843S.

[5] A Sethi, RR Arora. Medical management and cardiovascular risk reduction in peripheral arterial disease. Exp Clin Cardiol, 2008, 13 (3): 113-119.

[6] Antiplatelet Trialists' Collaboration. Collaborative overview of randomized trials of antiplatelet therapy: Prevention of death, myocardial infarction, and stroke by prolonged antiplatelet therapy in various categories of patients. Br Med J, 1994, 308: 1-106.

[7] Patrono C, Garcia-Rodriguez LA, Landolfi R. Low-dose Aspirin for the prevention of atherothrombosis. N Engl J Med, 2005, 353: 2373-2383.

[8] Goldhaber SZ, Manson JE, Stampfer MJ, et al. Low dose aspirin and subsequent peripheral arterial surgery in the Physicians' Health Study. Lancet, 1992, 340: 143-145.

[9] Antiplatelet Trialists' Collaboration. Collaborative overview of randomized trials of antiplatelet therapy Ⅱ: maintenance of vascular graft or arterial patency by antiplatelet therapy. Br Med J, 1994, 308: 159-168.

[10] Dorffler-Melly J, Buller HR, Koopman MMW, et al. Antiplatelet agents for preventing thrombosis after peripheral arterial bypass surgery. Cochrane Database, 2003, Syst Rev 3: CD000535.

[11] Neilipovitz DT, Bryson GL, Nichol G. The effect of perioperative aspirin therapy in peripheral vascular surgery: a decision analysis. Anesth Analg, 2001, 93: 573-580.

[12] Clagett GP, Sobel M, Jackson MR, et al. Antithrombotic therapy in peripheral arterial occlusive

disease: the seventh ACCP conference on antithrombotic and thrombolytic therapy. Chest, 2004, 126: 609S-626S.

[13] Hankey GJ, Norman PE, Eikelboom JW. Medical treatment of peripheral arterial disease. JAMA, 2006, 295: 547-553.

[14] CAPRIE Steering Committee. A randomized, blinded, trial of clopidogrel versus Aspirin in patients at risk of ischaemic events (CAPRIE). Lancet, 1996, 348 (9038): 1329-1339.

[15] Cosmi B, Conti E, Coccheri S. Anticoagulants (heparin, low molecular weight heparin and oral anticoagulants) for intermittent claudication. Cochrane Database Syst Rev, 2001, 2: CD001999.

[16] Dorffler-Melly J, Buller HR, Koopman MMW, et al. Antithrombotic agents for preventing thrombosis after infrainguinal arterial bypass surgery. Cochrane Database Syst Rev, 2003, 2: CD000536.

[17] Collins TC, Souchek J, Beyth RJ. Benefits of antithrombotic therapy after infrainguinal bypass: a meta-analysis. Am J Med, 2004, 117: 93-99.

[18] Johnson WC, Williford WO. Benefits, morbidity, and mortality associated with long-term administration of oral anticoagulant therapy to patients with peripheral arterial bypass procedures: a prospective randomized study. J Vasc Surg, 2002, 35: 413-421.

[19] 史旭波. 抗凝药物研究进展. 临床药物治疗杂志, 2010, 8 (2): 9-12.

[20] Sarac TP, Huber TS, Back MR, et al. Warfarin improves the outcome of infrainguinal vein bypass grafting at high risk for failure. J Vasc Surg, 1988, 28: 446-457.

[21] Sherry S. Pharmacology of anistreplase. Clin Cardiol, 1990, Suppl 5: 3-10.

[22] Van Breda, Katsen BT, Deuttsch AS, et al. Urokinase versus streptokinase in local thrombolysis. Radiology, 1987, 165: 109-111.

[23] Ouriel K, Veith FJ, Sasahara AA, et al. A comparison of recombinant urokinase with vascular surgery as initial treatment for acute arterial occlusion of the legs. Thrombolysis or Peripheral Arterial Surgery (TOPAS) Investigators. N Engl J Med, 1998, 338: 1105-1115.

[24] Comerota AJ, Rao AK, Throm RC, et al. A prospective, randomized, blinded, and placebo-controlled trial of intraoperative intraarterial urokinase infusion during lower extremity revascularization: Regional and systemic effects. Ann Surg, 1993, 218: 534.

[25] Comerota AJ. Intraoperative intraarterial thrombolytic therapy. In Comerota AJ (ed): Thrombolytic Therapy for Peripheral Vascular Disease. Philadelphia, JB Lippincott, 1995: 313-328.

[26] Castaneda F, Swischuk JL, Li R, et al. Declining dose study of reteplase treatment for lower extremity arterial occlusions. J Vasc Interv Radiol, 2002, 13: 1093-1109.

[27] The GUSTO Investigators. An international randomized trial comparing four thrombolytic strategies for acute myocardial infarction. N Engl J Med, 1993, 329: 673-682.

[28] The National Institute of Neurological Disorders and Stroke rt-PA Stroke Study Group. Tissue plasminogen activator for acute ischemic stroke. N Engl J Med, 1995, 333: 1581-1587.

[29] Goldhaber SZ, Kessler CM, Heit J, et al. Randomized controlled trial of recombinant tissue plasminogen activator versus urokinase in the treatment of acute pulmonary embolism. Lancet, 1988, 2: 293-298.

[30] CamertaA, WhiteJV. Overview of catheter-directed thrombolytic therapy for arterial and graft occlusion. In Camerta A (ed) Thrombolytic therapy for peripheral vascular disease. Philadelphia: Lippincott-Raven, 1995: 249-252.

[31] Robertson I, Kessel DO, Berridge DC. Fibrinolytic agents for peripheral arterial occlusion. Cochrane Database Syst Rev, 2010, 3: CD001099.

［32］ Burkart DJ, Borsa JJ, Anthony JP, et al. Thrombolysis of acute peripheral arterial and venous oc-clusions with tenecteplase and eptifibatide: a pilot study. J Vasc Interv Radiol, 2003, 14: 729-733.

［33］ Burkart DJ, Borsa JJ, Anthony JP, et al. Thrombolysis of occluded peripheral arteries and veins with tenecteplase: A pilot study. J Vasc Interv Radiol, 2002, 13: 1099-1102.

［34］ International Joint Efficacy Comparison of Thrombolytics (INJECT) investigators. Randomized, double-blind comparison of reteplace double-bolus administration with streptokinase in acute myocar-dial infarction (INJECT): Trial to investigate equivalence. Lancet, 1995, 346: 329-336.

［35］ The Global Use of Strategies To Open occluded coronary arteries (GUSTO III) investigators. A comparison of reteplase with alteplase for acute myocardial infarction. N Engl J Med, 1997, 337: 1118-1123.

［36］ Castaneda F, Swischuk JL, Li R, et al. Declining-dose study of reteplase treatment for lower ex-tremity arterial occlusions. J Vasc Interv Radiol, 2002, 13: 1093-1098.

［37］ Simpson D, Siddiqui MA, Scott LJ, et al. Spotlight on reteplase in thrombotic occlusive disorders. BioDrugs, 2007, 21: 65-68.

［38］ Ouriel K, Kandarpa K, Schuerr DM, et al. Prourokinase versus urokinase for recanalization of pe-ripheral occlusions, safety and efficacy: the PURPOSE trial. J Vasc Interv Radiol, 1999, 10: 1083-1091.

［39］ Heymans S, Vanderschueren S, Verhaeghe R, et al. Outcome and one year follow-up of intra-ar-terial staphylokinase in 191 patients with peripheral arterial occlusion. Thromb Haemost, 2000, 83: 666-671.

［40］ Paciaroni M, Medeiros E, Bogousslavsky J. Desmoteplase. Expert Opin Biol Ther, 2009, 9: 773-778.

［41］ Han SM, Weaver FA, Comerota AJ, et al. Efficacy and safety of alfimeprase in patients with acute peripheral arterial occlusion (PAO). J Vasc Surg, 2010, 51: 600-609.

［42］ Marder VJ, Novokhatny V. Direct fibrinolytic agents: biochemical attributes, preclinical founda-tion and clinical potential. J Thromb Haemost, 2010, 8: 433-444.

［43］ Dawson DL, Cutler BS, Hiatt WR, et al. A comparison of cilostazol and pentoxifylline for treating intermittent claudication. Am J Med, 2000, 109: 523-530.

［44］ Hood SC, Moher D, Barber GG. Management of intermittent claudication with pentoxifylline: Me-ta-analysis of randomized controlled trials. Can Med Assoc J, 1996, 155: 1053-1059.

［45］ Elam MB, Heckman J, Crouse JR, et al. Effect of the novel antiplatelet agent cilostazol on plasma lipoproteins in patients with intermittent claudication. Arterioscler Thromb Vasc Biol, 1998, 18: 1942-1947.

［46］ Thompson PD, Zimet R, Forbes WP, et al. Meta-analysis of results from eight randomized, pla-cebo-controlled trials on the effect of cilostazol on patients with intermittent claudication. Am J Car-diol, 2002, 90: 1314-1319.

［47］ Dawson DL, DeMaioribus CA, Hagino RT, et al. The effect of withdrawal of drugs treating inter-mittent claudication. Am J Surg, 1999, 178: 141-146.

［48］ Dawson DL, Cutler BS, Hiatt WR, et al. A comparison of cilostazol and pentoxifylline for treating intermittent claudication. Am J Med, 2000, 109: 523-530.

［49］ Lehert P, Riphagen FE, Gamand S. The effect of naftidrofuryl on intermittent claudication: A me-ta-analysis. J Cardiovasc Pharmacol, 1990, 16 (Suppl 3): S81-S86.

［50］ Trubestein G, Bohme H, Heidrich H, et al. Naftidrofuryl in chronic arterial disease: Results of a controlled multicenter study. Angiology, 1984, 35: 701-708.

[51] Trubestein G, Balzer K, Bisler H, et al. Buflomedil in arterial occlusive disease: Results of a controlled multicenter study. Angiology, 1984, 35: 500-505.

[52] Lievre M, Morand S, Besse B, et al. Oral Beraprost sodium, a prostaglandin I (2) analogue, for intermittent claudication: A double-blind, randomized, multicenter controlled trial. Beraprost et Claudication Intermittent (BERCI) Research Group. Circulation, 2000, 102: 426-431.

[53] The Oral Iloprost in severe Leg Ischaemia Study Group. Two randomized and placebo-controlled studies of an oral prostacyclin analogue (Iloprost) in severe leg ischaemia. Eur J Vasc Endovasc Surg, 2000, 20: 358-362.

[54] Hiatt WR, Regensteiner JG, Creager MA, et al. Propionyl-L-carnitine improves exercise performance and functional status in patients with claudication. Am J Med, 2001, 110: 616-622.

[55] Brevetti G, Diehm C, Lambert D. European multicenter study on propionyl-L-carnitine in intermittent claudication. J Am Coll Cardiol, 1999, 34: 1618-1624.

[56] Goldhaber SZ, Manson JE, Stampfer MJ, et al. Low dose aspirin and subsequent peripheral arterial surgery in the Physicians' Health Study. Lancet, 1992, 340: 143-145.

[57] Henke P, Blackburn S, Proctor MC, et al. Patients undergoing infrainguinal bypass to treat atherosclerotic vascular disease are underprescribed cardioprotective medications: effect on graft patency, limb salvage, and mortality. J Vasc Surg, 2004, 39: 357-365.

[58] Tangelder MJD, Lawson JA, Algra A, et al. Systematic review of randomized controlled trials of aspirin and oral anticoagulants in the prevention of graft occlusion and ischemic events after infrainguinal bypass. J Vasc Surg, 1999, 30: 701-709.

[59] Pedersen TR, Liekshus J, Pyorala K, et al. Effect of simvastatin on ischemic signs and symptoms in the Scandinavian Simvastatin Survival Study (4S). Am J Cardiol, 1998, 81: 333-335.

[60] Abbruzzese TA, Havens J, Belkin M. Statin therapy is associated with improved patency of autogenous infrainguinal bypass grafts. J Vasc Surg, 2006, 39: 1178-1185.

第四章　外周动脉疾病的外科手术治疗

第一节　外科手术在外周动脉疾病治疗中的历史和地位

纵观血管外科的发展史，外科手术技术的创新和发展以及手术器械和材料的发明和改进是整个学科不断进步的关键因素。由于操作技术的进步以及血管代用品不断研制和完善，外科手术逐渐成为目前治疗外周动脉疾病最成熟和最有效的方式。外周动脉疾病主要包括：动脉闭塞性疾病、动脉扩张性疾病、动脉损伤以及动脉功能障碍性疾病等。回顾血管外科的发展史，一百多年来几代血管外科医师的临床研究和实践一步步地推动了动脉外科技术的进展。我们从以下几个方面来回忆这些血管外科的先驱者是如何应用外科技术推动治疗动脉疾病的历史进程的。回忆历史的同时彰显了外科技术在外周动脉疾病治疗中的地位。

一、外科手术在外周动脉疾病治疗中的历史

1. 血管外科手术基本技术的发展

1889 年 Jassionowsky 首先用弯针和丝线，采取间断缝合法，在不穿过血管内膜的情况下成功进行了血管缝合，这标志着外科手术应用于血管疾病的开始。1899 年 Dörfler 在此技术的基础上进行了改进，采用连续缝合法对血管进行全层缝合，并证实了该方法不会影响血管通畅度。20 世纪初期，Carrel 和 Guthrie 一起对血管外科基本技术进行了不断探索和改进。1902 年，Carrel 首先发明了三点式牵引的血管连续缝合法。后来他们提倡减少内膜损伤，保持血管湿润，避免外膜卷入等操作原则，以及进一步改进了适合于动脉与动脉、静脉与静脉以及动脉与静脉之间的吻合方法，对血管外科手术发展产生了深远的影响。这些技术一直沿用到今天，是血管外科医师必须掌握的基本技能和基本功。

2. 血管代用品的发明不断推动外科技术的创新

血管缺损的修补和重建突出的问题就是材料问题。几十年来学者们一直在寻求和研发可以用来修补、重建或替代病变血管的材料。从最初寻找来源于自体或异体动脉或静脉到以后人工材料合成的血管。血管补片最早由 Carrel 和 Guthrie 于 1906 年提出，作为外周动脉重建手术的血管代用品。1962 年，DeBakey 等报道了应用补片的血管成形术治疗各种动脉闭塞性疾病和动脉瘤。随着补片材料的改进，其应用更为广泛。1906 年 Carrel 率先进行大隐静脉与股动脉移植获得成功。同年，Goyances 报道了利用腘静脉作为血管代用品切除腘动脉瘤。由此拓展了血管外科手术应用于下肢动脉疾病的空间。1949 年 Kunlin 等率先在临床开展大隐静脉转流术治疗下肢动脉硬化闭塞症。Dardik 等从 1975 年开始应用脐静脉作为血管代用品进行下肢动脉重建手术。自体静脉虽然取材方便，但存在创伤较大、长度和口径有限等不足。人工材料血管代用品的重大进步发生在 20 世纪 50 年代，这也极大推动了血管外科手术的发展。1952 年，Voorhees 和 Blakemore 成功应用维纶-N 缝

制的人造血管移植于腹主动脉才正式开创了人工血管应用于临床的先河。他们提出的"网孔"原理作为基本法则一直影响着后来人工血管材料的研究。其后，奥纶、尼龙等不同材质的人工血管代用品研制成功，其他多数由于性能不稳定被淘汰。目前以 1957 年发明的涤纶（Dacron）人造血管和 1970 年 William Gore 首创的膨体聚四氟乙烯（ePTFE）人造血管应用最广，效果最为稳定。1957 年我国专家也研制成功了真丝人造血管，并应用于临床。进入 20 世纪 80 年代，随着基因工程、细胞工程等基础科技的进步，组织工程人工血管成为了国内外科研的热点，目的是找到适用于各种口径动脉重建，并具有较高远期通畅率的血管代用品。血管代用品的研究不会止步，相信更新的血管代用品的一一问世必将推动血管外科的进一步发展。

3. 外科技术在动脉闭塞性疾病治疗中的发展历史

动脉闭塞性疾病是各种原因引起的外周动脉管腔狭窄甚至完全闭塞，阻碍血流通过，而造成动脉供应区域组织器官缺血缺氧的一系列疾病。主要包括：急性动脉栓塞或血栓形成、动脉硬化闭塞症、大动脉炎等。手术治疗的目的是恢复动脉血运，保证缺血组织和器官的生理功能。

早在 1880 年 Severeanu 等就开始尝试动脉血栓切除手术，不过一直被术后近期血栓再形成所困扰。1940 年，抗凝药物，尤其是肝素的问世极大地推动了血管外科手术在动脉闭塞性疾病治疗领域的发展。1946 年 J. Did dos Santos 首先开展了动脉内膜切除术，成功治疗了动脉栓塞和急慢性血栓形成。1952 年 Wylie 报道了应用动脉内膜切除术治疗主-髂动脉硬化闭塞症。动脉内膜切除术起初是治疗外周动脉闭塞性疾病的首选方法，但其适用于病变范围较短的动脉闭塞。遇到病变范围长、位置较深的动脉时，该手术创伤大、操作复杂的局限性完全显露。1963 年，Fogarty 等发明了球囊取栓导管，这一简单装置的问世却是动脉闭塞性疾病的治疗史，乃至整个血管外科手术史上的里程碑。它使动脉血栓切除术不必在动脉病变部位进行，可以处理病变范围长，甚至几乎各种部位的血管栓塞。在极大提高手术成功率的同时，简化了手术操作难度，减少了创伤以及并发症的发生。目前，它仍然在动脉血栓切除术中发挥重要作用。

随着血管代用品的不断改进和完善，那些病变范围长、以动脉硬化为主的动脉闭塞性疾病开始以动脉转流手术为主要治疗方式。动脉转流术是采用血管代用物，连接病变近远端管腔通畅的血管，跨越病变血管区域，恢复动脉血运的一种方式。1949 年 Kunlin 首先在临床开展大隐静脉倒置转流术治疗股-腘动脉闭塞。之后动脉转流手术被广泛用于外周动脉闭塞性疾病，几乎可以处理所有部位的血管闭塞。主-髂（股）动脉转流术是目前治疗主-髂动脉病变的经典术式。其 5 年通畅率为 87%～91%，10 年通畅率为 82%～87%，围术期死亡率为 3%～5%，并发症发生率为 3.8%～21.3%。股-腘动脉闭塞症在外周动脉闭塞性疾病中最为常见。1962 年 Hall 首先报道了原位大隐静脉血管转流术。但其广泛应用于下肢动脉硬化闭塞症还要归功于 Leather 提出的破坏静脉瓣膜的理念以及瓣膜切除装置的出现。在此之后该术式成为治疗腹股沟以下动脉硬化闭塞症的首选方式，其移植物 5 年通畅率可达 68%～72%，保肢率为 85%，直到目前仍然是治疗该疾病的最有效方式。而那些无法应用自体大隐静脉作为移植物的患者则需选用小口径的涤纶或 ePTFE 材料的人工血管。目前一项包含 2313 名接受股-腘动脉转流手术患者的随访显示，自体大隐静脉 60 个月后的通畅率明显高于采用 ePTFE 和涤纶材料的人工血管者，而涤纶人工血管的 60 个月通畅率高于 ePTFE 人工血管。有时由于某种原因无法进行正常解剖途径转流手术，可采用解剖外途径血管转流术。此概念由 Freeman 和 Leeds 于 1952 年率先提出。1962 年，Vetto 首次将股-股动脉转流术应用于单侧髂动脉闭塞患者，获得良好效果。1963 年，Blaisdell 报道了腋-股动脉转流术治疗下肢动脉缺血。在这之后又发展出腋-股-股、腋-腘动脉转流等术式。解剖外血管转流术操作简单，创伤小，但其远期通畅率较常规血管转流术差，因此，适用于手术耐受性差或不能满足常规血管转流条件的患者。Jacobson 成功设计出双人手术显微镜用于血管吻合术，并在 1960 年成功以端端方式吻合了直径 1.6～3.2mm 小血管，血管吻合通畅率为 100％。这使得血管外科手术进入了又一个新的时代。因此动脉转流术也逐渐应用到足背动脉、胫后动脉远端等直径更小的肢体末梢血管。因此，血管转流术在 20 世纪中半叶，随着手术技术和材料的不断进步，其应用范围也逐渐扩大，进而成为血管外科最主要的手术方式和治疗闭塞性疾病的主要方法。

4. 外科技术在动脉扩张性疾病治疗中的发展历史

动脉扩张性疾病即动脉瘤，是由于各种原因引起的动脉壁损伤和退行性改变而导致动脉直径的扩张，按照病理分型可分为真性动脉瘤、假性动脉瘤和夹层动脉瘤，按部位可分为胸主动脉瘤、腹主动脉瘤、内脏动脉瘤及肢体动脉瘤等。外科手术的主要目的是预防和治疗动脉瘤破裂和解除压迫。

动脉瘤第一次被精确描述是在公元 2 世纪，Galen 将其定义为加压可缩小的局限性搏动性肿物。同一时期，Antyllus 率先尝试进行了动脉瘤切除术，他提出的瘤体近远端血管结扎并切除瘤体的手术原则，一直影响着现代动脉瘤的手术治疗。直到 18 世纪这种动脉结扎术一直是治疗各部位动脉瘤的主流方法，但组织缺血和高死亡率是当时无法解决的问题。1888 年，Matas 首创了阻断动脉瘤体近远端动脉，破囊后，从瘤腔内缝闭与瘤腔交通的动脉分支的动脉瘤囊内修补术，为动脉瘤的手术治疗奠定了基础。直到 20 世纪初期 Carrel 创造了有效的血管吻合技术，并提出血管补片应用于动脉重建手术的理念，从而开创了血管移植治疗动脉瘤的时代。应该说，现代动脉瘤切除的标准术式的确立应归功于 1906 年 Goyances 首先应用的阻断瘤体近远端动脉，并切除腘动脉瘤后，利用腘静脉作为血管代用品进行动脉重建来治疗腘动脉瘤的研究。但此研究多年后才受到应有的重视。1940 年，Bigger 采用不全结扎近端瘤颈，清除瘤腔内血栓和动脉硬化斑块，缩缝主动脉重建正常口径主动脉的方法治疗腹主动脉瘤，标志着大血管重建时代的到来。1948 年，Swan 成功采用同种动脉移植治疗主动脉缩窄和胸主动脉瘤。1951 年 Dubost 首次成功进行腹主动脉瘤切除，同种异体主动脉移植术奠定了现代主动脉外科手术的基本理念和方式。随着体外循环技术的进步，经过 DeBakey、Cooley、Crowford 等人的不断探索，将同种异体主动脉移植大量应用于治疗升主动脉瘤、主动脉弓瘤、胸主动脉瘤、腹主动脉瘤、胸腹主动脉瘤以及主动脉夹层的手术中，并成为其主要治疗方式。20 世纪 50 年代后期，随着以涤纶和 ePTFE 人工血管为代表的血管代用品的研制成功和广泛应用，同种异体主动脉较难获得以及排斥反应等问题得到完美解决。至此，动脉瘤切除、人工血管移植术作为治疗动脉扩张性疾病的首选方式被公认并确定下来。尽管 20 世纪 60 年代以后，具体手术方式经过了不断的改良和简化，手术成功率和患者生存率不断提高，然而其手术基本原则一直延续至今。

5. 外科技术在动脉损伤中的应用史

动脉损伤无论在战争年代还是和平时期都较为常见。其治疗原则是在保全生命的前提下，重建血液循环，避免缺血性致残。不过在早期缺乏血管吻合和移植技术和条件的时代，动脉损伤最早的治疗方式只有动脉结扎术，在缺乏侧支循环的区域，由此造成的致残率高达 50%。20 世纪 50 年代后期随着血管外科技术以及血管代用品的不断丰富，血管重建成为治疗动脉损伤的主要方法。动脉端端吻合、端侧吻合以及自体或人工血管移植术逐渐成为挽救肢体功能的重要术式。术中术后抗凝药物、Fogarty 球囊导管以及手术显微镜和血管显微器械的发明和应用使以上术式的成功率和术后血管通畅率有了大幅度的增加，使肢体保存率达到 90% 以上。这些技术的发展不仅在防止致残方面具有重大贡献，而且也极大地推动了器官移植，断肢（指）再植等领域的发展。

6. 我国血管外科的发展

我国的血管外科是从 1949 年之后陆续发展起来的，当时与世界血管外科总体差距不大。20 世纪 50 年代武汉以及上海多家医院即开展了动脉瘤切除、同种异体动脉移植术以及下肢动脉闭塞和血栓形成的血管重建术。20 世纪 60 年代开展动脉内膜切除术，并开展颈动脉、内脏动脉的血管重建手术等。

我国血管外科对世界血管外科领域也作出了很大贡献。1959 年我国首创真丝人造血管并成功用于动脉瘤、动脉硬化闭塞症以及血管损伤的血管移植术，获得良好疗效。在显微血管外科领域，我国在 1963 年成功完成了世界首例断臂再植，断肢（指）再植的成功率在世界上一直保持领先水平。近二十余年来我国的血管外科技术有了迅猛的发展，在主动脉夹层动脉瘤、布加综合征等疾病的外科治疗方面也达到世界领先水平。新中国成立后大量开展的中医结合治疗也成为我国血管外科的一大特色。

二、外科手术在外周动脉疾病治疗中的地位

1. 血管外科的基本操作技能是血管外科医师的工作基础

虽然在近十几年内血管腔内技术治疗血管疾病有了突飞猛进的发展。在治疗动脉疾病方面医生应用腔内治疗技术已经超过了开放手术，但这并不意味着开放手术已经过时。血管外科技术包括血管的显露、修补、吻合等技巧，这永远是血管外科医师的临床工作基础和基本功。血管外科的手术技巧和血管腔内介入治疗技巧是血管外科医师必须掌握的两大本领，两者缺一不可。而前者更是基础的基础。

2. 血管外科手术是完成血管腔内治疗的技术保障

尽管血管腔内技术在当今治疗动脉疾病中所占的比重越来越大，但外科手术仍占有重要的地位。据北京市 27 家有血管外科专业的医院年工作量统计，全年共做手术 12 790 例，其中开放手术 6749 例（52.8%），血管腔内治疗 6041 例。据安贞医院血管科 2010 年的工作统计，动脉疾病进行开放手术的有 464 例，腔内治疗 428 例，将近一半的患者接受了血管腔内治疗，其中又有 20% 左右是手术与腔内结合的杂交手术，也就是说仍然有 50% 以上的患者接受了外科手术治疗。另一方面，在血管腔内治疗的历史进程中，无数腔内治疗的并发症都是要靠外科手术技术来补救的。现在医源性的血管创伤越来越多，血管腔内技术在心内科、肿瘤科、普外科等科室也在应用，出现血管意外事件时有发生。有血管外科专业的医院就可以及时对出现的血管问题进行处理，尽可能为患者和医师减少了不必要的

损失。再者，具有血管外科技术的医师，比单纯的介入科医师思路开阔，可以避免很多一味勉强用腔内治疗而带来的并发症。因此，外科手术是推动血管外科治疗学进展的技术保障。我们一再强调一个优秀的血管腔内治疗医师必须首先是一个优秀的血管外科手术医师。

3. 手术技术在动脉闭塞性疾病治疗中的地位仍不可替代

手术方法治疗下肢动脉硬化闭塞症等动脉闭塞性疾病主要包括内膜剥脱术、各种类型的动脉转流手术、血管成形术等。这些方法在治疗下肢动脉硬化闭塞症等疾病的历史上曾发挥重要作用。在经历了数十年的发展后，有些术式如腹主动脉-双股动脉人工血管转流术、股-腘动脉人工血管转流术、自体大隐静脉翻转或原位转流术等术式已经成为治疗下肢动脉硬化闭塞症的标准术式，其疗效、治疗的耐久性、远期通畅率等方面的优势得到公认。即使在腔内技术广泛应用的今天，手术方法和手术技术仍起到不可替代的作用，具体体现在以下方面：①血管转流仍是治疗长段动脉闭塞的首选方法。腹主动脉-双股动脉人工血管转流术治疗重症下肢缺血的 5 年和 10 年的通畅率分别达到 80% 和 72%，股-腘动脉自体大隐静脉转流术的 5 年通畅率可以达到 74%～76%，股-腘动脉人工血管转流术的 5 年通畅率也可达到 39%～52%。相比之下，腔内治疗的结果还不令人满意。Setacci 等 2009 年报道了一组（145 例）腔内治疗的泛大西洋协作组织（TASC）C/D 型病变，1 年和 3 年初次通畅率分别为 70% 和 34%，二次干预通畅率分别为 74% 和 43%，同期的保肢率为 88% 和 49%。因此，尽管有报道采用内膜下成形术等方法开通长段髂动脉、股腘动脉，但病例数量较少，仍局限在单个中心的治疗经验，还缺乏长期的观察结果。②外科手术在杂交技术中广泛应用。对于多节段病变可采用联合腔内治疗和外科旁路移植（搭桥）的方法进行处理。这种方法尤其适用于年老体弱、手术耐受力差的病人，减少了手术并发症和死亡率，为高危患者提供了治疗机会。③外科技术是其他治疗技术的基础，扎实的血管外科基本功是开展腔内治疗、细胞移植等其他治疗方法的保障。随着腔内治疗的大量增加，其带来的血管破裂、导丝折断、移植物移位、断裂等诸多并发症也明显增多，手术方法是处理这些并发症的主要手段之一。另外，在某些病例，腔内治疗的同时要结合内膜剥脱术或局部补片成形等外科手段以获得更好的治疗效果。④移植物再狭窄的处理需外科技术。支架或移植血管由于血栓形成或者内膜增生后的再狭窄问题需要借助外科手术。总之，外科手术方法和技术在今后治疗下肢动脉闭塞疾病的临床工作中仍将发挥不可替代的作用。

4. 血管外科手术技术在血管创伤的修复及先天性动静脉畸形等血管疾病治疗中的地位无可取代

按世界卫生组织的统计，世界上每年有 70 万人丧生于车轮下。在我国每年约有万人以上死于创伤，20 万人以上因伤致残，逾百万人致伤。创伤往往多与血管损伤有关，患者遍及城乡各个角落、各个医院，往往由于伤势紧急必须就地处理、尽快手术方能抢救患者的生命。又如先天性动静脉畸形（如深静脉缺如、血管瘤、先天性动静脉瘘等）绝大部分还需要外科手术治疗。血管外科的手术不是过时了，而是亟须大力推广，使外科医师都能掌握血管外科手术的基本操作技能和知识。只有这样才能使更多的患者免于残废和死亡。

5. 血管外科手术技术是各个分支外科的基础

现在的外科专业分工越分越细，但是只要开刀，就有可能涉及血管问题。如大量的普通外科、肿瘤和骨科等患者的病情往往累及重要血管，这些专科医师经常需要血管外科医师的协作才能完成手术，从这个角度来说血管外科手术技术是各个分支外科的基础。血管外科医师的职责是尽可能将血管技术传授给他们。如若外科医师都能像血管外科医师那样来修复和重建血管，必将大大提高外科治疗的水平。

以上从历史和现实生活角度粗略地综述了血管外科手术在动脉疾病治疗中的地位。人们有质疑时才会有此议题。尽管血管腔内技术发展迅猛，突显无创、安全、有效的特点。但仍不能说明外科手术在治疗动脉性疾病方面已经过时、无用了。我们在掌握血管腔内新技术时，不能盲目跟进，不能偏废手术技术，一头扎进血管腔内治疗中。试想一些年轻医师甚至连基本的血管缝合技术都不会，又如何能够很好地完成血管腔内治疗！我们一定要重视血管外科手术的基本技能和操作。可以肯定地说，在今后相当长的医学发展历史中，外科手术和血管腔内治疗是治疗动脉疾病的两种重要的手段，缺一不可。

（吴庆华）

第二节　胸主动脉夹层动脉瘤的外科治疗

主动脉血流通过内膜裂破处进入主动脉壁，在主动脉壁内形成血肿。血肿扩大时，将主动脉壁中层剥离成为内、外两层，称为主动脉夹层动脉瘤。1542 年 Sennertus，1761 年 Morgagni 即对本病进行了描述。1826 年 Laennec 称之为夹层动脉瘤。主动脉夹层动脉瘤的发病率，每年每百万人口约为 5～10 例。男女之比约为 3∶1，发病年龄大多数在 40 岁以上。但随着高血压发病率的上升，近年临床上收治的 30～40 岁的中青年患者并不少见。

主动脉夹层病情异常凶险，急性发生夹层动脉瘤后 24 小时生存率仅为 40%，1 周生存率为 25%，3 个月生存率仅为 10%。病变累及升主动脉者预后更差，1 个月生存率仅为 8%，而病变仅累及胸降主动脉者则 1 个月生存率可达 75%。

一、主动脉夹层的病因和发病机制

正常成人的主动脉壁可耐受巨大的压力，当主动脉壁有病变或缺陷时，使内膜与中层之间的附着力降低。在血流冲击下，先形成内膜破裂，继之，血液从裂孔冲入动脉中层，形成血肿，并不断向近心端和（或）远心端扩展，引起主动脉壁裂开和相应内脏供血不足等严重症状。其相关病因如下：

1. 高血压

高血压是导致夹层的重要因素，约半数近端和几乎全部的远端主动脉夹层者有高血压，急性发作时都有高血压危象的表现。尤其是长期和重度高血压可增加血流动力对主动脉壁的冲击，并使主动脉营养血管处于痉挛受压状态，引起中层平滑肌缺血、变性、坏死和弹性纤维断裂、纤维化及内膜破裂，最后形成夹层血肿。

2. 主动脉中层囊性变性

主动脉中层退行性改变，即胶原和弹力组织退化变质，常伴囊性改变，被认为是主动脉夹层的先决条件。囊性中层退行性变是结缔组织遗传缺损的内在特征，如马方

（Marfan）综合征、埃勒斯-当洛斯（Ehlers-Danlos）综合征、先天性主动脉缩窄、二叶主动脉瓣及二尖瓣脱垂等患者常有主动脉壁结缔组织遗传性缺陷，表现为主动脉中层胶原和纤维组织变性，继之发生囊性坏死和内膜缺乏支撑，易致内膜破裂和形成夹层血肿。

3. 动脉粥样硬化

常发生于高血压、高血脂、高血糖和高龄患者，动脉粥样硬化斑块从内腔破溃，可形成夹层血肿。

4. 外伤

直接外伤可引起主动脉夹层，钝挫伤可致主动脉局部撕裂、血肿而形成主动脉夹层。主动脉内插管或主动脉内球囊反搏插管均可引起主动脉夹层。心脏外科手术，如主动脉-冠状动脉旁路移植术、介入性心血管诊疗操作等，均可引起主动脉夹层血肿。

5. 其他

如炎症（梅毒性主动脉炎、系统性红斑狼疮等）、妊娠等。在妊娠和主动脉夹层之间有一种未能解释的关系。40岁以下女性主动脉夹层约半数发生在妊娠期间，且多发生在妊娠后3个月内或产褥期的早期。

另外，主动脉夹层是否与种族有关是值得观察的问题。虽然没有系统的流行病学调查数据，但从近年来与国外学术交流的情况和文献报道来看，主动脉夹层在中国的发病率远高于欧美国家。有必要在高血压人群中广泛开展有关主动脉夹层的科普教育和疾病普查。

二、胸主动脉夹层动脉瘤病理改变

主动脉壁中层退行性病变，各层组织黏合力减退，主动脉壁受血流冲击或滋养血管受损可导致内膜撕裂，中层剥离，形成壁间血肿。心脏搏动产生的应力对升主动脉和近段降主动脉影响最大，因而60%～70%的病例夹层动脉瘤起源于升主动脉，25%起源于近段降主动脉。约90%的病例合并有高血压。夹层动脉瘤形成后，可向远段主动脉延伸，累及胸主动脉全长和腹主动脉及其分支；向近段主动脉延伸则累及冠状动脉（冠脉）和主动脉瓣，导致冠脉血流中断或主动脉瓣关闭不全。夹层病变累及颈总动脉则产生脑缺血症状；肋间动脉受累则可引起脊髓缺血产生截瘫；肾动脉受累则引致肾衰竭；髂、股动脉受累则可引致肢体坏死。夹层动脉瘤变大后如外层穿破入心包腔或胸膜腔，则产生心脏压塞或大量血胸引致死亡。有的病人动脉瘤内层穿破入主动脉腔，则主动脉形成两个血流通道，主动脉壁剥离过程不再发展，病情得到缓解。

分型：1965年DeBakey按夹层动脉瘤发生的部位和范围分为三种类型：

Ⅰ型：内膜破裂处位于升主动脉，主动脉壁剥离范围起源于升主动脉，累及主动脉弓、降主动脉，并可延伸到腹主动脉。

Ⅱ型：内膜破裂处位于升主动脉，主动脉壁剥离范围局限于升主动脉。

Ⅲ型：内膜破裂处位于左锁骨下动脉开口远端的近段降主动脉。主动脉壁向降主动脉方向剥离，可延伸到腹主动脉，但不涉及升主动脉壁。

Stanford分型则根据升主动脉是否受累分为A、B两种类型。

A型：内膜破裂处可位于升主动脉、主动脉弓或近段降主动脉。夹层动脉瘤的范围累及升主动脉，甚至主动脉弓、降主动脉和腹主动脉。Stanford A型相当于DeBakey分型的Ⅰ型和Ⅱ型。A型约占病例数的66%。

B型：内膜破裂处常位于近段降主动脉，夹层动脉瘤的范围仅限于降主动脉或延伸入腹主动脉，但不累及升主动脉。相当于DeBakeyⅢ型。B型约占33%。

三、胸主动脉夹层动脉瘤的临床表现

突发剧烈撕裂样胸痛伴背部放射痛，是本病最具特异性和代表性的表现。首要体征是高血压，部分患者有明确高血压病史，部分没有高血压病史，发病就诊时查体发现血压急剧增高，收缩压达200mmHg以上者并不少见，有时双侧上肢血压不等，差异超过30mmHg时要怀疑本病。

患者也可出现皮肤苍白、出汗、周围性发绀等休克征象，但血压仍高于正常。腹部疼痛易与急腹症相混淆，但夹层动脉瘤病例较少出现恶心、呕吐、腹部压痛和腹肌紧张。主动脉壁剥离病变累及升主动脉者可呈现主动脉瓣关闭不全的舒张期心脏杂音。累及锁骨下动脉、颈总动脉和髂股动脉者可出现局部血管杂音，同侧脉搏和血压减弱或消失。病变累及脑血管者易与高血压引致的脑出血或脑血栓相混淆。椎动脉受累可突然出现截瘫。

总之，高血压与突发胸背痛，有此二联表现时应高度提示本病可能。

四、其他相关系统的症状与体征

在主动脉夹层的发病和扩展过程中，夹层血肿压迫使血管腔（真腔）变窄甚至闭塞，可引起相关脏器供血不足的征象。

1. 心血管系统

DeBakeyⅠ型和Ⅱ型夹层动脉瘤患者约50%可发生主动脉瓣关闭不全，此由瓣环扩大、瓣膜移位或撕裂等引起，常导致急性左心衰竭。当夹层累及冠状动脉时，可引起急性心肌缺血甚至心肌梗死。夹层向外膜破裂时，可引起急性心脏压塞，病情急剧恶化，甚至死亡。本病在发病后数小时即可出现周围动脉阻塞征象，表现为颈、肱、桡或股动脉搏动减弱、消失或两侧强弱不等，两上臂血压明显差别（>20mmHg），上下肢血压差距减小（<10mmHg）或主动脉夹层部位可有血管杂音及震颤等。

2. 神经系统

当主动脉夹层累及无名动脉或颈总动脉或发生休克时，可引起脑或脊髓急性供血不足，可出现头晕、神志模糊、失语、嗜睡、偏瘫甚至昏厥、昏迷。主动脉夹层压迫喉返神经时可引起声音嘶哑；累及椎动脉时可引起截瘫、尿潴留；累及髂动脉时可引起下肢动脉搏动减弱或消失、肢痛、感觉异常、肌张力减弱或完全性麻痹等。

3. 呼吸系统

主动脉夹层压迫气管或支气管时可引起咳嗽、呼吸困难等；破入胸腔时引起胸腔积血，一般多见于左侧，可出现胸痛、咳嗽、呼吸困难，甚至出血性休克等；破入气管或支气管时，可引起大咯血、窒息，甚至死亡。

4. 消化系统

主动脉夹层累及腹主动脉及其大分支时，可出现剧烈腹痛等症状；压迫食管或迷走神经时可出现吞咽困难；破入食管时可引起大呕血；累及肠系膜上动脉时可引起急性肠缺血性坏死而发生便血等。

5. 泌尿系统

主动脉夹层累及肾动脉时，可出现腰痛、血尿、肾性高血压，甚至急性肾衰竭。

五、主动脉夹层的诊断和鉴别诊断

（一）诊断

高血压与突发胸背痛表现，经检查排除心绞痛、心梗、急性胰腺炎后，应立即想到主动脉夹层可能。

胸部 X 线检查是简便可靠的诊断方法。夹层主动脉动脉瘤累及升主动脉的病例，在胸部 X 线平片上显示纵隔阴影向右侧增宽，累及降主动脉者则向左侧增宽。主动脉弓呈局限性隆起，升主动脉与降主动脉外径悬殊，升主动脉与主动脉弓扩大、变形。主动脉壁增厚，致内膜钙化斑与主动脉外缘间距增宽。间隔半小时重复摄片，显示胸主动脉与纵隔形态发生改变。有时主动脉呈现双腔阴影。有的病例可显示胸膜腔积液。

胸部 X 线检查显示上述异常者应立即进行主动脉造影检查，要求充分显示主动脉全长（从主动脉瓣到腹主动脉分叉处）。主动脉造影可显示主动脉壁剥离形成的血流异常通道压迫主动脉腔，了解主动脉壁剥离段的长度、内膜裂破的部位、主动脉瓣的解剖及功能情况以及主动脉主要分支如颈总动脉、肾动脉受累情况等。夹层动脉瘤的主动脉造影阳性征象有：造影剂在主动脉内分为两个通道且形态不光整，造影剂未能进入主动脉主要分支以及主动脉瓣关闭不全。

增强 CT 是很有价值的诊断措施，普通增强 CT 对典型夹层病例即可确诊（图 4-1），术前评估则需要进行多层螺旋 CT 的薄层扫描。

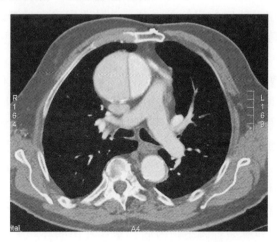

图 4-1　增强 CT 显示升主动脉夹层

超声心动图检查可发现血管外径扩大及夹层，并可确定有无主动脉瓣关闭不全。

心电图检查一般无异常征象，可排除心梗的诊断。在有高血压的病例可显示左心室肥厚。

（二）鉴别诊断

1. 心绞痛/心梗

和主动脉夹层症状最为相似，根据心电图、心肌酶检查大部分病例可以确诊，一旦排除应高度怀疑本病可能。

2. 急性胰腺炎

主诉为上腹、腰背痛的患者并不少见，接诊医师常首先考虑急性胰腺炎，超声、血尿淀粉酶、CT 等手段可明确诊断，CT 检查可同时证实主动脉夹层诊断。

3. 肾绞痛

腰背痛患者应与肾绞痛相鉴别，尿检、B超、X线检查可以排除。

4. 肠系膜血管疾病

有腹痛、大便隐血等表现者应和肠系膜血管疾病鉴别，心房颤动是最常见的栓塞来源；对于肠系膜上动、静脉血栓形成和主动脉夹层（包括未累及肠系膜上动脉的夹层患者）的鉴别，增强 CT 仍是最有意义的诊查手段。

5. 肢体动脉栓塞

即使比较有经验的血管外科医生，也有可能发生将主动脉夹层误诊为下肢动脉栓塞；因此，对下肢动脉缺血患者，建议严格追问胸痛史，并明确有无栓子来源。

六、胸主动脉夹层动脉瘤的治疗措施

（一）一般处理

主动脉夹层动脉瘤病情异常凶险，发生夹层动脉瘤后 24 小时生存率仅为 40%，1 周生存率为 25%，3 个月生存率仅为 10%。病变累及升主动脉者预后更差，1 个月生存率仅为 8%，而病变仅累及胸降主动脉者则 1 个月生存率可达 75%。高血压加速主动脉壁剥离过程，加剧疼痛并促使病人因夹层破裂引致心包积血、血胸或纵隔积血而早期死亡。因此拟诊为主动脉夹层动脉瘤的病例在未经主动脉造影确定诊断之前，即应进行治疗。给予药物降低血压，降低周围血管阻力和减弱左心室收缩力，使主动脉壁剥离范围不再扩大。

常用的药物是硝普钠。需严密监测心电图、血压、中心静脉压和尿量。调整药物剂量使血压维持在 100～120mmHg（13.3～16.0kPa），病情稳定后立即进行 CT 检查或直接进行主动脉造影术，明确主动脉壁剥离病变的部位和范围。夹层动脉瘤患者的主动脉壁组织脆弱，易破碎，手术操作难度大，死亡率高。累及升主动脉的患者（Stanford A 型或 DeBakey Ⅰ、Ⅱ型病例）应施行外科手术治疗。Stanford B 型或 DeBakey Ⅲ型的病例，多数可经内科保守治疗，但如呈现下列情况即应施行外科手术治疗。

（1）主动脉壁剥离病变持续扩大：表现为主动脉壁血肿明显增大，主动脉头臂分支或主动脉瓣呈现杂音和搏动减弱，提示剥离病变累及升主动脉。呈现昏迷、卒中、肢体发冷、尿量减少状态提示主动脉主要分支受压或梗阻。

（2）主动脉壁血肿有即将破裂的危险：主动脉造影显示夹层动脉瘤呈袋状或夹层动脉瘤在数小时内明显增大，胸膜腔或心包膜腔呈现积血；内科治疗未能控制疼痛。

（3）经积极内科药物治疗 4 小时，血压未能降低，疼痛未见减轻。

（二）外科手术治疗

主动脉夹层的传统外科手术方法是切除内膜撕裂口所在的主动脉段、人工血管移植，如有重要内脏动脉受累，还要行内脏动脉重建，手术创伤巨大，死亡率、截瘫率超过 10%，疗效并不令人满意。

1. 基本方法

胸骨正中切口，切开心包，全身肝素化后于右心房内插静脉引流管，动脉灌注管依不同病情可经股动脉、右锁骨下动脉、腋动脉或无名动脉插入，原则是保证插管在真正的主动脉腔内，同时要尽量避免栓塞和脑缺血。体外循环降温至 25℃ 左右，左心房放入减压管。在靠近无名动脉起点处阻断升主动脉。于升主动脉壁作纵切口，切开主动脉腔，经左、右冠状动脉开口插管灌注冷心脏停搏液。检查内膜裂破部位和主动脉壁剥离病变是否累及主动脉瓣窦。剥离病变涉及主动脉瓣窦而主动脉瓣启闭功能仍正常者，则在瓣窦上方切断升主动脉然后在与主动脉瓣交界处的主动脉壁内、外各放置一小块涤纶垫片，用褥式缝线穿过主动脉壁，缝合固定交界。然后在升主动脉近、远切端的主动脉壁内、外各放置环状窄条织片，缝合加固主动脉壁，再连续缝合升主动脉近、远切端，然后作升主动脉对端吻合术或在两个切端之间植入一段人造血管。内膜破裂部位涉及主动脉弓者，可部分切除主动脉弓，替换以人造血管，再用主动脉壁包绕人造血管，起到加固和止血作用。

需切除主动脉瓣者，则在切除主动脉瓣及病变段升主动脉后，进行主动脉瓣替换及人造血管植入术，或用带瓣人造血管，将人工瓣膜端与主动脉瓣瓣环缝合，在人造血管上切开小窗与冠状动脉开口附近主动脉壁吻合，或在人造血管与冠状动脉之间作大隐静脉分流术以保证冠状动脉血流。人造血管的另一端与升主动脉远切端进行对端吻合术。

2. Stanford A 型或 DeBakey Ⅰ 型及 Ⅱ 型病例的手术方法

（1）升主动脉置换：适用于夹层破口位于升主动脉，主动脉弓及分支无破口，主动脉瓣及冠状动脉无受累的情况。手术在体外循环下进行，切除无名动脉开口以下、冠状动脉开口以上的升主动脉，用人造血管吻合到升主动脉的近、远端切口上。

（2）Bentall 及 Cabrol 手术（图 4-2，图 4-3）：夹层破口位于升主动脉，主动脉弓及分支无破口但夹层累及主动脉瓣致主动脉瓣关闭不全。手术在体外循环下进行，切开升主动脉，切除主动脉瓣，用带瓣人造血管置换升主动脉及主动脉瓣，并将冠状动脉开口直接吻合到人造血管上（Bentall 手术），或用另一与冠状动脉大小相近的人造血管先吻合到左右冠状动脉上再与升主动脉（大的人造血管）吻合（Cabrol 手术）。

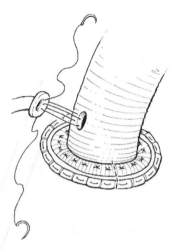

图 4-2　Bentall 手术

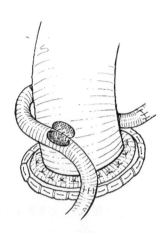

图 4-3　Cabrol 手术

（3）David手术：适合于夹层累及主动脉瓣窦或冠状动脉，但主动脉瓣关闭尚好的病人。手术在体外循环下进行，切开升主动脉，切除受累的主动脉瓣窦，将人造血管近端吻合端修剪成舌状凸出片（有几个瓣窦受累就剪几个舌状凸出片）以适应瓣窦的形状，便于修复。保护好主动脉瓣不要损伤，再将冠状动脉开口吻合到人造血管上。

（4）半弓置换（图4-4）：适合于夹层破口位于主动脉弓前半段，远端无破口的情况。手术在体外循环下进行，切开升主动脉及主动脉弓近端，用带分支的人造血管吻合到主动脉弓后半段及近端的升主动脉上，分支血管与无名动脉吻合，如左颈总动脉受累则将另一分支血管与左颈总动脉吻合。

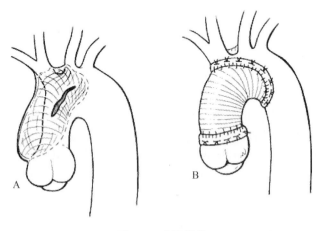

图4-4 半弓置换

（5）全弓置换（图4-5，图4-6）：如夹层破口累及全主动脉弓，但胸降主动脉近段无破口，可行全主动脉弓置换。手术在体外循环下进行，需加上顺行脑灌注保护（也有用逆行脑灌注保护），切开升主动脉及主动脉弓，目前常用的方法是用带四分支的人造血管吻合到降主动脉近端及近端的升主动脉上，分支血管分别与无名动脉、左颈总动脉及左锁骨下动脉吻合。如主动脉弓上各分支动脉开口未受累，也可将三个分支连同主动脉弓上部管壁以片状切下，并将人造血管上缘剪一相应的开孔与之吻合。

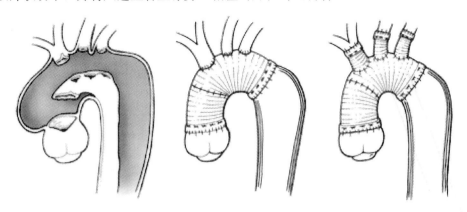

图4-5 全弓置换：人造血管分支分别与主动脉弓分支吻合

（6）象鼻手术（图4-7）：如夹层破口不仅累及主动脉弓，还累及胸降主动脉，需二

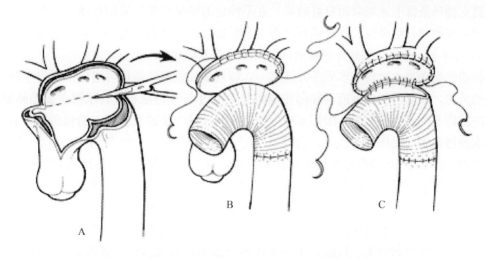

图 4-6　全弓置换：人造血管上缘开孔与主动脉弓留下的圆片吻合

期手术置换胸降主动脉时可考虑行象鼻手术。手术在体外循环下进行，大部分步骤与全弓置换相同，特殊之处是在行人造血管与降主动脉近段吻合时，要将一段人造血管预置于降主动脉内（从降主动脉近段置入到中远段），以便于二期手术置换胸降主动脉时的操作顺利进行。此外，预置于降主动脉内的人造血管由于遮蔽了降主动脉内的夹层破口，对缓解病情亦有好处。

（7）支架象鼻手术（图 4-8）：适应证同象鼻手术，方法是在手术中于降主动脉处放入人造支架封堵住降主动脉处的破裂口，支架的近端直接与人造血管吻合，其他步骤同全弓置换。

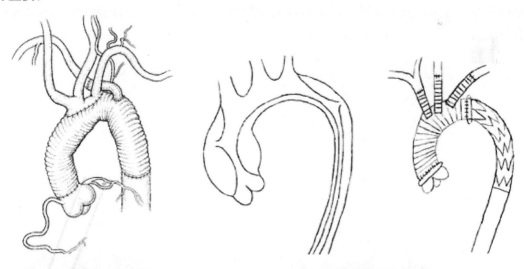

图 4-7　象鼻手术示意图　　　　　　**图 4-8　支架象鼻手术示意图**

大血管手术后神经系统和重要脏器并发症的发生率较高，主要原因是缺血。其损害程度与停循环时间长短密切相关，深低温停循环的安全时限为 45～60min，超过这一时限，神经系统并发症显著增加。良好的脑灌注以及短的停循环时间是减少神经系统和重要脏器并发症的关键。要注意的是单侧灌注脑保护的解剖学基础是脑基底动脉环发育完善，存在有效侧支循环条件下才能取得良好效果。在不确定的情况下最好采用直视下经头臂干和左颈总动脉双侧顺行脑灌注。体外循环过程中宜保持静脉血氧饱和度＞75％、血细胞比容维持在25％以上，并尽量缩短停循环时间及各重要脏器的缺血时间。

肺功能损害是大血管手术后并发症之一，特别是深低温停循环可增加术后发生肺部并发症的可能。根据国内外报道其肺部并发症发生率约为20％左右，其原因主要是肺缺血-再灌注损伤及全身炎症反应。缩短术中停循环时间，减少肺缺血时间，加强超滤，减少术后肺水肿可起到一定作用。

腔内治疗是近10年来发展起来的新型疗法，将人工血管内支架压缩入特制的输送系统，通过周围动脉导入至破口部位，释放后封堵主动脉内膜破口，阻断进入假腔的血流，假腔内逐渐形成血栓，从而预防主动脉瘤样扩张和破裂。一般患者股动脉切开即可满足手术需要，患者术后只要血压平稳即可出院。这是一个革命性的进步，实现了主动脉夹层治疗上从巨创到微创的转变。目前，主动脉腔内修复术已成为治疗主动脉夹层的首选措施。腔内修复技术的诞生，使越来越多的学者认为，主动脉夹层一经发现即应及早手术，不必频繁随访直至出现瘤样扩张后才考虑外科处理。

3. Stanford B 型或 DeBakey Ⅲ 型病例的手术方法

Stanford B 型或 DeBakey Ⅲ 型的病例大多数经内科药物治疗后病情稳定，无需外科手术治疗，病情发展需要手术治疗者则可先考虑进行介入支架植入，其次才考虑胸降主动脉切除和人造血管植入术。

Stanford B 型夹层手术（图 4-9）：

为避免阻断降主动脉引致脊髓和内脏缺血、缺氧损害，可采用体表低温麻醉并用药物控制上半身血压，应用临时性外分流导管，进行左心转流术或股静脉-股动脉转流术，阻断病变段近、远侧主动脉后，加压注入冷乳酸林格溶液，降低脊髓温度，亦可保护脊髓。

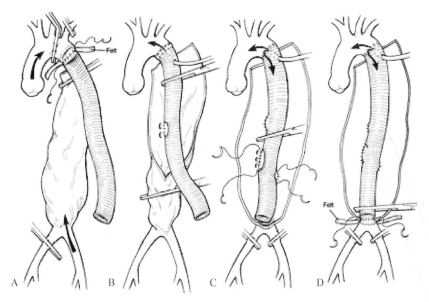

图 4-9　降主动脉夹层手术示意

取左侧后外剖胸切口，经第 5 或第 6 肋间进胸。于近段降主动脉或颈总动脉与左锁骨下动脉之间放置主动脉阻断钳，另于病变段远侧放置降主动脉阻断钳。纵向切开病变段降主动脉，观察主动脉后壁肋间动脉开口部位情况，尽可能保留肋间动脉开口处的部分主动脉后壁。切除病变段降主动脉后，用环状窄条织片加固近、远段主动脉壁内外侧切端，再用缝线连续缝合固定主动脉壁与织片，然后用长度、口径、形态合适的一段人造血管与近、远侧主动脉切端作对端吻合术。保留主动脉部分后壁与肋间动脉者，则需在人造血管的侧后剪一斜口与之吻合。吻合完成后先放松降主动脉远侧血管钳，如吻合口有漏血需添缝数针，再缓慢地放松和取出近段主动脉阻断钳。植入的人造血管用夹层动脉瘤壁包绕缝合，起加固和止血作用。术后处理与一般心脏血管大手术相同，但应密切注意血压情况，防止出现血压升高。

此种类型的夹层动脉瘤的手术死亡率仍较高。病变累及升主动脉的病例，手术死亡率为 20%～40%，病变仅限于降主动脉者，手术死亡率为 25%～60%。主要死亡原因有主动脉或吻合口破裂出血、急性心力衰竭、脑血管受累、肠系膜或肾血管梗死和肺部并发症。术后约 10%～20%的病例并发截瘫。术后 5 年生存率约为 50%，术后 10 年、20 年生存率降至 30%和 5%。

（王治平）

第三节　腹主动脉瘤的外科治疗

腹主动脉瘤（abdominal aortic aneurysm，AAA）是一种常见的动脉扩张性疾病，其发病率在所有动脉瘤疾病中占第一位，在国外，60 岁以上的人群发病率高达 2%～4%，国内发病情况尚没有较为权威的统计学数据。本病主要以腹主动脉局限性、永久性扩张为特点，一般来说，动脉直径扩张超过正常直径的 50%以上即可成为动脉瘤，腹主动脉瘤瘤体一旦破裂，常可危及生命。导致动脉瘤形成的直接原因是动脉壁弹力纤维和胶原纤维的降解和损伤，从而使动脉壁的机械强度下降，致使动脉壁局限膨出而成瘤。动脉粥样硬化是引起腹主动脉瘤的最常见原因，其他如损伤、感染、先天性动脉中层发育不良等都可以引发腹主动脉瘤的发生。临床上根据腹主动脉瘤累及范围不同，分为肾动脉水平以下的腹主动脉瘤和累及肾动脉水平以上的胸腹主动脉瘤，其中肾动脉水平以下的腹主动脉瘤最为常见，可以占到总发病例数的 95%以上，本节重点介绍肾动脉水平以下的腹主动脉瘤的外科治疗。

一、临床表现

多数病人无任何临床症状，因为无意中或体检时发现腹部搏动性包块而来就诊，体格检查时在脐部上方或脐部上方略偏左侧触及球形搏动性包块，其搏动频率与心脏一致，部分病人可以扪及震颤或闻及收缩期血管杂音。一般来讲，如果肿块上缘与肋弓之间能容纳两横指，常常提示为肾下腹主动脉瘤，否则多数为肾动脉以上的胸腹主动脉瘤。部分病人可以表现为腹部或腰背部疼痛，多数为胀痛，如瘤体巨大，压迫、侵蚀椎体出现神经根性疼痛，则可以剧烈难忍，突发性的剧烈腹痛则是瘤体急剧扩张甚至破裂的先兆。少数病人因为瘤体巨大可以出现相应的压迫症状：压迫胃肠道可以出现上腹部饱胀不适、食欲下降；压迫肾盂、输尿管可以出现泌尿系统梗阻症状；压迫下腔静脉可以导致下肢静脉回流不畅从而出现下肢深静脉血栓形成；压迫胆管可以出现梗阻性黄疸表现。另外，多数腹主动脉瘤瘤腔内可以形成血栓或动脉粥样硬化斑块，脱落可以导致远端动脉栓塞，出现肢体缺血甚至坏死。

腹主动脉瘤破裂是一种极为凶险的外科急腹症，死亡率高达 50%～80%。破裂的主要症状为突发性剧烈腹痛、失血性休克以及腹部存在搏动性包块。腹主动脉瘤可以直接破入腹腔，多数病人于短期内死亡；如破入腹膜后，未进入游离腹腔，由于后腹膜可以短时间限制血肿进展，尚有一定成功救治机会。根据 Laplace 定律，管壁的负载压力与瘤体的半径呈正比，因而瘤体越大，破裂危险性越大。资料表明未经治疗的腹主动脉瘤 5 年内的破裂率：若直径小于 4cm 为 10%～15%，小于 5cm 则为 20% 左右，小于 6cm 则有三分之一机会破裂，而直径大于 7cm 者破裂机会高达 75%～90%。目前临床一般以 5cm 为界，超过 5cm 者则认为破裂风险明显增加，需要积极手术治疗，而 5cm 以下者可以定期随访，根据其增大速度决定是否手术治疗，至少每半年复查一次，如果半年内瘤体直径增加超过 0.5cm 则应积极手术治疗。另外，在随访观察期间，如果突然出现腰痛、腹痛等提示瘤体破裂的征象，则需要限期手术治疗。

另外，尚有几种特殊类型的腹主动脉瘤：①感染性腹主动脉瘤：主要由细菌感染引起，除了腹痛和腹部搏动性包块外，还表现为相应的感染症状；②炎性腹主动脉瘤：病人常有慢性腹背部疼痛病史，由于腹主动脉瘤存在炎症，可与周围组织粘连而出现相应的泌尿系统或肠道梗阻的症状；③腹主动脉瘤合并消化道瘘：主要表现为消化道出血、腹痛、感染和腹部搏动性包块，患者可因突发的消化道大出血而死亡。

二、诊断与鉴别诊断

详细询问病史，结合体格检查发现脐周或左上腹部搏动性包块常常可以得出初步诊断。少数患者腹部 X 线片检查可以显示动脉瘤壁呈蛋壳样钙化影，有时还可以见到瘤体的软组织阴影、腰大肌阴影消失、椎体破坏等改变。血管彩色多普勒超声（彩超）能显示瘤体的位置、大小、有无斑块和附壁血栓，并可以提供血流动力学参数，基本上可以明确诊断，并且此方法无创伤、经济、快捷，特别对于可疑破裂的患者，彩超检查既可以明确诊断，又方便快捷，可以作为首选的检查方法。时间允许的前提下应当进一步结合 CT、MRI 或数字减影血管造影（DSA）检查，明确瘤体的边界、累及范围、是否合并夹层、流出道情况，以及瘤体与肾动脉、肠系膜上下动脉、双侧髂动脉的关系。结合病史、体征以及上述检查结果，腹主动脉瘤诊断一般不难，但是仍需注意与腹膜后肿瘤、胰腺肿瘤、肠系膜淋巴结结核以及腹主动脉延长迂曲相鉴别。

三、治疗

任何腹主动脉瘤的治疗都应当综合考虑以下四个方面：①破裂风险；②手术治疗风险；③患者的预期寿命；④患者的个人意愿。一般来讲，有症状的腹主动脉瘤，如出现疼痛、感染或瘤体压迫周围脏器出现相应的临床症状，一般均应考虑积极手术治疗，除非伴有严重全身合并症，手术风险极高不能耐受手术，或者预期寿命极短，可暂时保守治疗。腹主动脉瘤的保守治疗主要目的是减缓瘤体扩张和预防瘤体破裂，包括严格戒烟，积极控制血压、必要时严格卧床休息等。尽管目前临床大量应用 β 受体阻滞剂，但并没有证据表明这一类药物可以减缓腹主动脉瘤的发展，反而近来的研究表明多西环素可能起到一定的作用。腹主动脉瘤的外科治疗主要包括传统的开放手术和腔内介入治疗，本部分主要介绍开放手术的一般情况。

术前对于患者一般情况和瘤体情况的评估至关重要。详细的病史采集和体格检查以及全面的实验室检查有助于术前评估患者一般情况，了解有无影响手术耐受性以及预后的因素。腹主动脉瘤患者常常合并缺血性心脏病，这也是引起患者术中、术后死亡的最常见并发症，因此术前详细的心脏功能评估不可或缺，通常采用心电图、心脏彩超和运动平板试验等。如果发现缺血性心脏病，在情况允许的范围内可以延迟腹主动脉瘤手术，必要时先行冠脉支架或冠状动脉旁路移植（搭桥）手术。术前也应对肾、肺功能进行常规检查。另外，腹主动脉瘤的附壁血栓脱落常常导致下肢缺血，术前仔细评估有无下肢缺血情况有助于术后判断血管吻合情况。多数手术者术前建议患者进行较为全面的影像学检查，如彩超、CT、MRI 和动脉造影等。作者所在单位应用最多的是螺旋 CT 检查，可以评估瘤体大小、累及范围、有无合并血栓及夹层动脉瘤、瘤体与肾动脉和内脏动脉的关系等情况，并且可以进行较为精细的测量。

1951 年法国的 Dubost 报道首例腹主动脉瘤切除、同种异体主动脉移植方法，而 1952 年人工血管的研发成功使腹主动脉瘤切除联合人工血管重建成为腹主动脉瘤手术治疗的经典术式。我国 1954 年首例腹主动脉瘤切除、同种异体主动脉移植获得成功，1957 年国产真丝人工血管开始应用于临床。近年来，随着人工材料的改进和手术技巧的提高，手术成功率明显提高，国内有学者报道对于肾下型腹主动脉瘤，手术死亡率<5%，5 年生存率则>70%。

术前应仔细评估影像学资料，判定动脉瘤累及范围，制订初步的治疗计划，并选定合适口径的人工血管。术前一天开始肠道准备并配血术中备用，一般采用气管插管全身麻醉，行动脉和中心静脉内插管监测，必要时进行漂浮导管监测，常规建立两条有效的输液通路。

一般取平卧位正中左侧绕脐切口，上至剑突，下至耻骨联合，经腹白线进入腹腔。如果采用右侧卧位经腹膜后入路暴露腹主动脉，术中需要将所有内脏轻柔地向右侧牵拉，该法可以较好地显露肾动脉上方的腹主动脉，但是难以显露右侧肾动脉和髂血管。两种入路方式各有优缺点，切口的选择应当由主刀医师根据患者具体情况和个人的操作习惯而定，笔者对于肾下型腹主动脉瘤更加倾向于正中切口经腹入路，但是对于有腹部手术史、结肠造口、马蹄肾、炎性腹主动脉瘤或者可能需要显露肾动脉上方的腹主动脉的患者应当优先选择腹膜后入路。

进入腹腔后应当常规仔细探查腹腔内各脏器，如果发现急性感染性病变或者晚期肿瘤可考虑暂时终止手术。之后进一步系统探查腹腔内重要血管，如主动脉、腹腔动脉、肠系膜上下动脉、双侧肾动脉、双侧髂总动脉、双侧髂内动脉、双侧髂外动脉等，明确动脉瘤的大小与累及范围，初步判定吻合口位置、吻合位置血管情况以及所需人工血管情况。探查过程中应当尽量轻柔以防止动脉瘤内的附壁血栓脱落引起远端血管栓塞。探查时同时应注意了解有无主动脉下腔静脉瘘或主动脉肠瘘等情况，并且明确左肾静脉以及双侧髂静脉有无变异、畸形以助于之后的动脉瘤显露、阻断。将大网膜、横结肠牵向头端，小肠则用大网膜或者湿纱布垫保护后置入肠袋置于切口右侧。纵行切开动脉瘤前方的后腹膜，上延至横结肠系膜，如果动脉瘤累及髂动脉可向下延长直至超过动脉瘤。在动脉瘤上方解剖左肾静脉，如动脉瘤瘤颈位置较高，可能被左肾静脉横跨，则应将左肾静脉游离并向上牵开，此时应当注意有无肾静脉、下腔静脉畸形以避免损伤。进而游离动脉瘤上方瘤颈，应当注意可仅游离动脉瘤的前方及侧方，主动脉后壁可不予完全游离，同时注意轻柔操作，避免损伤淋巴管导致淋巴漏。然后分别游离双侧髂内、髂外动脉，可分别先以血管吊索约束，注意不要损伤后方的髂静脉以及输尿管。结合术前的影像学检查结果，选定吻合位置。全身肝素化后，分别以主动脉钳、小儿心耳钳阻断近端主动脉和双侧髂内、外动脉，如肠系膜下动脉未被附壁血栓阻塞也应予以阻断，阻断时应当注意和麻醉师的配合，避免突然的后负荷增加导致心脏功能受损。在动脉瘤前方切开并迅速上下延长切口直至动脉瘤远端，如需保留、重建肠系膜下动脉则沿动脉瘤前方偏右侧切开。将瘤腔内的血栓去除并以肝素生理盐水冲洗，寻找切开范围内的腰动脉并将其开口缝合，必须注意控制所有的腰动脉出血。先完成近端吻合，一般自后壁中点开始，可选择 3-0 的 Prolene 或 CV 线，针距以 1～2mm 为宜，边距则不能相等，否则容易出现针眼渗血，并且会形成一个整齐的、脆弱的边缘，导致穿孔严重者吻合口破裂。注意应当在近端吻合完成后立即阻断人工血管、开放近端主动脉，以检查吻合口，否则当远端吻合完成后无法检查近端吻合口的后壁情况。牵拉人工血管并摆正人工血管方向，注意避免远端吻合时出现人工血管张力过大，或者人工血管过长和方向不对而导致扭曲等情况。以 5-0 或 6-0 血管缝线采用连续缝合或者降落伞法完成远端吻合，注意不要损伤后方的髂静脉。远端吻合可以选择在髂外动脉，部分可直接吻合至股动脉，如果需要保留髂内动脉，可考虑将人工血管修剪成斜面直接吻合于髂总动脉开口位置。完成远端吻合前，应当开放远端阻断钳，并适当挤压大腿使反流血冲出人工血管内可能存在的血栓、碎屑或者气泡等。开放远端吻合口时应当与麻醉师配合，注意血压波动情况，并且一般先完成一侧吻合并开放一侧下肢血供后再完成另外一侧吻合。如需进行肠系膜下动脉重建，则可将肠系膜下动脉根部修剪成纽扣状直接与人工血管相应位置吻合。所有吻合完成后应再次仔细检查各吻合口以及所缝扎腰动脉、肠系膜下动脉内口有无出血，适当修剪并缝合瘤壁包裹人工血管以防止人工血管直接与肠壁接触导致人工血管肠瘘。

部分病人合并主动脉-下腔静脉瘘，术中会导致难以控制的出血，一般可以用手指压迫，必要时自近端或远端静脉置入球囊至下腔静脉内相应位置，应将动静脉交通在主动脉内以 3-0 血管缝线关闭。而对于破裂的腹主动脉瘤，应当争分夺秒进行手术，术中应首先放置主动脉近端阻断钳以控制出血，挽救生命。另外吻合完成后应当注意止血，患者手术时由于出血性休克，部分小血管（如腰动脉等）可以不出血，而血管重建后则可以发展成为致命性出血。对于累及肾动脉上方的腹主动脉瘤一般采取右侧卧位经腹膜后入路，术中应当注意重要血管的重建，而预计重要脏器如果因血管阻断而缺血时间过长时应当采用相应的脏器保护方法，如低温和脏器保护液灌注等，为减少阻断时间，可以采用分部阻断的方法，必要时先放置胸主动脉至瘤体下方血管的临时转流管。

所有病人均应进行密切的术后监护，注意心、肾、肺、脑等重要脏器的功能情况，检测出凝血、白蛋白等情况，合理镇痛，并预防性应用抗生素。应当每日扪查双侧下肢动脉搏动情况以判断血管通畅情况。一般主动脉直径在 2cm 左右，而双侧的髂动脉直径也可达 6mm 左右，术后可不考虑常规应用抗凝药物。术后的早期并发症包括出血、肾功能损伤、心肌梗死等。部分患者可以出现术后急性下肢缺血情况，一般与术中血栓、气体栓塞至肢体远端动脉有关，可考虑急诊取栓。移植物感染或排斥反应常常为迟发性的，一旦发生可危及生命，应当将移植物取出，改行解剖外旁路。部分患者由于自体血管发育不良而在吻合口位置形成假性动脉瘤，常需要二次手术或介入治疗。

手术治疗腹主动脉瘤是最为经典的方法，并且技术成熟，疗效确实，长期疗效肯定。近年来随着腔内介入技术和支架植入物的发展，越来越多的腹主动脉瘤患者可以通过腔内技术而获得成功救治。诚然，腔内技术创伤小，避免了开放手术的巨大创伤，缩短了住院时间，尤其适用于合并严重并发症、不能耐受开放手术的患者，然而腔内技术也存在着花费巨大、远期疗效不确定等缺点。因而，我们认为应当综合患者的年龄状态、全身情况、瘤体累及范围和特点以及患者本人的意愿等诸多因素选择个体化的治疗方案。

（李　杰　吕伟明）

第四节　　主-髂动脉硬化闭塞症的外科治疗

一、概论

主-髂动脉硬化闭塞症是指因为动脉粥样硬化导致的发生于肾下腹主动脉和髂动脉的管腔狭窄或闭塞性疾病。腹主动脉闭塞经常发生在分叉处。最早报道此病的是 Leriche，早在 1942 年他首先描述了腹主动脉闭塞症的症状；因此，临床上称之为腹主动脉分叉闭塞综合征，也称 Leriche 综合征。

动脉粥样硬化的发病原因和具体机制不完全清楚。多数研究认为动脉粥样硬化过程是个复杂的、多因素介导的、由于内皮细胞失衡导致的一种代偿性慢性炎症反应，这些因素包括：血流应切力、高血压、烟草毒素、高脂、感染、氧化修饰的低密度脂蛋白、感染性微生物等。

肾下腹主动脉及髂动脉，尤其在腹主动脉分叉处是动脉硬化最常累及的部位，好发于男性，男女比例约为 6∶1。由于大多数没有临床症状，所以慢性主-髂动脉硬化闭塞症患者在人群的发病率没有确切的统计。

二、临床表现

典型的症状是不同程度的间歇性跛行，最常见于大腿近段、下腹部及臀部；多数患者也可表现为下肢的发凉、麻木、感觉异常等，行走距离与患者的侧支循环建立的多少有关。进一步发展可以出现静息痛乃至组织坏疽、皮肤色泽改变。由于髂动脉供血的中断，在男性患者中，50%～80% 存在性功能障碍。少数患者在行走时会有腹部疼痛，可能是通过蒙德边缘动脉弓（Drummond's marginal arch）及若兰动脉弓（Riolan's arch）盗取肠系膜上动脉血液所致（肠系膜动脉盗血综合征）。

根据病变的部位、范围和程度，将此病分为以下三种类型。

Ⅰ型：闭塞病变仅仅累及腹主动脉末端和髂总动脉；约占 5％～10％。主要表现为间歇性跛行、性功能障碍和股动脉搏动消失三联征。

Ⅱ型：闭塞病变累及腹主动脉末端、髂总动脉、髂外动脉、近段股动脉；约占 25％。主要表现仍为上述三联征，其中间歇性跛行更为严重，行走的距离更短，经常需要外科干预。一般来讲，此类患者的腘动脉及小腿动脉是通畅的。

Ⅲ型：闭塞病变累及腹股沟以远的动脉；占 65％左右，目前临床上以此型多见。此型患者的病变经常累及腘动脉，甚至小腿动脉。由于病变范围广泛，临床表现比较严重，经常出现静息痛、肢体远端溃疡或者肢端坏疽，截肢率较高。

随着医学的发展，介入技术在外周血管疾病中应用，在 2001 年，跨大西洋协作组织（TransAtlantic Inter-Society Consensus，TASC）根据病变的部位及范围对主-髂动脉硬化闭塞病变进行了分级；后来随着腔内技术的发展进步，2007 年 TASC 组织重新修订了分级，公布了新的分级标准即 TASCⅡ分级：

TASC A：a. 单侧或双侧髂总动脉狭窄；

b. 单侧或双侧髂外动脉单一短段狭窄（≤3cm）。

TASC B：a. 肾下腹主动脉短段狭窄（≤3cm）；

b. 单侧髂总动脉闭塞；

c. 髂外动脉单一或多发狭窄，总长度在 3cm 至 10cm 之间，病变不累及股总动脉；

d. 单侧髂外动脉闭塞，不累及髂内和股总动脉开口。

TASC C：a. 单侧髂外动脉狭窄，累及股总动脉；

b. 单侧髂外动脉闭塞，累及髂内和股总动脉开口；

c. 双侧髂外动脉狭窄，长度在 3cm 至 10cm 之间，不累及股总动脉；

d. 双侧髂总动脉闭塞；

e. 单侧重度钙化，髂外动脉闭塞，伴有或不伴有累及髂内和（或）股总动脉开口。

TASC D：a. 肾动脉下腹主-髂动脉闭塞；

b. 同时累及腹主和双髂动脉弥散性病变并需要处理；

c. 同时累及单侧髂总、髂外和股总动脉的弥散、多发狭窄性病变；

d. 同时累及髂总和髂外动脉的闭塞性病变；

e. 双侧髂外动脉闭塞；

f. 伴有腹主动脉瘤的髂动脉狭窄：需要处理或伴其他病变需行腹主或髂动脉开放手术。

特殊类型的主-髂动脉闭塞——近肾腹主动脉闭塞

近肾腹主动脉闭塞（Juxtrarenal aortic occlusion，JAO）是指肾动脉平面或其邻近主动脉的完全性闭塞（图 4-10）。其病因主要是动脉粥样硬化，起病一般比较缓慢，但病程进展较快。JAO 较少见，由于靠近肾动脉，因此，治疗难度较大，并发症较多。临床表现基本同上，仅在辅助检查中发现。其中有些是在原来主动脉重度狭窄或者闭塞基础上形成血栓所致（图 4-11）。本病相当于 TASC 的 D 级。

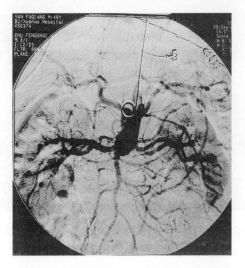

图 4-10　血管造影显示：近肾腹主动脉闭塞

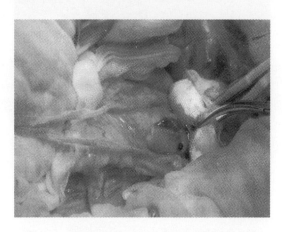

图 4-11　肾动脉下方临时阻断并切开腹主动脉，见有血栓在动脉腔内

三、外科治疗

（一）适应证

1. 绝对适应证

主要以救肢为目的。出现静息痛、下肢坏疽是动脉重建的绝对适应证；近肾主动脉闭塞的患者，即使下肢缺血的程度不重，也需要给予积极的干预治疗。

2. 相对适应证

对于跛行距离影响患者生活质量、存在性功能障碍的患者，如果进行规范的保守治疗后，效果不佳或病情进展，也是手术治疗的适应证。

（二）外科手术方式

1. 动脉内膜切除术

主要用于病变局限的患者，而对于有瘤样扩张型病变、长段闭塞病变的患者不适合该手术治疗。不过随着动脉腔内技术的发展，这类患者基本上可以通过介入方法解决问题；因此，目前单独进行主动脉或者髂动脉内膜切除的情况已经很少，多数是在联合动脉旁路移植的同时，为了使旁路更顺利完成，进行本术式。

2. 主-髂、主-股动脉旁路转流术

这是一种在解剖途径上完成的手术方式。近段吻合口可以在腹主动脉的近段或者远端（图 4-12，图 4-13），而远端吻合后可以在髂动脉上，也可以在股动脉上，主要根据病变的范围而定。这已经成为治疗主-髂动脉硬化闭塞性疾病的标准术式，由于该术式符合解剖途径，所以较解剖外途径的远期通畅率高。对于需要保存肠系膜下动脉的患者，可在近心端进行端-侧吻合，或者进行端-端吻合，然后将肠系膜下动脉吻合于人造血管上。远端的吻合口常选择端-侧吻合。

对于近肾腹主动脉闭塞的动脉旁路移植者，由于手术涉及肾动脉，技术相对复杂，难度也较大。过去一般将阻断钳放置在肾动脉上，阻断时间过长，会影响肾功能，因此这对

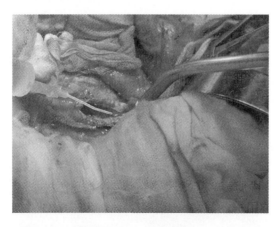

图 4-12　显露近端腹主动脉吻合口，先清理动
脉内的斑块或血栓

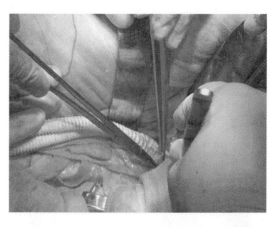

图 4-13　人工血管与腹主动脉吻合——近端吻
合口

于术者技术操作的要求明显提高。不过，汪忠镐教授发明了一种新的方法，即在肾下主动脉处暂时压迫腹主动脉，从肾下腹主动脉切开向上取出动脉内膜和血栓，使切口上方的腹主动脉保持通畅，并将阻断钳阻断在肾下腹主动脉，同时将近段吻合口放在肾下腹主动脉上；这样使手术大大简化。我们完成 40 余例这样的患者，远期随访结果也令人满意（图4-14）。

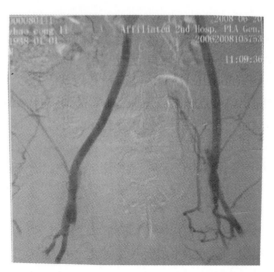

图 4-14　血管造影复查：腹主动脉-双股动脉人工血管移植术后通畅

　　3. 腹腔镜下腹主动脉-髂、股动脉人工血管旁路移植术

　　这与上述操作步骤基本相似，只是腹主动脉-髂动脉旁路移植的所有的操作是在腹腔镜下完成；而腹主动脉-股动脉旁路移植的操作，只有腹主动脉的吻合在腹腔镜下完成，股动脉的吻合同常规手术一样。1993 年，Dion 首次成功进行了腹腔镜辅助主动脉双侧股动脉旁路术，但是由于腹腔脏器的影响，腹主动脉的显露困难阻碍了腹腔镜手术的开展，自 2000 年以后，手助腹腔镜技术、肠管牵开器、网状牵开器的发明应用加速了腹腔镜血管外科手术的开展。应用腹腔镜技术进行主-髂动脉旁路移植术具有创伤小、恢复快的优

点，并在很大程度上避免了开腹手术的并发症。

4. 腋-股、股-股动脉旁路转流术

这是解剖外途径旁路移植。由于远期效果没有上述的方法好，不能作为主要的方法。目前主要用于适合于心肺功能不能耐受开腹手术的患者。

5. 杂交手术

随着动脉腔内技术的发展，有些病变可以通过介入方法完成，但是某些病变介入技术也只能完成部分的工作。这时可以将介入与手术结合完成，临床称之为杂交手术。最常见的是先行主动脉和一侧髂动脉的支架成形，再行一侧股动脉到另外一侧股动脉的旁路移植。

6. 截肢术

对于保守治疗无法控制的感染、持续而剧烈的静息痛和坏疽的患者需行截肢术，在确保伤口愈合的情况下尽量采取膝下截肢，便于后期安装假肢。

（三）术后处理

1. 抗凝处理

如果下肢动脉流出道很好，抗凝的要求不高，我们的经验是术后普通肝素 12 500 单位加入 50ml 生理盐水中，2ml/h，6h 后再根据 APTT 的结果调整肝素的用量；同时口服华法林 3mg/d。待国际标准化比值（INR）达标后即可停用肝素。使用华法林维持 6 个月后停用。终身服用抗血小板药物。也可以仅使用低分子肝素维持 2 周，然后使用肠溶阿司匹林和波立维终身维持。如果流出道不佳，华法林要终身维持。

2. 抗血小板处理

如果使用抗凝药物，仅同时用一种抗血小板药物即可，如果没有抗凝药物，一般可采用 2 种抗血小板药物。

3. 扩张血管治疗

这不是必需的措施，根据患者的情况选择。

（四）并发症及处理

1. 严重出血

主要原因是手术视野止血不彻底、血管吻合口漏血、肝素使用过量等，前两种可能需要再次手术止血，一般需要再次手术止血的患者约占 1%～2%；后者可以采用少量鱼精蛋白中和肝素。

2. 急性移植物血栓形成

主要原因是术中肝素用量不足，导致移植物内血栓形成。有时可与吻合技术不过关导致吻合口狭窄有关，当然术后低血压、移植物扭曲受压也可出现血栓形成。一旦出现，可采用手术或导管取栓。这里特别强调预防，术中肝素的用量一定要足量，但不要过量，我们的经验是 0.8～1.0mg/kg 体重。吻合技术通过练习可以熟练掌握，术中和术后要保持血压的稳定，移植物通过腹膜后时要保持其方向一致，不要扭曲。

3. 移植物术后感染

这是术后最严重、致命性的并发症之一，往往需要手术取出移植物，在远端未受累的部位重新进行血管重建术。所以术中一定注意无菌操作，严格规范化处理每一步。

4. 移植物慢性闭塞

5 年发生率为 5%～10%。术后早期多是抗凝药物使用不佳，没有达标，出现血栓形成；后期多为移植物内膜增生导致。前者可以通过导管取栓或溶栓导管溶栓的方法治疗，如果发现并处理及时，一般可以实现移植物的再通。后者需要行球囊扩张/支架置入治疗，或者手术切开，行移植物内的内膜切除，有时可能需要再次进行动脉旁路移植。

（谷涌泉　张　建）

第五节　颅外段颈动脉狭窄的外科治疗

颅外段颈动脉狭窄的外科治疗开始于 20 世纪 50 年代，Eascott、Pickering 和 Rob 于 1954 年报道了采用颈动脉分叉切除、颈外动脉（ECA）结扎以及颈总动脉（CCA）与颈内动脉（ICA）直接吻合重建手术技术，成功治疗 1 例反复发作的短暂性脑缺血发作（TIA）女性患者。DeBakey 在这之前已成功地进行了颈动脉内膜剥脱术（CEA），于 1959 年才发表文章，内容涉及颈动脉、椎动脉和主动脉弓血管闭塞性病变的外科处理，并介绍了许多处理颈动脉闭塞性病变的途径，包括外翻内膜剥脱术、补片血管成形术和血管转流技术等，为以后 CEA 广泛开展奠定了基础。20 世纪 70 年代和 80 年代进行 CEA 的经验得到显著增长，20 世纪 90 年代进行的随机对照研究确定了 CEA 的安全性和有效性，对有症状和颈动脉严重狭窄的病变，优于最好的内科处理，CEA 目前仍是公认的预防和治疗由颈动脉粥样硬化病变所致脑梗死的最有效方法。

一、手术适应证和禁忌证

颈动脉粥样硬化病变是缺血性卒中的主要危险因素，估计三分之二的缺血性卒中是因此发生的。颈动脉病变造成的病理生理变化有两方面：①颈动脉管腔狭窄或闭塞，致脑血管供血不足；②动脉硬化斑块溃疡，微小胆固醇栓子或微血栓脱落，致远侧脑血管栓塞，引起 TIA 或脑梗死。

十多个欧美国家数十个医疗中心的协作随机研究，如 NASCET（North American Symptomatic Carotid Endarterectomy Trial）、ECST（European Carotid Surgery Trialists）、ACST（Asymptomatic Carotid Surgery Trial）等长达十余年的随访观察发现，高度颈动脉狭窄（70%～90%）的有症状和无症状患者，CEA 较内科治疗有明显优势，对中度颈动脉狭窄（50%～69%）患者，两者无明显差异，而轻度颈动脉狭窄（30%～49%）患者，内科治疗优于 CEA。

1. CEA 的主要适应证

（1）伴有 TIA 和曾有脑卒中发作者，并满足以下条件之一者：①动脉管腔狭窄 70% 以上，②动脉管腔狭窄 50% 以上，伴有溃疡斑块。

（2）伴有脑缺血并满足以下条件之一者：①动脉管腔狭窄 50% 以上，对侧亦有阻塞病灶者；②双侧狭窄 70% 以上者。

（3）无症状者：①经 CT 检查证实有同侧脑梗死（隐性脑卒中）；②动脉管腔狭窄 70% 以上，拟行冠状动脉、主动脉等大手术者。

美国心脏协会（AHA）指证：

（1）肯定指征：①6 个月内 1 次或多次 TIA，表现为 24 小时内明显的局限性神经功能障碍或单盲，且颈动脉狭窄＞70％；②6 个月内 1 次或多次轻度非致残性卒中，症状或体征持续超过 24 小时，且颈动脉狭窄＞70％。

（2）相对指征：①无症状性颈动脉狭窄＞70％；②颈动脉狭窄＜70％，但处于不稳定状态，如表面不光整、溃疡或血栓形成；③有症状性的 CAE 术后严重再狭窄。

2. 禁忌证

①患者有严重的多器官功能不全无法耐受手术；②急性心肌梗死发病 3 个月内者；③脑卒中发病 3 个月以内者。

但目前有学者认为脑卒中发病时间并不是其绝对禁忌证。值得指出的是，由于 CEA 是一种预防性手术，且有一定的并发症，并不是所有颈动脉硬化患者均需手术治疗，应严格掌握手术适应证。

二、术前影像学检查

手术前必须有完整的颈动脉病变影像学证据，有时还需观察颅内血管情况。颈动脉影像学检查包括：多普勒超声、DSA、计算机断层扫描血管造影（CTA）和磁共振血管造影（MRA）检查等。多普勒超声是最常用的无创检查方法，可以进行筛选，判断病变范围和狭窄程度，以及病变的性质，但其准确性常有赖于操作者的技术熟练程度。而近年来 CTA 和 MRA 已越来越多地应用于临床，特别是 3D 技术的应用，可以从各个角度观察病变形态，以确定手术范围和方法。有临床证据发现 CTA 可能低估狭窄程度，而 MRA 可能高估狭窄程度，常需结合多普勒超声综合评估。DSA 因为是有创检查，目前已较少作为术前评估检查，但其对颅内微小血管病变的识别，以及判断优势供血动脉和大脑动脉环（Willis 环）的完整性仍是不可缺的方法。

三、围术期药物治疗

近年来，随着颈动脉疾病内科处理的快速发展，CEA 围术期药物治疗也得到明显进展。

1. 抗血小板治疗

一些多中心随机研究推荐围术期使用强有力的抗血小板治疗，已被广泛接受。2002 年英国抗血栓试验组报道，应用 Meta 分析对抗血小板治疗试验进行分析，发现抗血小板治疗能减少高危患者总体卒中率 25％。而使用剂量存在争议，一项研究发现，围术期接受 650mg/d 至 1300mg/d 水杨酸（ASA）患者卒中率和死亡率为 1.8％，而接受 0 至 325mg/d 水杨酸患者是 6.9％，出血并发症无明显差别。减少 CEA 术后卒中益处的最新研究显示，氯吡格雷能减少围术期栓塞。一项包含 100 例 CEA 患者的试验，随机每天服用 150mg ASA 或加用氯吡格雷 75mg 或安慰剂，用经颅多普勒（TCD）在 CEA 术后 3 小时内观察血栓栓塞的数量，氯吡格雷合用 ASA 组减少了栓塞率，且不增加出血并发症。

2. 肝素

肝素已用于急性卒中或进行性 TIA 患者 CEA 术前治疗，虽然国际一些卒中研究没有发现常规应用肝素对急性卒中有明显益处，因为其增加了出血性卒中和致命性颅外出血的数量。阿司匹林和术中肝素结合应用，对预防血栓形成有明显效果。Rochester 大学研究组发现，小剂量术中肝素是安全的，并可避免使用鱼精蛋白对抗术中肝素。

3. 鱼精蛋白应用

有许多报道已证明 CEA 术中用鱼精蛋白中和肝素是安全的。Treiman 和同事回顾性地比较了 328 例接受鱼精蛋白和 369 例未接受鱼精蛋白患者的预后，5 年的随访发现，卒中发生率无明显差异，而未接受鱼精蛋白者切口血肿发生率明显增高。

4. 右旋糖酐

右旋糖酐是一种抑制血小板聚集的多糖，可用来控制内膜剥脱处的血小板聚集和潜在的微血栓形成，预防术前和术后血栓事件。1997 年英国研究者发现，输入 6 小时右旋糖酐能有效地控制术后血栓事件，通过 TCD 测量，在 100 例病人中，卒中发生率和死亡率为 0，右旋糖酐输入能有效预防卒中。

5. 他汀类药物

应用他汀类药物能降低胆固醇水平和颈动脉内膜中层厚度，可能对消退颈动脉狭窄斑块有利，最近十年，许多研究结果表明他汀类治疗对预防原发性和继发性卒中事件十分有效。一项针对 1600 例 CEA 的系列研究发现，他汀类药物可降低 30 天卒中发生率（1.2% $vs.$ 4.5%，$P<0.01$）、TIA 发生率（1.5% $vs.$ 3.6%，$P<0.01$）和死亡率（0.3% $vs.$ 2.1%，$P<0.01$）。另一报道，在 CEA 时使用他汀类药物治疗的有症状患者围术期卒中发生率和死亡率明显降低，并能预防 CEA 术后颈动脉再狭窄。

四、手术技术

1. 麻醉

CEA 可以在全身麻醉（GA）、区域麻醉（RA）伴深或浅颈神经阻滞，以及单纯局部麻醉下进行。在 RA 下行 CEA 可缩短住院时间，改善围术期心、肺功能的稳定性，并便于手术者随时选择转流管。但于 RA 下手术，患者会感到不舒服或焦虑，有癫痫发作或过敏反应的危险，对手术医师操作也有一定影响。一项前瞻性包含大于 3500 例病例的欧洲多国家研究证明，GA 和 RA 结果之间没有明显差异。

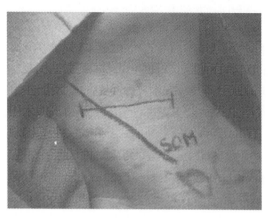

图 4-15 颈动脉内膜剥脱术的皮肤纵行和横行切口

2. 手术体位及准备

适当的体位对保证患者舒适和充分显露手术野是十分重要的。平卧位，头部和上身稍抬高约 15°，下肢抬高 10°，可以减少头部静脉压力和术中出血，增加下肢静脉回流；将一软枕置于肩胛骨后方，使颈部稍过伸，头部后仰并转向对侧；行桡动脉穿刺置管并持续监测血压，置入 Foley 导尿管。

3. 切口和显露

有两种皮肤切口可以采用（图 4-15）。标准切口是平行于胸锁乳突肌内侧缘纵行切口，如果下颌角上部需要显露，切口上段向耳垂后成角。另一种切口是位于下颌角下

1～2cm适当的皮肤皱纹处，这种切口产生的瘢痕较小，有较好的术后美容效果，但是如果切口做得过下，切口内很难显露上段ICA。

切开皮肤和颈阔肌后，沿胸锁乳突肌内侧缘分离，显露颈内静脉内侧缘，确认横行的面静脉，结扎切断，进入颈动脉鞘。然后将颈静脉牵向侧方，在颈动脉和颈内静脉之间后方可见迷走神经，分别分离显露CCA、ECA和甲状腺上动脉。最后沿颈动脉分叉外侧显露ICA，解剖该部位时应特别仔细，需游离出远侧一段正常的ICA，用血管带控制。注意舌下神经袢常位于颈总动脉中段或远段，应沿该神经后侧缘分离，减少损伤舌下神经及其分支的危险（图4-16）。避免过度分离颈动脉分叉处，以免损伤颈动脉体，可于颈动脉分叉处用1%利多卡因封闭颈动脉窦神经和ICA周围神经，防止术中血压波动和脑血管痉挛。

4. 高位ICA的显露

颈动脉分叉位于第二和第七颈椎之间任何部位，高位颈动脉分叉病变的解剖分离，有可能增加围术期卒中和颅神经损伤的危险，在技术上具有挑战性。术前最好经过影像学检查确定颈动脉分叉平面与骨解剖的位置。有一些方法可用于高位显露：①经鼻气管插管：当患者闭合嘴巴时，下颚骨的垂直分支可向前移动1～2cm，这种方法能增加ICA远侧的显露；②二腹肌切开：沿切口斜行切开二腹肌后腹，确认舌下神经并加以保护，同时注意副神经和舌咽神经，两者均在二腹肌深面；③茎突切除：用手术刀切除附着于茎突上的肌肉，然后用咬骨钳仔细切除茎突，这对于显露颅底ICA通路是必要的；④下颚骨前半脱位或切开下颚骨显露ICA，此法较少使用，常需与口腔整形医师协作实施（图4-17）。

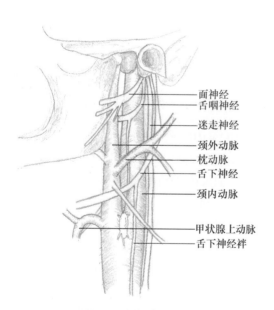

图4-16 颈部血管与颅神经解剖位置，注意舌下神经横过分叉上方

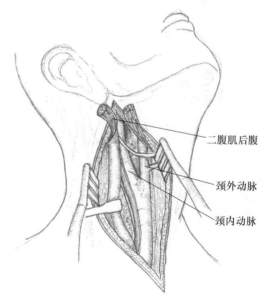

图4-17 高位ICA的显露

5. 颈动脉内膜剥脱技术

CEA有两种基本手术技术：经典（sCEA）和外翻（eCEA）内膜剥脱术。不管应用何种方法，精准的外科手术技术都是十分重要的，分离解剖时应该尽量减少对颈动脉的刺

激，因为粗暴的操作可造成术中脑栓塞。颈动脉血流阻断前，给予患者 70～100U/kg 肝素，使全身肝素化，同时升高血压，较原血压水平提高 20%～30%，可减少患侧脑缺血的发生。首先阻断 ICA，并确保阻断在斑块远侧正常的 ICA，然后再阻断 CCA 和 ECA，以防后者钳夹时造成脑栓塞。为判断是否需要使用转流管，RA 时试验性阻断 ICA 至少 3 分钟，观察患者有无神志、四肢运动或脑电图（EEG）改变；GA 时可阻断 CCA 和 ECA，然后在颈动脉分叉下方穿刺远侧 CCA，测量颈动脉残端压力，但这种方法可能有潜在的造成脑栓塞的危险；如出现神志不清，四肢运动障碍，EEG 提示脑缺血或颈动脉残端压力低于 50mmHg，常需放置转流管。

（1）sCEA 技术：自 CCA 至 ICA 纵行切口剥脱动脉斑块和（或）加补片进行血管成形（图 4-18）。纵行切开动脉时应该避免过分靠近 ECA 开口处，因为这可使动脉分叉解剖变形，增加了动脉切口关闭的难度。如果需要应用转流管，应注意充分肝素冲洗，放置前排空转流管中的空气，以防空气栓塞。目前常用的有 Pruitt-Inahara 和 Javid 两种转流管。还有学者推荐使用一种简易的乙烯基软管，这种转流管可完全置于动脉内，不影响手术者操作，在完全关闭动脉切口前取出（图 4-19）。

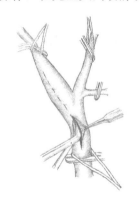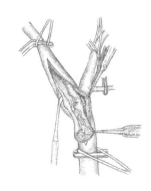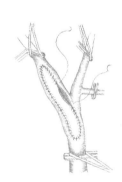

图 4-18　颈动脉内膜剥脱术和动脉切口补片关闭

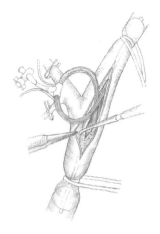

内膜剥脱从远端 CCA 中层和外膜之间平面开始，斑块在这部位有一斜面，剥脱继续到 ECA，用内膜剥脱器进一步把斑块从外膜分开，如果内膜和中层在 ECA 开口处松散的话，可完整地将 ECA 内膜剥脱，然而有不少手术者常忽视 ECA 内膜剥脱这一步骤。内膜剥脱再延伸进入 ICA，ICA 终点处理技术是预防围术期卒中和复发的关键。内膜剥脱应该终止于正常的 ICA，渐进到正常内膜，最好从动脉侧面牵引拉出斑块，应避免直接拔出或向下撕拉斑块，这可能会产生内膜撕断、飘浮或难以修复的动脉损伤。除非完全必需，尽量避免远端内膜增补缝合，因为这样可能增加围术期卒中发生率。

图 4-19　颈动脉转流管放置

如 ICA 直径小于 4mm 或因解剖因素直接缝合会造成明显狭窄，需行补片成形修复动脉切口。有许多不同材料的补片，包括自体静脉、膨体聚四氟乙烯（PTFE）、编织涤纶（Dacron）和牛心包膜等。虽然研究提示自体静脉可能优于合成补片，但临床上大多数仍在使用合成补片。补片宽度以 8～10mm 为宜，缝合从 ICA 动脉切口的上端开始，这是通常最困难和最关键的吻合部位；常用 7-0 或 6-0 血管缝线进行吻合，当缝合补片时，应轻拉补片使之伸直，与动脉切口长度一致。

当缝合最后几针时，开放 CCA、ICA 和去除转流管，短暂放松以冲出动脉内的空气或碎片。再次阻断内膜剥脱动脉的近远端，用肝素盐水充分冲洗和再次检查动脉内有无碎屑或内膜片，然后关闭动脉切口。颈动脉开放顺序非常重要，应先开放 ICA 阻断钳，使血流充满颈动脉分叉，随后在分叉处阻断 ICA，再开放 ECA 和 CCA，使残留的空气或碎屑冲到 ECA 区域，最后去除 ICA 阻断钳。

（2）eCEA 技术：该技术已在全球许多中心成功实践，取得良好效果。1985 年 Kieney 介绍了一种改良的内膜外翻切除术，于颈动脉分叉处斜形切断 ICA，用剥离器仔细分离增厚内膜与外膜，将外膜向外牵拉，完整剥脱增厚的内膜和斑块，务必清除剥离面的微小碎片和浮动组织，如远端内膜有浮动，可用 7-0 血管缝线缝合 1～3 针固定，防止内膜分离而导致 ICA 狭窄或闭塞。然后通过颈动脉分叉处的切口，行 CCA 和 ECA 内膜剥脱。用 6-0 血管缝线连续缝合，直接端-端吻合重建切断的颈动脉分叉。开放颈动脉步骤同 sCEA（图 4-20）。

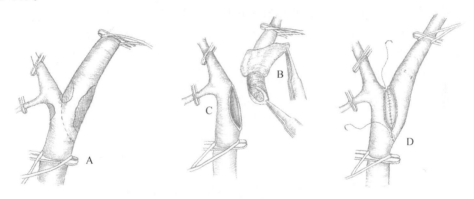

图 4-20　外翻内膜剥脱术

A. 从颈动脉分叉处横断颈内动脉；B. 外膜翻转拉出颈内动脉斑块；C. 从颈总动脉和颈外动脉开口处切除内膜斑块；D. 颈内动脉与分叉再吻合。

eCEA 的优点在于：①其在颈总动脉分叉处斜形横断颈内动脉，口径较粗，加之动脉内膜剥脱后，吻合口直径可达 10mm 以上，缝合起来十分方便，不易造成术后吻合口狭窄。②在颈内动脉较细和狭窄段较长的情况下，不需补片修复，大大减少了颈动脉阻断时间，降低了血栓形成、微血栓脱落、血管破裂和假性动脉瘤的发生率，而且避免了人工补片感染的可能。③可很容易地处理 sCEA 难以解决的颈内动脉延长、扭曲的问题，据统计约有 10%～16% 病人伴有颈内动脉扭曲。

缺点是：①有时需做更广泛的 ICA 分离，特别是颈动脉分叉较高时操作困难；②手术时不易放置转流管，虽然这种技术常规不用放置转流管；③斑块切除后观察 ICA 末端有时较困难，一旦斑块从外膜剥离后，动脉会迅速回缩，很难显露和再次观察 ICA 末端内膜分离处。所以，eCEA 手术最好由有一定 sCEA 手术经验的血管外科医生来实施。

（3）不同手术技术的比较：有一些研究比较了不同 CEA 技术。1997 年在意大利公开的一项随机前瞻性多中心研究 EVEREST（Eversion Carotid Endarterectomy versus Standard Trial Study）报道了 1400 余例患者随机进行 eCEA 或 sCEA，手术医师认为需要时使用转流管和补片，结果围术期并发症 eCEA 稍高，sCEA 再狭窄发生率稍高，但两者无统计学意义；随后 2000 年发表的较长随访期的 EVEREST 研究结果表明，eCEA 组比sCEA（动脉切口直接关闭）组再狭窄率要低，但 sCEA 加补片血管成形组神经并发症和再狭窄发生率最低。而 Radak 报道了一项 2124 例 eCEA 和 682 例 sCEA 前瞻性比较的研究结果，eCEA 组的颈动脉阻断时间、围术期死亡率、严重卒中引起的死亡、早期颈动脉闭塞和晚期再狭窄发生率均明显低于 sCEA 组。因此，目前对哪种技术更优越还没有完全一致的意见。

五、术后处理

患者术后除观察神经系统症状外，还需监测血压和心率，以及心肺功能。

1. 维持血流动力学平稳

术后早期高血压可导致高灌注综合征，并发严重的脑出血，发生率虽然只有 0.6%，但常是致命性的。多数学者认为，降低平均动脉压，能减少脑部灌注压，避免颅内小动脉破裂。研究发现，动脉收缩压降低 10~20mmHg，舒张压降低 6~10mmHg，脑出血发生率可降低 38%。术后血压应维持在正常水平，如过低，也有可能导致脑缺血。

2. 抗凝治疗

术后是否抗凝治疗仍存在争议，目前主张使用低分子肝素，可减少术后出血并发症。特别是在动脉斑块剥脱后，动脉壁内层不光滑、粥样斑块过长不能完全切除、对侧颈动脉严重狭窄或闭塞以及伴房颤的患者。作者主张常规使用抗凝治疗，3 日后改用阿司匹林、氯吡咯雷等治疗。

六、并发症

由于 CEA 是一种预防性手术，术后将脑卒中、死亡以及严重颅神经损伤发生率控制在无症状者低于 3%，有症状者低于 6%，方可使患者从 CEA 中获益。

1. 脑缺血

是 CEA 最主要的并发症。许多因素与 CEA 所致的脑缺血有关：①术中脑灌注不足：颈动脉阻断后会造成脑血流量减少，缺血时间在脑损害发展中起重要作用，如时间短，恢复灌注早，动脉阻断时间不超过 30 分钟，一般不会发生持久性脑损害，但如侧支循环不良或对侧颈动脉闭塞，风险则明显增加。术中需密切监测，必要时可采取升高血压、放置转流管或给予脑保护性药物等治疗。②栓塞：是脑缺血的主要原因，解剖分离颈动脉时易造成栓子脱落，多见于软斑块或有溃疡患者；因此，颈动脉分离操作应轻柔，CAA 和ECA 不需完全游离，ICA 阻断处要超过斑块终点 1cm 以上。术中放置转流管可能导致脑栓塞，虽然发生率仅为 0.5%，如使用不熟练，确实能增加栓塞性卒中的危险性，这是多数学者不主张常规放置转流管的原因之一。开放血流的过程中也易发生栓塞，务必按以下顺序开放动脉阻断钳：在动脉切口缝合最后几针时，暂时放开 ICA 阻断钳，冲出残留的空气和碎屑，切口关闭后，先阻断近颈动脉分叉处 ICA，分别开放 ECA 和 CCA，使碎屑冲入 ECA，然后再开放 ICA。③血栓形成：动脉斑块剥脱后动脉壁中层和部分外膜裸露，以及手术技术缺陷都是术后血栓形成的最常见原因。Riles 在对术后出现脑卒中的患者再次进行急诊探查时发现，血小板聚集与钳夹造成的动脉壁损伤、动脉过度扭曲、动脉内面不光滑、斑块剥脱后远侧内膜飘浮和缝合狭窄等因素有关。对动脉较细或因再狭窄二次手术者，应采用补片血管成形术。术中和术后 24 小时内应用肝素，以及围术期的抗血小板药物治疗在降低术后脑缺血并发症方面有重要意义。CEA 患者麻醉清醒后，如突然出现神经功能障碍，应急诊手术探查，缺血时间与脑组织坏死密切相关。

2. 高灌注综合征

CEA 后血流立即恢复对原低灌注状态下的脑组织可造成所谓"再灌注损伤"，表现为头痛、抽搐甚至脑出血。若以严重头痛为标准，发生率可高达 8%～20%，多数患者 CT 扫描无明显异常，严重者可出现皮质下血管源性水肿，这可能是出血的先兆。主要危险因素：颈动脉高度狭窄、术前脑卒中或 TIA、难以控制的高血压、颅内侧支循环不良、动脉阻断时间过长和使用抗凝药物等。因此对高危患者应采取相应措施预防，如颈动脉高度狭窄、颅内侧支循环不良和近期发生过完全脑卒中者，手术要慎重，围术期注意控制血压，缩短颈动脉阻断时间，选用转流管，慎用抗凝药物等。根据患者症状应用不同的治疗方法，轻度头痛者可给予镇痛药物；症状严重者应立刻行 CT 或 MRI 检查，如发现脑部水肿应尽快降低平均动脉血压，并辅以甘露醇改善脑水肿。脑出血是最严重的并发症，要以预防为主，一旦出现，死亡率高达 50%。

3. 颅神经损伤

颅神经损伤是最常见的 CEA 后神经系统并发症，发生率为 5%～20%。大部分仅有轻微症状，如术后轻度的语言、吞咽和呼吸功能障碍。主要有以下神经损伤：①面神经损伤：面神经主干损伤少见，其下颌缘支易受损，表现为口角下垂、流涎等，术中应防止过度旋转和伸展头颈部，皮肤切口上部距下颌角下缘 2cm 以上转向乳突方向，切断二腹肌时要特别注意该神经主干。②舌咽神经损伤：一般在舌下神经平面以上分离解剖时易损伤，如果损伤由于茎突咽肌麻痹和咽部感觉迟钝，症状较为严重持久。③迷走神经损伤：据报道迷走神经及其分支的损伤发生率为 1.5%～35% 不等，为避免损伤，术中应沿动脉壁分离解剖，阻断颈动脉前要确认后外侧迷走神经已分离，位于颈动脉前面的神经尽可能保留，以免误伤迷走神经分支。一旦误将主干横断，应该设法修复，对于牵拉或钳夹伤可以观察，一般数月后可以恢复。④舌下神经损伤：该神经损伤不但发生于分离颈动脉分叉时，也可能在切断面静脉时，还会因术中牵拉损伤，发生率为 4.4%～17.5%。表现为伸舌偏斜，重者出现发音障碍和吞咽困难。预防的方法是手术分离显露时尽早确认舌下神经，可在颈动脉表面发现舌下神经降支，沿降支向上分离确认主干，或先找到二腹肌，在其下方或深面寻找主干。如不慎切断可直接吻合或进行神经移植修复。

4. 血肿和感染

术后切口血肿发生率为 3%～5%。除术中严密止血外，关闭动脉切口后，给予鱼精蛋白中和肝素作用，也可能减少手术野出血；术后观察切口引流量，如>80ml/h，或出现张力性血肿，应及时送手术室止血。感染十分少见，对有局部手术、放疗史或可能使用补片修复者，应考虑给予预防性抗生素。假性动脉瘤罕见，主要见于动脉补片成形术后，根据病情可行急症或择期手术修补或试用覆膜支架封闭假性动脉瘤破口。

5. 颈动脉再狭窄

CEA 术后发生颈动脉再狭窄会影响手术效果，根据文献资料，总体发生率约为 6%～14%，但仅有 3% 左右出现症状，CEA 术后第一年至第三年再狭窄发生率分别是 10%、3% 和 2%。颈动脉再狭窄最常见于男性、反复卒中、高胆固醇血症、糖尿病和高血压患者；还可能继发于术中动脉钳夹损伤，放置转流管，血管内固定缝合，甚至残留的动脉粥样斑块。EVEREST 研究发现，外翻内膜剥脱、补片修复和直接动脉切口关闭 CEA 术后再狭窄的危险性，分别为 3.5%、1.7% 和 12.6%，而外翻内膜剥脱和补片修复之间没有统计学意义。早期再狭窄是因为炎症反应导致周围胶原和酸性黏多糖聚积、成纤维细胞和平滑肌细胞增生，主要在内膜剥脱床内发生，较少形成溃疡或发生血栓栓塞；晚期再狭窄的特点是新的动脉粥样斑块形成，其沿颈动脉广泛分布。

目前尚没有再次 CEA 手术的前瞻性随机试验，但多数学者支持有症状的及无症状的高度再狭窄患者应进行治疗。再次 CEA 由于手术区域瘢痕化，分离解剖较困难，有较高的颅神经损伤和出血发生率，以及颈动脉病变广泛可能需要进行血管移植，预防性转流管放置难度大，脑缺血时间延长，可能导致围术期卒中。这些都增加了手术的风险，具有一定的挑战性。然而，经过精心术前准备和精准的手术技术，同样可以获得非常好的预期效果。Stoner 报道了 14 年 153 例再次 CEA 结果，无死亡和心肌梗死，卒中发生率为 1.9%，颅神经损伤发生率为 1.3%，出血发生率为 3.2%。因为再次 CEA，技术上有一定难度，有人倡导将颈动脉支架置放（CAS）作为治疗再狭窄的一种优先选择。然而，近年研究报道并不认为选用 CAS 治疗再狭窄的方法优于 CEA。AbuRahma 等报道，再次 CEA 对比 CAS，围术期卒中率、再次发生狭窄率均低；术后 48 个月，再次 CEA 无 1 例发生狭窄，而 CAS 有 52% 出现再狭窄。实际上，最近十年，一些中心报道了再次 CEA 可获得非常好的结果。

（刘长健）

第六节　下肢动脉硬化闭塞症的外科治疗

下肢动脉硬化闭塞症（arteriosclerosis obliterans，ASO）是由动脉粥样硬化引起的肢体慢性缺血性疾病，是血管外科最常见的外周动脉疾病（peripheral arterial disease，PAD）之一。下肢动脉硬化闭塞症和脑动脉硬化疾病、冠心病一样，是全身性动脉硬化的局部表现，它们常常合并出现，有许多相似的临床特点和共同的危险因素。动脉硬化闭塞症患者往往高龄，有长期的吸烟史，合并有高血压病、糖尿病、高脂血症等疾病，临床上表现为特征性的间歇性跛行症状（intermittent claudication，IC），继而出现静息痛和肢体溃疡、坏疽，最终导致截肢，因此动脉硬化闭塞症是重要的致残性疾病。

动脉粥样硬化的确切发病机制仍不明确，目前的所有治疗措施都不能使动脉硬化发生逆转。外科治疗下肢动脉硬化闭塞症着重于改善下肢的缺血状态，延长无痛行走距离，促进溃疡愈合，延长肢体的存活时间和改善生活质量。作为动脉硬化闭塞症的主要治疗方法，外科手术、腔内介入治疗和药物治疗各具特点，各有优势，互相补充，任何一种方法都不能解决所有类型的病变。在临床工作中，外科医生应熟知疾病的发展规律，全面掌握三种方法，立足实践，坚持循证，灵活运用这三种武器，有针对性地制订治疗方案。

外科手术治疗下肢动脉硬化闭塞症主要包括各种自体血管（如大隐静脉）和人工血管的旁路移植术、血栓内膜剥脱术、动脉成形术等。相对于近些年快速发展的腔内治疗方法而言，外科手术方法有着较为"悠久"的历史。1949 年，Kunlin 首先报道了采用倒置大隐静脉旁路移植术治疗股浅动脉闭塞的病例，这一经典术式沿用至今；1947 年 Dos Santos 首先采用主-髂动脉内膜剥脱术治疗主-髂动脉硬化闭塞症；1951 年，Dudot 完成了首例同种异体动脉的股-股动脉旁路移植术；1962 年 Hall 报道了采用原位大隐静脉旁路移植术治疗股-腘动脉硬化闭塞症的病例，1976 年静脉瓣膜刀的发明，使得这一术式更为广泛地开展起来。

经过近六十年的发展，外科手术治疗下肢动脉硬化闭塞症的有效性和耐久性得到了普遍认可，其围术期并发症发生率和死亡率大幅降低，与腔内治疗相比，在远期通畅率方面有明显优势，因此这一方法被认为是下肢动脉硬化闭塞症治疗的经典方法。尽管腔内技术的快速发展使得外科手术治疗的病例减少，但手术方法在 ASO 的治疗中仍占有重要地位，是所有血管外科医生必须掌握的技术。在腔内技术广泛应用的今天，手术方法和手术技术仍起到不可替代的作用，具体体现在以下方面：①旁路移植术仍是治疗长段动脉闭塞的首选方法。腹主动脉-双股动脉人工血管转流术治疗重症下肢缺血的 5 年和 10 年的通畅率分别达到 80％和 72％，股-腘动脉自体大隐静脉转流术的 5 年通畅率可以达到 74％～76％，股-腘动脉人工血管转流术的 5 年通畅率也可达到 39％～52％。相比之下，腔内治疗的结果还不能令人满意。②外科手术在杂交技术中广泛应用。对于多节段病变可采用联合腔内治疗和外科旁路移植的方法进行处理。这种方法尤其适用于年老体弱、手术耐受力差的病人，减少了手术并发症和死亡率，为高危患者提供了治疗机会。③外科技术是其他治疗技术的基础，扎实的血管外科基本功是开展腔内治疗、细胞移植等其他治疗方法的保障。随着腔内治疗的大量增加，其带来的血管破裂、导丝折断、移植物移位与断裂等诸多并发症也明显增多，手术方法是处理这些并发症的主要手段之一。另外，在某些病例，腔内治疗的同时要结合内膜剥脱术或局部补片成形等外科手段以获得更好的治疗效果。④移植物再狭窄的处理。支架或移植血管由于血栓形成或者内膜增生后的再狭窄问题需要借助外科手术。总之，外科手术方法和技术在今后治疗下肢动脉闭塞症的临床工作中仍将发挥不可替代的作用。

病例选择的基本原则

近 40 年来对疾病自然史的研究表明，间歇性跛行症状在下肢动脉硬化闭塞症患者中表现得相当稳定，仅有大约四分之一的患者跛行症状会明显加重，5 年内 IC 患者的截肢率为 1％～3.3％。这可能归功于侧支循环的代偿、缺血肌肉对低氧环境的慢性适应等因素。对严重下肢缺血（critical limb ischemia，CLI）自然史的研究较为困难，因为大多数的 CLI 患者都接受了不同方法的血管重建。对 CLI 患者自然史的分析仅限于一些无血管重建条件或重建后失败的病例的分析，这些研究结果表明 40％的 CLI 患者会在 6 个月内丧失肢体，同期死亡率接近 20％。鉴于以上原因，一般认为 CLI 患者是血管重建的绝对适应证，而多数轻中度的 IC 患者适合以功能锻炼、药物为主的传统治疗，重度 IC 患者可以考虑血管重建。腔内介入治疗具有微创、低并发症发生率、低死亡率的特点，在某些病变类型（如主-髂动脉 TASC A 型病变）其近、远期疗效与开放手术相当，因此对这些病变类型的轻中度间歇性跛行患者的治疗指征相对放宽。近年来国内外报道的腔内治疗病例数量显著增多，而外科手术治疗的病例数量明显减少，也就是说外科手术的适应证正在逐渐缩小。我们主张 IC 患者治疗方案的制订遵循个体化原则和综合评价原则。患者的年龄、预期寿命、工作和生活需要情况、肢体的功能状态、伴发疾病情况、外科治疗的风险等是必须考虑的因素，治疗前应综合评估风险效益比。腔内治疗为一些高龄、高危的患者提供了治疗机会，但代价常常是较低的远期通畅率。相对而言，外科旁路移植（搭桥）手术后优良的远期疗效和通畅率，较低的二次干预率，对于中、低危患者是不错的选择。下肢已经出现广泛的坏疽和感染，或者患者的远端流出道条件极差，预计成功进行血管重建的机会较小的 CLI 患者，一期截肢可能是更好的选择。

血管重建方法的选择应遵循微创和安全的原则。在相同疗效、相同近远期通畅率的情况下应选择创伤小、并发症发生率较低的治疗方法。患者一旦确定了血管重建计划，应进行动脉的影像学检查，常用的方法有 CTA、MRA 和 DSA。病变的部位、长度、范围、性质是选择治疗方法的重要参考，TASC Ⅱ分型对选择治疗方案有重要的参考作用。同时，患者的全身状况、对手术的耐受能力、术者的经验也是要参考的重要方面。

总之，下肢动脉硬化闭塞症治疗方案的选择，没有固定的公式去套用，临床医生应遵循综合评估、个体化分析的原则，平衡疗效、风险、并发症、通畅率等各方面因素，选择对患者最有利的治疗方法。

一、主-髂动脉硬化闭塞症的外科血运重建

腹主动脉和髂动脉是动脉硬化闭塞症的常见累及部位，但单纯主-髂动脉病变发生率较低（约占间歇性跛行患者的 25%），在大多数情况下同时伴有腹股沟韧带以远动脉的狭窄或者闭塞性病变。主-髂动脉重建对改善下肢动脉缺血有重要意义，相当一部分下肢动脉多节段病变患者，在主-髂动脉重建后，症状得到明显缓解，不需要进一步进行远端动脉的外科干预。对于另一部分 CLI 患者，主-髂动脉重建则可以作为远端动脉搭桥的流入道以提供血流。

在确定主-髂动脉重建治疗后，有多种方法可供选择，如腔内血管重建（endovascular reconstruction），解剖途径的搭桥手术（anatomical bypass），内膜剥脱术（endarterectomy），非解剖途径搭桥手术（nonanatomical bypass），腔内和开放手术联合应用的复合式手术（hybrid surgery）等。治疗方式的选择需要综合考虑患者的全身状况和治疗部位的病变情况。收益风险比最高的术式就是我们要选择的最佳治疗方式。TASC 共识对主-髂动脉段不同病变情况进行分型，给出推荐治疗方式，可作为临床选择治疗方法的参考。

（一）主-髂动脉内膜剥脱术

主-髂动脉内膜剥脱术在 20 世纪 50 年代开始应用于临床，这种术式最大的优点是不需要植入人造材料，避免了人造移植物感染，同时局部内膜剥脱还可以保留和处理分支动脉，如肠系膜下动脉和髂内动脉，对盆腔血运的保护和恢复及男性阳痿的治疗有利，缺点是手术需要开腹和阻断主动脉，创伤较大。主-髂动脉内膜剥脱术适用于腹主动脉末端和髂总动脉的狭窄闭塞性病变。而近肾腹主动脉闭塞或合并主-髂动脉瘤的病例不适合做该手术，如果病变广泛，延伸进入髂外动脉，因其通畅率难以保证，也不宜选用该术式。随

着主-双股动脉旁路移植术和腔内血管成形术的广泛应用，主-髂动脉内膜剥脱术逐渐被取代，目前多用于动脉旁路移植术中吻合口局部的成形和处理。

主-髂动脉内膜剥脱术通常采用腹部正中切口，沿腹主动脉和髂总动脉表面打开后腹膜，游离腹主动脉和髂内、外动脉近端以备阻断，注意避免损伤主动脉分叉下方的神经丛、伴行静脉和输尿管。在肾动脉下方阻断腹主动脉，控制髂内外动脉、肠系膜下动脉和腰动脉血流，沿硬化斑块表面纵行切开腹主动脉和右侧髂总动脉，在左侧髂总动脉行单独的纵行切口（图4-21）。内膜剥脱的层面选择在动脉壁中膜深层（外弹力膜层），向近远心端逐步扩展小心剥离硬化内膜，近心端在阻断钳下方横行切断动脉内膜和硬化斑块，远心端如斑块在髂总动脉分叉处仍没有变细，一般在该部位横断内膜，远端内膜游离端用7-0无损伤缝线褥式缝合固定，防止形成活瓣。用肝素盐水冲洗剥离面，远端血液反流、近端喷血后连续缝合动脉壁或者加用人工（大隐静脉）补片缝合（图4-22）。主动脉内膜剥脱术早期并发症主要是剥脱部位内膜片翻起、局部血栓形成引起的动脉阻塞、钙化严重部位在内膜剥脱后有时因血管壁十分薄弱无法完成缝合，可根据情况选择人工血管置换或补片成形。在选择合适病例的情况下，主-髂动脉内膜剥脱术的5年通畅率可以达到80%～90%。

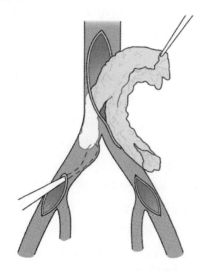 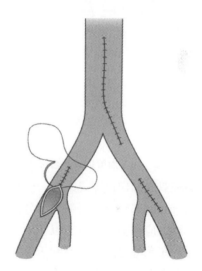

图4-21 主髂动脉硬化闭塞症
内膜剥脱术血管切口示意图

图4-22 切口缝合示意图

（二）主-双股动脉旁路移植术

自20世纪50年代人工血管开始应用于主-髂动脉重建，主-双股动脉人工血管旁路移植术发展至今已得到了广泛应用。其疗效确切，远期通畅率高，5年通畅率为85%～90%，10年通畅率为75%～80%，因此成为治疗主-髂动脉闭塞症的标准术式。

主-双股动脉旁路移植术通常采用腹部正中入路或腹膜后入路，全身麻醉（全麻）是最常用的麻醉方式，联合硬膜外麻醉，有利于减少吸入性麻醉药用量和术后镇痛，是较好的麻醉方式。双侧股动脉的显露应先于腹主动脉，这样有利于减少腹腔器官暴露时间，减少体液和热量丢失。股部切口选择跨腹股沟韧带的纵切口，暴露双侧股总动脉、股浅动脉和股深动脉，注意保护较粗大的动脉分支，分别套塑料带控制血流，浅筋膜层的分离尽量使用血管钳分离和结扎，降低术后淋巴漏的发生概率。术中再次触诊探查股动脉和分叉部，与术前造影片进行核识，选择管腔好、无明显动脉硬化的股总动脉作为吻合口。如果股浅动脉完全闭塞，以股深动脉作为流出道，或股深动脉开口处存在病变，预计的吻合口应向股深动脉方向延伸。此时要充分显露股深动脉，游离范围应超过硬化斑块1～2cm，以备股深动脉成形和血管吻合。

肾下腹主动脉的显露可以通过经剑突至耻骨联合的腹部正中切口完成。也有很多学者采用腹膜后路径，认为腹膜后入路可以减少对心肺功能的影响，减少术后肠梗阻的发生和第三间隙液体的流失。但缺点是无法显露右肾动脉，对肥胖的病人难以控制右髂动脉、做隧道至右股动脉困难等。有学者对此两种方法进行随机对比后发现，在并发症发生率上没有差异，目前仍以经腹路径为主。开腹探查腹腔器官后，将横结肠和大网膜推向上方，以湿纱布包裹小肠后移向腹腔右侧，将降结肠和乙状结肠拉向左侧和下方，显露腹主动脉和髂动脉。沿腹主动脉纵轴剪开后腹膜，向上延伸到肾静脉水平，向下超过肠系膜下动脉，避免过分游离损伤沿腹主动脉左前方和左髂总动脉表面走行的自主神经。再次局部触诊探查腹主动脉，了解动脉硬化程度和管腔通畅情况，近端吻合口尽量靠近肾静脉，因此处由动脉硬化闭塞引起移植物狭窄的概率较小（图4-23）。

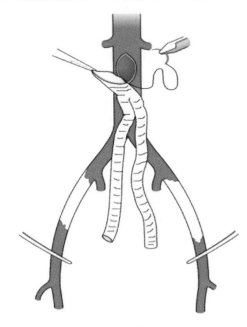

图4-23　人工血管近端吻合位置

腹部和双股部切口完成以后，做自腹部至双侧股部切口的隧道。通常用双手示指分别自腹部切口和股部切口做对端钝性分离来建立移植物隧道。在做隧道时应注意两手指在同一平面，隧道应在输尿管后方以免对其压迫引起肾积水。隧道应能容纳1～2指，建立隧道后将湿纱布条通过隧道，有利于止血和随后移植物的通过。目前应用于主-双股动脉旁路移植术的人造移植物主要有涤纶（Dacron）和膨体聚四氟乙烯（ePTFE）两种，文献报道二者近远期通畅率无明显差异，主要根据术者的习惯和经验进行选择。在术者所在中心，16mm×8mm ePTFE分叉型人造血管是最常用的移植材料，女性患者动脉口径较小时可选用14mm×7mm的人造血管。人造血管的修剪对吻合口的长期通畅十分重要，作者习惯于在近端移植物上方留出3～4cm的主体部分，然后根据吻合方式可将吻合口修剪成30°～60°的斜坡，这样有利于移植物的稳定，防止出现扭曲或成角。移植物单支的长度应考虑血流充盈后对移植物的支撑作用，若单支过长则易于扭曲打折，过短会引起吻合口张力，导致渗血甚至形成假性动脉瘤。近端吻合口有端-端吻合和端-侧吻合两种方式，关于哪种方式更好目前仍存在争议。端-端吻合不会在吻合口局部形成分流和湍流，移植物闭塞和吻合口假性动脉瘤形成的几率更小；端-端吻合后移植物向前突起较小，利于后腹膜覆盖，发生主动脉肠瘘的几率更小。端-侧吻合则较好地保留了肠系膜下动脉和盆腔供血，减少了肠道和臀肌缺血的几率。具体应用中需要根据患者的情况进行选择，如主动脉高位闭塞，肠系膜下动脉已经闭塞应选择端-端吻合。如存在低位的副肾动脉，仍有粗大的肠系膜下动脉时应选择端-侧吻合。

主动脉阻断前静脉内推注普通肝素（0.5～1mg/kg 体重），通知麻醉师注意血压变化，靠近肾静脉和肠系膜下动脉下方横行阻断腹主动脉，横断腹主动脉，向远端剖开 3～4cm，结扎活动性出血的腰动脉，离断的主动脉远端用血管缝线双重缝合封闭。在进行近端吻合前，修整主动脉壁，去除腔内的血栓和斑块碎屑，以 3-0 Gore 线与人造血管连续外翻缝合，如果主动脉剥脱后管壁薄弱，可加用垫片辅助完成吻合。

完成近端吻合后，用预置在隧道内的纱布条或无损伤血管钳将人造血管单支拉入股部切口，按照移植物表面的标志线调整人造血管方向，防止在隧道内打折卷曲，使人造血管单支保持适度张力，以斜坡形剪断，准备远端吻合。远端吻合口的完成是主-双股动脉旁路移植术最重要的技术要点，其决定了手术的成败和移植物远期通畅率。由于多数患者伴有股浅动脉病变，使得股深动脉成为主要的流出道动脉，股深动脉的通畅性决定了移植物远期通畅性，因此术中探查和完成股深动脉成形是非常重要的。纵行切开股总动脉前壁，Potts 剪刀向近端和远端股深动脉方向延伸，剥脱股深动脉开口处硬化内膜，注意远端内膜的固定以防止形成活瓣，然后用 5-0 Gore 线完成人造血管与自体动脉的吻合（图 4-24）。吻合时始终保持人造血管自外向内进针，自体血管自内向外进针，可以减少内膜翻起的机会。吻合完成前，近远端分别释放阻断钳使其喷血，防止血栓或碎屑流入远端流出道。在开放血流前应通知麻醉师，加快补液，防止出现松钳后低血压。充分止血后，关闭后腹膜，使之覆盖于人造血管表面，通常腹部切口不需要留置引流管，双侧股部切口留置胶管引流，预防术后淋巴漏的发生。

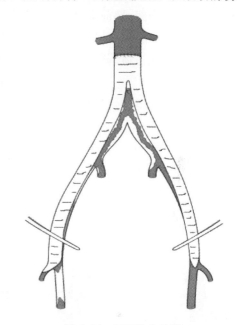

图 4-24 远端吻合位置

（三）腋-双（单）股动脉旁路移植术

腋-双（单）股动脉旁路移植术属于解剖外途径动脉转流，手术操作完全在胸腹腔外完成，不需要主动脉的阻断，因此具有创伤小、对全身各脏器尤其是呼吸、循环系统扰乱小的优点。但是，受移植物长度、口径和流入道影响，该术式血流动力学改善程度和远期通畅率都不如解剖途径转流的主-双股动脉旁路移植术。腋-双（单）股动脉旁路移植术的上述特点决定了它的适应证：首先适用于高龄患者，心肺等重要脏器功能减退，经评估属于高危、不允许选择解剖途径的主-双股动脉旁路移植术的患者。第二，患者有腹腔感染或主-双股旁路人造血管感染、以往多次腹腔手术史或腹腔放射治疗史、经腹腔再手术操作困难者。第三，患者预期寿命较短，身体条件不宜进行大手术者。第四，某些情况下（如胸腹主动脉瘤修复术中的临时转流），用来逆行性灌注腹腔、盆腔脏器。

术前对患者的详细评估非常重要，尤其是对心肺等重要脏器功能的检查，使之处于最佳状态,预防手术中脏器功能衰竭的发生。近端锁骨下动脉系统(流入道)的检查也非常重要,一般可通过术前查体,无创伤的动脉波形描记进行初步检查,如有异常进一步进行影像学检查排除近端狭窄的可能,如有异常术前应予以纠正。因左锁骨下动脉病变发生率明显高于右侧,一般选择右侧腋动脉作为手术的流入道。

患者取平卧位,流入道侧上肢外展,消毒范围包括上臂、肩部、胸腹部和大腿上部。有的学者主张流入道侧上肢放置于身体侧面,认为在外展时腋动脉被拉长,影响近端吻合口。腋动脉的显露采用锁骨下切口,距离锁骨下缘1cm处横切口,沿胸大肌纤维方向分离,离断胸小肌近端,显露近段腋动脉5~6cm,注意不要损伤臂丛神经和腋静脉。股动脉的显露采用股部纵切口,股总动脉、股浅动脉、股深动脉分别套塑料带备用,股深动脉的显露要充分,以备处理动脉开口处病变。用隧道器沿锁骨下切口-胸大肌表面-腋中线-髂前上棘前方-股部切口做皮下隧道,可于隧道中部的胸壁或腹壁做一小的横切口用于辅助完成隧道。我们习惯于用一根定制的Y形带外支撑环的聚四氟乙烯(PTFE)人造血管作为移植物,用大的血管钳将人造血管的近端自股动脉切口引到

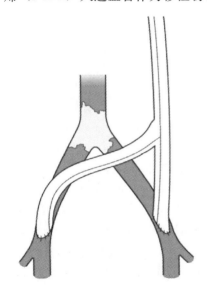

锁骨下切口处,根据人造血管表面的标志线调整方向,防止出现扭曲和打折,人造血管的长度掌握非常重要,人造血管的行程经过了髋关节和肩关节两个重要的关节,过紧会引起吻合口张力过大,导致自体血管成角甚至撕裂,过长引起人造血管行程中出现转角和涡流。在人造血管近端拆除一小段外支撑环,修剪成斜坡形,吻合于腋动脉,人造血管的另外两个分支分别吻合于股动脉,与主-双股动脉旁路移植术一样,应注意股深动脉的通畅情况,吻合口可延伸入股深动脉(图4-25)。根据文献资料,术后的华法林治疗并不能延长腋-股动脉旁路移植术的远期通畅率,但是仍有较多的学者主张术后常规抗血小板和抗凝双重治疗,在我们血管外科中心通常也给予积极的抗凝治疗,没有发现严重出血的病例。

图 4-25 腋-双股动脉旁路远端吻合位置

(四)股-股动脉旁路移植术

股-股动脉旁路移植术是另外一种较为常用的解剖外途径转流手术。主要用于因全身状况较差不适合做主-股动脉旁路移植术且不能通过经皮腔内血管成形术完成血管重建的单侧髂动脉闭塞的患者。术前评估包括患者全身状况、手术耐受能力的评估和供体侧髂动脉的评价。术前通过动脉波形描记、MRA、CTA或动脉腔内测压检查供体侧髂动脉情况,存在狭窄性病变可同期通过腔内球囊扩张和支架植入术予以纠正,使得那些高危的不适合做主-股动脉旁路移植术的患者能够完成治疗。文献报道,股-股动脉旁路移植术后供体侧下肢踝/肱指数(ABI)会有轻微下降,但不会引起临床症状。

股-股动脉旁路移植术手术切口、移植物走行都位于浅部组织,一旦出现切口部位感染,后果十分严重。术前将患者全身状态调整至最佳,纠正营养不良,术前1小时内

预防性给予抗生素。首先通过双侧股部纵切口显露股总动脉、股浅动脉和股深动脉，套带备用。有学者认为股动脉和人造血管吻合口应尽量靠近下方、延伸入靠近外侧的股深动脉更有利于消除移植物成角，保持远期通畅性，同时有利于处理股深动脉开口处病变。应用弯曲的隧道器，经双侧切口于深筋膜前面、耻骨联合上方做一曲线平滑的反"U"形皮下隧道。一般隧道器较容易通过，在正中线汇合处会遇到阻力，注意适当用力，勿进入腹腔。一般选用 8mm 带支撑环的 PTFE 人造血管作为移植物，吻合口处修剪成斜坡形与供体侧股动脉端侧吻合。用血管钳将人造血管的另一端引入对侧股动脉切口，注意调整人造血管的方向和角度，使之尽量柔顺平滑，测试合适长度并剪断，修剪后与患侧股动脉进行端侧吻合，术中应注意股深动脉开口处病变的纠正（图 4-26）。

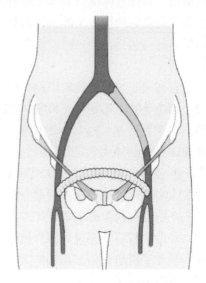

图 4-26　股-股旁路示意图

　　文献报道的股-股动脉旁路移植术 5 年通畅率差异较大，平均为 50%～60%，流入道和流出道动脉病变是主要的影响因素。成功的治疗取决于患者的选择、术中的仔细操作和细节的处理（尤其是流入道动脉和流出道动脉病变的纠正）。手术相对微创，并发症发生率和死亡率都低于主-股动脉旁路移植术，对于高危的患者尤其有帮助。

二、腹股沟韧带以远动脉闭塞性疾病的外科血运重建

　　慢性严重下肢缺血（chronic critical limb ischemia）更多情况下是由多节段动脉病变引起的，多数下肢溃疡和坏疽的患者存在腹股沟以远动脉的阻塞性疾病。腔内技术和器材的快速发展使得越来越多、越来越复杂的下肢动脉病变得到了治疗，然而其通畅率较低。对于全身状态和手术耐受力良好的患者，外科手术重建是更合理的选择。腹股沟韧带以远动脉重建手术直接关系到肢体的存活，所建旁路的质量与血管外科医生的经验、耐心和技术能力密切相关。

　　（一）腹股沟韧带以远动脉重建的适应证

　　一般情况下，把"影响生活和工作的严重间歇性跛行、下肢静息痛、溃疡和坏疽"作为下肢动脉重建的主要适应证，少见情况如外伤引起的动脉损伤等也需要肢体动脉重建。患者的全身状况、重要脏器功能、预期寿命、对旁路手术的耐受能力、患者和家属的意愿也是需要考虑的因素，在选择重建方法时，可参考 TASC Ⅱ分级对股腘段动脉分型和推荐治疗方式，C 级和 D 级病变是手术治疗的主要病变类型。

　　（二）血管移植物的选择

　　人造血管和生物血管是腹股沟以远下肢动脉旁路移植术中常用的移植物。人造血管主要有膨体聚四氟乙烯（PTFE）和涤纶两类，常用的口径在 6～8mm，小于 6mm 的人造血管通畅率低，临床中尚无应用。生物血管包括自体血管、同种异体血管和异种血管。同种异体血管和异种血管有免疫原性，难以保存，移植后通畅率低，容易发生动脉瘤，已经很

少应用。自体静脉包括自体大隐静脉、小隐静脉、上肢静脉、脐静脉等。理想的血管移植物应具备良好的抗血栓能力、很好的组织相容性和抗感染能力，具有一定的生物学功能，容易制备（包括各种口径、长度）和保存等，目前应用的血管代用品还不能满足以上的所有条件。

自体大隐静脉是现阶段最为理想的旁路移植手术血管代用品，前瞻性随机对照研究发现，无论是膝上还是膝下动脉旁路移植术，自体大隐静脉的通畅率都高于人造血管。但是，临床上仅有大约45%的患者具备口径、长度和质量良好的同侧大隐静脉用于下肢动脉重建，更多的患者没有理想的血管代用品。作为旁路移植物的大隐静脉要求直径大于3mm，没有管壁硬化和增厚，不存在静脉曲张，具体应用时有反转大隐静脉旁路移植术和原位大隐静脉旁路移植术两种方法。原位旁路移植术的优点是切口和损伤范围较小，不需要广泛的皮下组织分离，较好地保留了大隐静脉的滋养血管，与流入道和流出道血管吻合时口径匹配较好。原位旁路移植术的缺点在于，瓣膜切开刀在破坏瓣膜的同时造成了广泛的内膜和平滑肌损伤。反转的大隐静脉旁路移植术手术创伤大、时间长、吻合口口径不匹配等问题给技术操作带来困难。在良好的技术操作前提下，大隐静脉旁路的方式即原位旁路还是反转旁路对通畅率没有影响。与大隐静脉相比，人工血管易于获得，在膝上股腘动脉旁路移植术中表现出较好的通畅率，因此在膝上动脉旁路移植术中有较多专家支持采用人工血管作为主要的移植物，对于膝下动脉重建，自体大隐静脉是最佳选择。如果没有符合条件的大隐静脉，其他静脉如对侧大隐静脉、上肢的头静脉、贵要静脉、脐静脉、股浅静脉等也可作为血管移植物。

（三）吻合部位的选择

流入道和流出道的质量决定了旁路移植物内的血流量，对下肢动脉旁路移植手术血流动力学改善程度、症状的改善程度和远期通畅率都有重要影响。理论上任何通畅的近端动脉都可以作为旁路移植手术的流入道，膝上流入道吻合口通常选择在股总动脉、股浅动脉或股深动脉。在确定吻合部位前应通过查体、影像学检查、无创动脉测压、术中跨狭窄段动脉压测定等方法评估吻合口近端血流情况，如存在有意义的狭窄病变，术前或术中应予以解决。同时，应评估患者动脉硬化的危险因素和发展速度，预判远期流入道对移植物血流量的影响。

流出道的质量是决定移植物通畅率最重要的因素。通常的判断方法是吻合口远端血管的数量和连续性，是否存在通畅的足弓。在股腘动脉旁路移植术中，如果小腿存在三支与足弓相通的动脉是最理想的情况，至少要保证一条通畅的可以到达足部的小腿动脉。有文献报告吻合在膝下腘动脉和胫腓干动脉，二者远期通畅率无明显差别，吻合在胫前动脉和胫后动脉优于腓动脉。术中再次造影有助于选择远端流出道血管，在管径相同的情况下，吻合口应尽量靠近近端肢体以减少旁路移植物的长度。

（四）下肢动脉旁路移植术的操作过程

1. 麻醉方法

下肢动脉旁路移植术一般选择全身麻醉或者硬膜外麻醉。有较多的文献支持全身麻醉复合硬膜外麻醉的方法，认为可以减少术后循环和呼吸系统并发症的发生。但是，椎管内麻醉可能增加椎管内出血的几率。

2. 动脉显露

患者的体位和切口的选择需要根据术前影像学结果判断的近远端吻合口部位来决定。股总动脉、股浅动脉和股深动脉通常采用腹股沟皮褶下方的纵切口，根据术前造影和术中探查情况将切口向股深动脉或股浅动脉方向延伸，以备局部内膜剥脱成形，采用原位大隐静脉搭桥时，要兼顾大隐静脉近端的位置，以利于吻合操作。显露膝上腘动脉时，将患肢外展、外旋，膝关节弯曲垫枕，于膝关节内侧上方做纵切口，向下后方牵开缝匠肌，切开内收肌管和深筋膜，于股骨后方可找到和分离腘动脉。膝下腘动脉和胫腓干的显露采用相同体位，于小腿上部膝关节下方做纵切口，注意保护大隐静脉，切开筋膜后将腓肠肌内侧头推向后方，于腘窝深部游离血管神经束，腘动脉被包绕在成对的腘静脉内，向远端游离可显露胫腓干和胫前动脉起始部。胫前动脉除了这种游离方法外，还可以采用小腿前外侧纵切口，在胫前肌和趾长伸肌间显露胫前动脉和伴行的腓深神经。胫后动脉各部分的显露切口有所不同，上段胫后动脉采用上述的膝下腘动脉切口，中段胫后动脉一般采用小腿正后方的纵切口，下段胫后动脉采用内踝和跟腱之间的纵切口，向足部延伸切口还可以同时暴露足弓的分支。腓动脉近段的显露可以延续胫腓干近段切口向下暴露，远段腓动脉则采用前外侧切口，切除一小段腓骨来完成。足背动脉可通过足背部拇长伸肌腱外侧的纵向小切口方便地显露（图4-27）。

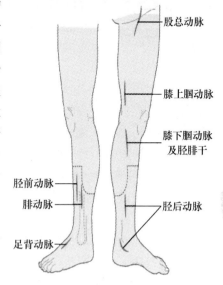

图4-27　动脉旁路切口示意图

3. 移植物准备

同侧大隐静脉是最方便和理想的移植物。在股腘动脉旁路移植术中可以利用股动脉和腘动脉切口解剖大隐静脉。近端将大隐静脉主干游离至隐股静脉汇合处，距离汇合点0.5cm处切断大隐静脉主干，以5-0无损伤血管缝线缝合股静脉。远端沿大隐静脉走行间断做切口，游离大隐静脉主干。对静脉分支要小心地一一结扎，结扎分支时注意离开主干一段距离，防止出现狭窄，分离中注意保护伴行的隐神经。游离出足够长度的大隐静脉后将其切断，远端以丝线结扎。采用腹腔镜下切取大隐静脉可以减少长切口引起的相关并发症。

将切取的大隐静脉放入肝素盐水中，近端用血管阻断钳（Bulldog）阻断，自远端注入肝素盐水，轻轻充盈和扩张静脉，观察大隐静脉直径、管壁质量，判断是否适合作为血管移植物，仔细检查是否有管壁渗漏和局部狭窄。渗漏部位可应用7-0聚丙烯线缝合，对于局限性狭窄的部位我们习惯于用刀尖轻轻划开和松解静脉外膜，使其扩张到正常的直径。反转大隐静脉旁路移植术可直接应用处理过的大隐静脉，非反转术式则需要应用静脉瓣膜刀破坏大隐静脉瓣膜。

原位大隐静脉旁路移植术中，不需要把大隐静脉主干完全游离，可以更多地保护静脉床和静脉滋养血管。沿大隐静脉主干走行做连续切口，分离结扎静脉分支，近端游离至隐股静脉瓣处切断，与股动脉做端侧吻合，松开股动脉阻断钳，大隐静脉被血流充盈至瓣膜

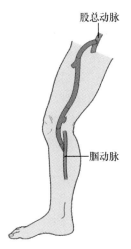

股总动脉

腘动脉

图 4-28　大隐静脉旁路示意图

处，于大隐静脉主干远端或分支插入瓣膜切开刀，自远及近依次破坏大隐静脉瓣膜，远端与目标动脉进行端侧吻合（图 4-28）。

取材小隐静脉时，最好取俯卧位，于外踝后方切口并向腘窝方向延长，结扎静脉分支，于小隐静脉汇入腘静脉处切断，注意保护伴行的腓肠神经，切取静脉后放入肝素盐水中，患者改回平卧位，重新消毒铺巾。切取上肢静脉时，将肢体外展，于肘窝处做纵切口并沿静脉走行延长，可游离头静脉或贵要静脉。上肢静脉管壁更薄，容易撕脱，操作应更加轻柔小心。因上肢静脉穿刺、置管等影响，一般较难获取足够长度的静脉，可通过多段静脉吻合延长移植物长度。

在膝上股腘动脉旁路移植术或无自体大隐静脉的情况下，可选用人工血管作为旁路移植物。我们更多地应用带有外支撑环的 PTFE 人造血管，根据股腘动脉口径选用合适直径的人工血管，吻合口处修剪成 30°～45° 斜坡，扩大吻合口面积。膝下腘动脉旁路移植术中，人工血管通畅率较低，文献报道加用大隐静脉"袖"（cuff）有利于维持移植物通畅。

（五）建立移植物隧道

根据吻合口和切口的位置建立移植物隧道。皮下隧道最为常用，开通方便，很少出现隧道内出血，易于随后的操作和术后随访。应用略带弧形的隧道器自切口插入，顿性分离皮下组织，建立合适口径的皮下隧道，沿隧道留置纱布带，引导人工血管或大隐静脉通过。在进行膝下动脉旁路移植术时，远端大隐静脉主干与腘动脉或胫腓干吻合后受到肌腱压迫，容易成角，可适当松解附着于胫骨内侧髁的肌腱，或将隧道建立在腘窝内。有时为了避开皮肤的感染病灶，将隧道建立在更深层的筋膜间隙内。

（六）血管吻合

在显露流入道和流出道动脉、制备移植物、建立皮下隧道后，准备开始近端吻合口的吻合。经外周静脉推注肝素 0.5～1mg/kg 体重，5 分钟后测 ACT，使之延长超过 200 秒，术前即应用肝素的病人根据 ACT 值适当追加肝素剂量。首先吻合近端。动脉阻断以后，选择管壁弹性好、硬化和钙化较轻的近端动脉做吻合口，切开动脉前壁，使用 Potts 剪刀扩大并修剪管壁切口，如吻合口部位存在硬化斑块引起的管腔狭窄，应将内膜剥脱，注意远端内膜剥脱范围和内膜片的固定，防止出现活瓣。在股动脉吻合自体血管时我们习惯应用 5-0 的 Prolene 血管缝线，吻合人工血管应用 6-0 Gore 血管缝线。将大隐静脉或人工血管修剪成斜坡，与股动脉做内膜对内膜的连续外翻缝合。缝合开始于后壁，进针方向人工血管从外壁至内壁，宿主动脉从内壁至外壁，防止内膜翻起。双头针分别自两侧缝合在前壁处汇合打结。吻合后将股动脉阻断钳移到血管移植物近段，观察是否漏血，如针眼渗血可以采用局部压迫止血或应用止血胶、止血纱布等辅助处理。

原位大隐静脉旁路移植术中，松开阻断钳后，大隐静脉被血流充盈并阻隔在瓣膜部位，自大隐静脉远端或分支插入瓣膜切开刀，依次自远及近破坏瓣膜，直到大隐静脉远端获得良好的搏动性血流。

通过隧道内预置的纱布带将人造血管或大隐静脉引入下方切口，将阻断钳向下移至人工血管或大隐静脉远段，调整移植物方向，防止出现打折和扭曲。选择远端流出道动脉管腔通畅、管壁柔软、弹性良好的部位作为吻合口，用尖刀做纵切口，以 Potts 剪刀修剪切口，移植物截取适当长度，远端修剪成斜坡，与宿主动脉吻合。流出道动脉因为口径较小，吻合存在一定难度，可采用降落伞式缝合或间断缝合。关闭切口前，要充分止血。

（七）术后处理

术后及时有效地进行抗血小板和抗凝是预防移植物早期血栓形成的关键。常用药物有氯吡格雷和阿司匹林。我们的经验是使用微量泵连续静脉内推注肝素，使得 APTT 延长 1.5～2.5 倍，可以安全有效地达到抗凝目的，要优于间断皮下注射或静脉推注肝素。如药物过量引起切口等部位出血，及时停药或使用鱼精蛋白，可有效控制出血，因此可控性优于低分子肝素。长期维持抗血小板治疗，有利于旁路移植物的通畅。国外的很多研究认为，常规应用华法林合并阿司匹林与单纯应用阿司匹林相比，并不能改善移植物通畅率，反而增加了出血风险。尽管如此，仍有较多的专家主张，在高危移植物闭塞的情况（如流出道情况不理想、人工血管膝下旁路、高凝状态等）下，应口服华法林，使国际标准化比值（INR）达到 2.0～3.0。术后定期随访监测对早期发现移植物闭塞和及时处理非常重要，我们中心一般采用 1 个月、3 个月、6 个月、9 个月随访方法，记录患者临床症状和体征变化，进行彩超和 ABI 检查，发现移植物血流减少时进一步进行 MRA 或 CTA 检查。移植物早期（1 个月内）失败多是由术中技术原因引起，中远期移植物闭塞多由内膜增生、动脉硬化疾病发展引起。移植物再闭塞后的处理方法包括血管腔内成形、溶栓、吻合口布片扩大成形、移植物取栓、再次旁路移植术等。

（姜维良）

参考文献

[1] Jassinowsky A. Die Arteriennaht：Eine experimentelle Studies. Inaug Diss Dorpat：Nabu Press，1889.

[2] Dörfler J. Über Arteriennaht. Beitr Klin Chir，1899，25：781.

[3] Carrel A. La technique operation des anastomoses vasculaires et la transplantation des viscères. Lyon Med，1902，98：859.

[4] Carrel A，Guthrie CC. Uniterminal and biterminal venous transplantation. Surg Gynecol Obstet，1906，2：266.

[5] Carrel A，Guthrie CC. Anastomosis of blood vessels by the patching method and transplantation of the kidney. JAMA，1906，47：1648.

[6] DeBakey ME，Crawford ES. Patch graft angioplasty in vascular surgery. J Cardiovasc Surg，1962，3：106.

[7] Goyanes J. Nuevos trabajos de chirugia vascular，substitucion plastica de las arterisa por las venas o arterioplastia venosa，applicada como Nuevo metodo，al tratamiento de los aneurismas. El Siglo Med，1906，53：446，561.

[8] Kunlin J. Le traitement de l'arterite obliterante par la greffe veineuse. Arch Mal Coeur，1949，42：371.

[9] Dardik HD，Ibrahim IM，Sprayregen S，et al. Clinical experience with modified human umbilical cord vein for arterial bypass. Surgery，1976，79（6）：618-624.

[10] Voorhees AB Jr，Jaretzki A，Blakemore AH. The use of tubes constructed from vinyon "N" cloth

in bridging arterial defects. Ann Surg，1952，135（3）：332-336.

[11] Dos Santos JC. Introduction to a round table on endarterectomy. J Cardionvas Surg（Special Issue for the 15th International Congress of the European Society of Cardiovascular Surgery），1966：233.

[12] Dos Santos JC. Sur la désobstruction des thromboses artérielles anciennes. Mem Acad Chir，1947，73：409.

[13] Fogary TJ，Cranley JJ. A method for extraction of arterial emboli and thrombi. Surg Gynecol Obstet，1963，116：421.

[14] DeVries SO，Hunink MG. Results of aortic bifurcation grafts for aortoiliac occlusive disease：a meta-analysis. J Vasc Surg，1997，26：558-569.

[15] Hall KV. The great saphenous vein used in situ as arterial shunt after extirpation of the vein valves. A preliminary report. Surgery，1962，51：492.

[16] Leather RP，Shah DM. Instrumental evolution of the valve incision method of in situ saphenous vein bypass. J Vasc Surg，1984，1：113.

[17] Fransson T，Thörne J. In situ saphenous vein bypass grafting-still first line treatment? A prospective study comparing surgical results between diabetic and non-diabetic populations. Vasa，2010，39（1）：59-65.

[18] Twine CP，McLain AD. Graft type for femoro-popliteal bypass surgery. Cochrane Database Syst Rev，2010，12（5）：CD001487.

[19] Freeman NE，Leeds FH. Operation on large arteries. Calif Med，1952，77：229.

[20] Vetto RM. The treatment of unilateral iliac artery obstruction with a transabdominal，subcutaneous，femoro-femoral graft. Surgery，1962，52：342.

[21] Blaisdell FW，Hall AD. Axillary-femoral artery bypass for lower extremity ischemia. Surgery，1963，54：563.

[22] Jacobson JH，Suarez EL. Microsurgery in anastomosis of small vessels. Surg Forum，1960，11：243-245.

[23] Johnstion KW，Rutherford RB. Suggested standards for reporting on arterial aneurysm. J Vas Surg，1991，13：452-458.

[24] Bigger IA. Surgical treatment of aneurysm of the aorta：review of literature and report of two cases，one apparently successful. Ann Surg，1940，11：890-894.

[25] Dubost C，Allay M，Oeconomos N. Resection of an aneurysm of the abdominal aorta：reestablishment of the continuity by a preserved human arterial graft，with result after five months. Arch Surg，1952，64：405-408.

[26] Cooley DA. Aorta aneurysm operations：past，present，and future. Ann Thorac Surg，1999，67：1959-1962.

[27] Crawford ES，DeNatale RW. Thoracoabdominal aortic aneurysms：observations regarding the natural course of the disease. J Vas Surg，1986，3：578.

[28] Crawford ES，Colelli JS. Replacement of the aortic arch. Semin Thorac Cardiovasc Surg，1991，3：194-202.

[29] DeBakey ME，Henley WS. Surgical management of dissecting aneurysms of the aorta. J Thorac Cardiovasc Surg，1965，49：130-149.

[30] 崔之义，冯友贤，汤钊猷，等. 纺绸人造血管移植治疗动脉疾患. 中华外科杂志，1961，9：40.

[31] 陈中伟，鲍约瑟，钱允庆. 前臂创伤性完全截肢的再植. 中华外科杂志，1963，11（10）：767.

[32] De Vries S，Hunink M. Results of aortic bifurcation grafts for aortoiliac occlusive disease：a meta-

analysis. J Vasc Surg, 1997, 26 (4): 558-569.

[33] Green R, Abbott W, Matsumoto T, et al. Prosthetic above-knee femoropopliteal bypass grafting: five-year results of a randomized trial. J Vasc Surg, 2000, 31: 417-425.

[34] AbuRahma AF, Robinson PA, Holt SM. Prospective controlled study of polytetrafluoroethylene versus saphenous vein in claudicant patients with bilateral above knee femoropopliteal bypasses. Surgery, 1999, 126 (4): 594-601. [Discussion in 601-602].

[35] Johnson WC, Lee KK. A comparative evaluation of polytetrafluoroethylene, umbilical vein, and saphenous vein bypass grafts for femoral-popliteal above-knee revascularization: a prospective randomized Department of Veterans Affairs cooperative study. J Vasc Surg, 2000, 32 (2): 268-277.

[36] Klinkert P, van Dijk PJ, Breslau PJ. Polytetrafluoroethylene femorotibial bypass grafting: 5-year patency and limb salvage. Ann Vasc Surg, 2003, 17 (5): 486-491.

[37] Setacci C, Chisci E, de Donato G, et al. Subintimal angioplasty with the aid of a re-entry device for TASC C and D lesions of the SFA. Eur J Vasc Endovasc Surg, 2009, 38: 76-87.

[38] Lederle FA, Walker JM, Reinke DB. Selective screening for abdominal aortic aneurysms with physical examination and ultrasound. Arch Intern Med, 1988, 148: 1753.

[39] Lederle FA, Simel DL. The rational clinical examination: Does this patient have abdominal aortic aneurysm? JAMA, 1999, 281: 77.

[40] Beede SD, Ballard DJ, James EM, et al. Positive predictive value of clinical suspicion of abdominal aortic aneurysm: Implications for efficient use of abdominal ultrasonography. Arch Intern Med, 1990, 150: 549.

[41] Chervu A, Clagett GP, Valentine RJ, et al. Role of physical examination in detection of abdominal aortic aneurysms. Surgery, 1995, 117: 454.

[42] Jaakkola P, Hippelainen M, Farin P, et al. Interobserver variability in measuring the dimensions of the abdominal aorta: Comparison of ultrasound and computed tomography. Eur J Vasc Endovasc Surg, 1996, 12: 230.

[43] Shuman WP, Hastrup WJ, Kohler TR, et al. Suspected leaking abdominal aortic aneurysm: Use of sonography in the emergency room. Radiology, 1988, 168: 117.

[44] Seeger JM, Kieffer RW. Preoperative CT in symptomatic abdominal aortic aneurysms: Accuracy and efficacy. Am Surg, 1986, 52: 87.

[45] Sullivan CA, Rohrer MJ, Cutler BS. Clinical management of the symptomatic but unruptured abdominal aortic aneurysm. J Vasc Surg, 1990, 11: 799.

[46] Baxter BT, McGee GS, Flinn WR, et al. Distal embolization as a presenting symptom of aortic aneurysms. Am J Surg, 1990, 160: 197.

[47] Lindholt JS, Henneberg EW, Fasting H, et al. Mass or high-risk screening for abdominal aortic aneurysm. Br J Surg, 1997, 84: 40.

[48] Morris GE, Hubbard CS, Quick CRG. An abdominal aortic aneurysm screening programme for all males over the age of 50 years. Eur J Vasc Surg, 1994, 8: 156.

[49] Roger VL, Ballard DJ, Hallett JW Jr, et al. Influence of coronary artery disease on morbidity and mortality after abdominal aortic aneurysmectomy: A population-based study, 1971-1987. J Am Coll Cardiol, 1989, 14: 1245.

[50] Eagle KA, Berger PB, Calkins H, et al. ACC/AHA guideline update for perioperative cardiovascular evaluation for noncardiac surgery—executive summary: A report of the American College of Cardiology/ American Heart Association Task Force on Practice Guidelines (Committee to Update

the 1996 Guidelines on Perioperative Cardiovascular Evaluation for Noncardiac Surgery). Circulation, 2002, 105: 1257.

[51] Fagevik Olsen M, Hahn I, Nordgren S, et al. Randomized controlled trial of prophylactic chest physiotherapy in major abdominal surgery. Br J Surg, 1997, 84: 1535.

[52] Hollier LH, Reigel MM, Kazmier FJ, et al. Conventional repair of abdominal aortic aneurysm in the high-risk patient: A plea for abandonment of nonresective treatment. J Vasc Surg, 1986, 3: 712.

[53] Inahara T, Geary GL, Mukherjee D, et al. The contrary position to the nonresective treatment for abdominal aortic aneurysm. J Vasc Surg, 1985, 2: 42.

[54] Karmody AM, Leather RP, Goldman M, et al. The current position of nonresective treatment for abdominal aortic aneurysm. Surgery, 1983, 94: 591.

[55] Lynch K, Kohler T, Johansen K. Nonresective therapy for aortic aneurysm: Results of a survey. J Vasc Surg, 1986, 4: 469.

[56] Schwartz RA, Nichols WK, Silver D. Is thrombosis of the infrarenal abdominal aortic aneurysm an acceptable alternative? J Vasc Surg, 1986, 3: 448.

[57] Shah DM, Chang BB, Paty PS, et al. Treatment of abdominal aortic aneurysm by exclusion and bypass: An analysis of outcome. J Vasc Surg, 1991, 13: 15.

[58] Darling RC 3rd, Ozsvath K, Chang BB, et al. The incidence, natural history, and outcome of secondary intervention for persistent collateral flow in the excluded abdominal aortic aneurysm. J Vasc Surg, 1999, 30: 968.

[59] Kline RG, D'Angelo AJ, Chen MH, et al. Laparoscopically assisted abdominal aortic aneurysm repair: First 20 cases. J Vasc Surg, 1998, 27: 81.

[60] Parodi JC, Palmaz JC, Barone HD. Transfemoral intraluminal graft implantation for abdominal aortic aneurysms. Ann Vasc Surg, 1991, 5: 491.

[61] Mason RA, Newton GB, Cassel W, et al. Combined epidural and general anesthesia in aortic surgery. J Cardiovasc Surg (Torino), 1990, 31: 442.

[62] Yeager MP, Glass DD, Neff RK, et al. Epidural anesthesia and analgesia in high-risk surgical patients. Anesthesiology, 1987, 66: 729.

[63] Baron JF, Bertrand M, Barre E, et al. Combined epidural and general anesthesia versus general anesthesia for abdominal aortic surgery. Anesthesiology, 1991, 75: 611.

[64] Raggi R, Dardik H, Mauro AL, et al. Continuous epidural anesthesia and postoperative epidural narcotics in vascular surgery. Am J Surg, 1987, 154: 192.

[65] Baron HC, LaRaja RD, Rossi G, et al. Continuous epidural analgesia in the heparinized vascular surgical patient: A retrospective review of 912 patients. J Vasc Surg, 1987, 6: 144.

[66] Muluk SC, Gertler JP, Brewster DC, et al. Presentation and patterns of aortic aneurysms in young patients. J Vasc Surg, 1994, 20: 880.

[67] Bengtsson H, Bergqvist D, Ekberg O, et al. A population based screening of abdominal aortic aneurysms (AAA). Eur J Vasc Surg, 1991, 5: 53.

[68] 叶财盛, 李松奇, 李晓曦, 等. 腹主动脉瘤破裂处理及其预后分析. 中华普通外科杂志, 2007, 22 (5): 335-337.

[69] 谷涌泉, 张建. 下肢血管外科, 北京: 人民卫生出版社, 2010: 7-13.

[70] Starrett RW, Stoney RJ. Juxtarenal occlusion. Surgery, 1974, 76: 890-895.

[71] 谭羽灿, 罗灿华, 徐国建, 等. 近肾动脉腹主动脉闭塞症诊断和治疗体会. 岭南现代临床外科,

2006，6（4）：284-285.

[72] Mavioglu I，Veli Dogan O，Ozeren M，et al. Surgical management of chronic total occlusion of abdominal aorta. Journal of Cardiovascular Surgery，2003，44：87-93.

[73] 汪忠镐，吴庆华，李留琛，等. 近肾动脉腹主动脉阻塞症，胸心血管外科杂志，1985，1：206-209.

[74] 王春喜，梁发启，胡海地，等. 近肾动脉腹主动脉下段闭塞症的手术方法探讨. 中国现代手术学杂志，2005，9（6）：406-408.

[75] Babu SC，Shah PM，Nitahara Jim. Acute aortic occlusion-Factors that influence outcome. J Vasc Surg，1995，21：567-575.

[76] 吴庆华，陈忠，唐小斌，等. 267 例主-髂动脉闭塞的手术治疗经验［J］. 中华外科杂志，2001，39（11）：832-834.

[77] Dormandy JA，Rutherford RB. Management of peripheral arterial disease（PAD）. TASC Working Group. J Vasc Surg，2000，31（suppl）：S1-296.

[78] Ryan SV，Calligaro KD，McAffee-Bennett S，et al. Management of juxtarenal aortic aneurysms and occlusive disease with preferential suprarenal clamping via a midline transperitoneal incision：technique and results. Vascular and Endovascular Surgery，2004，38（5）：417-422.

[79] Castelli P，Caronno R，Piffaretti G，et al. Hybrid treatment for juxtarenal aortic occlusion：Successful revascularization using iliofemoral semiclosed endarterectomy and kissing-stents technique. J Vasc Surg，2005，42：559-563.

[80] DeBakey ME，Crawford GW，Cooley DA，et al. Surgical considerations of occlusive disease of innominate，carotid，subclavian，and vertebral arteries. Ann Surg，1959，149：690-710.

[81] Randomized trial of endarterectomy for recently symptomatic carotid stenosis：final results of the MRC European Carotid Surgery Trial（ECST）. Lancet，1998，351：1379-1387.

[82] Lopez AD，Mathers CD，Ezzati M，et al. Global and regional burden of disease and risk factors，2001：systematic analysis of population health data. Lancet，2006，1747-1757.

[83] Halliday A，Mansfield A，Marro J，et al. Prevention of disabling and fatal strokes by successful carotid endarterectomy in patients without recent neurological symptoms：randomized controlled trial. Lancet，2004，363：1491-1502.

[84] Patel SG，Collie DA，Wardlaw JM，et al. Outcome，observer reliability，and patient preferences if CTA，MRA，or Doppler ultrasound were used，individually or together，instead of digital subtraction angiography before carotid endarterectomy. J Neurol Neurosurg Psychiatry，2002，73：21-28.

[85] Payne DA，Jones CI，Hayes PD，et al. Beneficial effects of clopidogrel combined with aspirin in reducing cerebral emboli in patients undergoing carotid endarterectomy. Circulation，2004，109：1476-1481.

[86] The Stroke Prevention by Aggressive Reduction in Cholesterol Levels（SPARCL）Investigators. High-dose atorvastatin after stroke or transient ischemic attack. N Engl J Med，2006，355：549-559.

[87] Lewis SC，Warlow CP，GALA Trial Collaborative Group. General anaesthesia versus local anaesthesia for carotid surgery（GALA）：a multicentre，randomized controlled trial. Lancet，2008，372：2132-2142.

[88] Chang BB，Darling RC. Use of shunt with eversion carotid endarterectomy J Vascu Surg，2000，32（4）：655-662.

[89] Sadideen H，Taylor PR，Padayachee TS. Restenosis after carotid endarterectomy. Int J Clin Pract，2006，60：1625-1630.

［90］ Stoner MC，Cambria RP，Brewster DC，et al. Safety and efficacy of reoperative carotid endarterectomy：a 14-year experience. J Vasc Surg，2005，41：942-949.

［91］ Al-Rawi PG，Turner CL，Waran V，et al. A randomized trial of synthetic patch versus direct primary closure in carotid endarterectomy. Neurosurgery，2006，59：822-828.

［92］ Bowser AN，Bandyk DF，Evans A，et al. Outcome of carotid stent-assisted angioplasty versus open surgical repair of recurrent carotid stenosis. J Vasc Surg，2003，38：432-438.

［93］ Roseborough GS，Perler BA. Carotid Artery Disease：Endarterectomy. Cronenwett：Rutherford's Vascular Surgery. 7th ed. Philadelphia：Saunders，2010.

［94］ 刘长建. 颈动脉外翻剥脱术治疗颈动脉狭窄. 中华外科杂志，2005，7：1-3.

第五章　外周动脉疾病的介入治疗

第一节　外周动脉疾病的介入治疗历史

导管作为医疗器械正式进入人体血管发生在 1929 年。当时，年仅 25 岁的德国实习医生 Werner Forssman 认识到评价心脏功能的常用方法存在明显局限，他向上级医生恳求准许尝试一种新的方法——通过外周静脉将导管插入心脏，并将药物直接注射到心脏。他的设想遭到了上级医生的断然拒绝。为了证明自己的设想，Forssman 在护士的帮助下秘密地拿自己进行实验，他用放血术的手术包在皮肤上做一切口，在他的右肘前静脉插入一条导尿管，把导尿管推向心脏，用 X 线片证明了导管已经位于心脏。1931 年 Forssmann 发表了相关论文描述了这一事件。

Cournand 在 1941 年首次描述了导管插入人类右心房并抽取了血样测量静脉血的氧含量，他当时使用 8F 不透 X 线的带有圆顶和两个侧孔的导尿管。

1945 年，Cournand 和他的助手改进了测量方法，他们通过右心室采集血样，利用带有端孔的 8F 或 9F 的导尿管。这种导管的末梢 7.62cm（3 英寸）处也有点轻度弯曲以利于推动。不久，Cournand 的导管由纽约的 USCI 公司投入生产。

1953 年，一种适合制造导管的新型材料——聚乙烯被研制成功。这种材料可减少导管的直径，而且当它放在沸水中后马上冷却时能够保持它原有的形状，但这种材料可以透 X 线。

1956 年，不透 X 线的聚乙烯导管是由 Karolinska 研究所的放射学者 Per Odman 研发成功。Per Odman 与 Ledin 一起，把重金属盐加入聚乙烯中，生产出了 Odman-Ledin 聚乙烯导管，这种聚乙烯导管有三种外径并用"红色、绿色和黄色"标识。Odman-Ledin 聚乙烯导管不仅可以使得放射学者们能够加热塑型自己需要的导管，而且可以在荧光透视下适时知晓导管的位置。

同样是在 1956 年，Forssman 的伟大发现使其荣获当年的生理学与医学诺贝尔奖（图 5-1）。此时，其他一些重大的医学成就也相继应用于临床：如 John 等人发明的体外循环机；Michael Debaky 等人成功施行了开胸手术并且将涤纶材料的人造血管应用于临床，使得心血管外科的发展处于整个医学科学的前沿。

就在整个医学界为上述成就欢欣鼓舞的同时，微创技术也在迅猛地发展。1953 年，32 岁的瑞典放射科医师 Sven Seldinger 研发出一种经皮穿刺血管技术，即"Seldinger 技术"，其通过一根导丝，穿过已经穿透血管壁的穿刺针的针眼进入血管，从而完成导管的交换（图 5-2）。Seldinger 并未发表过很多论文，而是仅以一份仅 9 页的简洁论文（包括图片）宣布了自己的发明，证明了论文的质量远比数量重要，那篇文章发表在 1953 年 5 月的《斯堪的纳维亚医学杂志》上。如今，"Seldinger 技术"已经在临床上广泛使用，使得今天以导管为基础的检查和（或）治疗的手术切口已非必要。Seldinger 技术十分简单，很多放射科医生通过观看别人操作就很容易地掌握了操作步骤。但是，Seldinger 不会被忘记,他的技术是介入放射学的里程碑,它向前迈出了具有重大意义而又相当简洁的一步。

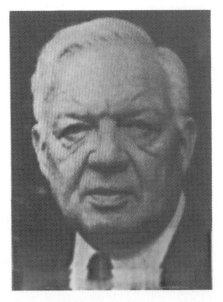

图 5-1　首创血管导管应用而获诺贝尔奖的
Werner Forssman

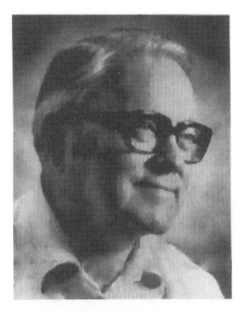

图 5-2　首创经皮穿刺血管技术的
Sven Seldinger

对于介入放射学医生来说,1953 年 Seldinger 发明的经皮血管穿刺、导丝引导插管的动脉造影法是历史性的重大突破。仅以一根细的穿刺针、一根导丝和一个导管作为自己的探索之船,Seldinger 向介入放射学医生开启了一个全新的世界,激发了很多放射学界的人员开始自己探索性的工作。

1958 年,一位名叫 Mason Sones 的儿科心脏病学家,作出了一个划时代的贡献。当时的学术观点认为,超选择性冠状动脉造影可能导致致命性心律失常,因此不得不从主动脉弓注射大量的对比剂以得到冠状动脉的血管造影图,图像质量很差。在一次进行左心室造影的过程中,Sones 意外地将导管超选择性送至右冠状动脉并且用 30ml 泛影葡胺行右冠状动脉造影。经过紧张的观察,发现病人在短暂的心律失常后很快就恢复正常,这使 Mason Sones 意识到超选择性冠状动脉插管并且使用 3~6ml 对比剂缓慢注射,在影像增强器的配合下,可以安全地获得高质量的冠状动脉血管影像。1962 年,他将他的此项技术公开发表。随后,超选择性技术的进步、影像监视设备的发展以及高压注射器的发明,使得血管造影图像越来越清晰。使得微创超选择至外周靶血管成为可能。

1964,即 Debakey 成功完成世界首例冠状动脉搭桥手术的同一年,Charles Dotter 首次采用同轴导管技术成功治疗 1 例 82 岁的髂动脉狭窄患者(图 5-3)。《时代周刊》用术前术后的一系列造影图片生动地展现了 Dotter 的成就。Dotter 用吉他弦和汽车里程表电缆制备导丝,使用特氟龙管和喷灯制备导管,对介入放射学作出了突出的贡献,因此被公认为介入放射学的奠基人。直到 20 世纪 70 年代末,Dotter 的逐段扩张技术仍是血管狭窄性病变的首选治疗方案。但这一方法对于直径过小的狭窄,导管无法越过。因此,Dotter 与

Forssman 等人通力合作，研制出一种新型球囊导管，其构思源自一名叫 Thomas Fogarty 的外科医生设计的一种头端可以膨胀的导管，Thomas Fogarty 根据他少年时代的玩具设计了一种尖端可以充气的气球导管，拟用它去除开放手术时动脉血管内的血栓。1965 年 Thomas Fogarty 的球囊导管第一次被成功用于球囊成形术，成为首例成功进行的腔内血管成形技术。Dotter 等人的早期球囊导管用特氟隆材料制成，球囊的外径有明确的限制，以防止过度扩张破坏治疗的靶血管。尽管早期获得成功，但由于缺乏弹性和存在血栓形成等问题而限制了其更为广泛的使用。直到德国医生 Andreas Gruentzig 用聚氯乙烯制备出双腔球囊导管才得以更为广泛地使用（图 5-4）。1976 年，Andreas Gruentzig 在美国心脏协会年会上公布了其动物实验的结果，但与会者多数持怀疑态度。一年后，即 1977 年，当他在美国心脏协会年会上公布他的 4 例冠状动脉成形术的临床结果时，现场响起雷鸣般的掌声。很显然，这是一个革命性的进步。

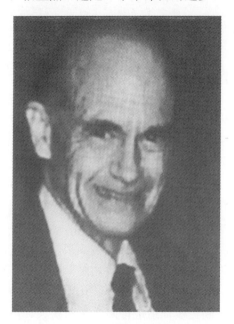
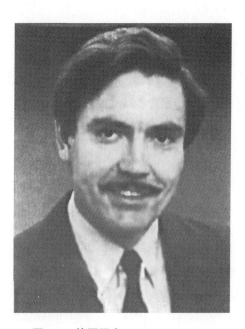
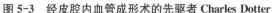

图 5-3　经皮腔内血管成形术的先驱者 Charles Dotter　　　图 5-4　德国医生 Andreas Gruentzig

　　鉴于经皮腔内血管成形术（PTA）的巨大优势，从 20 世纪 80 年代开始，越来越多的患者愿意选择经皮腔内血管成形术。此后，PTA 的适应证亦从冠状动脉延伸至外周血管及肾动脉等内脏血管。但是，经皮腔内血管成形术也面临着巨大的挑战，具体表现为较开放性手术有更高的再狭窄率，但这并没有阻止经皮腔内血管成形术的发展，介入放射学家从药物、材料、腔内旋切到支架等方面进行了多角度的探讨，但目前仍没有一项技术能与外科手术相媲美。早在 1969 年，Dotter 就已意识到这一问题，并在同年首先完成了血管内支架植入术的动物实验，即将不锈钢制作的金属弹簧圈植入犬的腘动脉内进行研究。但由于球囊导管 PTA 的兴起，他的想法和实验暂时中断。1983 年，Dotter 和 Cragg 同时报道了镍钛记忆合金螺旋管状支架的实验结果，并应用于临床，创立了血管内支架植入术。1985 年，Gianturco 设计出了不锈钢 Z 形自膨式支架、Palmaz 设计出球囊扩张式支架。1988 年 Roesch 等又对 Z 形支架进行了改良，此后又有一些新类型支架相继问世，并进一步广泛应用于临床。金属支架的出现克服了球囊扩张成形术后早期出现再狭窄的缺点，在临床得到了迅速的推广应用，并且不断完善。

1991 年，Parodi 首次报道用直型内支架进行腔内隔绝术治疗 5 例腹主动脉瘤患者获得成功。同年，Volodos 等对 29 例腹主动脉瘤患者用直型内支架进行腔内隔绝术获得成功。不久，腔内隔绝术又应用在胸主动脉夹层上，使得血管内支架植入术进入快速的发展时期。

目前，不同的厂家可以生产不同材料、不同规格的支架。中、长期的研究表明：球囊扩张式药物洗脱支架对于控制再狭窄最为有效；支架厂商赞助的试验表明：药物洗脱支架的再狭窄率已降至个位数（裸金属支架的再狭窄率为 33%）。其他新兴的技术，如低温血管成形术、切割球囊血管成形术、支架近距离放射治疗术也是目前较热门的研究领域。

（陈　伟）

第二节　外周动脉疾病的介入治疗方法和途径

我们知道外周血管是指除心血管和脑血管以外的躯干、四肢血管。但实际上有不少外周血管疾病常常与心脑血管疾病并存，例如：颈动脉狭窄以及部分 Stanford 分型 A 型的主动脉夹层。同时心脑血管介入技术和外周血管介入技术在理论基础和材料运用上同宗同源，如具体到某一介入技术，很难将其定义为是"外周"或是"中心"，同时本书分论中还将针对各种疾病具体讲述治疗方法，故本章仅就外周动脉疾病运用更广泛的部分介入治疗方法进行简述。

1964 年，美国医生 Dotter 和 Judkins 提出了血管成形术到血管内支架的广泛应用，其中还衍生出了诸如：介入基因治疗技术、血管内放射治疗技术、激光血管成形术、动力性血管成形术（旋磨导管）等特殊介入治疗技术。仅就技术角度细分，介入治疗方法可达数十种之多，且门类繁多。同时随着这些方法的不断进步，适应证随之不断扩大，治疗效果日趋理想。纵观介入发展历史，介入治疗方法的进步在很大程度上依赖于介入器械一次又一次的革新，如果将外周动脉介入治疗器械归纳为图 5-5，我们不难看出外周动脉介入治疗基本可分为对阻塞动脉的疏通和对异常通道的封堵两方面，而进行这两方面治疗的前提是建立合理的器械操作途径，故了解介入治疗的基本途径十分必要。

一、介入治疗基本途径

目前，由于股动脉途径安全易行，故绝大多数介入治疗仍是以其为主要途径。但在很多外周血管疾病，例如：存在多处破裂口和（或）累及髂动脉的主动脉夹层，贸然采用股动脉途径存在更大风险。故人们也一直探索更合理安全的上肢通道，其中包括：腋动脉、肱动脉和桡动脉。腋动脉由于穿刺和操作的不便，目前很少采用。早在 1958 年 Sones 尝试采用肱动脉切开进行冠脉造影，但由于损伤较大，此方法后来逐渐被淘汰。但通过肱动脉穿刺建立介入途径尝试一直未停止，经肱动脉途径最大的障碍是正中神经的损伤和远端血管的闭塞，但近年来随着介入器械的改进，肱动脉穿刺并发症大大减少。在外周动脉介入中，其已成为股动脉途径的重要补充。1989年加拿大 Campeau 进行的全世界第一例经桡动脉途径的冠状动脉造影以及 1992 年荷兰 Kiemeneij 和 Laarman 完成的世界首例经桡动脉途径支架植入术，使经桡动脉途径进行动脉介入治疗成为介入医师的又一选择。

（一）经皮股动脉穿刺法（逆行法和顺行法）

股动脉在腹股沟附近处管径较粗，位置浅表，比较固定，周围无重要器官，是穿刺最佳部位。各种研究都认为，股动脉穿刺的并发症发生率最低。

1. 局部解剖

髂前上棘到耻骨结节的连线为腹股沟韧带所在，此韧带内上方有腹股沟管，男性的精索和女性的子宫圆韧带在此管内通过。在腹股沟韧带的中点可以触及强有力的搏动，此为股动脉。股动脉穿刺点常在此韧带下方 2cm。此处恰为股三角。皮肤下为脂肪层，厚度各人不一。其下为筋膜层，正是 Scarpa 筋膜与阔筋膜相结合处。上方以腹股沟韧带为界，内侧为内收长肌，外侧为缝匠肌，深处为肌群。在股三角内，上方的腹股沟韧带与骨盆入口间的间隙，被髂筋膜分隔为二，外侧为肌腔隙，内侧为血管腔隙。血管腔隙内从外向内依次排列有股神经、股动脉及股静脉。

2. 穿刺点

皮肤穿刺点选择在腹股沟韧带下 2cm 处，

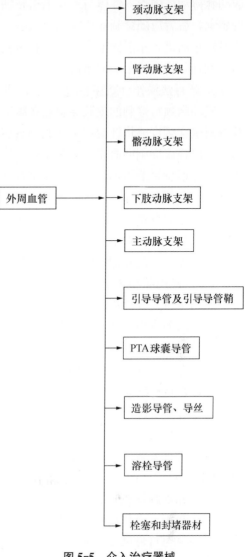

图 5-5 介入治疗器械

约在腹股沟皮肤皱褶处。如在腹股沟韧带上穿刺，由于该处股动脉位置较深，拔管后不易压迫止血，可能导致致死性出血。而穿刺太低则可能穿至股深动脉，引起插管困难。

3. 禁忌证

一般有以下 5 种：①髂动脉或股动脉闭塞性疾病；②明显扭曲的髂动脉；③严重恶液质病人；④股动脉穿刺部位动脉瘤；⑤局部皮肤疾病；⑥穿刺部位感染。

4. 逆行法操作（逆穿）

局部消毒铺巾，选定穿刺点。以左或右腹股沟韧带中点下 1cm 处或腹股沟韧带处股动脉搏动最强点为穿刺点。用 2％利多卡因，先在穿刺点皮内、皮下麻醉，然后在股动脉两侧各注入麻醉剂，起到局部麻醉作用并固定股动脉，将剩余麻醉剂在穿刺针进针方向注入。用刀尖在穿刺点顺皮纹做一个 3～4mm 的横切口，以直头血管钳自切口沿穿刺方向扩张皮下和筋膜。将股动脉搏动最强点置于左手示指和中指之间，并以示、中指长轴表示股动脉走行方向，右手持动脉穿刺针以与皮肤呈 45°角（体胖者 60°；体瘦者 30°）斜行刺向

颈动脉支架

肾动脉支架

髂动脉支架

外周血管 → 下肢动脉支架

主动脉支架

引导导管及引导导管鞘

PTA球囊导管

造影导管、导丝

溶栓导管

栓塞和封堵器材

股动脉搏动最强点，针体与示、中指长轴方向一致，边向里穿刺边注意动脉搏动顶撞针尖的感觉，后者应随穿刺针的深入而增强，直到有突然减压感同时见穿刺针尾部有动脉血涌出时停止前进，左手固定穿刺针，右手将软头导丝插入穿刺针内并轻轻向前推送，然后退出穿刺针，将导丝留在动脉内。

5. 顺行法操作（顺穿）

股动脉顺行穿刺的皮肤穿刺点在腹股沟韧带的上方，根据病人腹壁脂肪厚度选择，计算好通过穿刺点能将针尖刺至腹股沟韧带稍下方即可。因有45％的机会导丝会进入股深动脉，所以建议穿刺回血先注入少量造影剂了解导丝是否位于股深动脉，如位于股深动脉，可一面注射少量造影剂，一面后退穿刺针，退至股深动脉开始处，置入J头导丝，于透视下观察，向外侧引导，确认导丝位于股浅动脉后，再置入导管鞘。试注时如穿刺针位于股深动脉，造影剂将流向内侧，在长收肌深处离开股三角，并有许多分支。股浅动脉一般至腘动脉才分支，一般中间没有其他分支。如穿刺侧下肢取外展外旋位（蛙式位），股浅动脉转至股深动脉的外侧，导丝也较容易顺股动脉直接进入股浅动脉。

（二）经皮肱动脉穿刺法

肱动脉也是较常用的穿刺部位，它比股动脉细，并发症较股动脉为多，且较严重。它走在肱骨的前内面，在上臂中部稍下方，正中神经在其内侧，桡神经在其后方，尺神经在其后内侧。穿刺时容易损伤正中神经和桡神经，尤其是术后血肿可压迫神经并导致多支神经损伤。最常见的并发症为肱动脉痉挛，从而引起血栓形成等并发症，这是部分介入医师宁愿选取桡动脉的原因。

肱动脉在上臂下1/3、肱二头肌腱内侧处搏动最明显，所以在肘前窝内上方穿刺易获成功，即肘部皮肤皱褶稍上方处穿刺最佳。该处动脉浅表，局部麻醉药量要少，做一皮丘即可。穿刺针要锐利，方向要准，仅做前壁穿刺很容易成功。由于该处血管较细，多用5F导管。

由于肱动脉途径并发症相对较严重，故操作时应特别注意以下几方面：

（1）穿刺点选择皮肤皱褶上肱动脉搏动最强点，可以避开对正中神经的损伤。

（2）避免盲目反复穿刺，并建议采用小儿动脉穿刺针穿刺；避免穿刺或多次经同一肱动脉入路。

（3）尽量使用较细的导管鞘、导管，不影响肢体远端的血供。

（4）使用导管鞘，防止反复更换导管而导致血管损伤。

（5）导管插入时必须要在透视下使用导丝引导，操作要轻柔。

（6）压迫止血要适当，术后要观察穿刺侧桡动脉的搏动情况。

（三）经皮桡动脉穿刺法

桡动脉穿刺必须首先完成桡动脉检查（Allen's试验），术者用双手同时压迫患者的桡动脉和尺动脉，让患者反复握拳、放松，重复5～7次至手掌变白，然后开放尺动脉，如手掌颜色在10秒内迅速由白变红或恢复正常，则Allen's试验阳性，是桡动脉穿刺的适应证。

穿刺前先消毒铺巾。以2％利多卡因1～2ml局部麻醉（局麻）。注射局麻药物时注意沿血管走行充分阻滞局部组织，以避免血管痉挛。穿刺血管时保持手腕过伸，充分暴露动脉。一般在靠近腕曲面横纹2～3cm处穿刺桡动脉，当血液从针芯喷出后，放入软头直行导丝至肱动脉。退出穿刺针后做 2mm 皮肤切口，置入 6F 或 5F 桡动脉鞘。必要时可经鞘管缓慢推注硝酸甘油 $200\mu g$ 和盐酸地尔硫草 3mg 防止血管痉挛，以肝素 3000U 常规抗凝。

（四）几种介入途径的比较和选择

桡动脉途径是肱动脉途径的改良，尽管肱动脉穿刺并发症多于且严重于桡动脉，但由于导管器械长度的限制，在外周血管会更多地采用肱动脉途径。由于两者均是经上肢的途径，故我们在下文中统称上肢途径，与之相对应的就是下肢途径，最常用的是股动脉途径，当然腘动脉途径也偶尔采用，但仅适用于特殊情况。这里不作赘述。对比下肢动脉途径或上肢动脉途径各有优势，究竟采用何种途径，应该以成功地达到手术目的为主。在成功率相同的情况下，应尽量选择更加有利于患者、并发症更少、患者更容易接受的方式。选择原则主要有以下几点。第一，经上肢动脉与股动脉方法比较，在穿刺技术和操作方法上更复杂一些，对于初学者来讲，选择患者非常重要。特别是选择上肢途径时，开始可选择动脉粗大、血管走行规范的患者。随着经验的不断积累，可逐步扩大指征，做到游刃有余。第二，对过度肥胖、不能平卧、有腰部和髂股部疾病的患者选择上肢动脉较为理想；对于前述股动脉途径存在禁忌的病人，只能选择上肢动脉途径。第三，对于腹主动脉瘤和主动脉夹层患者，在计划治疗前的造影时选用上肢动脉更安全。但需要大支架植入时，仍应考虑股动脉途径，且必须有必要措施确保器械进入的是真腔。另外，目前器械的适用性必须考虑，上肢途径仅适用于髂动脉以上的介入操作，对于下肢动脉闭塞性疾病，股动脉途径应为第一选择。

正确选择介入途径是狭窄或闭塞性周围血管病变介入手术成功的重要因素。具体运用中，应根据患者周围血管病变的不同部位和狭窄程度，选择不同动脉介入途径，如：经股动脉逆行穿刺治疗上肢动脉及髂动脉病变、顺行向下穿刺治疗同侧股动脉及以远血管病变、经对侧股动脉穿刺利用"跨越"或"翻山"技术治疗对侧髂股动脉血管病变〔适合于主动脉与髂动脉夹角较大（＞45°）的病例〕、经桡动脉穿刺逆行插管治疗锁骨下动脉开口处病变或治疗髂股动脉病变，这样不但有利于血管穿刺的成功，而且有助于导丝和球囊及支架通过严重狭窄或闭塞病变。图 5-6 可作为介入途径选择简明参考。

（五）几种常见病变的常用治疗途径

1. 上肢动脉病变介入治疗的常用途径

（1）经股动脉逆行穿刺路径：上肢锁骨下动脉非闭塞性或闭塞性病变位于锁骨下动脉开口处以远 5～10mm，采用经股动脉穿刺途径逆行插送 7～8F 指引导管至锁骨下动脉，再插入指引钢丝至病变远端并达肱动脉，然后进行 PTA 或植入支架。

（2）经股动脉逆行穿刺路径＋患侧桡动脉逆行穿刺路径：闭塞性病变位于主动脉壁开口处或紧靠开口处时，指引钢丝很难进入闭塞的血管内，采用经桡动脉穿刺途径逆行插管，导丝穿过病变进入降主动脉

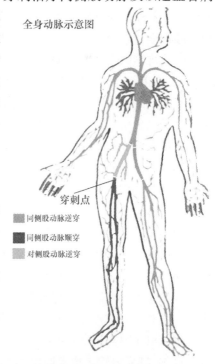

全身动脉示意图

穿刺点

■ 同侧股动脉逆穿
■ 同侧股动脉顺穿
■ 对侧股动脉逆穿

图 5-6　介入途径选择

内，经钢丝导入球囊进行预扩张。植入支架时，则再穿刺股动脉逆行插管至已经预扩张而开通的锁骨下动脉开口处并植入支架。

2. 下肢动脉病变介入治疗的常用途径

（1）经股动脉逆行穿刺路径：下肢动脉狭窄或闭塞性病变位于髂动脉时经患侧股动脉逆行穿刺插管并完成 PTA 及支架植入术。如病变血管为完全性闭塞或预测经病变侧股总动脉逆行穿刺引导钢丝不能通过闭塞血管段者，而该血管起始部有残留管状盲端，则可经病变血管对侧股动脉穿刺［翻越技术（traversing technique）］或经桡动脉穿刺［拉-贯技术（pull-through technique）］插管。

（2）经对侧股动脉"跨越"或"翻山"路径（traversing technique）：下肢动脉狭窄或闭塞性病变位于股总动脉以远，则采用经对侧股动脉逆行穿刺，导管经腹主动脉-髂动脉分叉处到达对侧髂动脉（"跨越"或"翻山"技术）并进行对侧病变的 PTA 及植入支架操作。部分患者由于两侧髂总动脉与主动脉呈锐角，"翻越"法无法提供足够介入操作的支撑力。此时可在原导丝的指引下，置 6F 以上长动脉鞘（"翻山"鞘），在长动脉鞘的支持下进行操作。

（3）经肱动脉或桡动脉逆行穿刺沿主动脉顺行插管［拉-贯技术（pull-through technique）］途径：如患者为双侧股动脉闭塞，则经股动脉穿刺成功的可能性很小，此时可采用经上肢肱动脉逆行穿刺插管至股动脉行 PTA 和支架植入，也可穿刺桡动脉采用拉-贯技术完成 PTA 或支架植入。

（4）经股动脉顺行穿刺，向远端插管路径：下肢血管病变位于股动脉远端，可采用经病变则股动脉顺行向下穿刺股动脉插管路径。此方法因介入操作路径较短，指引钢丝和导管垂直向下走行，易于操作，手术成功率较高。

（5）经双侧股动脉逆向穿刺路径及髂动脉分叉处病变接吻血管支架植入技术：若动脉狭窄性病变位于腹主动脉分叉下，两侧髂动脉的近端，如此时分别采用单侧 PTA 或支架植入，很可能因为扩张一侧病变时将斑块挤向对侧而造成对侧血管闭塞，此时宜采用接吻（kissing balloon）球囊扩张或支架置入术。

3. 肾动脉介入治疗的常用途径

肾动脉狭窄介入治疗穿刺路径多选择经股动脉穿刺逆行插管。在一些特殊情况下亦可采用经桡动脉或肱动脉穿刺途径插管，如双侧股动脉同时合并狭窄性病变而不适宜行动脉穿刺插管，或是肾动脉开口及其走行朝下且与主动脉之夹角过于狭小，此时可选择经桡动脉或肱动脉穿刺路径插管。

二、经皮腔内血管成形术（percutaneous transluminal angioplasty，PTA）

经皮腔内血管成形术是经导管等器械扩张再通动脉粥样硬化或其他原因所致的血管狭窄或闭塞性病变，这一疗法是 20 世纪 60 年代开始应用的，在 20 世纪 80 年代前主要采用球囊导管进行治疗，称为球囊血管成形术（balloon angioplasty）。在 20 世纪 80 年代陆续出现了几种血管成形术的新技术，主要是激光血管成形术（laser angioplasty）、粥样斑块切除术（atherectomy）、血管内支撑器（endovascular stent）等。

（一）球囊血管成形术操作技术

球囊扩张的机制是充胀的球囊压力造成了狭窄区血管壁内膜、中膜局限性撕裂。血管壁特别是中膜过度伸展以及动脉粥样斑块的断裂，从而导致血管壁张力减退和腔径的扩大。其理想的适应证是中等大小或大血管局限、孤立性短段狭窄；其次为多发、分散的短段狭窄和闭塞。长段狭窄或闭塞、小血管病变、溃疡性狭窄或已有钙化的狭窄或闭塞病变不适宜进行 PTA 治疗。在球囊扩张之前，必须通过血管造影确定病变位置、程度和侧支供血情况以及狭窄上下方的血压等血流动力学改变后，将造影导管置换成球囊导管。球囊直径的选择依据狭窄前后端相对正常血管内径确定，一般在正常管径的 110% 以下。球囊直径选择十分重要，切忌采用过大球囊而试图通过控制压力的方法来达到 PTA 目的，这样不但不会有效扩展狭窄，而且极易造成更大的血管损伤。球囊长度选择也十分重要。狭窄段较短时，最好选择球囊一次覆盖，球囊长度应大于狭窄段远近端至少 1cm 为理想。长段狭窄应从狭窄段的器械进入途径远端开始，逐级扩张回退。扩张时用压力泵或手推稀释的造影剂充胀球囊。充胀的球囊作用于狭窄的血管，使之发生扩张。充胀球囊之前必须再次确认球囊爆破压（球囊可承受压力的极限），切忌盲目升高压力。扩展持续时间依据病变部位和病变性质确定。扩张结束后，要复查血管造影，了解血管扩张情况，必要时可测量原狭窄区上下方的血压差以确定扩张治疗的效果。为了减少并发症和预防再狭窄，从术前一天开始应用抗血小板聚集药物，如阿司匹林等。术中要用肝素抗凝，术后 1～6 个月服用阿司匹林、双嘧达莫（潘生丁）等药物。

PTA 虽然具有较好的疗效，但是扩张后再狭窄的发生率较高，平均发生率约为 30%。再狭窄多发生在 PTA 后数月至 1 年之内。主要原因是球囊扩张部位内膜纤维细胞增生。

（二）激光血管成形术

20 世纪 80 年代初用于再通外周动脉，现已大量用于临床，取得了很有希望的疗效，激光能量消融粥样斑块或血栓使血管再通的机制，主要在于热效应和化学解吸作用。激光源有气体、固体和液体等物质。激光血管成形术用得较多的是钕钇铝石榴石（Nd-YAG）激光和准分子（excimer）激光。传输系统用多根石英纤维。为减少血管发生穿孔，在石英端头加用金属帽、蓝宝石帽。激光以连续或脉冲方式发射。连续发射可造成组织的明显热损伤。脉冲发射能量多，易消融病变组织，也无明显的热损伤。故现多用脉冲波。激光波长可采用紫外线（200～400nm）、可见光（400～700nm）或红外线（700～1000nm）。现在广泛认为，激光并不是一种独立的治疗工具，使用激光打孔血管再通后还需联合共同使用 PTA，这就是所谓的"导航孔"（pilot hole）概念。然而，对于完全闭塞性病变以及长的股动脉病灶，一般血管成形术疗效欠佳时，激光血管成形术却有较高的手术成功率，这种技术为动脉的再通提供了一定的帮助。

（三）动脉粥样斑块切除术（动力性血管成形术）

有些学者简称之为旋切法，主要适用于血管高度狭窄或完全闭塞的病变，也是一种机械治疗方法。按照用于这一疗法的导管功能看，其治疗方式分为两种：①经皮切割，取出粥样物质，称之为 atherectomy，意为切除术；②经皮破碎粥样斑块，使之成为微粒，存留于血液循环中，有待于机体自然清除，称之为 atheroablation，意为破碎术。用于这一治疗的导管头端有一高速或低速旋转的削刀或磨球，当导管头端置于血管闭塞病变处，操纵体外导管尾端驱动装置，削刀或磨球旋转，切除或磨碎病变，使血管再通。正在研制的导管很多，目前用于临床的有 Kensey 导管、Simpson 导管、经腔抽吸导管（TEC）等。旋切法除用于外周血管外，也开始用于肾动脉和冠状动脉。外周血管的再通成功率在 95%

以上。由于旋切法仍是机械性治疗手段，所以损伤血管壁后的修复反应还可造成再狭窄。这一疗法也在发展中。

（四）血管内膜下成形术（subintimal angioplasty）

内膜下成形术最先由英国的 Bolia 发表及推广，其原理是刻意将血管闭塞部位的内膜下撕裂，利用亲水性导丝及导管，在血管内膜下，导丝呈一大弧形将组织撕开直至正常血管段。在正常下段因内膜较薄，导丝再次进入血管正常通道，此时利用球囊导管进行成形术，有需要时辅以支架。血管内膜下因没有粥样硬块，理论上可能较少引致内膜增生而产生再闭塞。在其发表的报告中，176 例病人进行 200 次手术，成功率达 80%，术后 ABI 中位数由 0.6 增至 0.9，1 年及 3 年通畅率为 71% 及 58%。近期亦有其他关于内膜下成形术的报告，1 年通畅率出现较大分歧，22% 至 64% 不等。虽然内膜下成形术并不比传统成形术好，但还是有其适应证的，尤其是病人并不适合进行外科手术时。由于内膜下成形术有其特有的并发症，包括对主要支流动脉的损伤（1%～15%）和血管破裂，所以更适用于没有较多分支的动脉，股动脉之慢性、长段梗死，梗死较硬或伴有明显血管钙化的病变为最佳适应证，亦可用于股浅动脉之全段闭塞或胫动脉闭塞。内膜下成形术有时并非刻意达到的，在进行 PTA 时，如导丝进入内膜下，我们不必放弃，有时可获得"无心插柳"的效果。

（五）PTA 血管再狭窄的介入预防措施

PTA 虽然具有较好的疗效，但是扩张后再狭窄的发生率较高，平均发生率约为 30%。再狭窄多发生在 PTA 后数月至 1 年之内。主要原因是球囊扩张部位内膜纤维细胞增生。扩张的机制表明，成形术是一种损伤血管壁成分的机械治疗方法，术后必然会引起一系列修复反应，这就成为再狭窄的病理学基础。因此，球囊扩张的结局具有两重性。内、中膜局限性撕裂造成了血管腔的扩大，血流灌注得以恢复；同时内、中膜撕裂也成为纤维组织增生导致再狭窄的原因。再狭窄的其他原因是血管壁的弹性回缩和原有病变的进展。

除药物治疗外，通过介入手段主动预防再狭窄的措施主要有：①改进设备：已研制成新型材料的球囊，可减少对血管的损伤。如：冷冻球囊以及上述的几种成形技术；②新技术的应用：主要有近距放疗预防血管再狭窄。1994 年，Liermann 等报道用血管内放射治疗预防股浅动脉再通术后的再狭窄，效果很好。随后，有许多研究证实血管内放射治疗抑制冠状动脉和外周血管再狭窄的效果。近距离放射治疗时间非常重要，必须尽可能在血管介入治疗后 48 小时内引入。现在有几种放疗导送系统可供血管内近距离放疗。最直接的方式是暂时送入含有 β 放射源（$^{90}Sr/^{90}Y, ^{32}P$）或者 γ 放射源（^{192}Ir）的导丝或颗粒。β 放射源的防护要求最低，因为它的辐射距离很短。^{192}Ir 的 γ 放射源必须有良好的防护，必须在隔离室中以遥控方式送入，通常可以用肿瘤近距离放疗装置。还有一些器材可以实现这种治疗，如球囊导管内充填放射活性的液体或气体，或者是放置有放射性的支架。对小血管和 β 放射源，准确地将放射源置于病变中心位置很重要，必须使用相应的配套导管；对于 γ 放射源和大的血管，这些因素就没那么重要。所用的辐射剂量一般为 12～30Gy。早期的试验表明，近距治疗在外周动脉有效且安全，有些患者已追踪 7 年无并发症。近期发表的对比性研究有 VIENNA-2 研究，比较成形术后加上近距离放疗与单独成形术的区别，结果显示加上近距离放疗后一年通畅率达 63.6%（单独成形术为 35.3%）。其他研究亦有相同理想效果。

三、血管内支架成形术

PTA 治疗外周动脉较长段的狭窄或闭塞性病变时，常常会出现限制血流的夹层或因弹性回缩导致扩张不完全等情况。研究表明，延长球囊扩张时间（180s 与 30s）可能会减少较大夹层的出现，但并不能提高远期效果。鉴于 PTA 的局限性，越来越多的医师通过选择性或一期植入血管内支架来进行弥补。在 2000 年，泛大西洋协作组织并不支持采用球囊扩张式支架和自膨式支架治疗外周动脉疾病，仅将支架列为 PTA 治疗失败或出现并发症时的一种选择。但从那时开始，球囊扩张式支架和自膨式支架成为一种外周动脉狭窄闭塞病变的默许治疗方式并得到广泛应用。目前较为常用的镍钛合金自膨式支架，与前一代的支架相比，具有更好的径向力、更好的抗挤压能力、更容易精准释放等优点。同时临床研究数据也显示镍钛合金自膨式支架比球囊扩张式支架或自膨式不锈钢支架更能有效地提高股浅动脉治疗的中期通畅率。在近期的大量回顾性分析中，镍钛合金自膨式支架的 1 年和 3 年的一期通畅率分别为 76%～97% 和 60%～76%。因此，PTA 同时一期植入血管支架已被广泛接受。2006 年，Schillinger 等随机对单独 PTA 和一期植入镍钛合金自膨式支架的治疗效果进行比较，得出结论：6 个月造影复查再狭窄率，PTA＞支架（43%＞24%）；1 年超声多普勒随访结果同样支持支架治疗的再狭窄率更低（支架：37% *vs.* PTA：63%）。2009 年俞恒锡等对 201 例下肢慢性动脉缺血患者的临床资料进行回顾性分析，结果显示：6 个月、12 个月、24 个月股浅动脉支架植入通畅率（100.0%、89.8%、75.0%）优于单纯扩张术（82.4%、62.5%、35.7%），两者差异有统计学意义（$P<0.05$）。因此有作者建议首次治疗即放支架。然而，没有专门的随机对照试验对比髂动脉支架植入与单纯 PTA 的疗效。Bosch 采用 Meta 分析的方法研究了主动脉-髂动脉闭塞性疾病的 PTA 和支架植入的结果，他们将 6 项 PTA 研究的 1300 例病例与 8 项支架研究中的 816 例病例比较后，认为两者的并发症发生率相似，并且支架植入的手术成功率比 PTA 高，远期失败的风险比 PTA 低。另一方面，荷兰髂动脉支架试验研究小组（DIST 试验）进行了一项随机试验，他们对比了首次植入支架与血管成形术后选择性放置支架在一组髂动脉闭塞性疾病患者中的情况。在 279 例间歇性跛行的患者当中，143 位患者直接植入支架，另外 136 位患者先进行单纯血管成形术，在治疗部位剩余平均压力梯度＞10mmHg 时则放入支架。研究结果显示，这两种治疗方式在技术上和临床效果上，以及在短期和长期随访中没有实质差别。与单纯支架植入和单纯 PTA 对比，该治疗方式具有更高的效价比，所以 PTA 后选择性放置支架是一种治疗由髂动脉闭塞疾病引起的间歇性跛行的合理方法。

目前临床常用的外周血管支架有自体膨胀支架和球囊扩张支架两大类，自体膨胀支架主要有 Wallstent（Boston Scientific）、Smart（Cordis）、Selfx（Jomed）、Dynalink（Guidant）、Symphony（Boston Scientific）等，其直径为 4～14mm，长度为 20～120mm。Wallstent 支架由不锈钢丝交错编织成管状，然后被压缩在特制的限制性外鞘管内，当外鞘管后撤时，支架自行膨胀而支撑于血管内；Smart 支架镍钛合金支架，呈 Z 字形钢丝相互焊接成管状，再被压缩在特制的限制性外鞘管内，当外鞘管后撤时，支架自行膨胀而支撑于血管内。球囊扩张支架（Balloon expandbal stent）有 Cordis-J&J 公司的 Palmaz-Scharts（PS）支架和 Genesis 支架、瑞典 JOMED 公司的 Jostent 支架等，支架直径范围为5～10mm，长度范围为2～8cm。一般来说，球囊扩张支架主要是用不锈钢制成，具有较高的弧度应力，能较好应对环状负荷，放置精确度较高。支架是预先压缩并固定在PTA球囊上的，使用时将该导管连同支架一并送入病变血管，然后球囊加压膨胀，并将其上的支架扩张而支撑在血管内。在髂动脉应用上，当需要将支架准确植入髂总动脉口或盆腔内髂外动脉与股动脉相连接处，球囊扩张支架有其优越的地方。但其缺点是柔软度不足，所以要将支架带到另一侧的髂动脉，可能遇到困难。不同公司为了令其支架更易弯曲，设计亦有不同，包括将支架分成不同大小的弦曲线环及以不同形状的接点连接。

自膨式支架的优点是提供不断的扩张力将血管张开。从原理上可分为不锈钢金属丝编织的弹性原理（如Wallstent）或金属本身的特殊物理性质原理（如镍钛合金Nitinol支架）。传统的Wallstent支架主要缺点在于膨胀后有较明显的短缩，而Nitinol支架回缩性较少。但Wallstent支架的X线可见性较Nitinol支架好。近年来，经过不断开发及改良，支架回缩的缺点已明显减少。Nitinol支架上亦多加上标记以帮助位置的辨认。有些支架可在未完全释放时回收入输送管以重新释放。

进行外周血管支架植入前，必须首先选择支架，我们应熟悉支架的各种性能参数。其中包括：弧度应力/抗环状负荷（hoop strength/radial force），可变弯度（flexibility），易推度（trackability/pushability），X线可见度（radio-opacity），及是否可做MR造影（MR compatibility），每个支架都不同。产品说明书上会提供一般的支架规格参数，但对于性能，必须要求手术医师参阅文献和积累经验来熟悉。血管图像用患者皮肤上的标记尺寸取图，当选择支架大小时应当选直径稍大一点的，但不应大于正常管径的10%。病变血管内径与植入支架直径的关系可参考表5-1。

表5-1　病变血管内径与植入支架直径的关系

病变血管内径（mm）	推荐支架直径（mm）
3.5～4.0	4.0
4.1～5.0	5.0
5.1～6.0	6.0
6.1～7.0	7.0
7.1～8.0	8.0

髂动脉及髂动脉以下的动脉狭窄或闭塞病变部位可通过同侧或对侧血管入路操作。如果从同侧途径，支架选择上不必考虑经过较大的转折和迂曲，在植入支架时主要考虑推送器能否一次通过狭窄，如有困难，可先用小球囊扩张，如首次植入支架，球囊预扩张不必一次达到理想直径，预扩张后，换入支撑导丝，进一步植入支架的方式与球囊血管成形术大致相同。如果从对侧途径，支架推送行程中必须经过较大的转折和迂曲，这时应选择较柔韧的支架，如Wallstent支架。如果血管非常迂曲，使用长的Cook或Arrow导管鞘则对操作有很大的帮助。如果操作过程中出现动脉撕裂，应当用一带膜支架密封撕裂处。对于双侧髂总动脉开口处狭窄，就应当应用"吻合"技术放置两枚支架，穿刺双侧的股总动脉，用两个球囊同时扩张双侧狭窄部位，然后双侧支架一起放置，应使双侧支架近端约5mm长的部分都位于主动脉管腔内。金属支架的位置不应低于腹股沟韧带水平，因为病

人接受外科手术可能需采用股动脉路径，而且髋关节持续运动有可能导致支架的折断和血管内膜的损伤。

植入支架之后，应当给患者服用阿司匹林（每日 80～325mg），其他抗血小板聚集的药物如波立维，或者波立维和阿司匹林联合使用也可以，但价格偏贵。所有关于单独使用阿司匹林或是联合用药疗效优劣的评估均来自冠状动脉支架植入后的研究，这些研究对于支架植入后的治疗有参考价值，但不一定完全适用于外周动脉。阿司匹林为常用药物，波立维类药物用于外周动脉等大血管支架植入后并没有文献研究其额外价值。

四、经导管灌注溶栓术（catheter-directed perfusion thrombolysis）

（一）传统连续灌注溶栓和脉冲灌注溶栓术

多项随机对照试验研究证明在急性下肢动脉闭塞治疗中，与手术治疗相比，溶栓术具有更低的截肢率、远期死亡率和更短的住院时间。目前最常用的经导管溶栓药物是尿激酶（UK），重组的组织酶原激活物（rt-PA）效果更佳，但相对较昂贵。由于采用了导管逐层深入血栓内的方法，大大增加了溶栓药物与血栓的接触面，导丝与导管的机械作用也使得血栓更易溶解。目前动脉内溶栓方法很多，如：高浓度团注溶栓、血栓段溶栓、小剂量渐进性溶栓等，渐进性脉冲喷射溶栓（puls-spraythrombolysis）是近年来备受推崇的溶栓方法，其特点是自多孔脉冲喷射出的高浓度溶栓药物，能渗透到血栓内 4mm 范围，使高浓度药物持续保留在血栓内，增加了药物与血栓的接触面积，血栓块浸润在溶栓药物中，加快了溶栓速度。急性肢体动脉血栓溶解时间应控制在发病后 2 周内。

在给溶栓剂之前，应当慎重考虑绝对禁忌证和相对禁忌证。

1. 绝对禁忌证

（1）活动性内出血；

（2）不可逆的肢体缺血；

（3）近期的脑卒中（2 个月内的短暂性脑缺血发作或 6 个月内的脑血管意外）；

（4）颅内肿瘤或近期（2 个月内）有开颅手术史；

（5）突出的活动性左心血栓。

2. 相对禁忌证

（1）胃肠道出血史；

（2）近 10 天内的重大手术史（包括活检）；

（3）近期创伤史；

（4）近期心肺复苏史；

（5）严重的控制不佳的高血压（收缩压≥125mmHg）；

（6）心源性栓塞（超声诊断提示）；

（7）亚急性细菌性心内膜炎；

（8）凝血功能障碍；

（9）怀孕或产后（＜10 天）；

（10）严重脑血管疾病和糖尿病合并出血性视网膜病变。

进行初步的血管造影用于估计血栓和病变范围，然后用一根 0.889mm（0.035 英寸）的导丝通过血栓。在这种情况下，用覆亲水性膜的导丝较好。导丝通过血栓感到有阻力，说明血栓可能是慢性的，可能较难溶解。如果导丝不能穿过血栓，可采用渐进性溶栓，先行短期溶栓试验（6 小时连续灌注），之后再尝试逐步深入。

通过血块之后，可运用不同的灌注导管系统。类似 Unifuse 溶栓导管系统的溶栓导管配备有一条封闭端孔的导丝，导管壁上开有很多侧孔，将导管置入血栓部位后，用阻塞导丝封闭导管前端开口，能够使溶栓药物高速从侧孔射出，直接冲刷急性血栓，达到机械溶栓的效果。选用这种溶栓导管，要实现评估血栓闭塞段的长度，选用导管侧孔长度应与之匹配。过长造成溶栓药物的流失，过短则溶栓药物不能同时作用于整个血栓，导致溶栓时间延长，同时使非冲刷部位再次形成血栓几率增加。研究表明采用脉冲溶栓可明显提高溶栓的效率。但会增加血栓脱落堵塞远端血管的可能性。故应用这种导管的可使用 25 000IU/ml 高浓度尿激酶，每隔 30 秒注入 0.2ml，3000～5000IU 的肝素与溶栓剂混合使用，另外再给予 1000～2000IU 肝素经静脉给药。溶栓一直进行到"溶解停滞"现象出现。"溶解停滞"是指溶栓进行到一定程度后，溶解速度逐渐减缓，每隔 30～60 分钟进行血管造影，栓子无显著变化。如果尿激酶累计用量已达到 100 万 IU，应改用传统的灌注溶栓术，且术后患者应当被送往重症监护病房观察过夜。

传统连续灌注溶栓通常使用的尿激酶常用剂量为 240 000IU/h，持续 2 小时；继而 120 000IU/h，持续 2 小时；接着是 60 000IU/h，直到血凝块完全溶解。同时给予浓度为 2500～3000IU/ml 的肝素，经静脉持续注射（600IU/h），以防止导管周围血栓形成。定期进行血管造影，评估治疗情况。部分凝血活酶时间（PTT）要密切监测，控制在对照值的 2～2.5 倍为佳。成功的溶栓术后，对基础狭窄或堵塞性病灶要进行血管成形术，动脉鞘应当在术后 4 小时后拔出，以防形成血肿。

目前最流行的尿激酶替代药物是组织型纤溶酶原激活物（rt-PA）。其剂量介于 0.5～2mg/h 或 0.02～0.1mg/(kg·h)。其有效溶栓率为 61.9%～85.7%。rt-PA 亦可用于脉冲释放模式，溶栓时间更短。因为在不同研究中，所用的剂量有很大的区别，很难判断严重出血并发症的发生率。一般感觉是早期研究中的较大出血率是由于给予了过大剂量，用了较低剂量的 rt-PA。其效用及出血发生率应与尿激酶是相近的。

（二）经皮机械性血栓切除术（percutaneous mechanical thrombectomy，PMT）

近年来经皮机械性血栓切除术（PMT）开始应用于临床，对于有药物溶栓禁忌的患者，PMT 是一个合理的选择。目前有多种 PMT 装置，它们的原理为机械松解、粉碎后再抽吸。

PMT 利用再循环机制或非再循环机制。在那些利用再循环机制的 PMT 中，它们或采用旋转式再循环制造水流漩涡（例如 Amplatz thrombectomy Device，Microvena），或通过逆向的高速水流喷射装置，用流体再循环机制创造 Venturi 效应。再循环器械具有快速、高效和释放数量较少而大小平均的血栓碎片的优点，但是这些装置较复杂、昂贵，并有可能导致溶血。

非再循环机制仅是将血栓粉碎和抽吸出来，这种器械的效率较低并且有较高的远端血管栓塞发生率，其优点在于花费较少。应用 PMT 装置于下肢血管时，如 Amplatz Thrombectomy 器械，操作者要行同侧顺动脉走行方向的穿刺。目前，Amplatz Thrombectomy 器械的设计没有预留导丝的通道，因此需要使用 8F 的导向导管，而 Hydrolyser 或 Oasis 导管则允许使用最大直径为 0.457mm（0.018 英寸）的导丝，并且可以穿越双侧髂动脉的分叉部分，这样从对侧股动脉途径也可进行手术操作。

当血管造影确认下肢血栓存在后，用加压带绑紧腓肠肌腹以闭塞远端动脉血流，这样可以预防远端血管的栓塞，也便于随后经导向导管抽吸血栓的碎块。

Amplatz Thrombectomy 器械用空气涡轮机驱动，在 350kPa 的气压下可达到每分钟 150 000 转。盐水或造影剂可以从侧壁开口注入，用于冷却或成像。栓子切除后，用血管造影核实切除效果，并对基础病变如狭窄或闭塞进行血管成形术。

血栓切除术与药物溶栓术相比，再通时间显著缩短。利用再循环式 PMT，成功再通率为 66%～90%。利用 Amplatz Thrombectomy 机械，首次通畅率为 71%～75%。加上其他方法如溶栓，通畅率达 95%。最常见并发症为栓子脱落堵塞远端血管，血管撕裂及穿洞。脱落堵塞远端血管比率可高达 18%，后两者并发症发生率较低。其他常见并发症还有穿刺部位血肿。

五、血管腔内隔绝术 (endovascular graft exclusion，EVGE)

主动脉腔内隔绝术主要治疗 Stanford B 型主动脉夹层和腹主动脉瘤。实施腔内隔绝术前的诊断和鉴别诊断十分重要，将在专门章节讲解，本节只简单讲述技术运用及注意事项。

腔内隔绝术要求在装备 DSA 的手术室并于全身麻醉（全麻）下进行。所形成的手术前处理方案包括术前晚和术晨禁食但不禁水和药物（特别是抗高血压药），麻醉诱导前充分水化（静脉输注 1000ml 晶体液）并给予防治腔内隔绝术后综合征的制剂和预防性应用抗生素。对一般情况较差的病人，术前还可用促红细胞生成素等制剂以减轻腔内隔绝术后综合征的症状。

腔内隔绝术术前可选用 MRA 或 CTA，并结合术中 DSA 进行全面精确评估测量。对于主动脉夹层需要测评的参数主要有：近端瘤颈（左锁骨下动脉开口与夹层裂口之间的胸主动脉）的长度、内径；主动脉扭曲度；分支动脉的通畅度；最重要的是精确定位裂口和判别夹层真假腔。当需要封闭左锁骨下动脉时，还应认真评估双侧椎动脉，以便于决定是否需要在隔绝主动脉夹层之前或同时重建左侧椎动脉。而对腹主动脉瘤，重点在于肾动脉的保护和髂动脉受累情况。另外，还应根据所选用腔内移植物导入系统，对导入途径进行选择和评价。

不论是否在支架植入术前已经进行了 CTA 和 DSA 检查，在植入支架手术时必须重复确认病变的性质。包括确定主动脉夹层或腹主动脉瘤的分型、分区、分类和分期，这些因素对治疗策略的最终确定十分重要。在造影完成后必须结合病史和 CTA 或 MRA 等影像学资料进行评估并尽快作出综合判断。在进行主动脉夹层术中造影时最重要的是明确真假腔以及主要破裂口的位置。造影时真腔常小于假腔，常位于主动脉弓内圈，假腔常大于真腔，常位于主动脉弓外圈。伴有心肌缺血表现的病例，有必要进行 DSA 冠脉造影，因为累及冠脉开口的主动脉夹层也可导致心肌缺血，DSA 冠脉造影有利于排除并存的冠脉疾病可能。同时 DSA 还能确定有无主动脉分支动脉受累以及重要相邻动脉分支与病变的位置关系，如颈总动脉与主动脉夹层的关系，肾动脉与腹主动脉瘤的关系等。

目前用于治疗主动脉夹层的腔内移植物主要由直管型不锈钢或记忆合金支架与人工血管共同组成。所选移植物需满足两个要求：一是需要有足够的周向支撑力以保证移植物与主动脉之间紧密贴合，这主要靠选择移植物直径大于瘤颈直径10％来实现；二是为使移植物释放后能适应主动脉弓的弯曲度而不至于损伤主动脉内膜，移植物必须维持良好的轴向柔顺性。

（一）主动脉夹层的腔内隔绝术

主动脉夹层的腔内隔绝术必须在全麻下进行。病人取平卧位，根据术前评估选择髂动脉未受累的一侧，解剖出股总动脉（或髂动脉）作为导入动脉。经左肱动脉穿刺或切开置入 6F 带标尺的猪尾导管至升主动脉行胸主动脉造影。在监视屏上标记左锁骨下动脉开口和夹层破裂口，测量瘤颈长度、直径、主动脉夹层最大直径和长度，据此选择适当口径和长度的移植物。全身肝素化后（肝素 1mg/kg，静脉推注），经导入动脉穿刺将超硬导丝导入真腔并直达升主动脉，再沿该超硬导丝导入移植物，定位后控制性降压至收缩压70mmHg，释放移植物。近端固定于左锁骨下动脉开口远端正常胸主动脉，远端固定于夹层裂口以远。慢性期夹层可使用低压球囊适度扩张使移植物贴附严密，急性期因主动脉内膜水肿易破，移植物释放后不宜再用球囊扩张以免形成新的裂口。经左肱动脉预置猪尾造影导管再次行主动脉造影，注意观察左锁骨下动脉是否通畅，移植物是否通畅，有无扭曲、移位，移植物近端或远端是否存在内漏。如造影证实主动脉夹层已被完全隔绝，假腔不再显影，则退出导管，缝合导入动脉及切口。对于瘤颈长度小于 1.5cm 的 B 型 3 区主动脉夹层，可将腔内移植物近端放置于左颈总动脉开口与左锁骨下动脉开口之间。如此，左锁骨下动脉开口就会被封闭，为了避免相关并发症，特别是对于左椎动脉为优势动脉且Willis 环不完整的病人，可分期或同期行左椎动脉或左锁骨下动脉与左颈总动脉旁路术并结扎左锁骨下动脉近心端，然后行腔内隔绝术。对 1～2 区主动脉夹层，可与腔内隔绝术分期或一期行右颈总动脉到左颈总动脉和左锁骨下动脉的旁路移植术并结扎左颈总动脉和左锁骨下动脉的近心端，如此可将腔内移植物固定于无名干动脉开口远端。上述各种附加手术的腔内隔绝术仍处在不断探索和发展之中，它们在扩大腔内隔绝术治疗指征方面发挥了积极的促进作用。但应特别强调严格掌握手术指征和手术条件，以减少相关并发症和降低手术死亡率。

现有腔内移植物的导入系统外径通常为 22～24F，即使常规经股总动脉切开导入仍时常遇到导入困难的问题。原因有两个方面：一是股动脉发育细狭或有动脉硬化、狭窄、扭曲。对于这类病人可在下腹部作斜切口，经腹膜外径路显露髂动脉甚或腹主动脉下段，经其导入移植物以完成腔内隔绝术；二是胸降主动脉至腹主动脉段扭曲，多发生在主动脉穿过膈肌裂孔的部位，在扭曲大于 90°时，单纯依靠超硬导丝使移植物连续跨越降主动脉和主动脉弓两个弯曲有时支撑力不够，即使勉强将移植物输送到位释放也十分困难。这时可采用牵张导丝技术，使用圈套器将导丝从右肱动脉引出或经室间隔从股静脉引出，两端牵张以增加导丝的支撑力可使移植物顺利到位并释放。

内漏是指腔内隔绝术后从各种途径继续有血液反流入瘤腔的现象。内漏的危害是可以导致主动脉夹层（AD）继续增大甚至破裂。内漏分为四型：Ⅰ型内漏是指血液经腔内移植物近心端与自体动脉之间的裂隙流入瘤腔的现象。Ⅰ型内漏是最需要认真消除的内漏，因为腔内隔绝术后，Ⅰ型内漏就使瘤腔变成了只进不出的高压型瘤腔，使 AD 破裂的概率明显增高。Ⅰ型内漏的预防主要是精确评估和恰当选择并准确定位释放腔内移植物。Ⅰ型内漏发生后，目前最有效的处理是在近端再加一段或多段移植物，以彻底隔绝内漏。Ⅱ型内漏是指腔内隔绝术后血液经腔内移植物远端与自体动脉之间的裂隙反流入瘤腔的现象。Ⅱ型内漏若反流量不大，可先不处理，留待随访观察中自闭。若反流量大，则需再加一段腔内移植物将内漏隔绝封闭。Ⅲ型内漏是指从肋间动脉反流入夹层假腔的现象。一般反流量较小，术后在随访观察中往往能够自闭。Ⅳ型内漏是指血液从腔内移植物针孔甚或破损处流入夹层假腔的现象。Ⅳ型内漏的处理一般是再选一段较短的且口径合适的腔内移植物，将原先的破损处隔绝封闭。内漏的处理既是评价腔内隔绝术效果的最重要的标志之一，也往往是引起各种术后并发症的最重要原因。因此，应高度重视内漏的处理，应根据内漏的具体情况，积极稳妥地处理好各种内漏及内漏引起的各种并发症。

从夹层的病理生理学分析，在夹层的影像学上表现出由假腔供血的内脏或下肢动脉可能有以下几种机制：①真腔虽被压瘪，但内脏动脉仍由真腔供血。这是因为在夹层形成过程中由于夹层远端形成盲腔或出口较小，导致假腔压力常高于真腔。在这种假腔压力下，当夹层隔膜分离到内脏动脉开口时，其内膜被压向一侧。此时在腔内隔绝术封闭夹层裂口和恢复真腔血流压力后，内脏动脉的真腔血供可以得到完全恢复。②内脏动脉由假腔和真腔同时供血。在夹层假腔发展至内脏动脉开口时，内脏动脉的内膜被部分撕裂，形成一个远端裂口（夹层的出口）。此时，在假腔压力高的情况下，内脏动脉主要由假腔供血，在夹层近端裂口封闭后，真腔压力增高，内脏动脉则恢复真腔供血。③内脏动脉完全由假腔供血。这是因为在夹层发展过程中，内脏动脉的内膜随夹层隔膜从其开口处完全撕裂。此时要避免术后并发内脏缺血，需采取两个措施。一是避免隔绝远端裂口，通过远端裂口的反流血液维持内脏血供；二是在内脏动脉（如肾动脉）加做小口径腔内移植物隔绝术，以恢复内脏动脉管腔的连续性及其正常血供。

另外，多数病人不止一个夹层裂口，以Stanford B型主动脉夹层为例，近端的夹层裂口常常靠近主动脉峡部，是夹层假腔的入口。假腔在向远端发展的过程中遇到较大的分支动脉时常常使内膜从分支动脉开口处撕裂，形成第二个甚至第三个夹层裂口。从病理生理学角度讲，远端的夹层裂口通常是夹层假腔的出口。在腔内隔绝术中，对远端的夹层裂口是否处理、如何处理取决于其与近端裂口的距离，血流量大小及其与重要脏器分支动脉的关系。正如前述，存在多种假腔供血的内脏或下肢动脉的可能，治疗时所要考虑的是除了封闭胸主动脉的主要入口外，是否要保留下部的出入口以维持器官供血。原则上，对位于肾动脉以上和（或）以下且裂口较大者，条件允许时应与近端裂口同期处理。对累及内脏动脉的裂口在真腔内放置裸支架，使夹层隔膜与假腔外膜贴合以期缩小甚至封闭假腔，是一种可以尝试的处理方法。同时我们也成功进行了房间隔封堵器封闭上述次要破裂口的尝试。对距离较远且反流量不大的远端裂口可暂不处理。理由是根据对此类病人的随访发现，假腔近端隔绝后所形成的血栓有逐渐向远端延伸的趋势，在这种情况下，远端假腔的直径往往无明显扩大，达到与传统手术中只置换夹层近端的相似效果。另外也有报道采用小覆膜支架植入于肾动脉等较小的动脉，解决次要夹层出入口问题，理由是这些动脉口为常见的夹层出入口，此方法可以达到封闭夹层和保护重要脏器供血的目的。

（二）腹主动脉瘤的腔内隔绝术

手术可在全麻、硬膜外麻醉或蛛网膜下腔麻醉（腰麻）下进行。病人取仰卧位。通过术前评估，确定合理的主体操作入路。分离后股动脉。穿刺另一侧股动脉并放置动脉鞘，经带刻度猪尾导管行腹主动脉造影，并将此造影导管留在肾动脉水平上方的腹主动脉内。

在确定肾动脉开口位置，测量动脉瘤瘤体的最大直径、长度、两端瘤颈直径、长度及髂动脉的情况后，选择合适的主动脉支架型人工血管。穿刺已切开显露侧股动脉，引入超硬导丝，导丝头端应放置到降主动脉。沿超硬导丝引入支架型人工血管输送系统至肾动脉平面。经对侧原先保留的猪尾导管手推造影剂，再次确认最下方的肾动脉开口位置。确定支架型人工血管需放置位置后，将对侧的猪尾导管撤至髂动脉。在透视监视下，固定输送系统推送杆，缓慢撤外鞘释放支架。将推送杆和外鞘作为一体同时缓慢撤出，保留超硬导丝。送进低压大球囊扩张支架主体近端，使之紧密贴附在腹主动脉内壁。经原保留在对侧髂动脉的猪尾导管引入导丝，尝试将导丝穿过支架移植物的短腿部分，进入其主体，有时此操作较困难。此时也可以经切开侧的导丝引入 Cobra 或 Simons-Ⅱ导管，使其进入支架移植物短腿，将导丝再次送入对侧（左侧）髂总动脉、髂外动脉和股动脉，直至体外。纵行切开该侧腹股沟区，显露股动脉。切开该侧股动脉。沿该侧导丝将需与短腿相接的支架型人工血管输送系统送入。使该移植物上的近心端金属标记恰在短腿部分金属标记的近心端。固定住推送杆，回撤外鞘，缓慢释放该支架移植物的髂动脉腿部，释放时应注意其与短支的连接部分有充分重叠（一般至少 2cm）。以直径 12mm 的球囊扩张吻合段及支架远端。

传统开放手术的选择指征标准主要是病人的全身状况，而腔内隔绝术的选择指征则主要是腹主动脉瘤本身的解剖学形态特点。按照经典的针对腔内隔绝术的腹主动脉瘤分型标准，最先的腔内隔绝术指征仅限于 DeBakey Ⅰ型，后才拓展至 DeBakey Ⅱa 和Ⅱb 型，即腹主动脉瘤的近、远端瘤颈都应有足够长度才能保证腔内移植物的牢固锚定。随着腔内隔绝器具和技术的不断发展，目前腔内隔绝术指征已有明显拓展。

就近端瘤颈而言，影响腔内隔绝术指征选择的主要因素是瘤颈长度和直径、瘤颈夹角及局部硬化斑块或附壁血栓等。

为解决近端瘤颈过短的腹主动脉瘤腔内移植物的锚定问题，开窗型腔内移植物逐步形成和完善，现已成为解决上述难题的一种有效方法。所谓开窗型移植物是在腔内移植物正对肾动脉等内脏动脉开口位置上开洞，这样既能保证内脏血流的正常灌注，又可使腔内移植物能够跨越内脏动脉进行锚定，从而解决了近肾腹主动脉瘤、胸腹主动脉瘤等常规腔内移植物无法完成腔内隔绝术的难题。开窗分为小"开窗"（small fenestration）、大"开窗"（large fenestration）和扇形槽（scallop）三种。小"开窗"是在移植物上作孔径为（4~6）mm 到（4~8）mm 的椭圆形或圆形的孔洞，主要用于肾动脉；大"开窗"孔径一般为9~12mm，用于肠系膜上动脉和腹腔干动脉；扇形槽是开在移植物近端边缘的扇形或半圆形槽孔，也用于肠系膜上动脉和腹腔干动脉。

开窗型腔内隔绝术的操作步骤是先经一侧股动脉导入带开窗的移植物，通过移植物上的定位标记确定移植物前后上下位置，使开窗位置尽可能接近靶动脉开口。部分释放移植物，而未释放的移植物顶端帽和背部的口径束缚线可以保证移植物位置的进一步调整。经对侧股动脉作多点穿刺（视开窗数量而定，如为肾动脉开窗，则作两点穿刺），用软导丝经开窗移植物的远端开口进入移植物，分别经左、右开窗超选择左、右肾动脉，交换成超硬导丝，置入 8F 长鞘至肾动脉内。此时，双肾动脉开窗位置已完全确定，可将近端移植物完全释放。也可在双肾动脉内待球囊扩张式带膜支架预置到位后释放近端移植物。近端开窗型移植物释放完毕后，再经移植物开窗置入球囊扩张式带膜支架或裸支架至肾动脉内，此支架放置时要求三分之二在肾动脉内，三分之一在腹主动脉内。并用球囊扩张其主动脉段并向肾动脉方向推挤，以使移植物开窗部位与主动脉壁贴合紧密。带开窗的近端移植物放置完毕后再按前述常规方法套接入标准的三件式腹主动脉分支型腔内移植物。

腹主动脉瘤近端瘤颈夹角为瘤颈中轴线与腹主动脉主干中轴线的夹角，角度越大，说明瘤颈扭曲度越大，实施腔内隔绝术的难度也越大。一般认为，适合实施腔内隔绝术的腹主动脉瘤近端瘤颈夹角应≤60°，近端瘤颈夹角过大一是使移植物系统导入困难，二是容易发生近端Ⅰ型内漏。解决因瘤颈扭曲造成的移植物系统导入困难主要有以下三种方法：①增加承载移植物系统的导丝硬度，来部分矫正动脉的扭曲。常用于腔内隔绝术中运载移植物系统的导丝为 Amplatz 超硬导丝，如动脉扭曲度较大时可选用导丝硬度更大的 Lunderquist 超硬导丝（Cook 公司生产）。②尽可能选用柔顺性较好的腔内移植物系统，如 Zenith（Cook 公司生产）和 Excluder（Gore 公司生产）产品。③可应用导丝牵张技术即经肱动脉置入导丝至股动脉取出，在肱、股两端牵拉此导丝，以增加导丝的牵张力，减少动脉扭曲度，沿此导丝导入移植物系统。使其能顺利输送到位，此谓"肱股导丝牵张技术"。瘤颈扭曲度过大可造成移植物与主动脉壁不能紧密贴附，易形成近端Ⅰ型内漏。当近端瘤颈夹角>35°时。近端Ⅰ型内漏发生率明显上升。一旦发生近端Ⅰ型内漏，因有正向直接血流冲击瘤体且瘤囊出口已被封闭，此型内漏的危害性等同甚至高于未经处理的腹主动脉瘤。近端内漏的处理方法主要有：①球囊扩张：在近端瘤颈处用球囊在移植物腔内进行扩张，使移植物与主动脉壁能紧密贴附。②附加短段带膜支架（Cuff）或裸支架：如球囊扩张无法消除内漏，可在近瘤颈处的移植物内再置入一段 Cuff。新置入的 Cuff 可以伸出原移植物的近端，以增加锚定面积，封闭内漏。如原移植物的近端边缘已接近肾动脉开口水平，则可将 Cuff 套接在原移植物内，以增加局部的支架撑张力来纠正瘤颈扭曲造成的移植物贴附不佳。也可置入裸支架来增加局部的撑张力，常用的为 Palmaz 球囊扩张式支架（Cordis 公司生产）。③瘤腔内注射促凝药物：如上述方法仍不能消除内漏，可经预置在动脉瘤腔内的导管注射促凝药物如医用生物蛋白胶，促进瘤腔内的血液凝固，封闭造成内漏的移植物与动脉壁间的小缝隙。注射前应在移植物近端出口处先置入一球囊，避免注射时促凝药物反流入肾动脉等内脏动脉。因此，当存在瘤颈夹角较大等因素且术中发生内漏的可能性较大时，应在置入腔内移植物前经一侧股动脉预置一导管于动脉瘤腔内，以便发生内漏时注射促凝剂。④瘤颈绑扎缩窄法：在以上各法仍不奏效时可作一腹膜外切口，显露近端瘤颈，在瘤颈外进行绑扎缩窄，使移植物与动脉壁贴附，消除内漏。当然附加的腹膜外切口会增加手术创伤。

瘤颈处存在明显附壁血栓或硬化斑块、瘤颈横截面呈非圆形时，也可使腔内移植物与主动脉壁不能紧密贴附，形成近端Ⅰ型内漏。术前如已发现此类问题就应尽可能选择柔顺性好、贴附力强的腔内移植物系统，术中一旦造成内漏，也可参考上述四种方法处置，大多数病例都能获得满意效果。

目前常用的腹主动脉瘤腔内移植物系统的最大直径为 36mm。按移植物口径需大于锚定部位主动脉直径的 20% 计算。能够施行腔内隔绝术的腹主动脉瘤近端瘤颈口径最大应为 30mm 左右。因此，近端瘤颈口径>30mm 者亦为腔内隔绝术之禁忌，当然此种情形极为少见，尤其是在体形相对较小的国人中更是罕见。此类问题的解决有赖于腔内隔绝器具的进一步改进和完善。

六、远端血栓保护技术 （the distal thrombosis protection technique）

由于远端供血器官的重要性不及心脑血管，所以远端血栓保护技术在外周血管介入治疗的应用并不普遍。研究表明：颈动脉支架成形术（CAS）易引起斑块碎片的脱落，导致远端颅内血管栓塞，术中脑栓塞的发生率可达 5.2%～9.3%。而远端血栓栓塞是高危冠状动脉介入治疗过程中严重的并发症，发生率约为 10%～20%。髂、股动脉球囊血管成形术及支架术后偶见远端动脉的栓塞。栓子主要来源于病变本身的碎屑组织以及操作过程中引起的新鲜血栓。术前给予足量的肝素，术中使用专用的球囊导管并及时用肝素盐水冲洗可有效地预防血栓形成。但对于小腿本身只有单支动脉供血，甚至单支供血动脉都不健全时，进行远端血栓保护技术也是可以考虑的选择。

（一）远端球囊保护技术

Theron 等首先在颈动脉支架成形术中采用远端球囊保护技术。其原理是：安放支架前，在病变远端的颈内动脉膨胀球囊以阻断颈内动脉血流，阻断血流约 5～10min，操作完成后抽吸含有斑块碎屑的血液，并用生理盐水将余下的碎屑冲入颈外动脉。据报道该技术成功率达 99.5%，球囊闭塞试验能耐受者占 95.7%，围术期病死率及卒中率为 2.7%。与单纯颈动脉狭窄支架成形术（CAS）相比，远端球囊阻断保护技术提高了 CAS 的安全性。

属于该类的常用的保护装置有 PercuSurge 系统，它是在美国应用的第一个远端保护系统。该系统能在血管成形术中或在隐静脉移植物中放支架时捕获任何动脉粥样硬化性碎片。PercuSurge 系统的临床研究表明当它和血管成形术联合应用或在放置隐静脉支架时，能降低 42% 的主要心脏事件的风险。该系统主要装置为 GuardWire 带球囊导丝，他是直径 0.355mm（0.014inch）的空心指引导丝，远端附着一封堵球囊，近端装置有细小活塞，可通过 MicroSeal 适配器来控制球囊的加压和减压，实现阻断和恢复血流；另外还配有 Export 抽吸导管用来将栓子、血栓或其碎块等固态物质吸出。

应用 PercuSurge 远端保护装置的关键步骤是要将 GuardWire 带球囊导丝通过栓塞部位到达远端血管内，术中带球囊导丝发挥指引导丝的作用，且操作中球囊保持充盈状态阻断了远端血流，脱落的栓子、血栓或其碎块随血流冲刷到球囊近心端附近，被 Export 抽吸导管吸出。远端保护装置的封堵球囊较柔软，顺应性较好，其直径适于在腘动脉以上的近心端血管内使用。

（二）远端滤器保护技术

远端球囊保护技术在防止术中的栓塞方面取得了一定效果。但其具有方法复杂、操作困难等缺点，同时颈动脉血流阻断时间过长可能增加脑缺血的危险性。因此目前更倾向于在颈动脉狭窄的远端放置滤器。

目前滤器装置主要有滤膜型滤器及金属网型滤器两种，滤膜型滤器的网孔直径为 80～130μm，可将超过滤孔直径的较大碎片及血栓回收，且无需阻断血流。滤器的运用大大降低了栓塞发生的机会，术中栓塞的发生率降低至 0～12%，过滤装置的使用大大提高了介入操作的安全性。常用的有 AngioGuard™ 系统和 FilterWire EX™ 系统。

AngioGuard™ 系统由 Guidewire 及其顶端的伞状过滤器组成。伞状过滤器可根据血管内径伸缩，最大至 6mm，放置血管远端以回收血栓。伞状过滤器有许多直径为 $100\mu m$ 的激光微孔，在保护远端血管的同时不会阻滞前向血流。

FilterWire EX™ 系统是新近推出的一种新颖的远端血栓保护装置。该装置是通过一个附着在 0.355mm（0.014 英寸）指引导丝的聚亚胺酯袋过滤器收集和俘获血栓残骸，聚亚胺酯袋微孔直径仅有 $80\mu m$，可容许前向血流通过。与前两种保护装置相比，FilterWire EX™ 系统具有以下特点：

（1）聚亚胺酯袋微孔直径仅有 $80\mu m$，俘获的微血栓小，在保护远端血管的同时，FilterWire EX™ 装置不影响前向血流通过。

（2）操作过程较简便省时，聚亚胺酯袋过滤器的释放及血栓物质的回收可一次完成并可多次重复操作。膜过滤器上的微孔直径为 $80\mu m$，可容许血流通过。理论上俘获的微血栓较 AngioGuard™ 系统更小。

在使用上述滤器时，应注意以下几方面问题：

（1）选择的滤器应大小合适，滤器的直径要比狭窄远端正常血管的直径大 $0.5\sim1.0mm$。过小的滤器不能完全过滤血流；过大滤器无法充分撑开，易遗留有空隙。

（2）避免过多操作，以减少发生栓子碎片脱落的危险性。放置滤器前应行颈动脉造影，了解血管路径，根据路径图对导丝进行合理塑形，且扭控导丝以尽量避免导丝及滤器与斑块过多接触，使导丝及过滤伞能够顺利通过狭窄部位。

（3）滤器放置时必须留有足够的距离以便支架能顺利置入。滤器应放置离狭窄远端约 4cm 以外处。

（4）滤器放置完毕应多角度透视以判断过滤伞是否完全打开。

另外，远端滤器保护装置有以下缺点：

（1）滤器的滤过作用不能覆盖治疗的全过程。颈动脉严重狭窄时滤器使用前的预扩及滤器通过狭窄部位时均可能导致碎片脱落。

（2）目前所使用的球囊导管外径及硬度较大，难以通过严重迂曲、狭窄的颈动脉。

（3）滤器对血管内膜造成损伤。

（4）无法过滤小于滤器网孔直径的碎片。

（5）过多的碎片堵塞网孔可能导致血流中断。

（6）过多碎片无法完全回收以致碎片脱落。

因此，有必要改进滤器装置或探索更为合理安全的保护措施。

（黄勇慧）

第三节　介入治疗材料的分类和选择

一、穿刺针、扩张管及导管鞘

穿刺针（needle）种类多样，本节只叙述较常用的动脉穿刺针，最基本的为带有针芯的穿刺针，分针芯及针套两部分。针芯为金属杆（分空心和实心两种），其针头形态各异，可呈斜面状、菱形或圆锥状，针尖的斜面也各有不同，如30°或45°。针套主要用于构成通道，方便进入导丝，为薄壁金属针管或塑料套管，目前主要应用后者。另外尚有前壁穿刺针，与普通静脉穿刺针类似，无针芯，其对动脉血管壁创伤相对较小。此外还有无出血穿刺针、Smart穿刺针、微穿刺系统等。

穿刺针的粗细以G（gauge）表示，号码越大，管径越细，比如16G大于18G穿刺针。不同号码的针可以通过不同粗细的导丝，通常使用的动脉穿刺针为18G或19G，其允许通过0.965mm（0.038英寸）或0.889mm（0.035英寸）的导丝。穿刺针长度一般成人为7cm，儿童为4cm。

扩张管（dilator）为用于扩张皮肤至血管之间通道的聚四氟乙烯（teflon）管，通道扩张后利于引入导管。导管鞘（catheter introducer）为塑料制成的一种套鞘，此套鞘套于扩张管外面，与扩张管共同进入血管，拔出扩张管后，其余操作均可经导管鞘进行，可以减少穿刺点渗血及更换导管对血管壁的损伤。选用导管鞘时，同一型号的导管鞘可适合同一型号导管，如要插入带囊导管，导管鞘需比带囊导管至少大一号。对于严重腹主动脉及髂动脉硬化患者，反复操作可能导致斑块脱落造成下肢动脉栓塞，长导管鞘（20～100cm）可越过硬化区域，在一定程度上降低栓塞风险。另外，在血管入路迂曲时，长导管鞘有利于球囊导管及支架引入。

二、导丝

导丝（guide wire）主要用于导引、交换、支撑导管，分为普通导丝、超滑导丝、超硬导丝、超硬超滑导丝等。普通导丝为钢丝导丝，由外层螺旋状不锈钢丝圈和细钢丝内芯固定组成。超滑导丝表面涂有亲水复合物，在水或血液中顺滑，利于操作，目前临床最为常用。超硬导丝硬度加强，支撑力胜过其他导丝。

导丝远端柔软，可为直型导丝或J型导丝，后者便于选择方向，进入血管分支，J型导丝弧度的半径最大为15mm，最小为1.5mm，常用3mm。导丝的规格在习惯上使用外径表示，以英寸（inch）计，常用的导丝规格有0.010inch（0.25mm）、0.014inch（0.36mm）、0.018inch（0.46mm）、0.035inch（0.89mm）等。导丝根据用途不同，长度不一，短导丝为30～40cm，普通导丝以145～150cm常用，交换导丝以180cm、260cm、300cm常用。导丝长度应根据所用导管长度而定，通常成人血管造影时用150cm超滑导丝引导。

三、导管

1. 血管造影导管

导管（catheter）可做选择或超选择性插管，由聚四氟乙烯（teflon）、聚氨基甲酸乙酯（polyurethane）、聚乙烯（polyethylene）或尼龙（nylon）等材料制成。导管表面常有亲水涂层，以增加跟进能力，管壁内有金属网织结构，以增加扭控力。市场上导管种类繁多，导管的直径、长度、外形及侧孔数量各不相同。导管用F（french）表示外径周长，如一个5F导管的外径周长为5mm，周长除以π即为导管直径。成人主要应用4F至6F导管，儿童主要为4F或5F导管。

下面简要介绍几种常用造影导管。

（1）猪尾巴（pigtail）导管：头端弯曲似猪尾巴，有端孔及多个侧孔，适用于大血管的大流量造影，如主动脉。标记猪尾巴导管在普通猪尾巴导管的基础上管壁带有间隔 1cm 的不透 X 线的标志，便于测量。

（2）单弯导管：导管头端仅有一个弯曲，可用于身体各个部位的血管。

（3）Cobra 导管（又称眼镜蛇导管）：常用于主动脉弓以下各血管，尤其血管开口向下者，如肠系膜上动脉、髂动脉及肾动脉等。分为三型，C1 适用于儿童，C2 型适用于中、青年人，C3 型适用于老年人。

（4）罗氏（Rosch）导管：主要用于内脏血管插管，分多种类型，比如 RC1 用于体型较大患者的肠系膜上动脉及腹腔干，RC2 用于体型较小的患者，RIM 主要用于肠系膜下动脉，RH 又称罗氏肝管，主要用于肝动脉，RS 又称罗氏脾型导管，用于脾动脉，RLG 用于胃左动脉，RDP 用于胰背动脉。

（5）Simmons 导管：主要用于弓上动脉造影，分为三种，SIM1 适用于狭窄型主动脉，SIM2 适用于中度狭窄型主动脉，SIM3 适用于宽阔型主动脉，SIM4 适用于弹开延长型主动脉。现在也用于其他内脏血管。

（6）猎人头（Head hunter）导管：主要用于颈动脉及脑动脉。

2. 介入治疗导管

球囊导管，它是经皮腔内血管成形术（percutaneous transluminal angioplasty，PTA）主要应用器械之一。下面简要介绍几种常用球囊导管。

（1）Grüntzig 球囊导管：即普通双腔球囊导管，整体结构由一个位于导管顶端的端孔、一个邻近导管顶端的球囊、一条具有两个完全独立腔道的导管和两个位于导管尾端的端孔（注射孔）组成。二者腔道独立，通过与球囊相连的注射孔注入稀释造影剂，球囊膨胀进而使病变血管扩张，达到血管重塑的目的，为便于透视下体内定位，清楚显示球囊的位置，球囊有效部位的两端装有不透 X 线的金属环形标记。另一腔道与导管顶端的端孔相连，与普通造影导管相同，可通过导丝或注入造影剂进行造影。Grüntzig 发明的双腔球囊导管基本构造至今仍无大的变化，仅制作材料方面有不少改进和发展。

球囊充分膨胀后一般呈类圆柱形，其长度和直径有多种规格，可根据不同血管及不同病变选择不同长度和直径的球囊。用于非冠状动脉的球囊导管，一般外径为 4F 至 10F，球囊预制直径为 2~10mm，用于主动脉、下腔静脉等大血管的球囊直径可达 20mm 左右。球囊有效部位长度一般为 1.5~10cm，球囊的远端部位一般距导管顶端 1cm，用于髂动脉和主动脉者，长度可为 2~3cm。球囊导管的头端一般为直型，也可根据需要进行预成形。球囊大小的选择通过测量距病变处最近的正常血管管径来确定，通常球囊直径略大于该段正常血管腔内径，以大 1mm 为宜。有时也可选择小于标准的球囊，尤其是血管壁钙化明显、管腔严重狭窄、闭塞者，以减少 PTA 后动脉内膜夹层发生的概率。大部分股、腘动脉狭窄性病变选用直径为 6mm 的球囊，近中段胫部血管选用直径 3mm 或 4mm 的球囊，中远段选择直径 2mm 或 3mm 的球囊，足部一般为直径 2mm 的球囊。

（2）快速交换球囊导管（Monorail）：为一种头端双腔、尾端单腔、双腔单腔连接部位有一侧孔的球囊导管结构。双腔部分与普通双腔球囊导管基本相同。单腔与双腔部分相连，单腔的腔道与导管头端的球囊相通，用于充盈球囊。导丝在单腔与双腔连接部位的侧孔穿出，在单腔部分不再与导管同轴，而与之并行。快速交换球囊导管不需要特长交换导丝（普通双腔球囊导管需 260~300cm 长度交换导丝，而该类球囊导管只需 190cm 或更短导丝）即可快速交换导管。快速交换球囊导管既往主要应用于冠状动脉球囊成形术。近年在外周血管应用越来越多，尤其在中小血管。

（3）各种新型球囊导管：如切割球囊导管、激光球囊导管、热球囊导管、冷冻球囊导管等都在不断研制开发及发展应用中，但目前在临床的应用范围尚有限。

①溶栓导管：导管前端有多个侧孔，侧孔两端均有用于定位的金属标记，操作时将导管前端置入血栓内，泵入药物经侧孔灌注溶栓。

②微导管：配有专用微导丝，可以穿入普通导管，作超选择插管，进行造影或治疗，主要用于各血管的超选择插管造影及栓塞治疗。

③导引导管（guiding Catheter）系统：为大腔导管，通常导管外径比可插入的导管外径至少大 2F，可作为导管、金属支架、球囊导管等器械输送的通道，有利于后续操作的顺利进行，提高手术的成功率，而且能够明显减少潜在的手术并发症。常用于动脉球囊血管成形术及支架血管成形术。

四、血管支架

1. 支架材料

目前制作支架的材料有医用不锈钢、金属钽、镍钛合金或生物制品等。

医用不锈钢材料由于其理化性能稳定、无毒、生物相容性好及抗凝性，用于临床较早。常用 304 型和 316L 型不锈钢丝制作支架。不锈钢丝支架支撑力强，内皮化时间短。但其不能用于磁共振检查。

金属钽原子序数高，不透 X 线，易于透视观察。钽丝有良好的柔顺性，且耐腐蚀，生物相容性好。在血液中钽表面可形成带负电荷的薄层五氧化钽，阻止血小板黏附和纤维蛋白的过分沉积，防止或减轻血栓形成。钽丝制成的支架无磁性，不影响磁共振检查。

镍钛合金在不同温度时表现为两种不同的金属结构相。较高温度时，合金变硬而有弹性，而在较低温度时，合金变为柔软的伸展结构，再次升温时，它又能恢复其原始形状。两者可随温度的变化而相互转变，这一过程称为相变，引起相变的温度称为相变温度。镍钛合金比例、制作工艺不同，其相变温度也不同，医用支架的相变温度为 25～50℃。镍钛合金支架具有良好的柔顺性、生物相容性及弹性，耐腐蚀，且内皮化时间短。

2. 支架种类

支架有多种不同的分类方法。

（1）按支架在血管内展开的方式分：目前主要有两种，即自扩式（self-expanding，或称为自展式、自膨式）支架和球囊扩张式（balloon expanding，简称球扩式）支架。

自扩式支架本身具有弹性，释放后即在血管内自行扩张，当血管弹性回缩力和扩展开后支架的残余弹力达到平衡时，支架即获得最大的扩张管径。常用的自扩式支架有由医用不锈钢丝加工成 Z 形弯曲管状支架（如 Gianturco 支架）和编织成网眼管状支架（如 Wallstent 支架）等。Z 形支架制作简单，主要由不锈钢丝来回折叠成"Z"形弯曲围成一圆柱状结构，经改进后柔顺性加强，配上裙边及倒钩后减少了移位，部分可回收。Wallstent 支架主要由不锈钢丝交叉编织成网管状结构，柔顺性好，且在支架弯曲时内腔不易变扁，可用于狭窄、迂曲的血管，因此广泛用于髂、股、腘、肾动脉等大中动脉。

球囊扩张式支架本身不具备弹性，支架套在球囊之外，释放前充胀球囊，支架被动扩张到一定直径而贴附于血管内。由于支架展开后不再对血管壁产生持续性膨胀压力，支架能否牢固贴附于血管内壁依靠管壁的弹性回缩力，因此应用前选择好合适直径的支架极为重要。这类支架环形扩张力不够，在外力作用下可能萎陷变形，常用于人体深部血管。常用的球囊扩张式支架有超薄型有槽不锈钢管式 Palmaz 支架、改良的两节式 Palmaz-schwarz 支架、Gianturco-Roubin 支架及钽丝编织的网管状 Strecker 支架等。

（2）按支架表面处理情况分：裸支架（bare stent 也称裸露型）、带膜支架（covered stent 也称覆膜型）和支架移植物（stent-graft）。

裸支架即普通金属支架，这类支架表面结构仅作抛光处理，为"裸露"的网格状，对分支管道影响小。为此，广泛用来支撑各类管道，尤其是血管、胆管及气管等。

带膜支架是指在金属支架的表面覆盖可被降解或不可降解的聚合物薄膜，比如尼龙、涤纶、聚四氟乙酯、聚氨酯等。既保留了金属支架的理化特性，又能起封闭或隔离作用。血管内支架移植物系统则由此发展而来，基本原理是带膜支架将瘤腔隔绝，血液在支架腔内通过，不再进入瘤腔，瘤腔内血液凝固、吸收，达到治疗目的。支架移植物结构比血管内支架要复杂得多，它是金属支架与人造血管的复合体，包括移植物及导入系统两大部分，还包括一些辅助器械，因此其名称不能单纯称为"支架"，应该称做"支架系统"或"腔内隔绝移植物系统"。根据移植物的形态可分为直筒型和分叉型两种类型，前者用于胸、腹主动脉瘤、夹层动脉瘤、动脉损伤、假性动脉瘤及动静脉瘘等，后者主要用于腹主动脉瘤的腔内隔绝，又可分为整体型和分体对接型。目前国内常用的为 Medtronic 公司的 Talennt 系统和 COOK 公司的 Zenith 系统，下面作一简要介绍。

Talennt 系统

移植物基本组成部分为直径 0.508mm（0.02inch）超弹性镀钛的镍合金折叠成的 Z 形环状自扩张支架，每圈折叠 10 次。数个支架平行塞入人造血管中，支架间隔约 0.5cm，以涤纶缝线连续缝合。另有一根直线型金属丝将所有支架固定于一起，赋予支架纵向张力。在移植物上缘人造血管外面以较细的金属丝线折叠成的 Z 形支架（折叠次数是上述支架的整数倍）加固周缘一圈，并于人造血管上端缝合一个直径稍大的 Z 形支架，不覆盖人造血管。由于直线型金属丝的存在，移植物弯曲时必须保持此线位于外侧弧，否则金属丝折叠可致整个移植物的折叠。分叉型移植物如为分体对接式，可分为两部分，一部分为移植物主体，另一部分为用于连接主体的对侧单支。

导入系统包括一根直径范围为 16~27F 的外鞘，一根多腔导管，其近头端可带球囊，用于扩张移植物，球囊下方携带移植物（支架），另有一根推杆，用于释放移植物。

Zenith 系统

移植物主体最上端裸支架大角度向周围张开，并同时带有倒刺，人造血管外围有 Z 形支架以单线缝合固定。分叉型移植物的主体部分人造血管上端缝接一段直径稍大的人造血管，相应同侧单支变短，对侧单支亦变短。亦有三件套的分叉型移植物，包括主体及延伸出来的两个长短各异的单支接头。

导入系统采用对接推送的方式，一根导鞘，前端装一个扩张器用于顺利导入，尾端带有止血瓣。一个载鞘预装移植物，两个金属顶帽将移植物上下端的支架收集其中，一根细导丝控制支架与顶帽，防止脱落，并从中央导管中引出，可通过后拽导丝使顶帽释放支架，从而使移植物两端的支架最后释放，有利于移植物的精确定位。

（3）按支架功能分：可分为单纯支撑型和治疗型两类。

所谓单纯支撑型，即以支架支撑狭窄段血管或闭塞再通后的血管，以保持血流通畅，恢复远端组织器官的血供。

治疗型支架除起支撑作用外，同时可起治疗作用，比如上述的腔内隔绝移植物系统及预防血管狭窄的药物洗脱支架及放射性支架。

（4）按结构分：包括 Z 形结构、编织结构、管状结构、包绕式结构。

（5）各种新型支架：近些年对支架材料、构形设计、制作工艺等均作了不少改进。目前已应用或正处在实验研究阶段的有多种新型支架，比如暂时性或回收式支架、生物可降解支架、药物洗脱支架、放射性支架等。

五、栓塞材料

栓塞材料的种类很多，分类不一，下文介绍几种常见的栓塞材料。

1. 可吸收性栓塞材料

明胶海绵（gelfoam）：由多种氨基酸组成的动物蛋白质海绵，剂型为无菌的片剂和粉剂，片剂可根据需要制成不同的形状和大小。明胶海绵进入血管可诱导血管血栓形成，机械性堵塞血管，历经数天或数周后被溶解吸收，血管再通。主要用于良性病变出血，也可用于辅助各种脏器肿瘤的栓塞治疗。

2. 不可吸收性栓塞材料

（1）聚乙烯醇（polyvinyl alcohol，PVA）：是一种塑料海绵，不能被吸收降解，可制成颗粒状和海绵状，市售直径不同的颗粒（$45\sim2000\mu m$），干燥时为压缩状态，呈多空结构，易吸水膨胀，恢复到压缩前形态，为不规则形，非球状。其栓塞血管原理为继发的血栓形成及纤维蛋白生长。主要用于肿瘤的姑息治疗。

（2）栓塞微球（embospheres）：为三羟甲基-丙烯酸明胶微球，呈球形，具有生物相容性、无毒性、亲水性等特点，不易聚集堵塞导管，可用于栓塞富血供肿瘤、动静脉畸形和子宫肌瘤等。

（3）碘化油（lipiodol oil）：属液体栓塞剂，主要为末梢栓塞，常与化疗药物混合呈乳剂用于肿瘤栓塞。

（4）无水乙醇（absolute ethanol）：亦属液体栓塞剂，可造成血管内皮细胞及血管周围组织损伤或坏死，促进血栓形成。主要用于肿瘤、囊肿或血管瘤等。通过血管内或直接穿刺于病灶内注射。

（5）弹簧圈（coil）：属机械性栓塞材料，不锈钢丝、铂或镍钛合金，辅以羊毛、涤纶、尼龙等制成弹簧圈，可在血管局部阻塞并引起异物反应，促进血栓形成。能永久栓塞较大血管，用于内脏动脉的出血、动脉瘤以及食管胃底静脉曲张的栓塞。另外还有铂弹簧圈和可脱弹簧圈主要用于脑动脉瘤的栓塞。

（6）可脱球囊（detachable balloon）：球囊位于导管头端，充盈可用等渗非离子型水溶性造影剂或可固化物质（如硅胶），脱离导管后，到达栓塞部位。主要用于颈内动脉海绵窦瘘。现基本上被可脱弹簧圈取代。

（7）封堵球囊（occlusion balloon）：为临时性机械栓塞材料，在特定条件下暂时阻断血流，比如肾、脾动脉手术，减少术中出血。

（李鹤平　张　冰）

第四节　外周动脉介入治疗常见并发症及处理

一、球囊血管成形术的并发症与处理

1. 对比剂过敏反应

对比剂过敏反应包括速发型过敏反应和迟发型过敏反应。速发型过敏反应的主要症状有皮肤瘙痒、荨麻疹、血管性水肿、面部充血、恶心、腹泻、腹部绞痛、打喷嚏、流鼻涕、声音嘶哑、咳嗽、呼吸困难、低血压、心动过速、心律失常、心血管性休克、心跳停止或呼吸骤停等；迟发性反应包括：皮肤瘙痒、荨麻疹、血管性水肿、固定型药疹、Stevens-Johnson 综合征、中毒性表皮坏死松解症、移植物抗宿主反应、血管炎等。对比剂过敏反应的处理最重要的在于预防，检查前详细了解患者有无对比剂应用史、哮喘病史、花粉症病史或食物药物过敏史。如果发现患者存在过敏反应的高危因素，应该考虑进行预防性处理：包括单独应用皮质醇或与 H1 抗组胺药物（苯海拉明）联合应用。如果术中出现对比剂过敏反应，则应按对比剂过敏方案处理。

2. 常规血管介入相关并发症

导丝或导管断裂、血管穿孔、内膜撕裂，多由操作不当而引起。为此，提高操作者的操作水平及经验、使用更安全的器材等可减少这类并发症的发生。一旦发现血管穿孔，可用球囊导管扩张压迫穿孔部位以止血，必要时行外科手术治疗。

3. 远端栓塞

髂动脉球囊血管成形术及支架术后偶尔可以见到远端动脉的栓塞。栓子的来源主要有两类：一类是病变本身的碎屑组织，包括脱落的动脉粥样硬化组织或继发于狭窄处的血栓；另一类是在操作过程中由于导管或导丝操作损伤动脉壁而引起的新鲜血栓。术前给予足量的肝素，术中使用专用的球囊导管并及时用肝素盐水冲洗可有效地预防血栓形成。如果小腿有1～2支血管通畅，血栓沉积在小腿部的血管可以不必处理。但是如栓塞造成小腿部缺血，就必须采取抗凝及取栓等治疗措施。一旦发现形成血栓，通常先将导管头端置于接近血栓的部位，行局部大剂量药物灌注溶栓，一般用尿激酶4万～10万单位/小时。如果溶栓治疗无效，应及早行外科手术切开取栓。较大动脉的栓塞，例如股浅动脉或股深动脉的栓塞，有时需要外科治疗。

4. 球囊破裂或断裂

多发生于使用过期球囊导管或多次重复使用的球囊导管。因此，使用前应详细了解该球囊导管额定的破裂压力，充盈球囊时应缓慢，切忌用猛力突然加压。尽量使用新球囊导管，若发现球囊呈偏心性、葫芦状变形，应及时更换新球囊导管。早期的球囊会出现破裂和碎片，破裂的碎片和脱落的球囊应及时取出，可用套圈或网篮技术操作，必要时应行动脉切开。新型的球囊已经改进，一般只出现纵向的破裂，较少出现碎片。

5. 出血

由于术中使用较大量的肝素，穿刺部位血肿发生率较高。压迫止血时间要较其他介入诊疗长，也可采用次日拔除导管鞘及进行有效的局部加压预防血肿的发生。对于巨大血肿可采用局部穿刺抽吸和局部理疗的方法促进其吸收消散，如出现局部血管、神经压迫症状可考虑外科手术清除血肿。

6. 动脉夹层或假性动脉瘤

可能由于在外周动脉插管过程中导丝或导管操作不当，导管过硬或过粗，导丝或导管引起内膜破损并进入破损内膜下，以及球囊持续扩张过程中球囊移位等所致。主要表现为对比剂节段性滞留，消失延迟，血管腔变狭窄，血管边缘充盈缺损。此时应立即停止导管、导丝操作，将导管或球囊导管退至大血管内，恢复正常腔内血流。轻度内膜撕脱一般能自行缓解。中重度动脉夹层，尤其是重要脏器及肢体血供动脉必须及时处理，可通过动脉夹层部位植入裸支架或带膜支架保证真腔直径，以改善远侧血流，恢复血供。如果出现急性血管闭塞可行溶栓治疗，必要时行外科血管旁路移植术。提高技术及使用合格器械是避免此类并发症的最好办法。

二、血管内支架成形术的并发症与处理

血管内支架成形术除了有与球囊血管成形术相类似的并发症之外，还有以下并发症。

1. 支架移位

原因多为支架直径选择小于正常段血管直径。预防方法是选用支架直径应是正常段血管直径的 1.1～1.5 倍。

2. 血管损伤

包括血管壁穿通和血管破裂。

（1）血管壁穿通：系在扭曲的血管中选用了顺应性差的支架。预防方法为选用顺应性好的支架，如 Wallstent 等支架。

（2）血管破裂：少于 1% 的髂动脉支架患者可能出现病变处的动脉破裂，主要原因是病变程度过于严重、支架植入过程中血管壁受到损伤或选用支架直径过大。局部持续疼痛是首发症状，可伴迷走反应所致的血压下降及心率缓慢。应用球囊导管行球囊扩张闭塞止血是第一应急手段，可考虑外科手术血管移植。

3. 支架内血栓形成及闭塞

主要原因是局部动脉痉挛、局部动脉内膜损伤或内膜过度增生，或由于术中操作时间过长，抗凝药物剂量不够，而闭塞多发生在早期。多数学者认为充分的抗凝治疗是预防此类并发症的关键，包括术前抗凝准备、术中充分的肝素化和术后抗凝治疗。提高操作技术，减少操作时间也可减少并发症的发生。在血管支架植入术前，应经导管或静脉注入肝素 3000～5000U 行全身肝素化，以防止血栓栓塞。如果支架植入后造影发现血栓形成闭塞，应及时进行溶栓治疗，以免进一步加重闭塞。

4. 支架感染

随着血管支架术的广泛开展，有关支架感染的报道逐渐增多。多在支架植入后 10～14 天出现，与穿刺部位皮肤感染、手术时间长、局部反复穿刺有关。局部疼痛、发热等征象

及细菌感染性血常规表现、血细菌培养阳性等可明确诊断。适量应用广谱抗生素类药物预防感染等有助减少此并发症。

5. 再狭窄及其他

尽管支架术较球囊扩张术在治疗动脉狭窄和闭塞方面有明显优势，但再狭窄亦可发生，主要原因是内膜经导管栓塞术后过度增生。其再狭窄发生的机制比较复杂，目前正在研究探讨之中。此外可能出现支架移位或支架植入位置不准确等原因导致血管分支梗阻、血管末梢栓塞、邻近支架上下端血管痉挛等并发症。当动脉出现严重痉挛时，应暂时停止动脉内的操作，经导管缓慢灌注稀释的罂粟碱或硝酸甘油以缓解，否则容易出现血管的损伤。

（陈　伟）

参考文献

［1］ Sicard G A，Zwolak R M，Sidawy A N，et al. Endovascular abdominal aortic aneurysm repair：long-term outcome measures in patients at high-risk for open surgery. ［J］. J Vasc Surg, 2006, 44 (2)：229-236.

［2］ Murad M H，Flynn D N，Elamin M B，et al. Endarterectomy vs stenting for carotid artery stenosis：a systematic review and meta-analysis. ［J］. J Vasc Surg, 2008, 48 (2)：487-493.

［3］ Shah Q A，Georgiadis A L，Suri M F，et al. Cutting balloon angioplasty for carotid in-stent restenosis：case reports and review of the literature. J Neuroimaging, 2008, 18 (4)：428-432.

［4］ Mwipatayi B P，Hockings A，Hofmann M，et al. Balloon angioplasty compared with stenting for treatment of femoropopliteal occlusive disease：a meta-analysis. J Vasc Surg, 2008, 47 (2)：461-469.

［5］ Powell R J. Endovascular treatment in the superficial femoral artery：which devices, where? Semin Vasc Surg, 2008, 21 (4)：180-185.

［6］ Mohler E R，Giri J. Management of peripheral arterial disease patients：comparing the ACC/AHA and TASC-Ⅱ guidelines. Curr Med Res Opin, 2008, 24 (9)：2509-2522.

［7］ Trivedi R A，Weerakkody R A，Turner C，et al. Carotid artery stenosis-an evidence-based review of surgical and non-surgical treatments. Br J Neurosurg, 2009, 23 (4)：387-392.

［8］ Twine C P，Coulston J，Shandall A，et al. Angioplasty versus stenting for superficial femoral artery lesions. Cochrane Database Syst Rev, 2009 (2)：D6767.

［9］ Garcia L A，Lyden S P. Atherectomy for infrainguinal peripheral artery disease. J Endovasc Ther, 2009, 16 (2 Suppl 2)：I105-I115.

［10］ Ansel G M，Lumsden A B. Evolving modalities for femoropopliteal interventions. J Endovasc Ther, 2009, 16 (2 Suppl 2)：I82-I97.

［11］ Mewissen M W. Primary nitinol stenting for femoropopliteal disease. J Endovasc Ther, 2009, 16 (2 Suppl 2)：I63-I81.

［12］ Lyden S P，Smouse H B. TASC Ⅱ and the endovascular management of infrainguinal disease. J Endovasc Ther, 2009, 16 (2 Suppl 2)：I5-I18.

［13］ Foster J，Ghosh J，Baguneid M. In patients with ruptured abdominal aortic aneurysm does endovascular repair improve 30-day mortality? Interact Cardiovasc Thorac Surg, 2010, 10 (4)：611-619.

［14］ De Bruin J L，Baas A F，Buth J，et al. Long-term outcome of open or endovascular repair of abdominal aortic aneurysm. N Engl J Med, 2010, 362 (20): 1881-1889.

[15] Jongkind V, Akkersdijk G J, Yeung K K, et al. A systematic review of endovascular treatment of extensive aortoiliac occlusive disease. J Vasc Surg, 2010, 52 (5): 1376-1383.

[16] Patel P J, Hieb R A, Bhat A P. Percutaneous revascularization of chronic total occlusions. Tech Vasc Interv Radiol, 2010, 13 (1): 23-36.

[17] Dotter CT, Judkins MP. Transluminal treatment of arteriosclerotic obstruction. Description of a new technique and a preliminary report of its application. Circulation, 1964, 30: 654-670.

[18] Böckler D, Hyhlik-Dürr A, Hakimi M, et al. Type B aortic dissections: treating the many to benefit the few? J Endovasc Ther, 2009, 16 Suppl 1: 180-190.

[19] Rousseau H, Cosin O, Marcheix B, et al. Endovascular treatment of thoracic dissection. Semin Intervent Radiol, 2007, 24 (2): 167-179.

[20] Fujita W, Daitoku K, Taniguchi S, et al. Endovascular stent placement for acute type-B aortic dissection with malperfusion—an intentional surgical delay and a possible "bridging therapy". Interact Cardiovasc Thorac Surg, 2009, 8 (2): 266-268.

[21] 包俊敏，景在平. 复杂瘤颈的腹主动脉瘤腔内隔绝术治疗的现今认识. 外科理论与实践, 2007, 12 (1): 18-20.

[22] Schrijver AM, Moll FL, De Vries JP. Hybrid procedures for peripheral obstructive disease. J Cardiovasc Surg (Torino), 2010, 51 (6): 833-843.

[23] Tang GL, Chin J, Kibbe MR. Advances in diagnostic imaging for peripheral arterial disease. Expert Rev Cardiovasc Ther, 2010, 8 (10): 1447-1455.

[24] Pentecost MJ, Criqui MH, Dorros G, et al. Guidelines for peripheral percutaneous transluminal angioplasty of the abdominal aorta and lower extremity vessels. Circulation, 1994, 89: 511-531.

[25] Dormandy JA, Rutherford RB. Management of peripheral arterial disease (PAD). TASC Working Group. TransAtlantic Inter-Society Concensus (TASC). J Vasc Surg, 2000, 31: S1-S296.

[26] Lalka SG, Malone JM, Anderson GG, et al. Transcutaneous oxygen and carbon dioxide pressure monitoring to determine severity of limb ischemia and to predict surgical outcome. J Vasc Surg, 1988, 7: 507-514.

[27] Vogt MT, Wolfson SK, Kuller LH. Lower extremity arterial disease and the aging process: a review. J Clin Epidemiol, 1992, 45: 529-542.

[28] Criqui MH, Langer RD, Fronek A, et al. Mortality over a period of 10years in patients with peripheral arterial disease. N Engl J Med, 1992, 326: 381-386.

[29] Newman AB, Shemanski L, Manolio TA, et al. Ankle-arm index as a predictor of cardiovascular disease and mortality in the Cardiovascular Health Study. The Cardiovascular Health Study Group. Arterioscler Thromb Vasc Biol, 1999, 19: 538-545.

[30] Perkins JM, Collin J, Creasy TS, et al. Exercise training versus angioplasty for stable claudication. Long and medium term results of a prospective, randomized trial. Eur J Vasc Endovasc Surg, 1996, 11: 409-413.

[31] Scandinavian Simvastatin Survival Study Group. Randomized trial of cholesterol lowering in 4444 patients with coronary heart disease: the Scandinavian Simvastatin Survival Study (4S). Lancet, 1994, 344: 1383-1389.

[32] The Long-term Intervention with Pravastatin in Ischaemic Disease (LIPID) Study Group. Prevention of cardiovascular events and death with pravastatin in patients with coronary heart disease and a broad range of initial cholesterol levels. N Engl J Med, 1998, 339: 1349-1357.

[33] Yusuf S, Sleight P, Pogue J, et al. Effects of an angiotensin - converting enzyme inhibitor, ramipril, on cardiovascular events in high-risk patients. The Heart Outcomes Prevention Evaluation Study Investigators. N Engl J Med, 2000, 342: 145-153.

[34] Bunt TJ, Holloway GA. TcpO$_2$ as an accurate predictor of therapy in limb salvage. Ann Vasc Surg, 1996, 10: 224-227.

[35] Hanna GP, Fujise K, Kjellgren O, et al. Infrapopliteal transcatheter interventions for limb salvage in diabetic patients: importance of aggressive interventional approach and role of transcutaneous oximetry. J Am Coll Cardiol, 1997, 30: 664-669.

[36] Howd A, Proud G, Chamberlain J. Transcutaneous oxygen monitoring as an indication of prognosis in critical ischaemia of the lower limb. Eur J Vasc Surg, 1988, 2: 27-30.

[37] Sacks D, Marinelli DL, Martin LG, et al. Reporting standards for clinical evaluation of new peripheral arterial revascularization devices. J Vasc Intervent Radiol, 1997, 8: 137-149.

[38] Standards of Practice Committee of the Society of Cardiovascular and Interventional Radiology. Standard for diagnostic arteriography in adults. J Vasc Interv Radiol, 1993, 4: 385-395.

[39] Bach R, Jung F, Scheller B, et al. Influence of a non-ionic radiography contrast medium on the microcirculation. Acta Radiol, 1996, 37: 214-217.

[40] Franzeck U, Schalch I, Seiler Y, et al. Effects of monoionic and nonionic radiographic contrast media on cutaneous microcirculation in patients with peripheral arterial occlusive disease. Microvasc Res, 1995, 50: 18-24.

[41] Pukin L. Devices and techniques for endovascular surgery: catheters, stents, coated stents, and stented grafts. Mt Sinai J Med, 2003, 70 (6): 386-392.

[42] Pomposelli FB Jr, Jepsen SJ, Gibbons GW, et al. Efficacy of the dorsal pedal bypass for limb salvage in diabetic patients: short-term observations. J Vasc Surg, 1990, 11 (6): 745-751.

[43] GibbonsGW, BurgessAM, Guadagnoli E, et al. Return to well-being and function after infrainguinal revascularization. J Vasc Surg, 1995, 21 (1): 35-44.

[44] Faries PL, LoGerfo FW, Hook SC, et al. The impact of diabetes on arterial reconstructions for multilevel arterial occlusive disease. AmJ Surg, 2001, 181 (3): 251-255.

[45] Faries PL, Logerfo FW, Arora S, et al. A comparative study of alternative conduits for lower extremity revascularization: all-autogenous conduit versus prosthetic grafts. J Vasc Surg, 2000, 32 (6): 1080-1090.

[46] Weiss VJ, Lumsden AB. Minimally invasive vascular surgery: review of current modalities. World J Surg, 1999, 23 (4): 406-414.

[47] Johnston KW. Iliac arteries: reanalysis of results of balloon angioplasty. Radiology, 1993, 186 (1): 207-212.

[48] Bosch JL, Hunink MG. Meta-analysis of the results of percutaneous transluminal angioplasty and stent placement for aortoiliac occlusive disease. Radiology, 1997, 204 (1): 87-96.

[49] Association AD. Peripheral arterial disease in people with diabetes. Diabetes Care, 2003, 26 (12): 3333 - 3341.

[50] Surowiec SM, Davies MG, Eberly SW, et al. Percutaneous angioplasty and stenting of the superficial femoral artery. J Vasc Surg, 2005, 41 (2): 269-278.

[51] van der Zaag ES, Legemate DA, Prins MA, et al. Angioplasty or bypass for superficial femoral artery disease? A randomized controlled trial. Eur J Vasc Endovasc Surg, 2004, 28 (2): 132-137.

[52] Lofberg AM, Karacagil S, Ljungman C, et al. Percutaneous transluminal angioplasty of the femo-

ropopliteal arteries in limbs with chronic critical lower limb ischemia. J Vasc Surg, 2001, 34 (1): 114-121.

[53] Faglia E, Dalla Paola L, Clerici G, et al. Peripheral angioplasty as the first-choice revascularization procedure in diabetic patients with critical limb ischemia: prospective study of 993 consecutive patients hospitalized and followed between 1999 and 2003. Eur J Vasc Endovasc Surg, 2005, 29 (6): 620-627.

[54] Feiring AJ, Wesolowski AA, Lade S. Primary stent-supported angioplasty for treatment of below-knee critical limb ischemia and severe claudication: early and one-year outcomes. J Am Coll Cardiol, 2004, 44 (12): 2307-2314.

[55] Parsons RE, Suggs WD, Lee JJ, et al. Percutaneous transluminal angioplasty for the treatment of limb threatening ischemia: do the results justify an attempt before bypass grafting? J Vasc Surg, 1998, 28 (6): 1066-1071.

[56] Clair DG, Dayal R, Faries PL, et al. Tibial angioplasty as an alternative strategy in patients with limb-threatening ischemia. Ann Vasc Surg, 2005, 19 (1): 63-68.

[57] Fava M, Loyola S, Polydorou A, et al. Cryoplasty for femoropopliteal arterial disease: late angiographic results of initial human experience. J Vasc Interv Radiol, 2004, 15 (11): 1239-1243.

[58] Rilinger N, Gorich J, Scharrer-Pamler R, et al. Percutaneous transluminal rotational atherectomy in the treatment of peripheral vascular disease using a transluminal endatherectomy catheter (TEC): initial results and angiographic follow-Up. Cardiovasc Intervent Radiol, 1997, 20 (4): 263-267.

[59] M. Nylænde, A. J. Kroese, B. Morken, et al. Beneficial effects of 1-year optimal medical treatment with and without additional PTA on inflammatory markers of atherosclerosis in patients with PAD. Results from the Oslo Balloon Angioplasty versus Conservative Treatment (OBACT) study. Vascular Medicine, 2007, 12 (11): 275-283.

[60] Chris Klonaris, Athanasios Katsargyris, Athanasios Giannopoulos, et al. Advances in Endovascular Treatment of Femoropopliteal Arterial Occlusive Disease. Perspectives in Vascular Surgery and Endovascular Therapy, 2006, 18 (12): 329-341.

[61] Yoshitaka Kumada, Toru Aoyama, Hideki Ishii, et al. Long-term outcome of percutaneous transluminal angioplasty in chronic haemodialysis patients with peripheral arterial disease. Nephrol. Dial. Transplant. , 2008, 23 (12): 3996-4001.

[62] Ehtisham Mahmud, Jeffrey J. Cavendish, Ali Salami, et al. Current Treatment of Peripheral Arterial Disease: Role of Percutaneous Interventional Therapies. J Am Coll. Cardiol, 2007, 50 (8): 473-490.

[63] Amjad Almahameed, Deepak L Bhatt. Contemporary management of peripheral arterial disease: Ⅲ. Endovascular and surgical management. Cleveland Clinic Journal of Medicine, 2006, 73 (10): S45.

[64] Willemijn M. Klein, Yolanda van der Graaf, Jan Seegers, et al. Dutch Iliac Stent Trial: Long-term Results in Patients Randomized for Primary or Selective Stent Placement. Radiology, 2005, 238 (12): 734-744.

[65] Christopher J. White and William A. Gray. Endovascular Therapies for Peripheral Arterial Disease: An Evidence-Based Review. Circulation, 2007, 116 (11): 2203-2215.

[66] Ismaeel M. Maged, Irving L. Kron, Klaus D. Hagspiel. Recurrent Cystic Adventitial Disease of the Popliteal Artery: Successful Treatment With Percutaneous Transluminal Angioplasty. Vascular and Endovascular Surgery, 2009, 43 (8): 399-402.

[67] Christoph Schindler, Axel Mueller, Peter Bramlage, et al. Comparison of Selective AT_1-Receptor

Blockade Versus ACE Inhibition for Restenosis Prophylaxis in Patients With Peripheral Occlusive Arterial Disease After Stent Angioplasty: A Randomized, Controlled, Proof-of-Concept Study. Angiology, 2008, 58 (1): 710-716.

[68] Zeller T, Rastan A, SchwarzwalderU, et al. Percutaneous peripheral atherectomy of femoropopliteal stenosis using a new-generation device: six-month results froma single-center experience. J Endovasc Ther, 2004, 11 (6): 676-685.

[69] BiaminoG. The excimer laser: science fiction fantasy or practical tool? J Endovasc Ther, 2004, 11 (Suppl 2): II 207-222.

[70] Visona A, Perissinotto C, Lusiani L, et al. Percutaneous excimer laser angioplasty of lower limb vessels: results of a prospective 24-month follow-up. Angiology, 1998, 49 (2): 91-98.

[71] Cook TA, O'Regan M, Galland RB. Quality of life following percutaneous transluminal angioplasty for claudication. Eur J Vasc Endovasc Surg, 1996, 11: 191-194.

[72] Feinglass J, McCarthy WJ, Slavensky R. Effect of lower extremity blood pressure on physical functioning in patients with intermittent claudication. J Vasc Surg, 1996, 24: 503-512.

[73] Reier DR, Feinglass J, Slavensky R, et al. Functional outcomes for patients with intermittent claudication: bypass surgery versus angioplasty versus noninvasive management. J Vasc Med Biol, 1994, 5: 203-211.

[74] Feinglass J, McCarthy WJ, Slavensky R, et al. Functional status and walking ability after lower extremity bypass grafting or angioplasty for intermittent claudication: results from a prospective outcomes study. J Vasc Surg, 2000, 31: 93-103.

[75] Gelin J, Jivegard L, Taft C, et al. Treatment of intermittent claudication by surgical intervention, supervised physical exercise training compared to no treatment in unselected randomised patients I: one year results of functional and physiological improvements. Eur J Vasc Endovasc Surg, 2001, 22: 107-113.

[76] Taft C, Karlsson J, Gehlin J, et al. Treatment of intermittent claudication by invasive therapy, supervised physical exercise training compared to no treatment in unselected randomized patients II: one year results of health-related quality of life. Eur J Vasc Endovasc Surg, 2001, 22: 114-123.

[77] 李麟荪, 贺能树, 邹英华. 介入放射学——基础与方法. 北京: 人民卫生出版社, 2005: 3-27, 429-79.

[78] 杨建勇, 陈伟. 介入放射学理论与实践. 北京: 科学出版社, 2005: 1-195.

[79] 王峰译. 血管栓塞与介入手术. 北京: 人民军医出版社, 2010: 9-21.

[80] 景在平. 血管腔内治疗学. 北京: 人民卫生出版社, 2002: 31-62.

[81] 李龙译. 血管介入放射学. 北京: 人民军医出版社, 2008: 26-27.

[82] 郭启勇. 实用放射学. 第3版. 北京: 人民卫生出版社, 2009: 1249-1254.

[83] 徐克译. Abrams 介入放射学. 北京: 人民卫生出版社, 2010: 146-189, 290, 305.

[84] Ruef J, Hofmann M, Haase J. Endovascular interventions in iliac and infrainguinal occlusive artery disease. J Interv Cardiol, 2004, 17 (6): 427-435.

[85] Mongiardo A, Curcio A, Spaccarotella C, et al. Molecular mechanisms of restenosis after percutaneous peripheral angioplasty and approach to endovascular therapy. Curr Drug Targets Cardiovasc Haematol Disord, 2004, 4 (3): 275-287.

[86] Simons P C, Nawijn A A, Bruijninckx C M, et al. Long-term results of primary stent placement to treat infrarenal aortic stenosis. Eur J Vasc Endovasc Surg, 2006, 32 (6): 627-633.

[87] Dick P, Mlekusch W, Sabeti S, et al. Outcome after endovascular treatment of deep femoral artery

stenosis: results in a consecutive patient series and systematic review of the literature. J Endovasc Ther, 2006, 13 (2): 221-228.

[88] Mwipatayi B P, Hockings A, Hofmann M, et al. Balloon angioplasty compared with stenting for treatment of femoropopliteal occlusive disease: a meta-analysis. J Vasc Surg, 2008, 47 (2): 461-469.

[89] Al-Khoury G, Marone L, Chaer R, et al. Isolated femoral endarterectomy: impact of SFA TASC classification on recurrence of symptoms and need for additional intervention. J Vasc Surg, 2009, 50 (4): 784-789.

[90] Ozkan U, Oguzkurt L, Tercan F, et al. Endovascular treatment strategies in aortoiliac occlusion. Cardiovasc Intervent Radiol, 2009, 32 (3): 417-421.

[91] Sawbridge D, O'Connor O J, Maceneaney P, et al. Successful endovascular treatment of an infected external iliac pseudoaneurysm with hemorrhage at total hip arthroplasty. J Vasc Interv Radiol, 2010, 21 (7): 1135-1136.

[92] Jongkind V, Akkersdijk G J, Yeung K K, et al. A systematic review of endovascular treatment of extensive aortoiliac occlusive disease. J Vasc Surg, 2010, 52 (5): 1376-1383.

[93] Balzer J O, Thalhammer A, Khan V, et al. Angioplasty of the pelvic and femoral arteries in PAOD: results and review of the literature. Eur J Radiol, 2010, 75 (1): 48-56.

[94] van Petersen A S, Kolkman J J, Beuk R J, et al. Open or percutaneous revascularization for chronic splanchnic syndrome. J Vasc Surg, 2010, 51 (5): 1309-1316.

第二篇　主动脉扩张性疾病的介入治疗

第六章　主动脉夹层及夹层动脉瘤的 介入治疗

主动脉夹层（aortic dissection，AD）是指在一系列因素的作用下主动脉内膜出现撕裂口，血液通过撕裂口进入主动脉壁中层，导致主动脉壁中层沿长轴方向分离，从而形成真假两腔的一种病理状态。随着血流的持续冲击，主动脉夹层假腔可进行性扩大，逐渐形成扩张样改变的夹层动脉瘤。根据目前最常用的 Stanford 分型，凡夹层累及升主动脉者均为 A 型主动脉夹层（type A aortic dissection，AAD），其内膜撕裂口可位于升主动脉、主动脉弓或降主动脉，夹层可同时累及主动脉弓、降主动脉和（或）腹主动脉；B 型主动脉夹层（type B aortic dissection，BAD）近端撕裂口位于降主动脉，夹层累及降主动脉，亦可同时累及降主动脉以远，但不累及升主动脉。AAD 一旦确诊即有急诊手术指征，治疗方式首选传统开放手术。而随着器械及技术的快速发展，胸部血管腔内修复术（thoracic endovascular aneurysm repair，TEVAR）在小部分严格入选的 AAD 患者中已经取得良好的临床疗效。根据是否合并夹层破裂、灌注不良综合征（malperfusion syndrome）等并发症，可将 BAD 进而分为复杂型（complicated）和单纯型（uncomplicated）BAD。对于单纯型 BAD，目前的首选治疗是以降低左心室收缩力、减慢心率和严格控制血压为主的内科治疗，若在随访期间患者主动脉夹层直径达到或超过 5cm，或夹层直径增长超过每半年 5mm，则有必要接受 TEVAR；而复杂型 BAD 一旦确诊，需要急诊手术处理。虽然手术技术取得了长足进步，开放手术治疗 BAD 的死亡率和并发症发生率仍然较高，择期手术死亡率为 0～27%，因出现并发症需急诊手术者可能超过 50%。随着 TEVAR 的日益成熟和广泛开展，其在治疗 BAD 上已经显示出了微创、安全和有效等日渐明显的优势。

第一节　概　　述

一、流行病学

AD 发病率约为每年 3/100 000。AD 病情凶险，并发症发生率及死亡率高。Meszaros 等的研究表明，21% 的主动脉夹层患者在入院前已经死亡。未经治疗的 AAD，起病后每过 1 小时死亡率增加 1%～3%，前 24 小时死亡率高达 25%，1 周死亡率为 70%，两周死亡率为 80%，几乎所有病人将在 10 年内死亡。死亡原因主要有急性主动脉瓣关闭不全、大血管分支受累、主动脉破裂和心脏压塞等。急性复杂型 BAD 的第二天死亡率为 20%，一个月内死亡率为 25%～50%，通常需要急诊手术处理。急性单纯型 BAD 的危险性相对较低，经积极内科治疗后，1 个月生存率为 89%，1 年生存率为 84%，5 年生存率为 80%。

二、病因、病理

AD 的明确病因尚不清楚，与之相关的最常见因素包括高血压病史、高龄、动脉粥样硬化和心血管手术（尤其是主动脉瘤或夹层修复术）史等。马方综合征是 AD 的一个重要危险因素，尤其是年轻患者。其他相关遗传疾病包括埃勒斯-当洛斯（Ehlers-Danlos）综合征Ⅳ型、特纳（Turner）综合征等。大动脉炎或巨细胞动脉炎等主动脉血管炎也可能与 AD 有关。AD 是一系列不同病理过程的终末表现，这些病理因素降低了动脉壁的强度和（或）增加对动脉壁的压力。动脉粥样硬化性溃疡可能促进内膜撕裂口的形成。另外，滋养血管破裂可导致壁间血肿进而形成夹层。

AD 的组织学特征部分取决于所暴露的危险因素。中膜囊性坏死是最主要的特征，尤其是在之前已存在动脉瘤的患者中。显微镜下的特征包括血管平滑肌细胞减少、黏液沉积、弹力蛋白缺失和碎片等。

三、临床特征

AD 的最典型表现是有高血压病史的中老年人突然出现剧烈的胸痛。疼痛在开始瞬间即达到顶点，甚至比撕裂感还要严重。疼痛的部位可能发生转移。若并发严重主动脉反流，则会出现心力衰竭（心衰）的一系列表现。心脏压塞可导致低血压和晕厥。如果夹层累及甚至封闭了冠状动脉、主动脉弓上三大分支、肋间动脉、肾动脉、肠系膜动脉和下肢动脉等时，就可能引起相应脏器缺血甚至坏死的相应症状和体征。

第二节　影像学诊断和评估

一、诊断

目前用于诊断和评估 AD 的影像学工具主要有计算机断层扫描（CT）、磁共振成像（MRI）、经胸壁/食管超声心动图（TTE/TEE）、数字减影血管造影（DSA）和血管内超声（IVUS）等。

CT 是目前诊断 AD 最常用的影像学方法（图 6-1，图 6-2）。最重要的特征是撕裂的内膜瓣在 CT 图像上表现为低衰减的线条样结构。其他一些重要的特征包括内膜钙化内移、假腔内强化延迟和主动脉增宽等。螺旋 CT 诊断 AD 的敏感性为 93%，特异性为 98%，总体准确率为 96%。最大密度投影（MIP）和多平面重建（MPR）等技术十分有用，有助于确立诊断和评估夹层的累及范围、程度和分支血管受累情况。CT 的不足之处在于难以评估主动脉反流和发现微小夹层撕裂口位置。

MRI 能够清楚显示病灶的范围、夹层的入口和出口位置，十分有利于夹层的准确分型（图 6-3，图 6-4）。另外，还可以对可能存在的主动脉反流或心包渗出进行准确评估，定量分析真假腔内的血流情况。MRI 诊断 AD 的敏感性和特异性都几乎接近 100%，然而其检查相对较为费时和不便，往往难以应用于危急的可疑夹层患者。另外，装有心脏起搏器或其他金属植入物的患者也不能接受 MRI 检查。

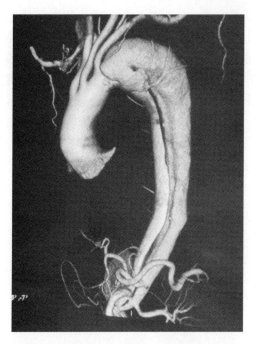

图 6-1　CT 血管造影（CTA）显示 Stanford B 型主动脉夹层三维影像
假腔已扩展成夹层动脉瘤，裂口位于左锁骨下动脉以远的降主动脉。

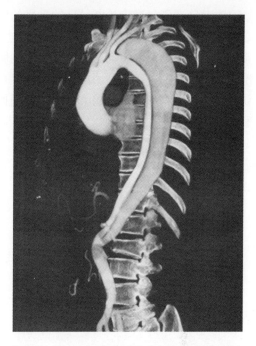

图 6-2　CTA 矢状面显示夹层累及降主动脉和腹主动脉上段，真腔小，假腔明显扩大

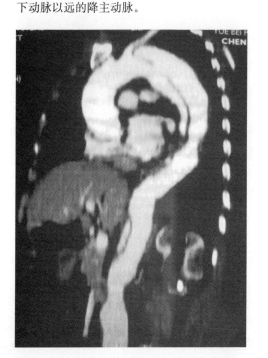

图 6-3　磁共振血管造影（MRA）清晰显示夹层裂口位于左锁骨下动脉以远的降主动脉

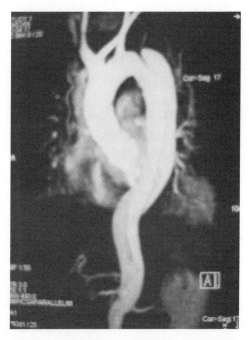

图 6-4　MRA 清晰显示夹层真假两腔，夹层累及降主动脉和腹主动脉

主动脉造影是准确诊断 AD 的最早的影像学工具（图 6-5，图 6-6）。造影诊断的依据是直接观察到内膜瓣或者真假两腔。其他间接的表现有主动脉腔形态异常、分支血管异常、主动脉壁增厚和主动脉反流等。主动脉造影在显示分支血管受累和真腔受压等方面的准确性比较高。主动脉造影的诊断特异性可达 95%，但是敏感性较低，主要体现在难以辨认假腔内已完全形成血栓的夹层或者壁间血肿。另外，主动脉造影是有创检查，射线暴露和造影剂相关肾损害等副作用也越来越受到关注。

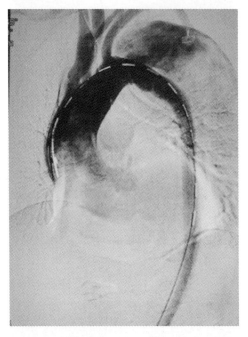

图 6-5　DSA 清晰显示出夹层裂口位于左锁骨下动脉以远的降主动脉

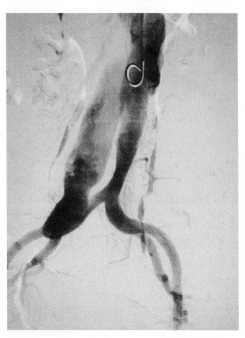

图 6-6　DSA 清晰显示出右髂动脉还有一个流量很大的裂口

随着超声成像技术的发展，TTE 和 TEE 也在诊断 AD 上获得了较为广泛的应用。超声心动图可以显示主动脉双腔被内膜瓣分隔的情况，发现更小的内膜撕裂口，显示假腔内血栓形成情况，也可以对主动脉反流和心脏功能进行评估。TTE 的敏感性为 77%～80%，特异性为 93%～96%。TTE 受限于胸廓形态异常、肋间隙狭窄、肥胖和处于机械通气状态下的患者。TEE 则不受上述限制，并且敏感性和特异性可达到 99% 和 89%。TEE 由于其实时、动态和便携的特点，可以在床边进行紧急检查，并可应用于 TEVAR 术中引导支架的准确定位及释放。其不足之处在于检查准确性依赖于检查者经验，检查范围存在盲区等。

IVUS 可以在血管腔内直接观察血管壁的结构，敏感性和特异性均接近 100%。IVUS 可以帮助确定较难分辨的真假腔，也能很好地发现分支受累情况。另外，IVUS 也可以确定分支血管受压的具体机制究竟是分支血管开口受夹层压迫变窄还是开口被撕裂脱垂的内膜所堵塞。

二、评估

在进行影像学检查时，应该充分利用其特点，对夹层的重要参数进行详细和准确的评估。对介入治疗有重要参考意义的参数主要有夹层的类型、夹层累及范围、夹层近远端锚定距离、真假腔、内膜撕裂口位置及个数、夹层远端有无出口、重要分支血管受累情况、有无夹层破裂、脊髓的肋间动脉供血情况、主动脉反流情况和入路动脉解剖条件等。这些夹层参数有助于确定能否进行介入手术、介入手术入路、支架类型、预防截瘫措施、分支血管保护方案等，对顺利进行介入治疗和改善预后至关重要。下面以夹层近远端锚定距离为例说明影像学评估的意义。

对于 AAD，若符合以下几个条件可考虑施行介入治疗：①冠状动脉及主动脉瓣窦未受到夹层累及；②主动脉瓣没有或只有轻度关闭不全；③心功能基本正常；④近端内膜撕裂口距开口较高的冠状动脉距离≥25mm。当近端内膜撕裂口位于升主动脉，距开口较高的冠状动脉以远≥25mm，且距离无名动脉以近≥15mm 时，可直接从股动脉或颈总动脉植入带膜支架封闭内膜撕裂口；若内膜撕裂口距离无名动脉以近＜15mm 或位于主动脉弓部三大分支血管区域内时，则需要通过杂交手术来解决，即先行解剖外血管旁路手术以重建因锚定区不足而需要封闭的某一条或数条弓部分支血管，然后同期或分期行血管腔内修复术；当内膜撕裂口位于主动脉弓远端或左锁骨下动脉（LSA）稍远而近端锚定区不足时，行血管腔内修复的同时需封闭 LSA。如术前评估右椎动脉及基底动脉环可以代偿，则不重建 LSA；若估计难以代偿，则必须重建 LSA。

对于 BAD，若内膜撕裂口距 LSA 开口以远≥15mm，可直接植入覆膜支架封闭内膜撕裂口，覆膜支架前端贴紧 LSA 开口左缘；若内膜撕裂口距 LSA 开口以远＜15mm，需将 LSA 同时封闭。对需封堵 LSA 的患者，术前常规行 CT 血管造影、MR 血管造影或主动脉造影检查了解颈动脉和椎基底动脉系统的供血及代偿情况，若右椎动脉闭塞或狭窄超过 50%，基底动脉环显影不良，则考虑行 LSA 重建，方法主要有三种：一种是将 LSA 近端切断后直接吻合于左颈总动脉（LCCA），另一种是行 LCCA-LSA 人造血管旁路移植术，第三种是在降主动脉植入覆膜支架的同时在左锁骨下动脉植入一个裸支架（烟囱技术）。

第三节　介入治疗路径和要点

下面主要介绍 Stanford B 型主动脉夹层（BAD）介入治疗的路径和要点。

一、麻醉选择

通常选择气管内麻醉，优点有三个，一是可有效控制血压，保证覆膜支架的顺利释放；二是可保证病人处于一个完全安静的状态，确保覆膜支架的准确定位；三是在控制病人呼吸的情况下，可清晰显示内膜撕裂口和主动脉弓三条分支血管的准确位置。若患者年轻，身体状况好并能自主控制呼吸节律，也可考虑用局部麻醉。慎用硬膜外麻醉，因手术过程中要使用肝素，可能会导致硬膜外血肿形成。

二、手术路径和要点（图 6-7 至图 6-10）

1. 入路选择

一般情况下选择髂动脉未被夹层累及的那一侧股动脉作为入路血管，若双侧髂动脉均被夹层累及，则选择直径较粗的那一侧股动脉作为入路血管。

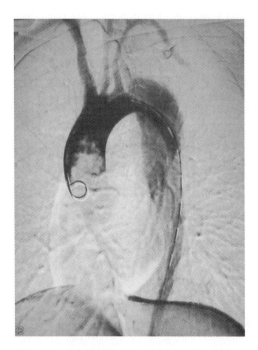

图 6-7　DSA 确定为 Stanford B 型主动脉夹层，且内膜撕裂口位于降主动脉

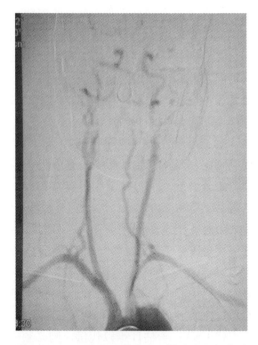

图 6-8　DSA 显示双颈动脉、椎动脉及颅内动脉无狭窄或闭塞，基底动脉环及 Willis 环完整

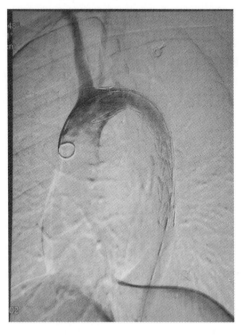

图 6-9　将覆膜支架从真腔植入以封闭近端裂口，因锚定区不够同时封闭左锁骨下动脉，无内漏，真腔扩张良好

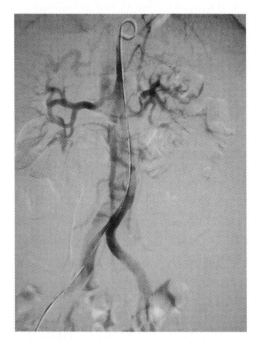

图 6-10　DSA 显示双肾动脉及肠系膜上动脉均开口于真腔，肾动脉上方水平及右髂动脉各有一裂口

2. 分离并暴露股动脉

若病人肥胖，可选择腹股沟上方横切口，若病人较瘦，可选择股部纵切口，切口长度以5cm为宜，逐层切开并暴露股总动脉约2cm长，绕血管吊带备阻断血管之用。

3. 穿刺、导管置入、定位及评估

按Seldinger法穿刺股动脉，置入5F血管鞘、0.889mm（0.035英寸）超滑黑泥鳅导丝及5F猪尾巴导管，在导管上行过程中手推造影（冒烟）以确定导丝及导管在真腔，将猪尾巴导管头置于T12水平，以总量15ml、每秒10ml、压力215mmHg（600磅）的条件进行造影，以判断腹腔动脉、肠系膜上动脉及双肾动脉开口于真假腔的情况，然后继续将导管沿真腔送入升主动脉，取球管左前斜45°，以总量20～25ml、流速每秒15ml、压力215mmHg（600磅）的条件进行造影，确定内膜撕裂口的确切位置及与左锁骨下动脉的位置关系和距离，若裂口距左锁骨下动脉距离（小弯侧）在15mm及15mm以上，则可直接定位并行腔内修复术；若裂口距左锁骨下动脉距离（小弯侧）在15mm以下，则将球管取正位，X线投射视野包括颈动脉、椎动脉及颅内血管，以总量25ml、流速每秒15ml、压力215mmHg（600磅）的条件进行造影，了解颈动脉、椎动脉、基底动脉环及Willis环有无狭窄、闭塞或代偿不足情况，并确定哪一侧椎动脉是优势动脉，必要时可用5F-Cobra导管或椎动脉导管超选择颈动脉或椎动脉造影以进一步确定。若左椎动脉为优势动脉，而内膜裂口距左锁骨下动脉距离（小弯侧）在15mm以下，导致近端锚定区不够时需封闭左锁骨下动脉，此时可使用上一节所述的人造血管旁路或烟囱技术来重建左锁骨下动脉。

4. 覆膜支架植入并释放

当主动脉近端有足够的锚定区时，则可进行腔内修复术。首先将球管转到左前斜45°～50°，充分暴露主动脉弓，然后以总量20～25ml、流速每秒15ml、压力215mmHg（600磅）的条件在减影模式下进行造影，帧数每秒6～10帧，回放减影至弓部三条分支血管及内膜裂口都清晰可见时停住，用黑色白板笔在荧屏上分别标记升主动脉、主动脉弓、三条分支血管、内膜裂口及降主动脉位置，标记膜支架前缘的固定位置，转换0.889mm（0.035英寸）超硬导丝（Linderquist，Cook），沿该导丝植入预先选择好的覆膜支架（根据CTA测量的左锁骨下动脉平面的主动脉直径，放大10%来选择相应型号的支架，支架长度150～200mm），当覆膜支架进入主动脉弓后，将血压控制在90～110mmHg（注意血压不必降得太低，以免因低血压引起脑灌注不足而导致脑梗死的发生），然后释放支架，释放第一节支架时要缓慢，以保证覆膜支架前缘定位在预先标记的位置上，当近端支架定位好后即可快速释放支架。撤出支架释放系统，转换5F猪尾巴导管至升主动脉，以总量20ml、流速每秒15ml、压力180mmHg（500磅）的条件在减影模式下进行造影，同时确认：①内膜裂口是否完全封闭，有无内漏；②主动脉三条分支血管（包括旁路血管或烟囱支架）是否通畅；③支架扩张情况，有无成角；④支架远端有无新的裂口。若出现少量内漏而支架又没有移位，也没有成角，则可观察一段时间，内漏多在术后一个月内消失；若出现少量内漏而支架没有移位，但有成角情况，可应用主动脉球囊在成角处进行扩张，注意每次扩张时间不要超过5秒，防止出现血压骤升导致夹层破裂的情况发生；若出现多量内漏，则多由于支架移位所致，这时可在近端再植入一枚主动脉延长支（Cuff）以消除内漏。若支架远端降主动脉出现新的裂口，最好同期进行腔内处理。在封闭好近端裂口后将猪尾巴导管拉至 T12 水平，以总量 20ml、流速每秒 10～15ml、压力 180mmHg（600 磅）的条件进行造影，了解腹腔内脏动脉的供血情况是否改善、腹主动脉及髂动脉真腔的扩张情况，另外也要了解有无其他裂口及其位置，为以后进一步治疗作好准备。

撤管与缝合

撤出猪尾巴导管，开放股动脉穿刺口放出少量血液，以冲出可能出现的内膜碎片，取 5-0 无创伤血管缝线缝合股动脉穿刺口，逐层缝合股部切口；结束手术。

第四节　手术并发症及处理

TEVAR 的主要并发症有内漏、脊髓缺血、卒中、逆行撕裂 A 型夹层（rAAD）、器械故障、入路并发症等。

一、内漏

TEVAR 后内漏可以分为四型。Ⅰ型内漏是附着点内漏，指主动脉血流从支架附着位点持续流入假腔；Ⅱ型内漏主要由分支动脉的反流造成；Ⅲ型内漏主要由移植物破损引起，包括覆膜撕裂和骨架折断；Ⅳ型内漏与织物材料的高通透性和多孔性有关，血液通过织物上的孔隙进入假腔。

Ⅰ型内漏危害大，可能导致术后早期夹层动脉瘤破裂，因此必须积极处理。移植物释放后术中造影或术后随访发现存在近端内漏，可通过再植入一枚支架或延长支（Cuff）来消除内漏，也可通过适当的球囊扩张使移植物和动脉壁紧密贴合，或通过螺圈栓塞的方法封闭漏口。

Ⅱ型内漏一般不需要过分积极处理。来自肋间动脉的反流一般无不良后果，而且一期行栓塞治疗可能增加脊髓缺血风险。腹腔分支动脉的反流在技术上较难消除，一般也不予处理。来自 LSA 的反流可由移植物覆盖左锁骨下动脉引起，可进行左锁骨下动脉栓塞治疗，也可植入封堵器治疗。由于腔内修复术后假腔内的血流量减少，其血压及血流速率随之降低，假腔内可自发形成血栓。故一些患者的Ⅱ型内漏常自行封闭，给予密切观察即可。

Ⅲ型内漏主要由移植物破损引起，包括覆膜撕裂和骨架折断。当移植物植入后，将受到持续的外力作用，包括主动脉不断搏动产生的摩擦力、迂曲的主动脉产生的弹性力以及血流的冲击力，这些力都有可能导致移植物的破损。移植物之间重叠不足或脱节也会导致Ⅲ型内漏。Ⅲ型内漏一般不会自行封闭，一旦出现，应积极干预，可再植入一枚支架来封闭内漏，复杂的病例宜中转开放手术。

随着织物材料的改进，近年来Ⅳ型内漏的发生很少见，若出现也常是因为术中抗凝所致，持续时间不长于 24 小时，停止抗凝后一般自行消失。

二、脊髓缺血

TEVAR 后脊髓缺血的发生率为 0.8%～7.5%，其发生机制尚未清楚。通常认为脊髓缺血可能是由脊髓供血动脉（根最大动脉、肋间动脉和腰动脉）的封闭、围术期低血压或者主动脉粥样硬化斑块的脱落所引起。主动脉覆盖长度是脊髓缺血的独立预测因子，一旦覆盖长度超过 205mm 这个阈值，脊髓缺血风险明显增加。

如果发生了截瘫，应该马上采取相应措施来逆转或改善病情。治疗截瘫的策略包括脑脊液（CSF）引流、通过扩充血容量和升压药提高平均动脉压（MAP）至 $>$ 90mmHg 水平和使用激素等。脑脊液引流是首选治疗方式，可能有助于改善预后。有研究提示发生截瘫后进行脑脊液引流可取得不同程度的临床成功。目前推荐在不超过 48 小时内引流 500ml 脑脊液，以将脑脊液压力控制在 10cm H_2O 左右。如果难以可靠地测量脑脊液压力，在 24 小时内引流 200ml 脑脊液也是可行和有效的，也可能使截瘫完全好转。另外，升高 MAP 在治疗截瘫上也可以取得一定的效果。曾有人报道仅仅通过维持 MAP $\geq$ 90mmHg 便彻底治愈腔内修复术后出现截瘫的病例。因为脊髓灌注压是由 MAP 和 CSF 压力差所决定的，联合 CSF 引流和升高 MAP 在理论上可能可以在某些患者中获得更好的治疗效果。

三、脑卒中

与开放手术相比，TEVAR 治疗 BAD 时脑卒中发生率相对较低。IRAD 研究者报道传统手术脑卒中发生率为 9.0%，而 EUROSTAR 研究报道 TEVAR 治疗夹层的卒中发生率为 1.6%。笔者系统回顾了国内 1498 例以 TEVAR 治疗的 BAD 患者，结果显示脑卒中发生率仅为 0.3%，甚至比之前国外一系统回顾研究所显示的发生率还要低。

一旦证实发生脑卒中，应马上静脉注射重组组织型纤溶酶原激活剂或者采取多种手段恢复再灌注，其中包括动脉内灌注溶栓和（或）抗血小板药物、机械碎裂并取出凝血块、球囊血管成形术联合支架植入术等。

四、逆行撕裂 A 型夹层（rAAD）

随着 TEVAR 治疗 BAD 效果的改善，其临床应用指征逐渐拓宽，人们更清楚地认识和确认了 rAAD 是 TEVAR 的最严重并发症之一。针对 TEVAR 并发 rAAD 的第一个多中心研究显示，rAAD 少见，在 4750 例进行 TEVAR 治疗患者中发生率仅为 1.33%。复旦大学附属中山医院进行的 443 例以 TEVAR 治疗 B 型夹层的研究中，11 例患者发生 rAAD，发生率为 2.5%，提示因夹层而进行 TEVAR 后出现 rAAD 的风险更高。此并发症虽然少见，但是死亡率可高达 27.3%～42%。到目前为止，对于 TEVAR 术中或术后发生 rAAD 的原因认识仍然有限，大致可分为手术相关、器械相关和病变自然进展所致三方面原因。在主动脉弓部，操控导管或支架输送系统可以在脆弱的主动脉近端造成新的内膜撕裂口，从而导致 rAAD 发生。人们有时利用球囊扩张来改善已释放的覆膜支架和弯曲的受累主动脉弓的贴附，然而却可能使夹层隔膜破裂。至于器械相关因素，人们认为原本设计来改善覆膜支架近端锚定的近端裸弹簧增加了 rAAD 的风险，而现在人们认为覆膜支架的半硬设计可能是导致新的内膜撕裂口的更主要原因。另外，覆膜支架直径超过主动脉直径尺寸（超尺寸）$>$ 20% 也是 rAAD 的危险因子之一。此外，病变进展本身也可能导致新的内膜撕裂口，从而发生与手术或覆膜支架无关的夹层。

术中支架引起的 rAAD 通常需要急诊中转手术，而由导管或导鞘引起的 rAAD 则通常可予以保守治疗，必要时应手术治疗；由病变进展本身所引起的 rAAD 可通过择期开放手术修复，或通过开放与血管腔内治疗杂交进行修复，效果良好。

五、器械故障

器械故障可以发生在手术中或手术后的长期随访中。早期故障主要包括释放导鞘输送障碍、支架意外移位、支架释放不准和支架未展开等，而晚期故障则通常表现为支架塌陷、移位、组件分离、金属折断和纤维破裂等。在这些故障当中，早期的故障支架意外移位可能导致意外封堵重要分支血管，引起严重并发症；而晚期常见的支架塌陷则可能导致周围脏器灌注不良综合征。支架塌陷并非极其罕见，有报道发生率高达19％，今后需要对这个可能被低估了的严重并发症给予更多的关注。支架塌陷的危险因子包括主动脉管腔小和主动脉弓半径小（主要见于年轻患者）和超尺寸。

一旦左颈总动脉、肠系膜上动脉和肾动脉等重要分支动脉因为支架意外移位而被误堵，可运用"烟囱"技术（chimney graft）来挽救被封堵的分支血管。在没有这些经验的中心，则需要紧急进行开放手术重建。如果仅出现近端支架塌陷，而近端锚定区又有足够的空间，则可以通过植入第二枚支架来稳定第一枚支架的塌陷节段。如果塌陷仅累及局部支架，可以先尝试利用球囊充气来重新扩张塌陷部位，如果失败再植入球囊扩张式支架。支架远端塌陷可在密切随访之下进行保守治疗。对那些再次介入手术失败或者处理棘手的病例，需要中转开放手术处理。

六、入路并发症

最常见的入路并发症包括：吻合口狭窄、吻合口假性动脉瘤形成、夹层形成以及导入动脉断裂。轻度的吻合口狭窄多不会伴有明显的临床症状，若吻合口狭窄程度严重导致下肢缺血症状明显，可予以相应扩血管、改善循环等处理，待其侧支循环建立后症状可望获得缓解，若经保守治疗后缺血症状仍无法好转，可考虑行球囊扩张术或是支架植入术。吻合口假性动脉瘤多需手术治疗。导入动脉夹层多因术中损伤动脉内膜所致，术中若发现这种情况可采用稍长时间的球囊扩张使内膜与动脉壁重新贴附，必要时可行支架植入。导入动脉断裂是最为严重的并发症，可导致危及生命的大出血。若断裂发生在手术切口处，可立即予以局部压迫止血，仔细找出导入动脉的近心端及远心端行端端吻合；若断裂发生在非手术切口处，应立即选择其他入路穿刺放置球囊导管至导入动脉近端，充盈球囊控制出血后进行急诊手术。

第五节　疗效评价及随访

TEVAR术治疗AD的目的是通过封堵夹层撕裂口，阻隔血流通过撕裂口从主动脉真腔进入假腔，使得假腔内形成血栓，进而促进主动脉壁重塑，避免假腔或夹层动脉瘤进一步增大甚至破裂。

临床上通常以技术成功和临床成功相结合来评价TEVAR术的疗效。技术成功定义为支架完全封闭夹层撕裂口或夹层动脉瘤，术后无Ⅰ型和Ⅲ型内漏，无脑梗死、rAAD、夹层破裂、入路动脉破裂等重大并发症发生。临床成功定义为获得技术成功的患者在6个月内无迟发型内漏发生，假腔内血栓形成，假腔或夹层动脉瘤和术前相比无增大，支架无移位、塌陷和其他形态异常，无需再次腔内手术或中转行开放手术，无夹层破裂所致死亡。

TEVAR术后应对患者进行密切随访。随访的标准程序为术后第1个月、第3个月、第6个月、第12个月时门诊随访，以后每年随访一次，每次随访均行CT血管造影检查，重点了解有无支架内血栓形成、支架移位、支架破裂、内漏、假腔内血栓形成，以及真假腔扩张缩小趋势、旁路闭塞等情况。对于合并高血压患者，需要密切监测和控制好血压和心率。

（常光其　李梓伦）

参考文献

[1] Daily PO, Trueblood HW, Stinson EB, et al. Management of acute aortic dissections. Ann Thorac Surg, 1970, 10 (3)：237-247.

[2] Umana JP, Miller DC, RS M. What is the best treatment for patients with acute type B aortic dissections-medical, surgical, or endovascular stent-grafting? Ann Thorac Surg, 2002, 74：S1840-1843.

[3] Brandt M, Hussel K, Walluscheck KP, et al. Stent-graft repair versus open surgery for the descending aorta：a case-control study. J Endovasc Ther, 2004, 11：535-538.

[4] Clouse WD, Hallett JW Jr, Schaff HV, et al. Acute aortic dissection：population-based incidence compared with degenerative aortic aneurysm rupture. Mayo Clin Proc, 2004, 79：176-180.

[5] Meszaros I, Morocz J, Szlavi J, et al. Epidemiology and clinicopathology of aortic dissection. chest, 2000, 117：1271-1278.

[6] Olsson C, Thelin S, Stahle E, et al. Thoracic aortic aneurysm and dissection：increasing prevalence and improved outcomes reported in a nationwide population-based study of more than 14 000 cases from 1987 to 2002. Circulation, 2006, 114：2611-2618.

[7] Hirst AE Jr, Johns VJ Jr, Jr KS. Dissecting aneurysms of the aorta：a review of 505 cases. Medicine, 1958, 37：217-279.

[8] Archer AG, Choyke PL, Zeman RK, et al. Aortic dissection following coronary artery bypass surgery：diagnosis by CT. CardiovascInterventRadiol, 1986：142-145.

[9] Pitt MP, RS. B. The natural history of thoracic aortic aneurysm disease：an overview. J Card Surg, 1997, 12 (suppl)：270‐278.

[10] Hagan PG, Nienaber CA, Isselbacher EM, et al. The International Registry of Acute Aortic Dissection (IRAD)：new insights into an old disease. JAMA, 2000, 283：897-903.

[11] Estrera AL, Miller CC, Safi H, et al. Outcomes of medical management of acute type B aortic dissection. Circulation, 2006, 114 (Suppl. I)：384-389.

[12] Sommer T, Fehske W, Holzknecht N, et al. Aortic dissection：a comparative study of diagnosis with spiral CT, multiplanar transesophageal echocardiography, and MR imaging. Radiology, 1996, 199：347-352.

[13] Nienaber CA, von Kodolitsch Y, Nicolas V, et al. The diagnosis of thoracic aortic dissection by noninvasive imaging procedures. N Engl J Med, 1993, 328：1-9.

[14] Kersting-Sommerho B, Higgins CB, White RD, et al. Aortic dissection：Sensitivity and specificity of MR imaging. Radiology, 1988, 166：651-655.

[15] Khandheria BK. Aortic dissection：the last frontier. Circulation, 1993, 87：1765-1768.

[16] Mintz GS, Kotler MN, Segal BL, et al. Two dimensional echocardiographic recognition of the descending thoracic aorta. Am J Cardiol, 1979, 44：232-238.

[17] Khandheria BK, Tajik AJ, CL T, et al. Aortic dissection：review of value and limitations of two-dimensional echocardiography in a six-year experience. J Am Soc Echocardiogr, 1989, 2：17-24.

[18] Erbel R, Engberding R, Daniel W, et al. Echocardiography in diagnosis of aortic dissection. Lan-

cet，1989，1：457-461.

[19] Yamada E，Matsumura M，Kyo S，et al. Usefulness of a prototype intravascular ultrasound imaging in evaluation of aortic dissection and comparison with angiographic study，transesophageal echocardiography，computed tomography，and magnetic resonance imaging. Am J Cardiol，1995，75：161-165.

[20] Eggebrecht H，Böse D，Gasser T，et al. Complete reversal of paraplegia after thoracic endovascular aortic repair in a patient with complicated acute aortic dissection using immediate cerebrospinal fluid drainage. Clin Res Cardiol，2009，98：797-801.

[21] Leurs LJ，Bell R，Degrieck Y，et al. Endovascular treatment of thoracic aortic diseases：combined experience from the EUROSTAR and United Kingdom Thoracic Endograft registries. J Vasc Surg，2004，40：670-680.

[22] Chang GQ，Li ZL. Endovascular stent-graft placement in Stanford type B aortic dissection in China. Eur J Vasc Endovasc Surg，2009，37：646-653.

[23] Dong ZH，Fu WG，Wang YQ，et al. Retrograde type A aortic dissection after endovascular stent graft placement for treatment of type B dissection. Circulation，2009，119（5）：735-741.

第七章　胸主动脉瘤及胸主动脉减速伤的介入治疗

胸主动脉瘤（thoracic aortic aneurysm，TAA）是指由各种原因造成的胸主动脉瘤样向外扩张或膨出，病变段的主动脉除了管腔直径的扩大，还常伴有血管的增长和扭曲。胸主动脉减速伤是指人体突然减速时产生了巨大的切应力，造成胸主动脉的破裂或夹层形成。若未经治疗，这些结构的异常改变是永久性存在的。TAA 可发生于升主动脉、主动脉弓及胸降主动脉等胸主动脉各部，而胸部减速伤主要发生在胸降主动脉狭窄部。由于受解剖特点、治疗技术和器材的限制，目前升主动脉瘤和主动脉弓部动脉瘤的治疗仍以传统的开放手术为主，而在胸降主动脉瘤和胸主动脉减速伤的治疗中，胸部血管腔内修复术（thoracic endovascular aneurysm repair，TEVAR）已经显示了微创、安全、有效的优点，并日益被广大的患者和临床医师所接受。

第一节　概　　述

一、流行病学

TAA 的发病率随年龄的增长而增加，男性的发病率高于女性。早期 Bickerstaff 报道 TAA 的发病率为 5.9/100 000，近年来随着社会人口的老龄化及检测手段的改进和推广，其发病率已经上升至 13.9/100 000。胸主动脉减速伤的病例国内报道较少，而美国的统计资料显示：每年有近 8000 人死于胸主动脉减速伤，其中超过 80% 是由机动车交通事故造成的。

二、病因、病理

TAA 的病因包括动脉粥样硬化、主动脉中层囊性坏死伴退行性变、感染（细菌、真菌和梅毒螺旋体）、创伤、非特异性炎症（多发性大动脉炎、贝赫切特综合征）和先天性因素。在抗生素问世和广泛应用之前，梅毒螺旋体的感染是 TAA，尤其是升主动脉瘤最常见的病因，梅毒性主动脉瘤实际上是梅毒性主动脉炎的后期并发症，多于梅毒感染 15～30 年后出现。而目前 TAA 特别是真性动脉瘤最常见的致病因素是动脉粥样硬化，多见于老年患者，常伴有冠状动脉和周围动脉的硬化。中层的囊性坏死伴退行性变在临床上主要包括马方综合征和 Ehlers-Danlos 综合征，多累及中青年男性，在主动脉瘤样扩张的基础上常合并夹层形成。先天性 TAA 的发病率较低，主要包括先天性主动脉窦瘤和降主动脉瘤，往往合并先天性主动脉瓣狭窄、动脉导管未闭等其他心血管畸形。胸部钝性伤多造成假性动脉瘤或夹层动脉瘤，胸部减速伤即属于钝性伤的一种特殊类型。

从结构和功能上看，主要维持主动脉血管活动的是中膜的平滑肌细胞和弹力板层、胶原纤维等细胞外基质。随着基础研究的进展，学者们在细胞水平上发现了平滑肌细胞表型的异常改变，在分子水平上观察到了细胞外基质成分和基质酶的失衡。这些提示了在患者体内存在着一系列异常的调控过程。因此，TAA 最终的形成可能是遗传因素、解剖因素、环境因素、生物化学因素等内外因共同作用的结果。

胸主动脉减速伤的两个发病因素是高速运动之中的减速过程和胸部的挤压作用。由于和动脉韧带、肋间动脉等结构相连，降主动脉相对固定，而升主动脉和主动脉弓的活动度大。当人体在高速运动的过程中突然减速时，主动脉弓和降主动脉之间不同的减速过程就会产生巨大的切应力，导致两者连接处的管壁破裂或形成夹层，甚至造成主动脉完全横断。

广义上，TAA 根据病理结构可分类为：①真性动脉瘤：瘤壁具有完整的动脉壁全层结构；②假性动脉瘤：在动脉壁破口处形成血肿并被纤维结缔组织包裹，因此瘤壁不具备动脉壁的全层结构；③夹层动脉瘤：在夹层形成的基础上，主动脉瘤样向外扩张，瘤壁可能仅为外膜。根据形态，TAA 分为梭形、囊形和混合型动脉瘤。此外 TAA 还能根据病因和解剖部位分类。

三、临床表现、诊断和自然病程

在 TAA 早期，患者一般无任何症状，大多数于体检时发现。后期动脉瘤进一步增大后，会出现：①胸背部疼痛，多为闷痛或钝痛；②声嘶、气急、吞咽困难等压迫胸主动脉周围组织器官的症状，甚至有可能侵蚀破入气管或食管，引起窒息或呕血；③心绞痛和心功能不全的症状，是由主动脉根部瘤或升主动脉瘤合并主动脉瓣关闭不全引起的。

局部扩张的升主动脉最大横径>5cm、降主动脉最大横径>4cm 或超过邻近正常主动脉管径的 50%，均可诊断为 TAA。明确诊断主要依赖影像学检查（详见下节内容）。需要和纵隔肿瘤、纵隔型肺癌等疾病鉴别。

由于有急性的外伤史，胸主动脉减速伤的患者常合并其他器官和组织受损，其临床表现容易互相掩盖，诊断时应避免漏诊和误诊。

总体来说，TAA 的自然病程凶险，且预后和瘤体的直径关系密切。未经治疗的胸降主动脉瘤发生破裂的风险约为 44%，平均生存期<3 年。最大瘤径>7cm，5 年内破裂的风险>75%；最大瘤径>6cm，破裂的风险为 35%；最大瘤径 5～6cm，破裂的风险为 25%。

第二节　影像学诊断和评估

一、影像学诊断

目前用于 TAA 和胸主动脉减速伤的影像学检查手段主要包括胸部 X 线摄片或透视、超声心动图、CT 血管造影（CTA）、磁共振血管造影（MRA）和数字减影血管造影（DSA）。

TAA 在胸片上的表现主要为纵隔影增宽和局限性的影块，透视下可见肿块与主动脉相连并呈周期性的搏动。主动脉弓囊形动脉瘤可在侧位片上呈"半月征"的表现。当

TAA 破裂或先兆破裂时，胸片上可出现左侧胸腔不同程度的积液影。虽然该检查诊断 TAA 的特异性差，容易与纵隔肿瘤、纵隔型肺癌混淆，但早期的无症状患者大多数先通过胸部 X 线检查发现异常，再进一步进行其他检查明确诊断，因此其在 TAA 筛查方面的作用不容忽视。

真性胸主动脉瘤在二维超声上表现为胸主动脉局限性或弥漫性扩张，扩张的管壁回声增强；彩色多普勒超声可显示瘤体处的涡流信号。与其他检查手段相比，超声检查具备以下优点：能对危重患者进行床旁检查，及时提供诊断依据；可明确心脏受累和心功能情况。但其检查结构受体位、体型、胸腹腔器官、检查者经验和水平等较多因素的影响，且在整体显示主动脉以及显示动脉瘤和周围组织的关系方面不如 CTA、MRA 和 DSA。

超声心动图检查又可分成经胸超声（TTE）和经食管超声（TEE）两种方式。与 TTE 相比，除了主动脉弓及其起始部的小部分盲区，TEE 可显示升主动脉和降主动脉瘤体的形态大小和附壁血栓的情况。因此在术前诊断上，TEE 的敏感性和特异性更高。由于具备连续和动态的特点，近年来 TEE 还用于腔内手术的术中监测。

真性胸主动脉瘤在 MRA 和 CTA 上的主要征象是：胸主动脉呈囊形或梭形向外扩张，瘤壁上硬化斑块或附壁血栓形成，周围器官受压推移。随着高分辨率磁共振和多层螺旋 CT 的推广应用，CTA 和 MRA 已经取代有创的 DSA，成为 TAA 主要的检测手段。通过多平面重建、最大密度投影、容积再现和仿真内镜等各项后处理技术，CTA 和 MRA 可重建出主动脉及其分支的二维和三维图像，并可从各个角度旋转重建后的图像，从而清晰地显示 TAA 的部位和范围、瘤体的形态和大小、瘤壁钙化和血栓形成的程度、主动脉分支血管受累情况以及动脉瘤与周围组织器官的关系（图 7-1）。

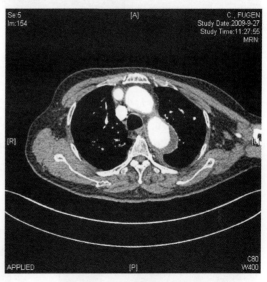

图 7-1　胸主动脉 CTA 断层

MRA 和 CTA 之间的比较：MRA 检查的时间较长，无法显示主动脉壁和瘤壁上的钙化斑块，装有心脏起搏器和其他金属植入物的患者也无法行 MRA 检查。但 MRA 所应用的顺磁性对比剂毒副作用小，尤其适合于肾功能不全和碘剂过敏的患者。CTA 的优点则包括：扫描范围大，成像速度快，能同时显示主动脉管腔内外的病变情况。

胸主动脉减速伤引起的影像学表现：胸片上可出现主动脉球增宽、主动脉边缘影模糊、左侧胸腔积液。超声心动图表现为瘤体呈串珠样或葫芦状膨出，瘤腔和主动脉腔之间有小的血流信号相通（假性动脉瘤）；或表现为主动脉壁分成内外两层，内层上有破口，内外层之间有液性暗区，有双向的血流信号通过破口往返于内外腔之间（主动脉夹层）。CTA 和 MRA 更能清晰地显示形成的假性动脉瘤和主动脉夹层结构。

二、术前评估

TEVAR 的术前评估与手术的成败密切相关，术者在腔内操作前必须经过详细、准确的影像学评估。评估的主要内容有：

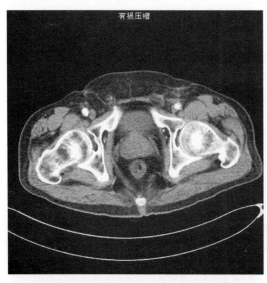

图 7-2 CTA 显示双侧的股总动脉入路

1. 评估手术的入路

主要包括入路血管的形态、直径、管壁钙化和血栓形成的程度，各指标可通过MRA、CTA（图 7-2）和多普勒超声来测量。TEVAR 最常用的入路血管是两侧的股总动脉，目前临床上应用的各类胸主动脉支架输送系统的外径一般都在 20～24F 以上，这就要求患者双侧股总动脉的内径≥6cm。动脉硬化性 TAA 的患者其股动脉可能也伴有管壁的钙化和血栓形成，造成管腔的狭窄，因此在评估时还应测量血管实际开放管腔的直径。正常髂外动脉自发出后呈"C"字形沿盆壁向下走行，有不少患者的髂外动脉严重地扭曲成角，给支架的输送造成了困难。

2. 评估瘤体的大小、瘤颈的直径和形态、近端锚定距离等

可通过 MRA、CTA（图 7-3，图 7-4）和超声心动图来测量。瘤颈是支架锚定的部位，因此临床上根据瘤颈的直径来选择支架的尺寸；此外若瘤颈扭曲或钙化严重，支架和主动脉壁的贴附就会受到影响。在 TAA 的腔内手术中，近端锚定距离是指左锁骨下动脉

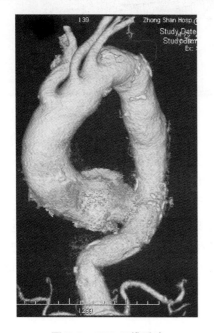

图 7-3 CTA 三维重建

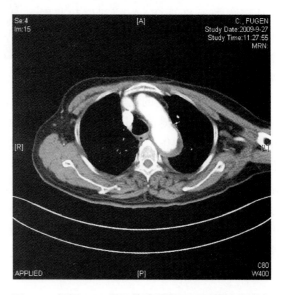

图 7-4 根据 CTA 显示的瘤颈断面可测量瘤颈直径

开口的远端到瘤体起始部的距离。一般要求近端锚定距离≥1.5cm，若距离过短，则支架无法获得确切的锚定，术后很可能造成支架移位并导致一系列严重并发症的发生。

3. 评估脊髓的血供及术后发生截瘫的风险

脊髓前动脉（anterior spinal artery，ASA）是成人胸腰段脊髓主要的血供来源，而根最大动脉（Adamkiewicz artery，AKA）是 ASA 最重要的滋养血管。AKA 发自 T5 至 L4 的肋间动脉和腰动脉，其中 80% 位于 T8 至 L2 水平（图 7-5）。在 TEVAR 中，一旦支架封堵了发出 AKA 的肋间动脉或腰动脉就容易导致术后并发截瘫。因此，术前需要准确地定位发出 AKA 的肋间动脉和腰动脉，以明确术中支架的远端所能覆盖的具体位置，从而最大程度地保留 AKA 的血供。目前临床上主要通过根最大动脉 CTA 来定位主动脉-肋间动脉/腰动脉-AKA-ASA，特征性的表现是 AKA 以"发卡"样弯曲与 ASA 相连。

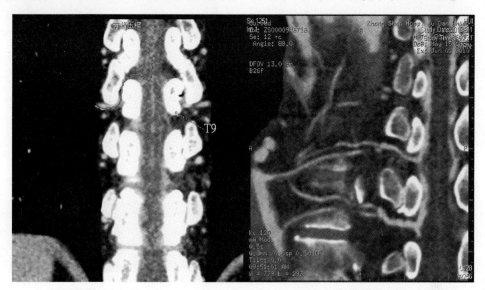

图 7-5　根最大动脉 CTA 显示 AKA 发自 T9 肋间动脉，血管连续性完整

第三节　腔内手术的路径和要点

一、手术入路

如前所述，TEVAR 最常用的入路是股动脉路径，尤其是右侧股动脉，可通过腹股沟直切口或斜切口来显露血管，支架系统的导入部位一般选择在股总动脉的中下段。当股总动脉细小（内径<6cm）或严重钙化和狭窄时，可选择髂外动脉路径。当髂外动脉扭曲严重时，还可选择髂总动脉或肾下腹主动脉路径。显露髂总动脉和腹主动脉的方法包括经腹膜外途径和经腹腔途径；输送系统可直接由血管导入，也可以在自体血管端侧吻合上一段人工血管后，由人工血管导入。

二、手术过程

以经右股动脉入路治疗胸降主动脉瘤为例：

（1）显露入路血管：全麻成功后，取右侧腹股沟斜切口或直切口，切开皮肤、皮下组织、深筋膜，打开股动脉鞘，游离右股总动脉近远端并绕以橡皮吊带。

（2）术中造影：静脉全身肝素化后（100U/kg），以 Seldinger 技术穿刺置入 7F 导管鞘，导入 0.889mm（0.035 英寸）泥鳅和 5F 猪尾标记导管至升主动脉，行正位造影显示弓上分支和双侧椎动脉的形态、瘤体的位置和范围，左前斜位 45°造影，最大程度地展开主动脉弓（图 7-6），显示并标记弓上分支的开口、瘤体的起始部和主动脉小弯侧的拐角，再次测量瘤颈的直径和距离。若需覆盖左锁骨下动脉开口，还应造影显示 Willis 环的完整性。

（3）导入并释放支架：交换超硬导丝，将支架导入，控制性降压至平均动脉压 80mmHg 左右，支架定位后释放（图 7-7），撤出输送系统。

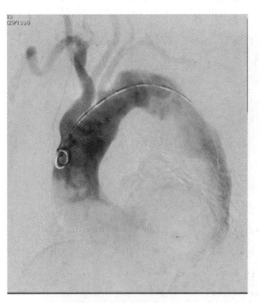

图 7-6　术中造影定位

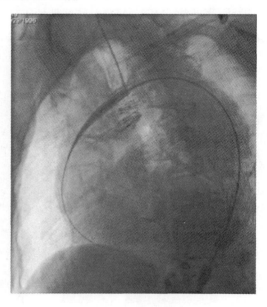

图 7-7　释放支架

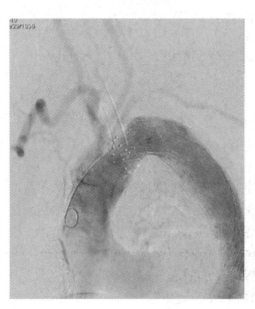

图 7-8　再次造影

（4）再次造影：确认支架的位置和形态、瘤腔的血流是否完全被封闭以及弓上分支的血流灌注是否良好（图 7-8）。

（5）缝合股动脉裂口，关闭切口。

三、手术要点

1. 根据术前、术中的测量结果选择尺寸合适的支架

支架直径过小，支撑力不足，支架易产生移位；支架直径过大，在瘤颈内无法完全伸展，支架易皱缩和塌陷，内膜也可能受损。为了获得足够的支撑力，在选择支架的尺寸时，通常都在瘤颈直径测量值的基础上进行相应的放大。对于不锈钢支架的直径放大率要求为 15%。对于镍钛合

金支架，由于其支撑力较大，其直径放大率一般为10%。对于胸主动脉减速伤造成的主动脉夹层，由于支架全程贴附在脆弱的主动脉壁上，因此要求各类型的支架放大率不宜过高，一般为5%～10%。

2. 熟悉各类型支架的释放特点，规范腔内操作过程

头端前释放支架需先释放头端的裸架，释放初始产生的释能可带动支架前移；待支架膨开后，在主动脉高速高压的血流冲击下，近端又可能产生"风向袋"效应往远端移位。头端后释放支架在解剖形态复杂的病变中定位相对准确，不易产生移位。

3. 当瘤体累及弓上分支的开口或近端瘤颈严重扭曲成角时，可能需要扩展近端锚定区

扩展的方法有：①直接覆盖左锁骨下动脉开口：只有确认左椎动脉为非优势动脉且Willis环完整后，才能直接覆盖左锁骨下动脉的开口，否则术后易并发脑部缺血性并发症；②先期或同期行辅助性动脉转流术，包括：左颈总动脉-左锁骨下动脉转流、无名动脉-左颈总动脉-左锁骨下动脉的序贯性转流、升主动脉-弓上各分支的转流；③应用开窗型支架、带分支型支架和烟囱技术。

4. 保护脊髓的血供

支架远端覆盖的位置尽量不要超过T7水平，避免覆盖3对以上的肋间动脉或腰动脉。经术前评估，若主动脉-肋间动脉/腰动脉-AKA-ASA的连续性完整，应保留AKA；若存在两根AKA，可覆盖其中1根；若AKA不显影或主动脉-肋间动脉/腰动脉-AKA-ASA的连续性中断，可忽略AKA。

5. 几种特殊情况的处理

①路径血管扭曲严重，支架输送困难。可选择输送系统外径小、柔顺性好的支架，此外还可通过导丝牵张技术、双导丝技术纠正扭曲的血管形态。一些高龄、严重动脉硬化的患者其胸腹主动脉连接处往往反复地扭曲成角，形状类似一个问号，若牵张技术和双导丝技术都无效，可尝试小切口经胸或经腹手助的方法使输送系统通过。②支架释放困难：多见于主动脉弓陡峭时，支架和外鞘在主动脉弓小弯侧形成互相嵌合的皱褶，导致外鞘无法回撤。可将整个输送系统退至竖直状的降主动脉，使皱褶舒展，略微后撤外鞘的头端，让原先皱褶的位置错开，再将输送系统送至定位处。③输送系统退出困难：有时在瘤颈严重扭曲的情况下，支架释放后，由于输送杆的头端卡在支架和瘤颈的成角上无法退出。这时可向上推送外鞘，或导入球囊扩张，通过挤压作用使输送杆的头端脱离卡角的位置。④当应用头端带裸架的支架治疗一些大瘤颈的病例时（瘤颈直径＞4cm），在血流的冲击下，裸架释放后容易向外卷曲折叠，造成近端内漏。因此，首先对于瘤颈大的患者要严格地控制性降压；其次在操作过程中一旦发现该情况，将输送系统拉向远端，通过主动脉壁的摩擦力纠正卷曲的裸架，再于支架的近端加覆一节短段的覆膜支架（Cuff），以确保没有因为支架移位而导致内漏的发生。

第四节　手术并发症及处理

TEVAR的并发症可出现于术中、术后早期和中远期。

一、术中动脉瘤或夹层破裂

发生率低，可能由粗暴的腔内操作引起，也可能是在麻醉和手术过程中血流动力学不稳定造成瘤体自发性的破裂。一旦发生，预后凶险，甚至需要立即中转开胸手术。

二、入路血管的并发症

主要包括髂股动脉血栓和夹层形成、髂股动脉穿孔造成腹膜后血肿、股动脉假性动脉瘤等。大多数是因为腔内操作造成的血管损伤；后者形成的原因除了术中股动脉裂口缝合不严密之外，一些炎性动脉瘤的患者，其股动脉缝合处会于术后数月或数年自行膨出，形成假性动脉瘤。处理的方法包括切开取栓、清除血肿和修补裂口，对假性动脉瘤也能通过腔内手术进行修复。

三、切口并发症

包括切口的感染和肿胀。一旦切口发生感染，须立即敞开引流，局部换药，全身应用敏感的抗生素。血肿的形成和淋巴漏均可造成腹股沟切口的肿胀，关键在于预防。术中在显露血管时对切断的组织要仔细地结扎或缝扎，关闭切口时应逐层缝合组织、消灭死腔。

四、腔内修复术后综合征

以持续性发热和胸背部疼痛为主要症状，发热一般于每日午后出现，早上消退，最高温度≤38.5℃，持续时间≤2周，也有少数患者持续发热达数月之久。实验室检查显示：白细胞计数和C反应蛋白增加、血小板和红细胞计数减少，但中性粒细胞百分比多为正常。形成的原因目前尚未完全明确，可能包括机体对移植物的排异反应、瘤腔内血栓的形成和吸收、支架对血细胞的机械性破坏、造影剂的毒性或X线的辐射作用等。轻症患者多饮水即可，重度发热的患者可应用解热镇痛药或小剂量的激素。

五、截瘫

因为根最大动脉起源的不固定性，即使经过术前的评估亦无法完全避免术后截瘫的发生，国外报道TEVAR术后截瘫的发生率约为0.8%～3.6%。预防性措施包括术前放置脑脊液引流管、术中监测诱发电位、避免进行过低的控制性降压。若术中诱发电位的振幅下降或术后出现了截瘫的症状和体征，应早期应用激素和纳洛酮等药物，同时引流脑脊液，保持脑脊液压力<10mmHg。

六、周围动脉栓塞

腔内的操作导致血管内附壁斑块和血栓脱落的危险性增加，腔内器械在导入血管之前未经彻底地冲洗排气也可能导致周围动脉的空气栓塞。最常见的栓塞部位是下肢动脉和颅内动脉，冠状动脉也有栓塞的可能。因此术中应以肝素盐水彻底冲洗和润滑腔内器械，腔内操作须轻柔仔细，术后严密监测下肢血供及相应的神经症状和体征。一旦栓塞事件发生，应立即采取抗凝、脱水、下肢动脉取栓和高压氧舱治疗等各项措施。

七、急性肾功能不全

主要的原因是术中使用的造影剂对肾的毒性作用。术前通过实验室检查和同位素肾图来全面评估肾功能，对已有肾功能损害的患者，从术前 48 小时开始静脉水化，术中控制造影剂的用量，术后避免使用肾毒性药物，继续水化并持续监测肾功能，必要时需行血液透析治疗。

八、左上肢缺血

由支架覆盖左锁骨下动脉开口引起。封闭左锁骨下动脉后，机体可通过椎动脉的反向血流和胸壁、肩周动脉的侧支循环来代偿左上肢的血供。但少数患者仍可出现左上肢缺血的症状，发生率为 0～35％。常表现为左上肢一过性无力、发冷和麻木等。症状严重者可行左锁骨下动脉重建术。

九、内漏

内漏是主动脉腔内修复术最主要的并发症，也是其特有的并发症。内漏的定义是：持续性血流位于支架腔外并进入瘤腔的现象。

分型包括：Ⅰ型内漏：血流通过支架近、远端与主动脉壁之间的间隙持续进入瘤腔或假腔，分成ⅠA、ⅠB 两种亚型，分别指支架近端和远端的内漏。Ⅱ型内漏：主动脉分支（肋间动脉、腰动脉、锁骨下动脉等）反流造成的内漏，分成ⅡA 和ⅡB 两种亚型；前者是简单型，只有流入道，没有流出道；后者为复杂型，既有多条流入道，还有多条流出道。Ⅲ型内漏：支架崩解、覆膜破裂或重叠连接处脱节造成的内漏，包括ⅢA 型（支架脱节、重叠连接处漏）和ⅢB 型（覆膜破裂），其中后者又可根据破口大小分成大破口（≥2mm）和小破口（＜2mm）。Ⅳ型内漏：因支架孔隙率过大、通透性过高而使血流持续性渗入瘤腔。Ⅴ型又称内张力漏，指术后影像学检查没有发现内漏，但瘤腔或假腔内压力持续增大的情况。根据起病时间，内漏又可分成：早期内漏（首次 TEVAR 术中出现或是术后 30 天内出现的内漏），迟发性内漏（术后 1 个月以上出现的新内漏）。在内漏自行封闭或经处理封闭后再次出现的内漏称为复发性内漏。

各型内漏的处理原则不尽相同。Ⅰ型和Ⅲ型内漏应积极治疗。治疗的策略仍首选腔内治疗，包括近端锚定区和支架连接处球囊扩张、近远端加用覆膜支架和支架脱节处内衬延支（extension）。若无法实施腔内治疗或腔内治疗无效，则应中转行传统的开胸手术。由左锁骨下动脉的严重反流造成的Ⅱ型内漏可通过左上肢动脉行封堵器栓塞，其余则多主张密切随访观察。一方面肋间动脉和内脏分支的栓塞易增加脊髓和内脏器官缺血的风险；另一方面胸主动脉分支的侧支循环网络不如腹主动脉发达，加之心肺的阻隔，肋间动脉的栓塞实施难度较大。不管何种类型的内漏，瘤体持续地增大是再次治疗的绝对指征。

十、移植物感染

移植物感染是主动脉腔内修复术后最严重的并发症。1993 年 Chalmers 等首次报道了血管腔内支架移植物感染的病例，目前支架移植物感染的发病率约为 0.4％。

支架移植物早期感染最常见的致病菌为金黄色葡萄球菌，后期为凝固酶阴性表皮葡萄球菌，随着抗生素的广泛使用，耐甲氧西林金黄色葡萄球菌（MRSA）的感染比例明显上升。移植物感染的来源有：置入部位的污染、邻近部位的细菌移位、远隔部位感染灶的血液传播。在主动脉腔内修复手术时，主动脉内膜在支架移植物植入时受到损害，瘤腔内的血栓是细菌生长的良好培养基，支架表面的细菌与血流隔绝，机体的免疫成分、药物难以到达感染的部位，这些因素均可导致支架移植物的感染。

根据感染发生的时间，腔内术后4个月以内发生的感染定义为早期感染，4个月以上发生的感染则定义为迟发感染。早期感染多表现为高热、白细胞增多、胸痛、大量或包裹性胸腔积液等非特异性症状；迟发感染以其并发症为主要表现：消瘦，突然咯血（主动脉气管瘘）或呕血（主动脉食管瘘），主动脉破裂，假性动脉瘤形成，全身情况进行性恶化。

血管移植物感染的治疗方案为：抗生素的应用、积极的营养支持和外科手术治疗。抗生素的应用是整个治疗的基础，当患者无法耐受手术时抗生素治疗成为了唯一的治疗策略。抗生素的选择应以药物敏感试验为依据，但最初的经验性治疗应选用哪些抗生素目前尚未达成共识。外科治疗的基本原则是去除移植物、彻底清除感染坏死组织、重建远端肢体和（或）器官的血运。对于TEVAR术后移植物感染的病人，开胸行原位人工血管重建及清创术创伤巨大，术后有再次感染和吻合口破裂的可能，而解剖外路径的血流重建基本不现实，因此目前多以保守治疗为主。复旦大学附属中山医院2例TEVAR术后发生支架移植物感染的患者，均通过单纯的抗生素治疗控制了感染，复查影像学检查提示脓肿或积液消退。其中1例存活至今，随访期间未出现支架移植物再感染症状。

第五节　疗效评价及随访

实施TEVAR术的目标是通过支架的修复，避免瘤体或假腔进一步增大和破裂，随后瘤腔或假腔血栓化，从而最终封闭整个瘤腔或假腔。

临床上通常采用技术成功和临床成功两方面标准来评价TEVAR术的疗效。

技术成功的标准：①瘤体或夹层无破裂；②支架完全封闭瘤腔或假腔；③无Ⅰ型和Ⅲ型内漏发生；④入路血管无穿孔、无血栓和夹层形成；⑤无周围动脉栓塞事件发生。

临床成功的标准：在技术成功的基础上，6个月内①无迟发性内漏发生，瘤体或假腔和术前相比无增大；②支架形态良好，无移位、塌陷和脱节；③支架内无血栓形成、无感染发生；④无再次腔内手术或中转行开放手术；⑤无TAA或夹层相关性死亡。

术后随访的方式：术后第1个月、第3个月、第6个月、第12个月门诊随访，行CTA检查，评估瘤体的大小和范围、支架的位置和形态，后每年随访检查一次。

自1994年Dake首次应用人工血管支架治疗胸主动脉瘤以来，TEVAR经历了不过十余年的发展时间，治疗器械、治疗例数和治疗经验"从无到有"、"从少到多"。与其他治疗技术相比，目前TEVAR缺乏统一的所谓"金标准"和"治疗指南"，在治疗指征的把握、治疗时机的选择等关键问题上学术界也还存在争议。虽然国内外早期和中期的TEVAR术后随访结果令人鼓舞，但还需要更多的循证医学证据特别是远期的随访资料，才能科学客观地评价其确切的疗效。

（张　偲　符伟国）

参考文献

［1］　Derek R. Brinster. Endovascular Repair of Blunt Thoracic Aortic Injuries. J Thorac Cardiovas Surg，2009，21（4）：393-398.

［2］　McDonnell CO，Forlee MV，Dowdall JF，et al. Percutaneous endovascular abdominal aortic aneurysm repair leads to a reduction in wound complications. Ir J Med Sci，2008，177（1）：49-52.

［3］　Lee WA，Brown MP，Nelson PR，et al. Midterm outcomes of femoral arteries after percutaneous endovascular aortic repair using the preclose technique. J Vasc Surg，2008，47（5）：919-923.

［4］　Swee W，Dake MD. Endovascular management of thoracic dissections. Circulation，2008，117（11）：1460-1473.

［5］　Szeto WY，McGarvey M，Pochettino A，et al. Results of a new surgical paradigm：endovascular repair for acute complicated type B aortic dissection. Ann Thorac Surg，2008，86（1）：87-93.

［6］　Criado FJ，Abul-Khoudoud OR，Domer GS，et al. Endovascular repair of the thoracic aorta：lessons learned. Ann Thorac Surg，2005，80（3）：857-863.

［7］　Fanelli F，Dake MD，Salvatori FM，et al. Management strategies for thoracic stent-graft repair of distal aortic arch lesions：is intentional subclavian artery occlusion a safe procedure? Eur Radiol，2009，19（10）：2407-2415.

［8］　Chalmers N，Eadington DW，Gandanhamo D，et al. Case report：infected false aneurysm at the site of an iliac stent. Br J Radiol，1993，66（790）：946-948.

［9］　Ducasse E，Calisti A，Speziale F，et al. Aortoiliac stent graft infection：current problems and management. Ann Vasc Surg，2004，18（5）：521-526.

［10］　Fiorani P，Speziale F，Calisti A，et al. Endovascular graft infection：preliminary results of an international enquiry. J Endovasc Ther，2003，10（5）：919-927.

［11］　Heyer KS，Modi P，Morasch MD，et al. Secondary infections of thoracic and abdominal aortic endografts. J Vasc Interv Radiol，2009，20（2）：173-179.

［12］　Riesenman PJ，Farbe MA，Mauro MA，et al. Aortoesophageal fistula after thoracic endovascular aortic repair and transthoracic embolization. J Vasc Surg 2007，46：789-791.

［13］　Dake MD，Miller DC，Semba CP，et al. Transluminal placement of endovascular stent-grafts for the treatment of descending thoracic aortic aneurysms. N Engl J Med，1994，331：1729-1734.

［14］　董智慧，符伟国，王玉琦，等. 根最大动脉CT定位在胸降主动脉腔内修复中的应用. 中华普通外科杂志，2006，21：476－479.

［15］　董智慧，符伟国，王玉琦，等. 胸主动脉腔内修复扩展近端锚定区的探讨. 中华外科杂志，2005，43（13）：857-860.

［16］　方征东，符伟国，王玉琦，等. 主动脉支架移植物感染的诊治体会（附4例报道）. 中国普外基础与临床杂志，2009，16（6）：789-791.

第八章　腹主动脉瘤的介入治疗

第一节　概　述

对于无症状的腹主动脉瘤，当破裂风险大于手术风险时就应该考虑手术。因此，其手术指征很大程度上取决于手术的风险。但术后的长期效果也是重要因素之一。由于腹主动脉瘤患者往往伴有并存病，传统的开放手术创伤较大，因此术后死亡率仍较高。在已有文献中，术后30天的死亡率为3.8%～8.2%。严重的术后并发症也较多，而且术后入住ICU时间及住院时间明显延长。术后完全康复的时间被推迟。

目前，微创的腹主动脉瘤腔内隔绝术已被广泛应用于腹主动脉瘤的治疗中。手术的创伤小，术后恢复快。但问题是支架移植物的修复并不完全，在长期随访中，有部分需要再次干预。但随着支架设计及技术的进步，这一问题正逐渐解决。

一、定义

腹主动脉瘤腔内隔绝术指通过血管腔内方法在腹主动脉瘤内放置支架移植物，从而将动脉瘤腔完全与血流隔绝，血流通过移植物流向远端。移植物可以通过球囊扩张式（球扩式）或自膨式的金属支架铆定在动脉内，而移植物即人造血管附着在金属支架上，起到了隔绝血流的目的。由于避免了开腹、主动脉阻断、打开动脉瘤后的出血，此技术明显降低了术后的并发症发生率，并且可以治疗伴有较严重并发症而无法耐受开腹手术的腹主动脉瘤患者。

二、发展历史

主动脉瘤的腔内治疗并不是新近出现的，早在1864年，Moore就通过腔内方法在瘤腔内放入导丝试图使动脉瘤形成血栓。在1879年，Corradi将放入瘤腔内的导丝通电而促进血栓形成，这一方法一直沿用至1953年，直到开始使用人造血管。但开放手术的术后并发症发生率及死亡率仍然较高，尤其是一些高风险患者。这就使得研究者们寻求腔内方法来治疗。Balko和他的同事们可能是第一个报道使用支架移植物复合体来治疗动脉瘤的研究团队。当时是应用了镍钛合金的Z形支架与袖套状的聚氨酯复合体，应用在羊的主动脉瘤模型上。第一个通过X线透视引导放置移植物的是Lawrence和他的同事们，他们应用了一串不锈钢的Z形支架（Cook公司，Bloomington）和管状的针织聚酯复合体。Parodi和他的同事们直到1991年首次报道了在腹主动脉瘤患者中，通过股动脉的腔内隔绝术。他们使用了球扩式支架，而且在支架全程都覆盖了纤维织物。自从这一报道发表后，许多更为精巧的支架移植物系统得到发展并应用于临床。1994年Yusuf等报道了使用分叉型支架移植物治疗腹主动脉瘤。1997年，长海医院在国内首次报道了腹主动脉瘤腔内隔绝术的临床应用。

三、手术指征

动脉瘤直径仍然是决定手术指征的基础。最近的随机调查研究比较了对于小腹主动脉瘤的开放手术和保守治疗，结果保守治疗对于直径小于 5.5cm 的动脉瘤的治疗风险更低。开放手术的指征为腹主动脉瘤直径大于或等于 5.5cm。虽然腔内隔绝术的手术死亡率和并发症发生率较小，且有可能改变原来基于手术风险和破裂风险比较而制定的手术指征，但由于没有随机对照研究比较小动脉瘤的腔内治疗和保守治疗之间的差异，因此目前仍然沿用开放手术的指征。

腹主动脉瘤腔内隔绝术的指征包括无症状的腹主动脉瘤直径大于 5cm、所有有症状的腹主动脉瘤或破裂的腹主动脉瘤。

最初，腔内隔绝术被用在那些无法耐受开放手术的高风险患者中。虽然许多高风险患者可以进行腔内手术，但值得担心的是如果腔内技术失败，要转为开放手术，而这些患者又无法耐受开放手术，这种情况下，术后的死亡率很高。但随着技术的进步，腔内手术术中需要转为开放手术的概率越来越小。因此，高风险的患者仍然可以接受腔内手术。

直径 6cm 是一个动脉瘤破裂风险超过高危患者进行腔内手术风险的阈值点。血管腔内移植物委员会对于高风险患者的定义为"患有大的、危险的动脉瘤，同时患有心、肺、肝病或既往有腹部感染或瘢痕的腹主动脉瘤患者，其手术风险为常规的 3～4 倍"。

现在，腔内手术的可行性及安全性已被大家认可，并且也可以应用在适合进行传统开放手术的患者中。但值得一提的是，长期的结果还不明确，就目前中期的结果来讲，腔内手术的远期问题比开放手术要多。对于破裂的腹主动脉瘤，腔内手术的救治成功率令人鼓舞。这一结果使破裂腹主动脉瘤成为腔内手术的相对指征。

四、支架移植物系统

（一）支架移植物系统的发展

1. 早期的支架移植物复合体

将支架及移植物结合进行动物实验是从 19 世纪 80 年代中期开始的。1985 年，俄罗斯开始了临床应用，但并没有发表成文。来自阿根廷的 Parodi 和他的同事们，首次发表了应用球囊扩张的支架附着管状的人造聚酯膜来治疗不适合进行开放手术的腹主动脉瘤患者的经验。他们自制的支架移植物复合体被装入一个输送管道内，并从股动脉进入，然后在腹主动脉瘤处释放。最初的治疗是将一段支架移植物固定于近端，主要是为了铆定肾下段腹主动脉，而后置入另一段支架移植物与上段衔接，起到固定远端和隔绝的作用。这一时期，只能应用这种直管型的支架移植物治疗腹主段的动脉瘤。随后，Parodi 又开始应用主-单侧髂的支架移植物，这样可以治疗一部分侵及髂动脉的腹主动脉瘤患者。

2. 商品化的移植物系统

在随后的十年中，工业制造的支架移植物进入市场，并被成功应用在腹主动脉瘤的患者中。来自不同制造商的不同的腔内移植物都得到了应用，并出现了一体式和组合式的分叉型支架移植物。这些移植物的最初目的都是为了将动脉瘤壁与带有动脉压的血流隔绝。理想的移植物应该在整个患者的生存期内都不发生移位或出现其他问题，从而能够保护动脉瘤不发生破裂。支架移植物既要足够结实，又能够压缩入足够细的输送系统中，从而能够容易地导入动脉。目前最常用的腔内移植物系统要达到以下要求：①有合适的输送系统口径和柔软度，②使用方便，③有辅助系统。

（二）现有的支架移植物构型

现有的支架移植物有直管型、主-单髂型和分叉型支架移植物。

1. 直管型支架移植物

即支架及覆膜成直筒的管状移植物（图 8-1）。直管型支架移植物为最初的应用技术。虽然有些腹主动脉瘤只侵及主动脉段，未侵及髂动脉段，但如果主动脉扭曲，可能导致支架移植物预先设计的长度不够，而且远端的附壁血栓及主动脉分叉导致的远端铆定及隔绝区不够，因此容易出现远端内漏。虽然在一些病例中远端存在足够的瘤颈或主动脉移植物延长段（cuff）的使用可以解决这些问题，但不能避免后期远端内漏的问题。因此目前直管型支架移植物在胸主动脉段应用较多，在腹主动脉瘤腔内隔绝术中应用较少。研究显示目前直管型移植物只适用于5%的腹主动脉瘤腔内隔绝术患者。在腹主动脉段，直管型移植物通常被用来治疗局部囊状的、吻合口的动脉瘤或假性动脉瘤。

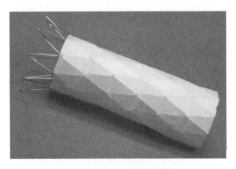

图 8-1　直筒的管状移植物

2. 主-单髂型支架移植物

为一长的锥形支架移植物，较直管型支架移植物长，一端较粗，固定于主动脉，另一端较细，固定于一侧髂动脉（图 8-2），如果延长至股动脉，则称为主-单股型支架移植物。此类移植物通常应用于一侧导入动脉存在严重病变（严重狭窄或闭塞）或紧急手术时（如动脉瘤破裂）。当主动脉下端狭窄而难以放置分叉型移植物时亦可使用。但同时要应用阻塞器封堵另一侧髂动脉以防止反流血导致的内漏，还需要进行股-股交叉转流术来保证对侧肢体血供（图 8-3）。

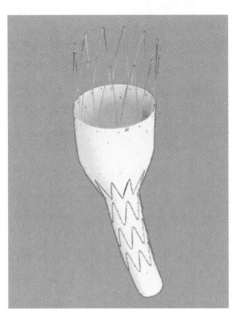

图 8-2　主-单髂型支架移植物

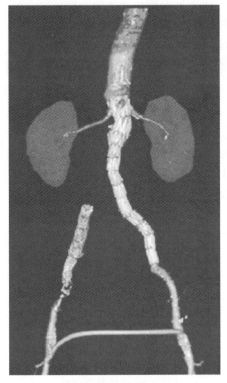

图 8-3　主-单髂型支架移植物联合股-股交叉转流术，术后两年的CTA随访

3. 分叉型支架移植物

分叉型的支架移植物是目前应用最广的腔内移植物系统，除腹主动脉瘤外还可以同时治疗侵及腹主动脉分叉处和髂动脉的动脉瘤。对于分叉型支架移植物，又有组合式和一体式，完全支架支撑式和大部分无支架支撑式等形式，还包括头端为裸支架固定于肾上主动脉段的类型。

（1）一体式：如 Ancure、Chuter、Endologix 腔内移植物。导入主动脉后其对侧分支由预先跨过主动脉分叉的导丝拉入对侧髂动脉，然后释放移植物（图 8-4）。

（2）组合式：在组合式的支架移植物系统中，髂支与主体部分相组合（图 8-4）。一些组合式的支架移植物分为两个部分：一部分为包括单侧长支和对侧短支的主体，另一部分为对侧衔接的髂支。还有一些组合式支架移植物包括三个部分：主体为两短支，与双侧髂支分别衔接。首先将主体导入并释放，然后将衔接支导入，与主体的短支形成部分重叠

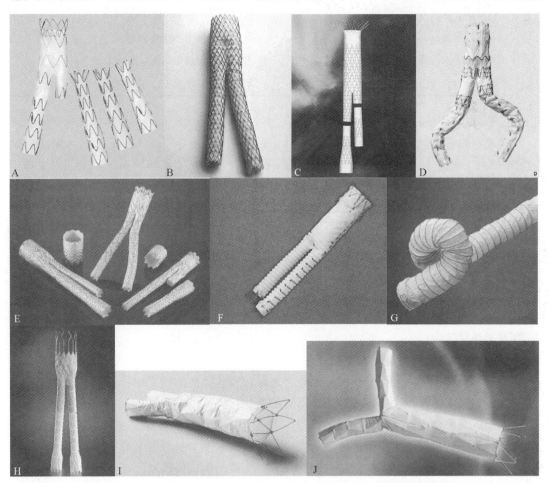

图 8-4 腹主动脉瘤腔内隔绝术所使用的不同支架移植物产品

A. Talent 外骨架及肾上裸支架的组合式设计；B. AneuRx 外骨架，无肾上裸支架，早期外观僵硬，后期不连续的支架环设计提高了柔顺性，为组合式设计；C. Zenith 外骨架及肾上裸支架，长主体，为组合式设计；D. Lifepath 球扩式设计，全厚聚酯材料，不连续支架环，组合式设计；E. Excluder 支架，膨体聚四氟乙烯（ePTFE）材料，为组合式设计；F. Ancure 使用倒钩肾下固定，为一体式设计；G. Anson 螺旋状支架，使用倒刺，为直管式设计；H. Fortron 外骨架及肾上裸支架，为组合式设计；I. Endologix 外骨架，为一体式设计，长主体；J. MicroPort 高弹钴铬合金＋ePTFE 膜，一体化释放。

并释放（图 8-4）。组合式移植物包括 Vanguard（Boston Scientific，Natick，Mass），AneuRx 和 Talent（Medtronic，Eden Prairie，Minn），Lifepath（Edwards Lifesciences，Irvine，Calif），Gore Excluder（WL Gore，Flagstaff，Ariz），Fortron（Cordis，NJ），以及 Zenith（Cook Company，Bloomington，Ind）各产品。Vanguard 系统由于其并发症问题被招回。虽然组合式支架移植物系统存在衔接部位内漏及分离的风险，但应用相对简单，使用范围更广。表 8-1 列举了一体式和组合式支架移植物的不同特点。

表 8-1 一体式和组合式分叉支架移植物的对比

一体式	组合式
移植物及导入系统构造复杂	移植物及导入系统构造简单
移植物尺寸预先设计并不能改动	可以选择不同型号和组装方式
需要预先放入跨主动脉分叉的导管	需要使导丝进入主体的短支
一体式设计可能减少衔接处的内漏及移植物的变形	有移植物衔接处内漏、脱节及变形的风险
通常导入系统口径为 24F	导入系统口径降至 21F 或 18F，更为柔顺

（三）支架移植物的材料

移植物的材料包括聚酯（涤纶）和膨体聚四氟乙烯（ePTFE）（表 8-2）。大部分支架移植物系统，在其整个长度中都有支架支撑，但也有一些支架移植物系统，支架只支撑了部分，如果在未支撑部分出现了夹角，还需要用一枚裸支架支撑于内部。对于全程支撑的腔内移植物，支架可在移植物外部或内部，可以称为外骨架或内骨架。

支架的使用一般有两种金属丝，一种为不锈钢材料，另一种为镍钛合金材料。镍钛合金具有温度记忆功能，可以在人体体温下增加其力度。Elgiloy 合金也被用在一些支架移植物系统中，其实是不锈钢的改良。支架的构型可以为分离的或连续的"Z"形环。分离的环可以提供更大的柔顺性。有一种产品的设计为支架呈螺旋状（图 8-4）。

移植物和支架之间的滑动和摩擦会导致移植物的侵蚀，因此，必须采用各种材料来固定好支架与移植物。

（四）支架移植物的铆定和服帖

从腹主动脉瘤腔内隔绝术后的远期效果来讲，当动脉瘤的瘤腔缩小时，动脉会更扭曲或缩短，如果支架移植物能很好地适应形态的变化，将是十分有益的。僵硬的移植物可能会在远期随访中出现近端或连接处的移位。非连续的支架环和螺旋状的支架更服帖于成角的瘤颈且更顺应长期随访中瘤体的变形。

对于近端铆定包括以下机制：支架的弹力，头端的倒钩或倒刺。考虑到肾下段瘤颈铆定的不稳定性，发展了肾上裸支架段的铆定方法，这一方法已被应用到目前很多支架移植物系统中。最初对于裸支架可能影响肾动脉血流及造成肾栓塞的担心并没有出现，实际其对于肾血流的影响微乎其微。覆膜部分必须要在最低位的肾动脉水平以下，这就要求有良好的标记物和精确的定位释放能力。

最后，支架移植物系统的长度和直径有一个范围，以匹配近端和远端的铆定。最佳的直径选择为铆定区域主动脉直径的 120%。不要选择过大的支架直径，这样反而会由于移植物的皱褶而出现内漏。

（五）输送系统

股总动脉是最常用的导入动脉。途中还可能遇到髂动脉因动脉硬化导致严重狭窄，或髂动脉严重扭曲，或髂动脉本身口径偏细。常用输送系统的外径通常为 18～26F，而且较容易通过 5.5～7.5mm 的髂动脉段。最佳的设计应包括较长的锥形头（表 8-2），这样可以使输送系统通过狭窄段更为容易。输送系统的柔软性对于通过扭曲的髂动脉段十分重要。

输送系统中不同产品的释放原理基本相同。值得一提的是，COOK 的 Zenith 系统，其头端保险丝、半释放状态更利于头端覆膜区的定位（图 8-5）。

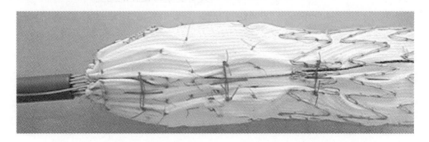

图 8-5　头端保险丝将裸支架部分收于鞘内，整体呈半释放状态

（六）支架移植物和辅助系统的进展

支架移植物最近的技术进步是针对于肾周腹主动脉瘤、肾上腹主动脉瘤和复杂的腹主动脉瘤的治疗。开窗技术使覆膜部分的支架移植物可以延伸到肾及内脏分支动脉区域。血流可以通过这些窗口流入分支动脉，在这些窗口内也可以放置小支架以保证通畅性和防止移位。这些小支架可以通过球囊扩展成喇叭状，更利于铆定。但这种开窗的技术仍然需要在肾动脉下方有一个短的铆定区。最初的两篇临床报道是关于这一技术在 45 位患者中的成功应用。短期的随访证实了在第一批患者中无内漏发生，在第二批患者中内漏的发生率为 6.2%。所有 115 个分支动脉中，术后出现狭窄的有两个，1 个出现阻塞。其他进展还包括分支型腔内移植物的应用。图 8-6 显示了开窗型和分支型腔内移植物。

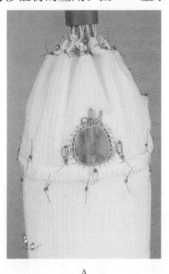 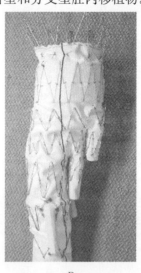

A   B

图 8-6　开窗型腔内移植物（A）与分支型腔内移植物（B）

表 8-2 腹主动脉瘤腔内隔绝术不同支架移植物系统的特性

公司	产品	移植物的位置和材料	释放方法	输送系统的外径	固定方式	肾上支架	腹主动脉支架的最大直径（mm）	建议可治疗的肾下腹主动脉段最大直径（mm）	建议支架直径超过动脉直径的水平（%）
Cook	Zenith	支架内聚酯	自膨式，不锈钢	24F	弹力和倒刺	有	36*	30	15～20
Cordis	Fortron	支架外聚酯	自膨式，镍钛	20F	弹力和倒刺	有	34	30	15～20
Edwards-Lifesciences	Lifepath	内外均有	球囊扩张式，Elgiloy 合金	25～26F	摩擦力和波纹	无	31	28	10
Endologix	Powerlink	支架外 ePTFE	自膨式，Elgiloy 合金	20F	弹力	可选择	28	25	15
Gore	Excluder	支架内 ePTFE	自膨式，Nitinol 合金	18F	弹力和倒刺	无	31	28	最大 20
Guidant	Ancure	支架外（近端和远端均为裸支架）聚酯	球囊扩张，自膨式	23.5F	倒钩	无	26	25	5～10
Lombard	Anson-Aortofix	支架内聚酯	自膨式，镍钛合金	22F	弹力和倒刺	无	无数据	无数据	无数据
Medtronic	AneuRx	支架内聚酯	自膨式，镍钛合金	21.5F	弹力	无	28	29	15～20
Medtronic	Talent	支架外聚酯	自膨式，镍钛合金	22～24F	弹力	有	36*	32	15～20
MicroPort	Aegis	支架内聚酯	自膨式，钴铬合金	22F	弹力	有	34	30	15～20

ePTFE：自膨聚四氟乙烯

* 定做的移植物可以有更大的直径。

辅助系统的进展是血管内钉技术。这一系统包括了一根激光纤维和内钉装置。一个13F的鞘通过股动脉，并导入腔内移植物的管腔内，激光系统先将移植物和主动脉管壁在瘤颈处打洞，带有记忆合金的弹簧圈在此处将移植物和动脉管壁钉牢。这一技术的用处包括：①治疗和预防内漏；②预防移植物移位。内钉技术可以将腔内隔绝术扩展应用到原先不适合进行腔内治疗的一些动脉瘤颈上，如成角的、短瘤颈的或直径过大的部位。

第二节　影像学诊断及评估

术前评估、手术计划的制订及支架移植物的选择是腔内隔绝手术成功的前提。目前，通过术前评估，适合腔内隔绝术的腹主动脉瘤患者已从先前的20％上升到45％～80％。这一概率的上升与以下因素有关：临床技术的进步，支架移植物系统设计与技术的进步，腹主动脉瘤患者中存在并存疾病而不适合进行开放手术的患者比例增加。而不适合行腔内隔绝术的主要原因为解剖形态的不适合，如瘤颈和髂动脉的问题。

一、术前影像学评估

患者是否适合行腹主动脉瘤腔内隔绝术，首先要通过影像学检查来进行血管形态的评估。最初，是通过传统的CT和动脉造影来进行术前评估。但这两种方法对于精确测量都存在缺点。传统的CT提供的为横切面的影像图，只能在横切面进行精确测量。而沿着血管纵轴的主动脉与髂动脉的长度测量往往不够精确。图8-7说明了动脉瘤的测量所需要的数据。通过带刻度的动脉造影对于纵轴的测量较传统CT更为精确。在动脉腔内的标记导管的测量避免了人为的误差（图8-8）。动脉造影图还提供了动脉瘤、髂动脉和瘤颈角度

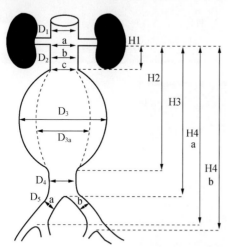

图8-7　动脉瘤的术前测量　D_1：肾上主动脉直径；D_2：肾下瘤颈处主动脉直径（a：近端，b：中段，c：远端）；D_3：动脉瘤最大直径；D_4：远端主动脉直径；D_5：髂总动脉直径（CIA）（a：右，b：左）；H1：最低肾动脉水平到动脉瘤开口处的长度；H2：到动脉瘤远端长度；H3：到主动脉分叉处的长度；H4：到髂动脉分叉处的长度（H4a：右，H4b：左）。

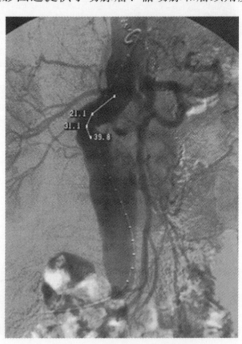

图8-8　应用刻度导管测量长度

的评估。但动脉造影无法显示附壁血栓和斑块，尤其是位于瘤颈和髂动脉处的病变，而这对于腔内手术是十分重要的信息。最近，应用螺旋 CT 而进行的 CTA 检查成为腹主动脉瘤腔内隔绝术术前评估的最佳手段。这一检查可以提供腔内手术及移植物选择的所有信息（图 8-9）。三维重建是 CTA 的一项十分有用的功能，但并不是所有的腹主动脉瘤腔内隔绝术都需要。腔内中心线的检测方法比较费时，而且需要有经验的医师来测量，但其可以提供对移植物选择有帮助的长度信息。计算机可以自动生成中心线，但仍需要手工检验。对于瘤颈处解剖结构复杂的患者，有时仍需要动脉造影以进一步评估。

除了 CTA 外，还可以通过 MRA 和腔内超声来进行术前评估。

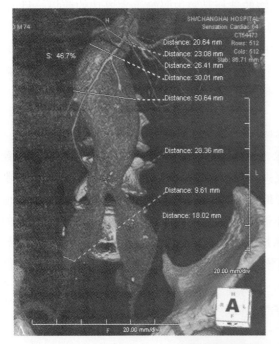

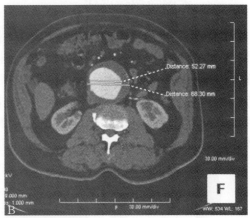

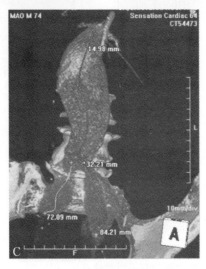

图 8-9　螺旋 CT 三维重建测量

A. 测量各动脉直径；B. 二维测量动脉瘤直径与动脉瘤腔（除附壁血栓部分）直径；C. 中心线测量。

二、解剖学标准

与腹主动脉瘤腔内隔绝术相关的解剖学标准，包括以下条件：①近端和远端有合适的铆定区，②有足够粗的导入动脉，③主髂隔绝区无重要的分支动脉。

腹主动脉瘤患者其解剖学形态被认为不适合行腔内隔绝术的理由，大约50％以上是由于近端瘤颈的问题，太短、太宽或太扭曲了。对于近端铆定区，通常认为需要至少15mm的正常动脉段。关于直径问题，虽然3cm以上的瘤颈和3cm以下的瘤颈发生远期近端内漏的概率相似，但大多数外科医师仍同意肾下段的瘤颈直径最好小于3cm。严重的斑块和附壁血栓会影响移植物的铆定。然而，也有文章显示瘤颈处的附壁血栓并不增加近端内漏的发生率。近端瘤颈的角度一般应小于60°。随着技术的进步，这些标准正逐渐被打破，但还需要远期效果的验证。

对于远端髂总动脉铆定段过短的情况，通常是由于髂总动脉本身也出现瘤样扩张，但这一情况已经可以通过一些方法得到解决。髂外动脉较少受侵，因此可以将隔绝区域延长至髂外，但要用弹簧圈封堵髂内动脉以防止内漏。如果可能的话，至少要保留一侧髂内动脉，以维持盆腔的血供。但以往可能夸大了双侧髂内动脉都被封堵后发生缺血并发症的概率，以后的研究证实了其可能的影响通常只局限在臀部肌肉的间歇性跛行。还有一些其他方法来解决双侧髂总动脉的扩张问题。如隔绝的同时重建一侧髂内动脉，可以使用远端为钟形或喇叭形的移植物来铆定扩张的髂总动脉，还可以通过髂动脉的分支型移植物来进行腔内隔绝。

髂动脉直径过细、扭曲、成角或严重的钙化，都会阻碍腔内移植物的导入。扭曲和成角往往可以通过超硬导丝来纠正，局部的狭窄可以通过球囊扩张来解决。但是这些技术都无法解决严重的钙化。当髂外动脉狭窄，且球囊扩张无效时，可以通过髂动脉管道技术来解决，即通过腹膜外路径在髂总动脉处吻合一人造血管，通过这一人造血管进行导入，使用完毕后这一人造血管可以再吻合于股动脉，顺便治疗了髂外动脉的闭塞。另外，如果一侧的髂动脉可用，可以应用主-单髂（AUI）移植物来隔绝，封堵器封闭另一侧髂总动脉，并进行股股动脉的交叉转流。AUI技术使单侧髂动脉闭塞患者的腔内治疗率由19％提高至50％。

从动脉瘤隔绝段发出的侧支动脉可能会导致两个问题。首先是缺血问题。肠系膜上下动脉之间的交通动脉缺失或肠系膜上动脉本身狭窄或阻塞时，肠系膜下动脉的隔绝可能会导致左结肠的缺血。与开放手术相同，在腔内手术时，术前证实肠系膜下动脉是否通畅十分重要。另外是内漏问题，腔内术后可能会出现通过分支动脉的反流血而导致Ⅱ型内漏的发生。

三、手术计划

腹主动脉瘤腔内隔绝术前手术计划的制订是手术成功的最重要因素之一。

首先要详细测量和记录患者动脉瘤的解剖学特征，包括瘤颈的直径、长度、形状、前后及侧方的角度，动脉壁的特殊情况和血栓情况；瘤腔的长度、直径、角度、远端角度和形态；髂动脉直径、通畅情况、髂总动脉长度、髂动脉扩张及动脉瘤情况、钙化情况；导入动脉（股总动脉）的直径及钙化情况；肾动脉的数量、与瘤颈的关系、最低肾动脉位置的骨性标志、肾动脉周围附壁血栓及硬化斑块情况。

应用不同的移植物系统所需要的信息有所差别。直径最好通过 CT 获得，长度通过三维 CT 或刻度导管的动脉造影获得较为准确。在测量直径时需要注意有些移植物需要内径，有些需要外径。血管的横截面通常为圆形，测量直径时要注意量取血管的垂直横截面。另外要充分考虑到移植物释放后会产生的弯曲和长度的变化（根据不同支架移植物的特点及释放方式）。额外的延长段以及合适的球囊、导管、导丝必须要准备好。备用的导入方法也需要充分准备以备出现导入困难的情况时使用。

要选择合适的腔内移植物。如前所述，有三种类型，直管型、分叉型和 AUI 型。目前，直管型已较少使用，只有囊状动脉瘤，或某些吻合口的假性动脉瘤适合用直管型的移植物。AUI 型适用于一侧髂动脉严重狭窄或闭塞的患者，对于动脉瘤破裂的患者这也是一种紧急的选择。分叉型移植物是目前使用最广泛的腔内隔绝移植物。

应用以上信息选择移植物的尺寸、制订操作计划、预计操作困难及解决办法。计划还应包括备用移植物及延长段的准备，尤其是对于那些瘤颈及髂动脉状况不佳的患者。

大部分支架移植物系统的生产公司建议支架移植物的直径超过锚定段主动脉或髂动脉实际直径的 10%～15%。这一建议主要来源于自膨式支架的一些使用经验。自膨式支架直径需要超过锚定段动脉直径，这样利于支架能够固定在动脉内且达到密封的作用。由于瘤颈在远期可能会自发扩张，因此预超一定的直径可能对预防远期的内漏有一定的作用，但也有证据显示，腹主动脉瘤腔内隔绝术可以有效地预防瘤颈的扩张。移植物直径的计算还要以实际动脉直径的测量为依据，但动脉直径的测量并没有统一的标准。通常瘤颈处动脉直径的测量是以外膜为测量点，因此其动脉腔的直径可能更小，而所计算而得的移植物直径可能更大。而对于一些周向扩张强度较大的移植物，过大的直径可能会导致瘤颈处动脉的扩张。有两种移植物，当超出直径≥20%时，其移植物移位的发生率会增加。一项研究表明，当 AneuRx 移植物超出直径＞20%时，可导致远期瘤颈的扩张以及移植物的移位。对于 Zenith 移植物，当超出直径 30%时，其移植物移位率会增加，而且在 6 个月内就会出现瘤颈的扩张。虽然这些情况对于不同的移植物有所差别，但总体来说超直径程度不宜过大。瘤颈本身的质量也是重要因素，短瘤颈及瘤颈处的角度超过正常的 40%，也是造成以上不良后果的因素。

第三节　介入治疗路径及要点

此段总结了目前最常用的组合式移植物的放置技术。不同的产品在这一概括性技术的基础上有所不同。

一、概括性技术

显露股总动脉（有时可直接通过穿刺完成，不需显露动脉）。穿刺并导入导丝、鞘管，全身肝素化。通过带有刻度的猪尾巴导管或者直导管造影（图 8-10）。此造影导管的头端需要正好超过肾动脉平面，造影导管可以选择在非移植物主体进入侧进入。造影中需要注意肾动脉、主动脉分叉及髂动脉分叉的位置，通过造影再次确认已经准备的移植物尺寸。一些有经验的术者往往省略了造影这一步，因为术前的影像学检查已经十分详细，这样可以减少造影剂及曝光量。但用一些小剂量的造影剂来确定肾动脉的位置十分重要。

要选择哪一侧作为移植物主体的导入侧，通常在术前已决定，主要根据动脉瘤腔的形状，髂动脉的扭曲度，以及可能对附壁血栓带来的干扰来决定。一般来讲，主体进入侧，髂动脉应相对不太扭曲，且主体放置后对侧的延长支较易进入主体的短髂支。如果两侧都可以，通常通过右侧股动脉导入移植物的主体（图 8-11）。

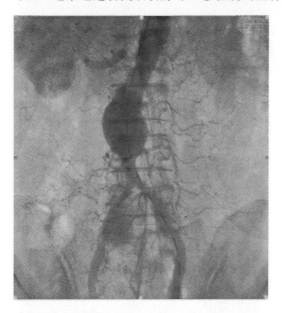

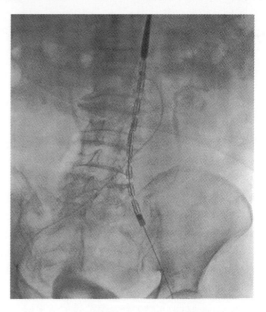

图 8-10　猪尾巴导管于肾动脉上方造影，显示肾下腹主动脉瘤

图 8-11　通过左侧股动脉导入移植物的主体

在移植物导入前要进行一些准备。首先要将肾动脉位置调整至屏幕的中央，这样可以避免 X 线球管的偏射而造成位置的偏差，肾动脉的定位可以通过椎体的位置来定位，如椎体上缘、横突平面等，有时也可以通过另一导管来定位。由于移植物主体及鞘管的进入会影响肾动脉的原有位置，因此应将造影导管的头端预先移至肾动脉，这样可以在主体释放过程中再次造影确定肾动脉的位置。

移植物导入要通过超硬导丝，因此预先将超硬导丝置入主动脉腔内，且头端要远远超过肾动脉上水平。移植物在 X 线透视下要确认主体长短支的方向，避免出现交叉或反向。移植物的输入鞘可以通过导丝直接进入动脉，通过其锥形头撕开动脉，也可以将动脉切开再导入。

在 X 线透视下将主体导入预先位置，确定肾动脉未被覆盖，释放主体的直管及髂支（图 8-12）。当同侧髂支释放完成后，下一步的重点就在于通过对侧股动脉将导丝导入移植物对侧的短髂支。通常可以用一些有弯度的导管如眼镜蛇、猎人头导管来导引导丝进入短支，有时需要转动透视的角度来判断导管及导丝的方向。如果遇到实在困难的情况，可以通过主体进入侧置入一导丝并反折入对侧髂支并进入瘤体，而对侧通过抓捕器将此导丝引出，再导入导管、导丝。有时导丝反折困难，可以通过肱动脉穿刺，从上方进入髂支。

当导丝进入髂支后，同样交换为超硬导丝，通过超硬导丝导入移植物延长支（图

8-13）。其位置通过移植物上的标记物来确定。然后在透视下释放移植物延长支。大部分自膨式移植物需要球囊扩张来确保支架的完全张开并使支架人造血管与动脉壁和各接口更加服帖。再次造影，并通过反复回放来确定有无内漏、髂动脉流出道的通畅情况、肾动脉通畅情况以及移植物的形态（图 8-14，图 8-15）。如果没有问题，可以撤出导管、导丝、鞘管，并关闭动脉及切口。

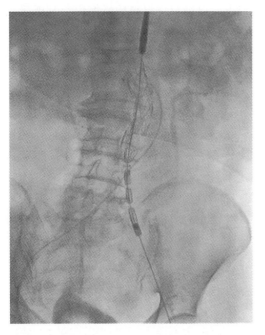

图 8-12　释放主体近端并准备超选择主体短腿

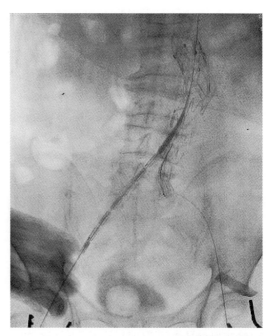

图 8-13　通过超硬导丝导入对侧移植物延长支

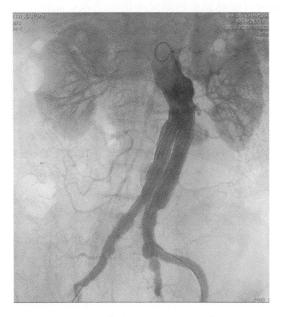

图 8-14　造影显示近端有少许内漏

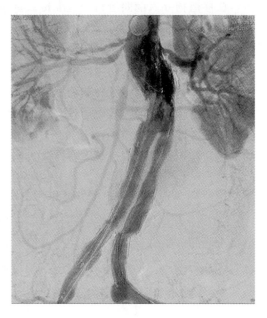

图 8-15　近端瘤颈再次置入 Cuff 并造影，内漏消失

二、一些特殊技术的介绍

1. 导入技术

包括股动脉显露切开技术、股动脉穿刺技术以及对于肥胖患者及畸形患者的隧道技术。

（1）股动脉显露切开技术：斜行切口较纵切口发生血肿及淋巴瘘的概率更小。由于只需要显露股总动脉，因此3～4cm的切口就足够了。大部分的输送系统头端都设计为一平滑的锥形头，因此可以通过导丝将输送系统直接导入动脉，而将动脉穿刺点逐渐撕开。对于一些硬化严重的动脉也可以预先切开。

（2）穿刺技术：输送系统的改进也使直接的穿刺技术得以应用，但问题是如何有效关闭动脉壁上巨大的裂口。Perclose穿刺缝合系统（Abbott Vascular，Menlo Park，Calif）目前被用来关闭动脉裂口。也有作者通过深筋膜的缝合来关闭动脉裂口。

（3）隧道技术：如果股动脉位置很深，输送系统可能会弯曲及打折。此时可以通过皮下隧道使得输送系统进入皮肤的点下降，那么进入股动脉的角度会得以缓和。

2. 导丝和输送系统通过髂动脉

导丝及输送系统通常都是直的，但髂外动脉及髂总动脉可能有严重的硬化、狭窄、成角及扭曲。在进入时可能会出现动脉壁的夹层、血栓、闭塞或穿孔。输送系统也可能会打折、损坏而无法进入主动脉。在严重的情况下还会出现威胁生命的动脉破裂及断裂。

因此，当导丝前进时，需要在透视下进行。导引导管可以帮助通过成角、扭曲的动脉。可以通过球囊扩张及动脉扩张器来解决狭窄的问题。但有些严重的狭窄通过以上方法仍然难以解决。可以通过在髂总动脉处吻合一段人造血管作为导入管道，或者通过对侧的AUI支架移植物来解决这一技术。有时也可以通过肱动脉与股动脉之间的导丝牵张技术，拉直导丝使髂动脉同时被拉直，使输送系统通过（见后面的描述）。

3. 短支对接困难的处理

当应用组合型移植物时，有时会出现导丝难以进入主体短支或对侧单支难以导入主体短支的困难。有以下处理方法：

（1）多角度透视法：导丝欲进入主体短支时，短支在瘤腔内的立体位置显示不清，即使多次调整导丝方向仍难以进入主体短支腔内，可调整增强器角度进行多方位透视，了解短支在瘤腔内的立体位置（见图8-16），再通过导丝导管技术调整导丝方向，成功进入短支腔内。

（2）对侧导丝导引法：从主体长臂侧股动脉或髂动脉进入导丝，导丝进入长臂腔内并进入主体，然后折返至对侧从短支腔内向下，自对侧股动脉或髂动脉引出，回抽导丝使尾端缩入主体腔内，交换超硬导丝，此时超硬导丝成功存在于短支腔内。

（3）左肱动脉穿刺近端漂流法：用一根260cm的泥鳅导丝从左肱动脉插管内进入主动脉，沿降主动脉向远端漂下，从移植物近端入主体腔内，再从短支腔内向下，自股动脉或髂动脉引出，达到成功进入短支腔内的目的（见图8-17）。

（4）导丝上下贯通法：通过对侧导丝导引或左肱动脉穿刺近端漂流法，导丝自上进入短支腔内，但向下进入瘤腔，难以进入短支侧髂总动脉，此时沿短支侧股动脉或髂动脉导入圈套器向上，将进入瘤腔的导丝拽回髂总动脉，由股动脉或髂动脉拽出，达到成功进入

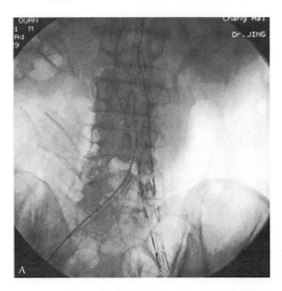
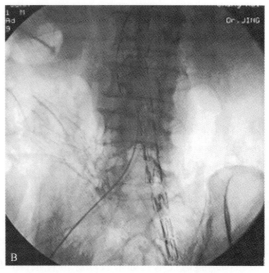

图 8-16　多角度透视法：调整增强器角度多方位透视，了解短支在瘤腔内的立体位置

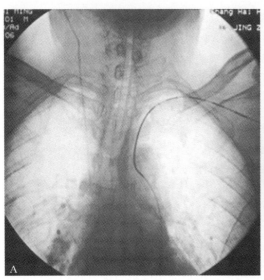
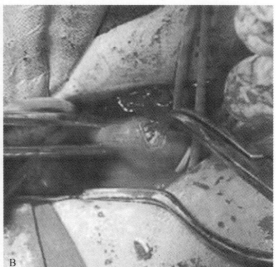

图 8-17　左肱动脉穿刺近端漂流法

A. 导丝漂流；B. 将导丝自股动脉引出。

短支腔内的目的（见图 8-18）。

（5）球囊扩张法：超硬导丝进入主体短支腔内，但由于主体移植物短支管腔狭窄，造成输送器沿导丝输送对侧单支移植物时，输送器难以进入主体短支腔内。此时，利用球囊，将短支管腔扩开，使输送器得以进入主体短支腔内，从而对接成功（见图 8-19）。

（6）超硬导丝回撤法：输送器沿导丝输送对侧单支移植物时，输送器头端到达短支出口或腔内，但由于短支与输送器间存在角度，输送器前进时，将移植物短支甚至主体上顶，难以将对侧单支移植物导入主体短支腔内的合适位置。此时在使输送器平稳前进的同时，回撤超硬导丝，使输送器和导丝得到相对牵张的力，同时适当旋转输送器，可以避免

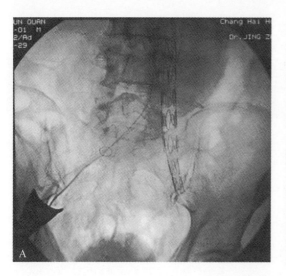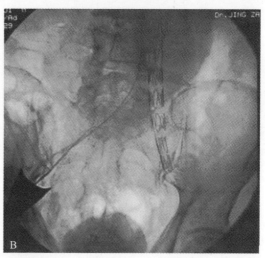

图 8-18　导丝上下贯通法

A. 沿短支侧股动脉导入圈套器向上，将导丝拽回髂总动脉；B. 由股动脉或髂动脉拽出。

将移植物短支甚至主体上顶，从而使对侧单支移植物导入主体短支腔内合适位置，实现对接成功。

（7）导丝牵张法：如果以上方法仍无法成功，用一根 260cm 的泥鳅导丝从左肱动脉插管内进入主动脉，沿降主动脉向远端漂下，从移植物近端进入主体腔内，再从短支腔内向下，自股动脉或髂动脉引出，输送器沿此导丝进入，将导丝上下牵张，使短支与输送器间角度吻合，对侧单支移植物导入主体短支腔内合适位置，实现对接成功（见图8-20）。

4. 处理原则

（1）短支对接困难处理原则：①术前充分评估和正确选择移植物：术前应通过磁共

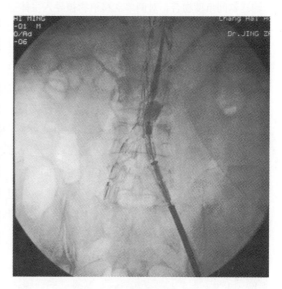

图 8-19　球囊扩张法

利用球囊，将短支管腔扩开。

振血管造影（MRA）或计算机断层扫描血管造影（CTA）对腹主动脉瘤形态进行充分评估，除常规评估瘤体直径和长度、瘤颈直径、髂动脉直径外，要注意瘤体和瘤颈的扭曲程度、肾动脉处腹主动脉至髂总动脉起始处的距离、腹主动脉分叉处的直径和髂动脉形态。同时，在选取移植物时，除了注重直径外，要根据术前评估结果，注重移植物主体长短支的长度，以避免或充分估计术中可能出现的对接困难。②术中精确释放和多角度评估：术中释放移植物时，要注意短支标记物的正确识别，避免释放时短支方向错误。主体移植物释放时，其上下位置要根据术前设计和术中再次评估精确定位，避免过上或过下，导致短支偏位，造成对接困难。当短支释放后，通过多角度透视，充分了解短支的位置和方向，便于下一步的处理。③及时选择和利用多种血管腔内技术解决困难：根据对接困难的不同

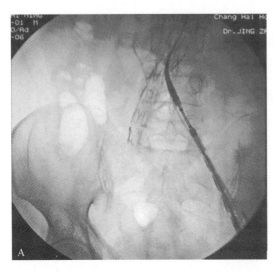
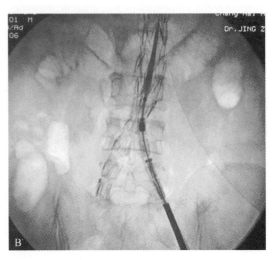

图 8-20　导丝牵张法

A. 输送器前进时，将移植物短支甚至主体上顶，难以导入主体短支腔内；B. 导丝上下牵张，短支与输送器间角度吻合，对侧单支移植物被导入主体短支内。

原因采用合适的方法加以解决，避免多种方法反复尝试，增加手术时间和创伤。

　　（2）导丝进入主体短支困难原因及处理：①瘤腔较大：当移植物主体释放后，短支在动脉瘤瘤腔内，如果瘤腔较大，短支处在完全悬空的位置，导丝具有贴壁行走的特点，短支悬在瘤体中央，且周围有较大的空间，造成导丝进入短支管腔内的概率降低，从而进入主体短支困难。经过多角度透视法和在导丝导管配合下，改变导丝前进方向，或应用对侧导丝导引法可成功使其进入短支腔内。②X线透视的局限性：在透视屏幕中见到的为平面图像，只能反映导丝与短支之间的平面关系，这对于判断导丝与移植物短支之间的方向性造成误差，导致导丝进入主体短支困难。经过多角度透视法可成功使其进入短支。③瘤颈或瘤体扭曲：腹主动脉瘤瘤颈或瘤体扭曲时，释放移植物主体后，主体方向亦会跟随扭曲，短支方向亦会偏向，导丝由髂动脉进入瘤体后，无法对准短支开口，造成进入短支困难。应用对侧导丝导引法，或左肱动脉穿刺近端漂流法，导丝可成功进入短支。④释放主体时短支方向错误（图 8-21）：释放移植物主体前，根据标志物来调整和判断短支的方向，要求短支释放在对侧，但如果标志物识别错误或角度判断错误，释放后会导致移植物短支与长支左右相反，或成前后位置，导致移植物短支开口方向完全偏离髂动脉开口，造成导丝进入困难。应用肱动脉穿刺近端漂流法或导丝上下贯通法，导丝可成功进入短支。⑤瘤体过短：瘤体过短时，移植物主体释放后，短支相对过长，开口顶于瘤壁，导致导丝难以进入短支腔内。应用对侧导丝导引法，或

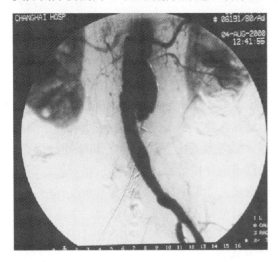

图 8-21　释放主体时短支方向错误

肱动脉穿刺近端漂流法，导丝可成功进入短支。⑥短支处髂股动脉方向扭曲：导丝前行时，有顺支撑动脉方向的特点。当髂股动脉扭曲时，导丝进入瘤体后的方向会偏离，从而不能对准短支开口，造成进入短支管腔内的困难。应用对侧导丝导引法或肱动脉穿刺近端漂流法，导丝可成功进入短支腔内。⑦短支处髂总动脉开口处情况：若髂总动脉开口处狭窄或方向偏离，当采用对侧导丝导引法和左肱动脉穿刺近端漂流法时，导丝自主体从短支腔内下行时，无法进入髂总动脉，造成对接困难。此时就必须应用导丝上下贯通法，使导丝成功进入短支。

（3）对侧单支导入主体短支困难原因及处理：①移植物短支释放后管腔狭窄：远端瘤腔较小，或 I 型腹主动脉瘤中主体释放后短支进入远端正常腹主动脉，短支与长支同在一较小的动脉腔内，短支释放后不能完全展开，管腔狭窄。输送器沿导丝输送对侧单支移植物时，输送器难以进入主体短支腔内或难以释放。应用球囊扩张法，输送器可成功进入主体短支腔内。②短支方向与输送器方向形成夹角（图 8-22）：如前所述，瘤颈或瘤体扭曲、释放主体时短支方向错误、瘤体过短等原因，都会导致移植物短支的方向偏离髂股动脉开口方向，从而使短支方向与输送器方向形成夹角，而短支处髂股动脉方向的变异亦会导致短支方向与输送器方向形成夹角。当夹角过锐，输送器前进时，会将移植物短支甚至主体上顶，造成对侧单支导入主体短支困难。应用超硬导丝回撤法或导丝牵张法，输送器可进入主体短支腔内的合适位置，实现成功对接。

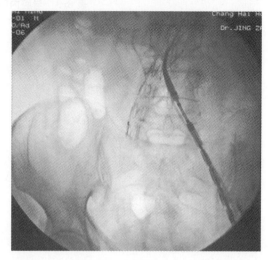

图 8-22 短支方向与输送器方向形成夹角

5.瘤颈操作困难的处理

目前常用的支架移植物系统的设计主要应用在瘤颈较直且长度至少 15mm 的腹主动脉瘤。对于瘤颈动脉成角、形态不规则、短瘤颈、附壁血栓、硬化斑块严重的患者，目前的移植物并不十分适用。有些技术改进可以克服这一困难，如倒钩及倒刺、肾上的辅助支架、球囊扩张的支架、精确定位技术等。其他还包括孔形开窗及扇形开窗移植物系统。

有些移植物的顶端为一段裸支架，此段裸支架可以放置于肾上段，而肾下段仍然为覆膜部分。这一设计还辅助以倒钩及倒刺，以增加支架的铆定牢度，避免移位。但此辅助系统的缺点是，支架覆盖了肾动脉的开口，有可能影响肾的血流、肾动脉开口处的硬化斑块，而引起肾梗死，损害肾功能。虽然有此风险，某些中心仍然常规应用肾上辅助系统，而另一些中心常规应用肾下支架移植物系统，选择性地应用肾上辅助系统（短瘤颈、成角或有附壁血栓及斑块的病例）。

6.髂动脉操作困难的处理

涉及髂动脉的操作困难包括扭曲、严重成角、硬化狭窄。髂动脉瘤的诊治将在其他章节讨论。这些困难所带来的问题是导入困难、释放困难、输送系统撤出困难及铆定困难。此外，还会造成髂支的早期及晚期移位、髂支的阻塞等。对于导入问题，可以通过以下技术来解决，如超硬导丝及牵张导丝的应用，亲水涂层及更柔顺的输送系统的应用，球囊扩张技术及扩张器的应用，髂动脉人造导管的建立等。

对于髂动脉扩张或伴有髂动脉瘤的患者，应用大口径的喇叭状的髂支可以起到较好的效果。对于这些患者，术前要准备甚至定做一些特殊形状及口径的延长支。

第四节　手术并发症及处理

腹主动脉瘤围术期并发症包括系统并发症和局部（血管）并发症。系统并发症同开放手术类似，此处不深入讨论。此处讨论的为与腔内隔绝术的特殊性有关的并发症。表 8-3 列出了与腹主动脉瘤腔内隔绝术有关的并发症。

表 8-3　与腔内隔绝术有关的并发症

早期
X 线损伤（对患者及术者的潜在损伤）
导入动脉损伤（股动脉或髂动脉的夹层、穿孔或血栓形成）
微栓子栓塞（由于动脉瘤腔内的附壁斑块或血栓脱落）
移植物放置位置失误
主要分支动脉的阻塞（肾动脉、副肾动脉、肠系膜动脉）
内漏
腹主动脉瘤破裂
移植物植入后综合征（发热、背痛、不适感）
移植物髂支压迫、狭窄、阻塞
造影剂引起的过敏或肾衰竭
晚期
移植物移位
内漏
内胀
移植物狭窄、扭曲或血栓形成
移植物覆膜的破裂，材料疲劳，金属支架的断裂
腹主动脉瘤破裂

一、导入动脉损伤

如果装载移植物的输送鞘管较导入的股动脉或髂动脉粗大，或者导入动脉扭曲严重及本身有病变，就容易出现导入动脉的破裂及夹层。这一并发症不光在导丝、导管及输送系统导入时发生，在输送系统退出时亦会发生。如果髂动脉在导入时发生了破裂，由于输送系统填塞在髂动脉内，出血的征象暂时不会表现出来，但当撤出鞘管时，就会出现出血情况。目前有些柔顺性较好的输送系统可以通过扭曲的髂动脉，而严重的环形钙化斑块成为髂动脉破裂的主要危险因素。如果怀疑髂动脉破裂，要保留导丝，并立即放置移植物的髂段延长支，这样可以迅速止住出血。必要时，还可以在近端放置阻断球囊，以便于有时间准备移植物及进行手术治疗。如果无法进行腔内治疗，建议通过腹膜后路径进行髂总-股动脉旁路术，这一方法不光可以治疗髂动脉破裂，还提供了继续进行腔内隔绝的途径。

当通过肱动脉途径向下进入导丝导管时，有时也会损伤肾上的分支动脉，尤其是肠系

膜上动脉，而导致相应脏器的出血。这主要是由于导丝下降时进入了分支动脉，而术者未注意，认为仍然在主动脉内下行，结果导致终末分支的破裂。

二、栓塞

在腹主动脉瘤腔内操作可以导致广泛的微栓塞，甚至肾衰竭而导致死亡。在肾动脉周围的操作要尽量避免移植物输送系统在此处来回摩擦，应一次性通过此区域。释放支架移植物后就按一个方向撤回输送系统，避免反复上推，这样可以尽量减少附壁血栓及斑块的移动。

在主动脉弓部导丝的操作可以导致脑卒中的并发症。为了避免发生，导丝头端要在透视下移动，避免影响到主动脉弓。直的降主动脉相对是一个安全区域，但碎屑的脱落也可以导致肾、脾或肠道的梗死。

远端栓塞导致下肢缺血也是并发症之一。严重的下肢栓塞易发生在瘤颈处有偏心形附壁血栓或有不规则的动脉硬化斑块的腹主动脉瘤患者中。因此，对于此类患者，可以在腔内操作时阻断远端的股总动脉来避免栓子流向远端。

三、内漏

在完成移植物放置后，常规要进行动脉造影来证实移植物的通畅、动脉瘤是否被完全隔绝和是否存在内漏。通常要在移植物近端和远端造影，来判断内漏的来源（图 8-23 至图 8-29）。对于Ⅱ型内漏通常不需要立即处理，可随访观察，其中大部分在术后 1～3 个

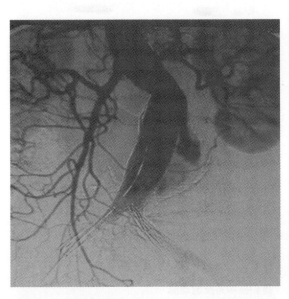

图 8-23　腔内修复（EVAR）术中，来自移植物近端的Ⅰ型内漏

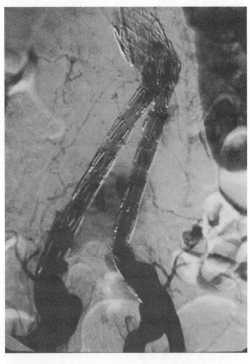

图 8-24　EVAR 术中，来自移植物远端的Ⅰ型内漏

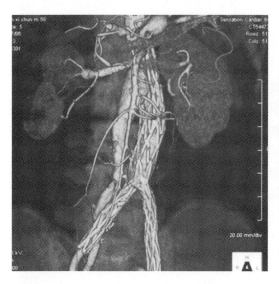

图 8-25　EVAR 术后，CTA 随访发现的迟发性
Ⅰ型内漏

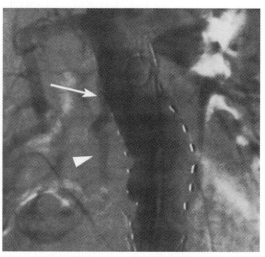

图 8-26　EVAR 术中，由于肠系膜下动脉反流
造成的Ⅱ型内漏，箭头显示为肠系膜下动脉及
内漏区域

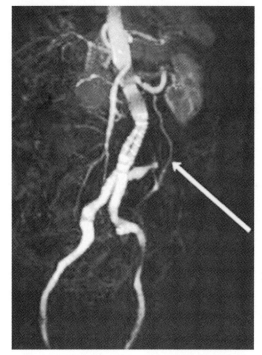

图 8-27　EVAR 术后，随访发现的Ⅱ型内漏，
箭头显示为反流动脉

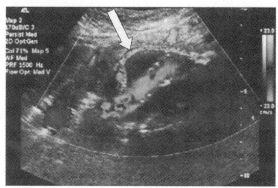

图 8-28　EVAR 术后，彩超随访发现的Ⅱ型内漏，
箭头显示为反流动脉

月内自愈。Ⅰ型和Ⅲ型内漏有导致腹主动脉瘤破裂的危险，因此必须立即治疗，可以通过球囊扩张、裸支架支撑的方法使移植物与动脉壁更加服帖，隔绝更加紧密。也可以通过近端或远端加短段延长段来解决内漏，笔者通过于瘤腔内注射蛋白胶的方法也取得了较好的效果，但长期结果有待观察。如果在术中有难以解决的Ⅰ型和Ⅲ型内漏，由于患者已进行了长时间的手术、麻醉，因此不主张立即转为开放手术。

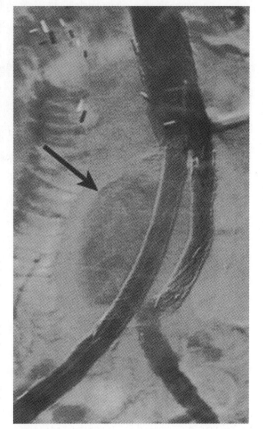

图8-29　EVAR术中，Ⅲ型内漏，箭头显示为瘤腔中渗入造影剂

四、移植物髂支的狭窄或血栓形成

1. 原因

（1）球囊扩张过度：当移植物延长段放置完成后，为使延长段充分展开，手术中要在分叉型移植物短支起始处向下逐个进行球囊扩张。当在短支起始处进行球囊扩张时，如果扩张过度，会造成对分叉处长支起始处的挤压，从而导致分叉型移植物长支起始处的狭窄。

（2）移植物皱折形成：在选择分叉型移植物远端直径大小时，通常为患者髂动脉直径的120％，主要是使移植物张开时对髂动脉有一个横向的张力，这样可以固定移植物。但这也同时带来一个问题，就是移植物不能完全张开，覆盖在金属支架上的人造血管薄膜会出现皱折，这些皱折会造成管腔内的狭窄。此种情况在动脉硬化较严重、髂动脉弹性差的患者中表现更为突出，原因在于动脉弹性的下降，使支架更难张开，皱折更易出现。此种情况的狭窄易出现在移植物主体短支与延长移植物连接处，原因为移植物连接1.5～2cm处为移植物相互间的重叠，由于移植物本身有一定的厚度，因此重叠可造成管腔进一步减小，使皱折更易出现，从而引起狭窄。此种情况的狭窄也较易出现在延长移植物末端，原因为髂动脉越远其管径越细，且移植物端口的厚度大于中段的厚度。

（3）移植物扭曲：移植物释放过程中，退出传输系统外套管时，为克服摩擦，有一左右旋转的过程，但是如果移植物与外套管之间的摩擦力过大，旋转时可带动移植物一同旋转，造成释放后移植物扭曲，从而引起移植物管腔的狭窄。

（4）移植物放置位置：当放置延长移植物时，如果位置较高，其上端超过了分叉处，移植物上端会在血流的冲击下向对侧偏斜，从而遮蔽对侧分叉支的入口，造成对侧分叉支狭窄或闭塞。

（5）流出道动脉硬化斑块堵塞：腹主动脉瘤患者往往伴有动脉粥样硬化，在腔内隔绝术中进行动脉内操作时，会接触动脉内壁的硬化斑块，如果斑块脱落会引起远端动脉的栓塞。如果动脉斑块部分脱落，形成活瓣样情况，同样会引起狭窄或闭塞。

（6）血栓形成：移植物内膜与正常动脉内膜相比，较易形成血栓。移植物连接处，内膜不光滑，易形成血栓。移植物如果出现皱折，内膜不平整，也易形成血栓，各种原因引起的动脉内径变细，尤其是髂动脉内径变细，血流速度减慢，易形成血栓。血栓形成需要一定的时间，因此，于术后出现的流出道狭窄多为血栓所致。

2. 诊断

术中诊断主要依靠DSA。通过DSA观察三方面情况：

（1）X线透视下移植物支架展开情况，主要观察有无展开不充分，有无扭曲。

（2）造影情况下观察被隔绝后的动脉腔有无狭窄。

（3）造影剂在管腔内的流速。可以通过反复回放动态造影情况以判别，亦可以通过手工调节回放，一帧一帧地推进，对比两侧髂动脉的显影速度以判别，还可以与手术前流出道的显影速度相对比以判别。

如果怀疑髂支存在狭窄，可测量股动脉内的血压，并与桡动脉对照，如果较桡动脉低20mmHg以上，应该对怀疑处进行处理。

3. 治疗时机

术中DSA下如果发现移植物相关流出道狭窄，应立即治疗。术后如果出现患者下肢缺血的症状，亦应及时诊断，如果发现移植物相关流出道狭窄，应及时治疗。流出道狭窄的原因多数为机械性原因，药物无法治疗，而机械性原因无法解除，随着时间的推移，易引起继发血栓形成，加重狭窄，使后续的治疗更为困难。

4. 治疗方法

对于术中出现的移植物相关流出道狭窄，首选球囊成形术，即球囊扩张。因为流出道狭窄的主要原因无论是移植物皱折、扭曲、交接问题等，都为移植物腔内的狭窄，球囊扩张的方法可以通过在移植物腔内扩张，使移植物打开更充分、皱折更服帖，从而使管腔增粗，解决流出道狭窄的问题。对于球囊扩张不能解决的流出道狭窄，可以选择相应尺寸的金属裸支架，放置于狭窄处，撑开狭窄段，从而使血流通畅。对于术后流出道已完全闭塞的患者，尤其是时间较长、移植物内血栓形成并机化者，通过腔内方法难以治疗，为解决下肢动脉供血问题，只能选择股-股交叉转流术。

五、转为开放手术

如果在腔内隔绝术的过程中发生了动脉瘤的破裂，而又无法用腔内方法来立刻隔绝，有时必须立即转为开放手术。在此情况下，可以在肾动脉平面以上放置阻断球囊来控制出血。如前所述，如果出现难以治疗的内漏，不建议立即转为开放手术，而应该再次准备后择期进行。

六、移植物植入后综合征

移植物植入后综合征的主要表现为背痛、发热而没有感染证据。一般术后即出现，持续2~3天，甚至7天。通常伴有动脉瘤腔内的血栓形成。原理并不清楚，发生率约为50%。虽然有些早期的报道称此并发症会导致凝血系统紊乱，但总体来说，此并发症为良性，无严重后果。有些作者将其作为成功隔绝后瘤腔血栓化的标志。轻微症状的患者不需治疗，少数较严重的可以进行对症处理。

第五节　早期、中期和远期结果

对于腹主动脉瘤腔内隔绝术后的患者需要仔细和长期的随访。建议术后 1 个月、6 个月、12 个月各复查一次，以后每年 1 次，随访内容主要为查体及增强 CT。主要观测的内容为腹主动脉的大小、移植物的形态结构、有无内漏、瘤腔的变化、移植物是否移位等。有时彩色超声也可用来随访，但精确性主要依赖于检查者。

一、腔内隔绝术的早期结果

1. 手术成功的判断标准

血管外科协会 2002 年颁布的腹主动脉瘤腔内隔绝术手术成功的标准为：腔内支架移植物成功释放并铆定牢固，无 I 型和 III 型内漏，且移植物内血流通畅。与开放手术相比，腔内隔绝术的短期好处包括减少了术中的失血，明显缩短了在 ICU 的时间和住院时间。

2. 手术失败情况

根据初期经验，由于各种原因腔内手术失败而转为开放手术的发生率为 7%～18%，包括无法到达动脉瘤、动脉损伤、移植物释放失败。初期由于手术者经验不足、病例选择不当以及移植物系统设计不合理等，导致转为开放手术的概率较高。随着技术的进步和经验的积累，此概率已降至 0.7%。

3. 围术期死亡率

从 9 篇腹主动脉瘤腔内隔绝术的大宗文献的 Meta 分析中得出结论，术后 30 天的死亡率为 2.4%（从 0～6.1%）。此结果与 EUROSTAR（欧洲之星）的登记结果十分接近（2.6%）。术前已存在的并存疾病是围术期死亡最主要的原因。那些全身情况较好，被认为可以进行开放手术的患者，腔内隔绝术后的 30 天死亡率为 0.4%～2.0%，而不适合进行开放手术患者的腔内隔绝术后 30 天死亡率为 4.8%～8.0%。虽然普遍认为腔内隔绝的术后死亡率应低于开放手术，但目前并没有随机的调查数据来证实这一猜想。

4. 术后并发症发生率

非随机对照提示，腔内隔绝术后的全身并发症发生率低于开放手术。Meta 分析表明，腔内隔绝术后的并发症发生率为 9%，开放手术的并发症发生率为 22%。在早期，腔内隔绝术后易出现造影剂引起的肾病。但随着技术的进步，术中造影剂的使用量逐渐减少，这一并发症已不常见。由于腔内隔绝术的微创及围术期的并发症发生率小，因此术后的康复时间应较开放手术短。非随机调查显示，腔内隔绝术后的患者完全恢复至术前状态需 1 个月时间，而开放手术需 3 个月时间。腔内隔绝术后的局部并发症发生率为 9%～16%，此结果与开放手术相类似。局部并发症的发生与术者的处理经验十分相关。一般在刚开始的 30 例手术患者中发生率较高。

5. 内漏和瘤腔内压强

腹主动脉瘤腔内隔绝术后影响动脉瘤稳定的最主要因素之一就是瘤腔内仍然存在血流及血压，我们称之为内漏。表 8-4 显示了目前较通用的内漏分类，主要根据内漏来源的位置。术后立即造影，内漏的发生率约为 12%～44%。内漏的存在可能导致血压产生的压力仍然作用在动脉瘤壁上，这是引起后续动脉瘤破裂的高危因素。

目前，大部分医师都通过间接的方法来了解腔内术后瘤腔内的压强是否有增高，比如通过 CT 观察瘤腔是否增大。无创伤的测量隔绝后瘤腔内压强的方法有所进步，但尚未完全应用于临床。压强在瘤腔内的分布是不均匀的，因此某一点的测量并不能代表全部。瘤腔内预留的导管可以作为有创的方法来测量移植物释放后瘤腔内的压强，在随访期也可以通过穿刺的方法来测量。一般认为，腹主动脉瘤腔内隔绝成功后，其瘤腔内的压强应降为 50mmHg 以下，且无脉压波。根据笔者的经验，由于移植物的管壁会传导一定的压强，因此移植物释放后立即测量瘤腔内的压强，其绝对值可能会高于 50mmHg，但最重要的是脉压波的消失。

大约 70% 的内漏会在术后最初的 1 个月内消失。其中大部分的 II 型内漏都会自然闭合。因此，当移植物释放完成后造影，如果判断是 II 型内漏，则不需处理（表 8-4）。但 I 型和 III 型内漏是危险的，会造成动脉瘤的破裂，因此必须使用各种办法来处理。近端 I 型内漏是导致术后动脉瘤破裂的最危险因素。如果通过球囊扩张无法解决，需要在原移植物上方并紧靠肾动脉以下放置一段延长移植物（Cuff）。也可以通过在瘤颈处再放置一段裸支架，如 Palmaz 支架来解决。在瘤腔内注射生物蛋白胶也可以解决 I 型内漏，但仍需随访观察其长期效果。如果最初患者的选择没有问题，也就是腹主动脉瘤的形态学适合腔内隔绝术，那么一般都可以应用这些辅助手段来解决内漏问题。然而，如果 I 型内漏不能解决，那么就有必要考虑转为开放手术。有时，通过围绕瘤颈处的捆扎也可以治疗近端的 I 型内漏。

表 8-4　内漏分型

分型	其他名称	来源	治疗
I 型	附着内漏	移植物近端	近端或远端加延长段移植物
	移植物周围通道	移植物远端	栓塞
	移植物周围内漏		再行腔内隔绝
	与移植物相关的内漏		转为开放手术
II 型	逆行内漏	通畅的腰动脉及通畅的肠系膜下动脉	保守治疗或弹簧圈栓塞
	分支内漏	副肾动脉或髂内动脉等	腹腔镜下结扎或弹簧圈栓塞
III 型	纤维裂纹	移植物中间纤维裂开	增加移植物
	组合式移植物分开	短支衔接处闭合不全	增加移植物
IV 型	孔漏	移植物壁纤维孔隙或缝合针眼的洞	保守治疗
来源不明的内漏			
内张力大	内压力或压力内漏	没有发现内漏，但瘤腔内压增高	再次腔内隔绝或开放手术
	假性内漏	血栓已形成	保守治疗

6. 在高危患者中进行腹主动脉瘤腔内隔绝术

部分腹主动脉瘤患者由于其形态学特点不适合进行腔内治疗而不得不转为开放手术。但对于开放手术而言，有30%的患者，由于存在严重的并存疾病及手术的高风险性而不得不拒绝手术治疗。腔内隔绝术由于其微创及低手术并发症发生率和死亡率，越来越受到青睐。在高危患者群中（即伴有并存病而不适合进行开放手术）腹主动脉瘤腔内隔绝术后30天的死亡率为 4.9%～8%，在低危患者群中（亦可行开放手术）术后30天的死亡率为 0.4%～2%。

Schermerhorn 和他的同事们证实了腔内隔绝术较开放手术最大的优势是可以治疗那些年老的、对于开放手术高风险的患者。而对于年轻的、全身情况好的患者，开放手术可能更好。但这项研究的病例数较少。欧洲之星（EUROSTAR）的调查结论为，腔内隔绝术提高了高危患者的生存率，使患者在术后一年内不受到并存疾病的影响。

二、腔内隔绝术的中期和远期结果

1. 术后随访

腹主动脉瘤腔内隔绝术后，动脉的解剖形态，尤其是瘤腔的直径与长度、近端瘤颈的直径、髂动脉的直径与扭曲度可能会发生明显的改变。这些改变的原因可能为：①隔绝成功后瘤腔内压力减小而出现皱缩，②不完全隔绝后，持续的压力传导导致瘤腔增大，③持续的动脉瘤样改变影响到邻近的节段，④支架对于近端瘤颈的支撑导致向外的张力。植入的腔内移植物也会自身或随着解剖形态的改变而出现构形的改变。这些改变都会影响手术的后期效果和隔绝的稳定性。已有越来越多的关于腹主动脉瘤术后发生动脉瘤破裂的报道。虽然这些病例大部分是应用了早期的移植物系统，但并不是全部。因此，术后的随访十分重要。如果瘤腔发生扩大则是危险的信号，而瘤腔皱缩是成功隔绝的标志。随访中，定期通过 CT 来测量和比较动脉瘤的最大直径是最常用的手段。直径变化 5mm 以上被认为是显著变化。计算瘤腔的体积是判断膨胀和皱缩的更敏感指标，但由于此方法耗时长，且需要特殊的技术和设备，因此其应用局限。

2. 移植物移位

移植物移位是与后期动脉瘤破裂、近端内漏、移植物打折和移植物髂支血栓有关的重要并发症。术后移植物的移位是由于其近端和远端铆定的力量不及使其移位的力量。对于早期的移植物，移位的发生概率较高，且这一概率随术后时间的延长而增加，7 年后总的移植物移位的发生率为 75%。从近端瘤颈处脱位是导致动脉瘤破裂的最危险因素。针对这些问题，后期的移植物设计及技术都有了进步，包括支架的弹力更强、自膨式支架的张力更大、倒钩、倒刺和肾上的铆定。其他改进还包括支架直径要超过瘤颈直径20%。当商品化的支架移植物开始广泛应用后，临床出现近端移植物明显移位（向远端移动>5mm）的发生率下降至 3.0%，对于第二代移植物系统，术后 2 年发生移植物明显移位的只有 1.0%。

对于后期移位的机制有许多不同的观点。一些研究者认为术后瘤颈的扩大是造成移植物移位的原因。而动脉瘤越大，瘤颈于术后发生扩张的可能性就越大。相反，May 和他的同事们通过研究证实，如果移植物放置于紧贴肾动脉以下的位置，就可以保护肾下段不扩张，如同开放手术后近端不扩张一样。也有证据显示，患者的选择要谨慎，排除那些瘤颈成角大的、瘤颈过短的患者，将移植物正确放置于肾动脉下等措施，可以最大程度地减少移植物向远端移位。总体原则是，移植物应尽可能地将病变部位都覆盖，近端到达肾动脉下，远端到达髂总动脉的分叉端。

有理由怀疑移植物的移位会导致突然的血流进入瘤腔，易引起破裂等灾难性后果。因此，如果发现移位，应尽早处理。有对照的腹部正侧位平片，是判断移位的好办法；CT也是判断移位的有效检查手段。

3. 术后的内漏及内胀

关于腹主动脉瘤腔内隔绝术有一个未解决的问题：术后Ⅱ型内漏的持续性血流进入瘤腔后长期的结果不能确定。腔内隔绝术的目的是预防动脉瘤破裂，而早期发现内漏并及时治疗会帮助这一目标的实现。治疗不同类型的内漏的建议已在表8-4中显示，而治疗这一并发症也是患者进行再次治疗的主要原因。

某些情况下较易出现内漏，如动脉瘤瘤颈过宽、动脉瘤尺寸较大、瘤颈扭曲成角、肠系膜下动脉依然通畅、腔内的附壁血栓较少等。在随访过程中，大约20%的患者会出现内漏。其中7%的患者在术后1个月的首次CT检查中发现，而13%的患者在以后发现。

有充分的证据显示Ⅰ型和Ⅲ型内漏与Ⅱ型内漏对动脉瘤的作用有显著的区别。在一项研究中，Ⅰ型和Ⅲ型内漏患者术后2年动脉瘤的增大明显高于Ⅱ型内漏或无内漏患者。而且，Ⅰ型和Ⅲ型内漏患者术后1～72个月（平均15.4个月），动脉瘤破裂率为3.4%（即使有些得到了治疗），Ⅱ型内漏患者的术后动脉瘤破裂率为0.5%。Ⅰ型和Ⅲ型内漏需要再次治疗，但治疗的成功率不高。Ⅱ型内漏是否需要治疗存在争论，治疗方法较多，可以通过导管技术或者直接瘤腔穿刺并应用弹簧圈栓塞侧支，其他技术还包括腹腔镜下侧支动脉的结扎、向瘤腔内注射促凝物质等。但是，由于Ⅱ型内漏导致的后果不严重，因此大部分医师采取保守治疗，除非动脉瘤有增大趋势。

内胀是由于腔内隔绝术后持续的或再发的瘤腔受到内压影响。一般是指在无可见内漏的情况下瘤腔持续膨胀。然而，也有作者认为，无论有无内漏存在，只要瘤腔内的压强不是血液流动造成的，并且在这一压强的作用下瘤腔增大甚至破裂，就可以称为内胀。内胀虽然无可见的内漏，但可能有隐藏的内漏，血栓型内漏，通过移植物的纤维网格弥散血液进入。由于缺乏明确的原因，因此治疗也较困难。如果进一步的检查，包括动脉造影也不能发现内漏，就必须决定是否要通过开放手术来治疗。对于瘤腔的直接测压可能对手术决定有帮助。如果发现瘤腔内的压强与患者动脉压相近，且有脉压波，则强烈提示需要手术治疗。相反，瘤腔压强低，且无脉压波，可继续观察。在EUROSTAR对于2463例腹主动脉瘤腔内隔绝术后的随访中，97位患者发生了内胀（3.7%），其中只有3位进行开放手术治疗（3.3%）。

4. 支架移植物随着时间而出现的变化

虽然动脉瘤腔的缩小是瘤腔内压减少的标志，是一个好的征象，但也会影响移植物的构型。移植物髂支的打折与扭曲、组合部位的移位及脱节都是由于动脉瘤腔的皱缩，尤其是纵向的变形所引起的。主体短而髂支长的移植物较易出现这些问题，而目前的主体长的移植物出现以上并发症的情况减少了很多。

另一个导致腹主动脉瘤腔内隔绝术后出现失败的原因是移植物本身结构的破坏。材料的疲劳导致支架的断裂变形是早期移植物常见的问题。在 20 世纪 90 年代后期，早期移植物系统结构破坏的报道有所增加，导致了某些产品暂时或永久招回。支架的断裂是由于受力劳损所致，而覆膜织物的破裂是由于织物与金属支架的摩擦。支架断裂后出现织物的撕裂并不少见。这些都可导致一圈支架与另一圈支架的分离和移位。

无论是动脉瘤本身形态造成的还是瘤腔缩小后造成的支架成角和分离，都会增加支架断裂的危险。首次证实支架的断裂是在内漏或动脉瘤增大的患者进行开腹手术取出支架后。在支架完整性破坏前没有任何征象，但一旦出现问题会迅速导致动脉瘤的破裂。因此，术后严密的随访十分重要。支架结构的破坏及金属丝的断裂可以通过腹部 X 线平片清楚地看到。织物的裂口要通过增强 CT 发现有内漏后才可以判断。

厂家已经认识到移植物破坏的原理。耐腐蚀性已得到了改进，包括金属表面的电抛光技术和化学雕刻技术。更加结实耐用的织物也被应用到移植物中，并且通过改进已较少与不同金属之间摩擦。因此，乐观地说，这类问题在二代和三代的移植物中已越来越少。

5. 二次腔内治疗及转为开放手术

腹主动脉瘤腔内隔绝术后仍存在破裂风险的因素包括内漏、支架移植物移位及动脉瘤的膨胀，这些都需要再次的治疗以防止破裂。其他需要二次治疗的还包括移植物髂支的打折、狭窄及血栓形成。

在 EUROSTAR 的一项研究中，二次治疗的发生率为每年 10%。这造成了对患者及卫生系统的不小的负担。因此，是否需要二次手术也成为腔内隔绝术是否能够成功治疗动脉瘤的重要指标。二次手术的方式分为，经腹的保留或不保留腔内移植物的手术，股-股交叉转流术，经股动脉的腔内治疗。

对于经腹手术，少部分为瘤颈的捆绑术或髂股动脉旁路术，大部分是转为动脉瘤的开放手术。而转为开放手术的最主要原因是严重的内漏、移植物移位及动脉瘤破裂。其他原因还包括移植物的断裂、破裂及其他损坏。股-股动脉交叉转流术是用来治疗一侧髂支阻塞的。

经股动脉的腔内治疗是最常用的二次手术方式。包括主动脉或髂支再放置延长移植物，用以治疗移植物移位、组合支架脱节或内漏。应用支架或球囊进行动脉成形或动脉溶栓来治疗血栓形成、支架狭窄及扭曲。应用弹簧圈栓塞来治疗侧支引起的内漏。

6. 术后动脉瘤破裂

腹主动脉瘤腔内隔绝术后动脉瘤发生破裂属于治疗失败。每年的发生率为 0.2% ~ 1%。破裂的原因通常包括支架移位、组合部件的脱位、内漏、移植物损坏等。在 Bernhard 的研究中，47 例术后破裂患者中有 5 位出现了移植物组合部件的脱位。术后破裂通常在急诊条件下行开放手术，但也有再次行腔内手术成功的报道。有研究认为，腔内隔绝术后的动脉瘤破裂的死亡率较未经治疗的动脉瘤破裂的死亡率小，原因可能为已放入的支架移植物对于破裂后的出血具有一定的控制作用。但这一假设并没有被其他研究证实，术后破裂的抢救成功率只有 50%。

7. 与腹主动脉瘤腔内隔绝术后并发症发生率增高的相关情况

虽然复杂的解剖形态是导致腹主动脉瘤腔内隔绝术后并发症发生率升高的主要原因，但其他因素包括患者本身、支架移植物系统及动脉瘤的尺寸也是造成术后并发症的重要原因。

女性患者对腔内手术的结果有负面的影响。女性患者的动脉瘤解剖形态不适合行腔内手术的概率较高，腔内隔绝术中出现技术问题的概率较高。另外，术后出现并发症的概率也较高，包括髂支血栓形成、I型内漏。在女性患者中并发症发生率高的原因主要是动脉瘤颈的解剖形态不理想，包括成角、过大或过小，也包括髂动脉过细。

支架移植物的一些特殊设计对于远期并发症的出现不利。如主体与髂支之间无支架支撑的移植物较易出现髂支阻塞。头端没有裸支架而直接为PTFE覆盖的移植物较易发生I型内漏。早期的支架较现代的支架出现术后远期并发症的概率要高。

最后，腹主动脉瘤的直径也影响腔内隔绝术的结果。直径大的动脉瘤与小的动脉瘤相比，往往瘤颈的形态不理想，过大、过小或成角。因此，适合行腔内隔绝术的比例不如小直径的动脉瘤高。另外，动脉瘤直径与术前并存疾病的多少呈正比。在EUROSTAR的研究中，大直径或中直径的动脉瘤腔内隔绝术后4年的生存率（无论是否死于动脉瘤）不如小直径的动脉瘤。大直径动脉瘤术后发生破裂的概率也较高。其他中心的研究也同意上述结果。结论是腹主动脉瘤腔内隔绝术的结果与动脉瘤的尺寸密切相关。这一结论似乎认为小的动脉瘤更适合进行腔内隔绝术，但大动脉瘤患者因腔内隔绝术而获得的好处是巨大的。

8. 支架-人工血管复合移植物感染

单纯的金属裸支架感染未见报道，但支架人工血管复合移植物感染是少见而严重的并发症。笔者曾亲历一例腹主动脉瘤腔内隔绝术后支架人工血管复合移植物感染的病例，常表现为脓毒血症、细菌性动脉瘤、感染性血栓等，还会并发动脉瘤肠瘘。治疗应去除支架及受累的血管段，延期或即刻进行解剖外旁路术。对于轻度感染，在有效的抗生素治疗的基础上，可切除病灶，进行原位重建。

附：开窗及分支腔内移植物治疗腹主动脉瘤

一、介绍及历史

随机控制的临床试验如EVAR1和DREAM试验，已经证明了应用商品化的支架移植物腔内治疗腹主动脉瘤的安全性和有效性。然而，有超过50%的腹主动脉瘤的解剖形态并不非常适合传统的腔内移植物。其中最主要的原因是近端瘤颈的解剖形态。近端瘤颈常常呈扩张或锥形情况，这些情况正是动脉瘤形成的进展过程。在许多腔内隔绝术的临床数据中，主动脉直径如果扩大超过10%就认为是瘤颈的末端。在瘤颈小于15cm的腹主动脉瘤内放置腔内移植物，容易出现移植物移位及内漏。应用肾上段的裸支架尤其是配合倒刺等结构可以加强支架近端的支撑，而且对肾功能没有明显的损害。然而，肾下段仍然需要足够长的瘤颈来达到充分隔绝的目的。如果需要治疗影响到近端重要动脉分支的腹主动脉瘤，就必须要保留这些动脉。采用的方法包括开放手术治疗来搭建旁路或重建这些重要的分支动脉；杂交方法，即先建立这些分支动脉旁路，再进行腔内隔绝术；还有便是开窗及分支腔内移植物的应用。

开窗的定义为在支架移植物的壁上开洞，并对准分支动脉，这样可以使移植物固定于更上方的正常主动脉区域；还可以使移植物的覆盖更安全，隔绝更充分，并保持了分支的血流。开窗移植物的应用使原来要行开放手术的肾周腹主动脉瘤实现可以通过腔内隔绝术来治疗。

最先报道开窗移植物的应用是在 1999 年，采用自制的移植物在动物模型上应用。随后就有了最初的在患者中应用开窗移植物的经验。虽然例数不多但很成功。Anderson 报道了 13 例患者，33 个分支动脉。技术上的成功率为 100%，没有转为开放手术的，也没有移植物相关并发症的病例出现。没有分支动脉的急性阻塞，术后 30 天的死亡率为零。随访中只有一支肾动脉发生了阻塞。Stanley 等报道了 3 位患者应用本方案，且没有分支动脉的阻塞和死亡。克里夫兰的最初报道包括 32 例 83 个分支，1 例患者术后 30 天内行腹膜后径路髂内髂外旁路术，术后死于吸入性肺炎。其他的报道还包括了来自荷兰的 11 例患者的 46 个分支动脉，45 个分支动脉通畅，1 例可疑近端 I 型内漏。开窗移植物也被应用在肾周吻合口的动脉瘤。这些早期的报道表明开窗移植物可以成功应用于腹主动脉瘤腔内隔绝术，但需要有经验的术者操作。

后来出现了另一种改良的开窗技术。Liverpool 的团队描述了胸主动脉腔内移植物在锁骨下动脉的原位开窗技术，用导丝的尾端穿刺移植物，然后用切割球囊扩大穿刺孔，并放置支架。也有其他对于胸主动脉腔内分支移植物的报道。

由于移植物设计及释放的复杂性使得人们怀疑这一技术的广泛应用。目前，此项工作只局限于美国、欧洲、澳大利亚及加拿大的某些优秀的临床中心，我国长海医院应用国产化支架移植物进行了初步的尝试。全世界实际约 150 个医师对 1500 例患者开展了此种手术。

与其他治疗主动脉疾病的腔内技术相同，术后需要密切随访。要观察分支动脉是否有狭窄，支架的稳定性，连接部位的关系，是否有内漏，这些都保证了治疗的长期效果。然而，目前的数据表明，术后 1 年的失败率较低，包括死亡、再次治疗、移植物问题及分支动脉问题。随着技术的成熟，此腔内手术的安全性和有效性需要长期的随机对照观察结果。另一关键的问题是，在少数中心已取得较多应用的同时，其他地区是否能成功应用和推广。器具的进一步改进，操作进一步简化将有助于这些问题的解决。

二、支架移植物

（一）Zenith 系统

目前作为商品的开窗移植物只有 Zenith 系统（Cook，Bloomington，Ind），已于 2005 年获得 CE 认证，并在欧共体、加拿大、澳大利亚和新西兰应用。在美国，目前限于临床验证。其设计与标准的 Zenith 系统相似，将不锈钢丝组成的支架缝合于针织的聚酯移植物上。有两部分，一部分为含有开窗的直管部分，另一部分为与传统移植物相同的分叉型移植物及延长支（图 8-30）。移植物压缩于改进的 H & LB™ 输送系统。在移植物头端的后方有一

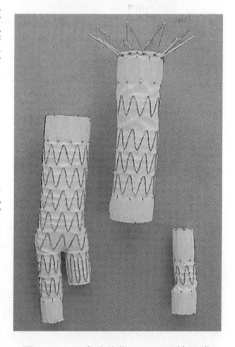

图 8-30　开窗移植物 Zenith 系统组成

些保险丝，当鞘管后退时，移植物的头端在保险丝的束缚下只是部分释放（图8-31），开窗部分得以张开并精确定位。在前后方各有黄金标记，在开窗及开槽周围亦有黄金标记来帮助定位（图8-32）。

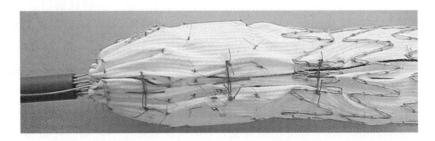

图8-31　鞘管后退时，移植物的头端在保险丝的束缚下部分释放

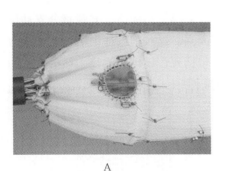
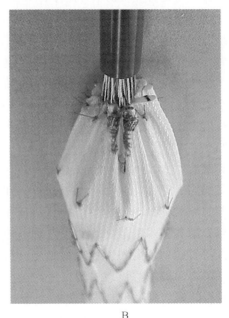

A　　　　　　　　　　　　　　B

图8-32　开窗（A）及开槽（B）周围的黄金标记

开窗有两种，一种为小窗口，6mm宽，6～8mm高，位于覆膜头端的下方（图8-32A）。此类窗口，中间无裸支架穿过，周围亦无圆形支架围绕，用于与另一球扩式支架连接。另一种为大窗口，直径为9～12mm直径，至少在覆膜头端下方10mm，中间会穿过1～2个不锈钢支架，不需要再附加分支动脉的裸支架。开槽型移植物可用于一到多个分支血管，位于覆膜头端，10mm宽，6～12mm高（图8-32B）。开窗及开槽的位置要根据不同的患者而设计。

现在，开窗的窗口周围围了一圈镍钛金属环，这帮助开窗处的支撑，并使球扩式分支支架与开窗部位结合更紧密（图8-33）。这一改进使得开窗支架除了治疗肾周腹主动脉瘤外，还可以治疗胸腹主动脉瘤。技术上不断改进的目标是希望能够治疗侵及分支动脉的主动脉瘤，分支支架应运而生。分支支架是指在支架主体上直接有一些分支，这些分支在主体释放时也同时释放，通过这些分支结构放入球扩式的覆膜小支架，将其与主动脉上的重要分支动脉相连接。由于分支支架的治疗对象为胸腹主动脉瘤，超出本章范围，因此不予详细介绍。更多内容可查阅相关文献。

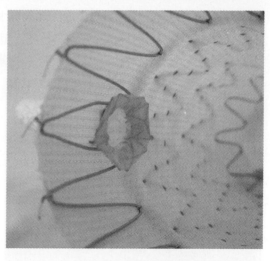

图 8-33　球扩式分支支架与开窗部位结合更紧密

（二）支架移植物尺寸

个体化是开窗移植物应用的最主要原则。从开窗数量、部位、大小、支架尺寸等，都要求根据每一例患者而量体裁衣。术前设计主要依据高分辨力的 CT 图像。动脉造影、MRA、腔内超声虽然也可以用，但不作为常规术前检查项目。通过 CT 测量的数据包括瘤颈的近端及远端口径、长度、角度，分支动脉起源点的位置及口径，还包括其他一些腹主动脉瘤常规的指标。通过工作站可以完成这些测量，其中心线技术会使测量更为简便（如 AquariusWS；Terarecon，San Francisco，CA）。

在解剖形态上的限制一般包括瘤颈的直径应在 19～31mm，角度小于 45°，远端有 30mm 的锚定区，导入动脉直径 7.5mm 以上，或根据输送系统的口径需要更粗的导入动脉。移植物的构造包括一段含有开窗的直的管状支架移植物和一段远端为分叉结构的移植物。这一构造的优点在于，直的管状移植物较分叉型移植物易于调整方向，而使开窗能够对准目标动脉，而且分叉型移植物与管状移植物衔接，可以缓冲术后主体支架的移位对于开窗部位移动的影响。

与传统支架移植物相似，支架直径需超过瘤颈直径的 10%～20%。然后计划开窗的部位。当然，开窗部位的准确性十分重要，否则无法对准目标分支动脉。要确定瘤颈处的铆定最低段，铆定区的长度至少要大于近端首节支架长度（根据不同直径，一般首节长度为 21～26mm）的 50%（最好 100%）。然后选择内支架的节数。一般选择 1 节或 2 节，2 节的好处在于增加了连接覆盖的潜在长度。但是，这还要根据肾下腹主动脉段的整体长度、直管和分叉型支架的主体长度来定。直管型支架与分叉型支架的重叠长度对连接的紧密性十分重要。接下来要设计窗口。小的开窗通常用在较低的肾动脉，大的开窗或开槽通常用在高一点的近端分支动脉，如肠系膜上动脉及腹腔干。每个分支动脉开口的直径、与肠系膜上动脉开口之间的距离、在主动脉横断面上的开口位置的角度都要精确测量。设计的原则是提供最大的近端瘤颈铆定区，适应瘤颈的自然角度，使铆定更为牢固持久。直管支架与分叉支架之间的重叠区要足够长，最好大于 4 节支架的长度。其余的设计与传统的腹主动脉瘤支架移植物相同。

三、手术技术

（一）手术指征

通常被接受的开窗移植物的治疗指征为短瘤颈（3～15mm）的腹主动脉瘤，如肾周腹主动脉瘤。重要的概念是，分支动脉起源处的腹主动脉未出现瘤样扩张，移植物主体还可以与主动脉壁贴合,这样避免内漏。如果分支动脉起源区的主动脉已出现瘤样扩张,那么一般选择分支移植物,而不选择开窗移植物。但开窗处有环形支架围绕的开窗移植物,由于可以与覆膜分支小支架紧密贴合,从而避免内漏,因此也可以用于治疗肾上腹主动脉瘤。

(二)手术技术

股动脉解剖后,患者肝素化,整个术中ACT大于300s。从准备导入主体侧放入超硬导丝至主动脉弓,对侧股动脉在分开的穿刺点处放入两个鞘管,一根冲洗导管从对侧股动脉放至腹腔干的下方,一根单弯导管从对侧另一鞘管穿入,放至主动脉分叉处。第一部件(直管支架)通过超硬导丝导入,通过支架上的标志物对准肾动脉及其他分支动脉。回撤输送器的外鞘,部分释放移植物,展开最上端的2节覆膜支架(图8-34)。再造影以确定开窗及分支动脉的位置,使定位更准确。然后完全撤出外鞘,以释放移植物,但保险丝并未拔出,使得支架头端没有完全释放,这样可以使开窗的位置继续调整。

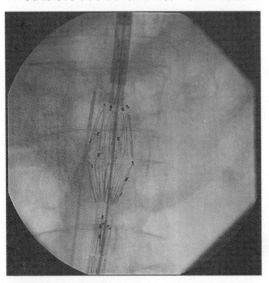

图8-34 部分释放移植物,展开最上端的2节覆膜支架

从对侧的两个鞘管进入两个导引导管,分别通过开窗进入最小的两个分支动脉,导引导管(8F多功能B Lumex导引导管;Cook Inc或6～7F Ansel鞘管-Cook Inc.)是通过Rosen导丝进入开窗及分支动脉的(图8-35)。此时,解开保险丝,移植物头端完全释放。将长度约为17～24mm的球扩式支架(Double Strut,EV3)及覆膜支架(Jomed,Abbott Labs,CA或Atrium,Boston Ma)导入分支动脉。分支支架的近端要插入主动脉支架2～3mm(图8-36)。分支动脉支架技术根据患者是否存在起始端狭窄、严重的成角等情况

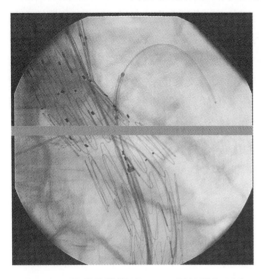

图8-35 导引导管通过Rosen导丝进入开窗及分支动脉

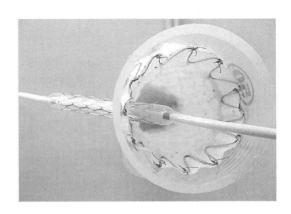

图8-36 分支支架的近端要插入主动脉支架2～3mm

会有所调整。分支支架超入主动脉处将再次被 10～12mm 的球囊扩张甚至使用非限制性球囊扩张以达到喇叭口的形态，这一操作使支架能够铆定于开窗处（图 8-37）。如果还有其他分支支架继续按上述方法放置。然后撤回输送器的内芯，再次造影，确认后再撤出导引导管。第二部分组件（分叉型支架）从同侧放入，要与前段支架移植物有 4 节以上的重叠，其他操作如分叉型支架的常规操作。以顺应性球囊在每一个连接处扩张，最后造影检查。在出院前要常规行增强 CT 检查以确保支架位置正确、分支通畅及无内漏（图 8-38）。

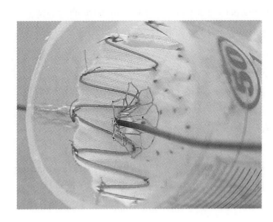

图 8-37　分支支架的喇叭口形态

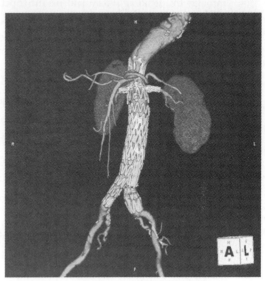

图 8-38　术后 CT 检查

（景在平　陆清声）

参考文献

［1］ Blankensteijn JD，Lindenburg FP，Van der Graaf Y，et al. Influence of study design on reported mortality and morbidity rates after abdominal aortic aneurysm repair. Br J Surg，1998，85：1624-1630.

［2］ Williamson W，Nicoloff A，Taylor L，et al. Functional outcome after open repair of abdominal aortic aneurysm. J Vasc Surg，2001，33：913-920.

［3］ May J，White GH，Yu W，et al. Endoluminal grafting of abdominal aortic aneurysms：Causes of failure and their prevention. J Endovasc Surg，1994，1：44-52.

［4］ Moore WS，Vescera CL. Repair of abdominal aortic aneurysm by transfemoral endovascular graft placement. Ann Surg，1994，220：331-341.

［5］ Yusuf SW，Baker DM，Chuter TA，et al. Transfemoral endoluminal repair of abdominal aortic aneurysm with bifurcated graft. Lancet，1994，344：650-651.

［6］ Blum U，Voshage G，Lammer J，et al. Endoluminal stent-grafts for infrarenal abdominal aortic aneurysms. N Engl J Med，1997，336：13-20.

［7］ Laheij RJ，Buth J，Harris PL，et al. Need for secondary interventions after endovascular repair of abdominal aortic aneurysm：Intermediate-term follow-up results of a European collaborative registry (EUROSTAR). Br J Surg，2000，87：166-173.

［8］ Carpenter JP，Baum RA，Barker CF，et al. Durability of benefits of endovascular versus convention-al abdominal aortic aneurysm repair. J Vasc Surg, 2002, 35：222-228.

［9］ Parodi JC, Palmaz JC, Barone HD. Transfemoral intraluminal graft implantation for abdominal aortic aneurysm. Ann Vasc Surg, 1991, 5：491-499.

［10］ Volodos NL，Karpovich IP，Troyan Ⅵ，et al. Clinical experience of the use of self-fixing synthetic prostheses for remote endoprosthetics of the thoracic and the abdominal aorta and iliac arteries through the femoral artery and as intraoperative endoprosthesis for aorta reconstruction. Vasa, 1991, 33（Suppl）：93-95.

［11］ Parodi JC, Barone A, Piraino R，et al. Endovascular treatment of abdominal aortic aneurysms：Lessons learned. J Endovasc Surg, 1997, 4：102-110.

［12］ Balm R，Eikelboom BC, May J，et al. Early experience with transfemoral endovascular aneurysm management（TEAM）in the treatment of aortic aneurysms. Eur J Vasc Endovasc Surg, 1996, 11：214-220.

［13］ White GH，Yu W，May J，et al. Three-year experience with the White-Yu endovascular GAD graft for transluminal repair of aortic and iliac aneurysms. J Endovasc Surg, 1997, 4：124-136.

［14］ Moore WS，Rutherford RB，for the EVT Investigators. Transfemoral endovascular repair of abdominal aortic aneurysm：Results of the North American EVT phase 1 trial. J Vasc Surg, 1996, 23：543-553.

［15］ Marin ML，Veith FJ，Cynamon J，et al. Initial experience with transluminally placed endovascular grafts for the treatment of complex vascular lesions. Ann Surg, 1995, 222：449-469.

［16］ Power D. The palliative treatment of aneurysms by "wiring" with Colt's apparatus. Br J Surg, 1921, 9：27.

［17］ Keen WW. Surgery：Its Principles and Practice. Philadelphia：WB Saunders, 1921：216-349.

［18］ Wiley FB. The Arteries Part 1. Austin：Silvergirl, 1998.

［19］ Balko A，Piasecki GJ，Shah DM，et al. Transfemoral placement of intraluminal polyurethane prosthesis for abdominal aortic aneurysm. J Surg Res, 1986, 40：305-309.

［20］ Lawrence DD，Chansangavej C，Wright KC，et al. Percutaneous endovascular graft：Experimental evaluation. Radiology, 1987, 163：357-360.

［21］ Mortality results from randomized controlled trial of early selective surgery or ultrasonographic surveillance for small abdominal aortic aneurysms. The UK Small Aneurysm Trial Participants. Lancet, 1998, 352：1649-1655.

［22］ Lederle FA，Wilson SE，Johnson GR，et al. Immediate repair compared with surveillance of small abdominal aortic aneurysms. N Engl J Med, 2002, 346：1437-1444.

［23］ Finlayson SR，Birkmeyer JD，Fillinger MF，et al. Should endovascular surgery lower the threshold for repair of abdominal aortic aneurysms? J Vasc Surg, 1999, 29：973-985.

［24］ Ernst CB. Abdominal aortic aneurysm. N Engl J Med, 1993, 328：1167-1172.

［25］ May J，White GH，Yu W，et al. Conversion from endoluminal to open repair of abdominal aortic aneurysms：A hazardous procedure. Eur J Vasc Endovasc Surg, 1997, 14：4-11.

［26］ May J，White GH，Yu W，et al. Endovascular grafting for abdominal aortic aneurysms：Changing incidence and indications for conversion to open operation. Cardiovasc Surg, 1998, 6：194-197.

［27］ Veith FJ，Abbott WM，Yao JST，et al. Guidelines for development and use of transluminally placed endovascular prosthetic grafts in the arterial system. J Vasc Surg, 1995, 21：670-685.

［28］ May J，White GH，Yu W，et al. Concurrent comparison of endoluminal versus open repair in the treatment of abdominal aortic aneurysms：Analysis of 303 patients by life table method. J Vasc Surg，1998，27：213-222.

[29] May J，White GH，Waugh RC，et al. Improved survival after endoluminal repair with second generation prostheses compared with open repair in the treatment of abdominal aortic aneurysms：A 5-year concurrent comparison using life table method. J Vasc Surg, 2001, 33：S21-S26.

[30] Yusuf SW，Whitaker SC，Chuter TA，et al. Emergency endovascular repair of leaking aortic aneurysm. Lancet, 1994，344：1645.

[31] Ohki T，Veith F，Sanchez LA，et al. Endovascular graft repair of ruptured aorto-iliac aneurysms. J Am Coll Surg, 1999，189：102-113.

[32] Verhoven ELG，Prins TR，van den Dungen JJA，et al. Endovascular repair of acute AAAs under local anesthesia with bifurcated endografts：A feasibility study. J Endovasc Ther，2002，9：729.

[33] Balko A，Piasecki GJ，Shah DM，et al. Transfemoral placement of intraluminal polyurethane prosthesis for abdominal aortic aneurysm. J Surg Res, 1986，40：305-309.

[34] Lawrence DD，Charnsangavey C，Wright KC，et al. Percutaneous endovascular graft：Experimental evaluation. Radiology, 1987，163：357-360.

[35] Volodos NL，Shekhanin VE，Karpovitch IP. Distant endo replacement of the aorta and iliac arteries (abstract). Irkutsk：All Union Conference, 1985，11：163.

[36] Parodi JC，Palmaz JC，Barone HD. Transfemoral intraluminal graft implantation for abdominal aortic aneurysm. Ann Vasc Surg, 1991，5：491-499.

[37] Parodi JC. Endovascular repair of abdominal aortic aneurysms and other arterial lesions. J Vasc Surg, 1995，21：549-557.

[38] Chuter TAM，Green RM，Ouriel K，et al. Infrarenal aortic aneurysm structure：Implications for transfemoral repair. J Vasc Surg, 1994，20：44-50.

[39] Andrews SM，Cumig R，MacSweeney STR，et al. Assessment of feasibility for endovascular prosthetic tube correction of aortic aneurysms. Br J Surg, 1995，82：917-919.

[40] May J，White GH，May J，et al. Importance of graft configuration in outcome of endoluminal aortic aneurysm repair：A five year analysis by life table method. Eur J Vasc Endovasc Surg, 1998，15：406-411.

[41] Lawrence-Brown MMD，Hartley D，MacSweeney STR，et al. The Perth endoluminal bifurcated graft system—development and early experience. Cardiovasc Surg, 1996，4：706-712.

[42] Schumacher H，Eckstein HH，Kallinowski F，et al. Morphometry and classification in abdominal aortic aneurysms：Patient selection for endovascular and open surgery. J Endovasc Surg, 1997，4：39-44.

[43] Yusuf SW，Whitaker SC，Chuter TA，et al. Early results of endovascular aortic aneurysm surgery with aortouniiliac graft，contralateral iliac occlusion and femoro-femoral bypass. J Vasc Surg，1997，25：165-172.

[44] Chuter TA，Faruqi RM，Reilly LM，et al. Aortomonoiliac endovascular grafting combined with femorofemoral bypass：An acceptable compromise or a preferred solution? Semin Vasc Surg, 1999，12：176-181.

[45] Moore WS，Matsumura JS，Makaroun MS，et al. EVT/Guidant Investigators：Five-year interim comparison of the Guidant bifurcated endograft with open repair of abdominal aortic aneurysm. J Vasc Surg, 2003，38：46-55.

[46] Chuter TAM，Wendt G，Hopkinson BR，et al. Transfemoral insertion of a bifurcated endovascular

graft for aortic aneurysm repair: The first 22 patients. Cardiovasc Surg, 1995, 3: 121-128.

[47] Carpenter JP, Endologix Investigators. Multicenter trial of the PowerLink bifurcated system for endovascular aortic aneurysm repair. J Vasc Surg, 2002, 36: 1129-1137.

[48] Alimi YS, Chakfe N, Rivoal E, et al. Rupture of an abdominal aortic aneurysm after endovascular graft placement and aneurysm size reduction. J Vasc Surg, 1998, 28: 178-183.

[49] Politz JK, Newman VS, Stewart MT. Late abdominal aortic aneurysm rupture after AneuRx repair: A report of three cases. J Vasc Surg, 2000, 31: 599-606.

[50] Fairman RM, Baum RA, Carpenter JP, et al. Limb interventions in patients undergoing treatment with an unsupported bifurcated aortic endograft system: A review of the phase Ⅱ EVT trial. J Vasc Surg, 2002, 36: 118-126.

[51] Becquemin JP, Poussier B, Allaire E, et al. Endograft fabric disintegration simulating a type Ⅱ endoleak. J Endovasc Ther, 2002, 9: 203-207.

[52] Lobato AC, Quick RC, Vaughn PL, et al. Transrenal fixation of aortic endografts: Intermediate follow-up of a single-center experience. J Endovasc Ther, 2000, 7: 273-278.

[53] Burks JA, Faries PL, Gravereaux EC, et al. Endovascular repair of abdominal aortic aneurysms: Stent-graft fixation across the visceral arteries. J Vasc Surg, 2002, 35: 109-113.

[54] Bove PG, Long GW, Shanley CJ, et al. Transrenal fixation of endovascular stent-grafts for infrarenal aortic aneurysm repair: Mid-term results. J Vasc Surg, 2003, 37: 938-942.

[55] Lau LL, Hakaim AG, Oldenburg WA, et al. Effect of suprarenal versus infrarenal aortic endograft fixation on renal function and renal artery patency: A comparative study with intermediate follow-up. J Vasc Surg, 2003, 37: 1162-1168.

[56] Browne TF, Hartley D, Purchas S, et al. A fenestrated covered suprarenal aortic stent. Eur J Vasc Endovasc Surg, 1999, 18: 445-449.

[57] Anderson JL, Berce M, Hartley DE. Endoluminal aortic grafting with renal and superior mesenteric artery incorporation by graft fenestration. J Endovasc Ther, 2001, 8: 3-15.

[58] Anderson JL, Berce M, Hartley DE. Endoluminal aortic grafting with renal and superior mesenteric artery incorporation by graft fenestration. J Endovasc Ther, 2001, 8: 3-15.

[59] Greenberg R, Haulon S, Turc A, et al. Primary endovascular repair of juxtarenal aneurysms with fenestrated endovascular grafting. Eur J Vasc Endovasc Surg, 2004, 27: 484-491.

[60] Wisselink W, Abruzzo FM, Shin CK, et al. Endoluminal repair of aneurysms containing ostia of essential branch arteries: An experimental model. J Endovasc Surg, 1999, 6: 171-179.

[61] Hosakawa H, Iwase T, Sato M, et al. Successful endovascular repair of juxtarenal and suprarenal aortic aneurysms with a branched stent-graft. J Vasc Surg, 2001, 33: 1087-1092.

[62] Chuter TAM, Gordon RL, Reilly LM, et al. An endovascular system for thoracoabdominal aortic aneurysm repair. J Endovasc Ther, 2001, 8: 25-33.

[63] Trout HH 3rd, Tanner HM. A new vascular Endostaple: A technical description. J Vasc Surg, 2001, 34: 565-568.

[64] Treiman GS, Lawrence FP, Edwards WH Jr, et al. An assessment of the current applicability of the EVT endovascular graft for treatment of patients with an infrarenal abdominal aortic aneurysm. J Vasc Surg, 1999, 30: 68-75.

[65] Carpenter JP, Baum RA, Barker CF, et al. Impact of exclusion criteria on patient selection for endovascular abdominal aortic aneurysm repair. J Vasc Surg, 2001, 34: 1050-1054.

[66] Zarins CK, Wolf YG, Hill BB, et al. Will endovascular repair replace open surgery for abdominal

aortic aneurysm repair? Ann Surg, 2000, 232: 501-507.

[67] Armon MP, Yusuf SW, Latief K, et al. Anatomical suitability of abdominal aortic aneurysms for endovascular repair. Br J Surg, 1997, 84: 178-180.

[68] Zarins CK, Wolf YG, Hill BB, et al. Will endovascular repair replace open surgery for abdominal aortic aneurysm repair? Ann Surg, 2000, 232: 501-507.

[69] Beebe HG, Jackson T, Pigott JP. Aortic aneurysm morphology for planning endovascular aortic grafts: Limitations of conventional imaging methods. J Endovasc Surg, 1995, 2: 139-148.

[70] Ingle H, Fiskwick G, Thompson MM, et al. Endovascular repair of wide neck AAA—preliminary report on feasibility and complications. Eur J Vasc Endovasc Surg, 2002, 24: 123-127.

[71] Gitlitz DB, Ramaswami G, Kaplan D, et al. Endovascular stent-grafting in the presence of aortic neck filling defects: Early clinical experience. J Vasc Surg, 2001, 33: 340-344.

[72] Wolf YG, Hill BB, Lee WA, et al. Eccentric stent-graft compression: An indicator of insecure proximal fixation of aortic stent-graft. J Vasc Surg, 2001, 33: 481-487.

[73] Stanley BM, Semmens JB, Mai Q, et al. Evaluation of patient selection guidelines for endoluminal AAA repair with the Zenith stent-graft: The Australasian experience. J Endovasc Ther, 2001, 8: 457-464.

[74] Parlani G, Zannetti S, Verzini F, et al. Does the presence of an iliac aneurysm affect outcome of endoluminal AAA repair? An analysis of 336 cases. Eur J Vasc Endovasc Surg, 2002, 24: 134-138.

[75] Mehta M, Veith FJ, Ohki T, et al. Unilateral and bilateral hypogastric artery interruption during aortoiliac aneurysm repair in 154 patients: A relatively innocuous procedure. J Vasc Surg, 2001, 33 (Suppl): S27-S32.

[76] Morrissey NJ, Faries PL, Carrocio A, et al. Intentional internal iliac artery occlusion in endovascular repair of abdominal aortic aneurysms. J Invasive Cardiol, 2002, 14: 760-763.

[77] Parodi JC, Ferreira M. Relocation of the iliac artery bifurcation to facilitate endoluminal treatment of abdominal aortic aneurysms. J Endovasc Surg, 1999, 6: 342-347.

[78] Kritpracha B, Pigott JP, Russell TE, et al. Bell-bottom aortoiliac endografts: An alternative that preserves pelvic blood flow. J Vasc Surg, 2002, 35: 874-881.

[79] Abu-Ghaida AM, Clair DG, Greenberg RK, et al. Broadening the application of endovascular aneurysm repair: The use of iliac conduits. J Vasc Surg, 2002, 36: 111-117.

[80] Cao P, Verzini F, Parlani G, et al. Predictive factors and clinical consequences of proximal aortic neck dilatation in 230 patients undergoing abdominal aorta aneurysm repair with self-expandable stent-grafts. J Vasc Surg, 2003, 37: 86-90.

[81] May J, White GH, Ly CN, et al. Endoluminal repair of abdominal aortic aneurysm prevents enlargement of the proximal neck: A 9-year life-table and 5-year longitudinal study. J Vasc Surg, 2003, 37: 86-90.

[82] Connors MS, Sternbergh WC, Carter G, et al. Endograft migration one to four years after endovascular abdominal aortic repair with the AneuRx device: A cautionary note. J Vasc Surg, 2002, 36: 476-484.

[83] Sternbergh WC, Money SR, Greenberg RK, et al. Influence of endograft oversizing on device migration, endoleak, aneurysm shrinkage, and aortic neck dilation: Results from the Zenith Multicenter Trial. J Vasc Surg, 2004, 39: 20-26.

[84] Sternbergh WC, Carter G, York JW, et al. Aortic neck angulation predicts adverse outcome with

endovascular abdominal aortic aneurysm repair. J Vasc Surg, 2002, 35: 482-486.

[85] Chaikof EL, Fillinger MF, Matsumura JS, et al. Identifying and grading factors that modify the outcome of endovascular aortic aneurysm repair. J Vasc Surg, 2002, 35: 1061-1066.

[86] Chuter TA, Reilly LM, Stoney RJ, et al. Femoral artery exposure for endovascular aneurysm repair through oblique incisions J Endovasc Surg, 1998, 6: 125.

[87] Caiati JM, Kaplan D, Gitlitz D, et al. The value of the oblique groin incision for femoral artery access during endovascular procedures. Ann Vasc Surg, 2000, 14: 248-253.

[88] Rachel ES, Bergamini TM, Kinney EV, et al. Percutaneous endovascular abdominal aortic aneurysm repair. Ann Vasc Surg, 2002, 16: 43-49.

[89] Howell M, Doughtery K, Strickman N, et al. Percutaneous repair of abdominal aortic aneurysms using the AneuRx stent graft and the percutaneous vascular surgery device. Catheter Cardiovasc Interv, 2002, 55: 281-287.

[90] Traul DK, Clair DG, Gray B, et al. Percutaneous endovascular repair of infrarenal abdominal aortic aneurysms: A feasibility study. J Vasc Surg, 2000, 32: 770-776.

[91] Torsello GB, Kasprzak B, Klenk E, et al. Endovascular suture versus cutdown for endovascular aneurysm repair: A prospective randomized study. J Vasc Surg, 2003, 38: 78-82.

[92] Volodos NL, Karpovich IP, Troyan VI, et al. Clinical experience of the use of self-fixing synthetic prostheses for remote endoprosthetics of the thoracic and the abdominal aorta and iliac arteries through the femoral artery and as intraoperative endoprosthesis for aorta reconstruction. Vasa, 1991, 33 (Suppl): 93-95.

[93] Abu-Ghaida AM, Clair DG, Greenberg RK, et al. Broadening the applicability of endovascular aneurysm repair: The use of iliac conduits. J Vasc Surg, 2002, 36: 111-117.

[94] 陆清声，景在平，赵志青，等. 腹主动脉瘤腔内隔绝术中短支对接困难的处理. 外科理论与实践，2005，10 (5): 423.

[95] Dawson DL, Terramani TT, Loberman Z, et al. Simple technique to ensure coaxial guidewire positioning for placement of iliac limb of modular aortic endograft. J Intervent Cardiol, 2003, 16: 223-226.

[96] Criado FJ, Wilson EP, Abul-Khoudoud O, et al. Brachial artery catheterisation to facilitate endovascular grafting of abdominal aortic aneurysm: Safety and rationale. J Vasc Surg, 2000, 32: 1137-1141.

[97] Bockler D, Krauss M, Mannsmann U, et al. Incidence of renal infarctions after endovascular AAA repair: Relationship to infrarenal versus suprarenal fixation. J Endovasc Ther, 2003, 10: 1054-1060.

[98] Sternbergh WC, Money SR, Yoselovitz M. External transabdominal manipulation of vessels: A useful adjunct with endovascular abdominal aortic aneurysm repair. J Vasc Surg, 2001, 33: 886-887.

[99] Parodi JC. Endovascular repair of abdominal aortic aneurysms and other arterial lesions. J Vasc Surg, 1995, 21: 549-555.

[100] White GH, Yu W, May J, et al. Endoleak as a complication of endoluminal grafting of abdominal aortic aneurysms: Classification, incidence, diagnosis, and management. J Endovasc Surg, 1997, 4: 152-168.

[101] White GH, May J, Waugh RC, et al. Type I and type II endoleak: A more useful classification for reporting results of endoluminal repair of AAA (Letter). J Endovasc Surg, 1998, 5: 189-191.

［102］ White GH，May J，Waugh RC，et al. Type Ⅲ and type Ⅳ endoleak：Toward a complete defini-
tion of blood flow in the sac after endoluminal AAA repair. J Endovasc Surg，1998，5：305-309.

［103］ Faries PL，Cadot H，Agarwal G，et al. Management of endoleak after endovascular aneurysm re-
pair：Cuffs, coils, and conversion. J Vasc Surg，2003，37：1155-1161.

［104］ Chuter TA，Faruqi RM，Sawhney R，et al. Endoleak after endovascular repair of abdominal aortic
aneurysm. J Vasc Surg，2001，34：98-105.

［105］ Faries PL，Cadot H，Agarwal G，et al. Management of endoleak after endovascular aneurysm re-
pair：Cuffs, coils, and conversion. J Vasc Surg，2003，37：1155-1161.

［106］ 陆清声，景在平，包俊敏，等. 腹主动脉瘤腔内隔绝术中及术后移植物相关流出道狭窄的认识和
处理. 介入放射学杂志，2003，12（1）：25-27.

［107］ Chaikof EL，Blankensteijn JD，Harris PL，et al. Ad Hoc Committee for Standardized Reporting
Practices in Vascular Surgery of The Society for Vascular Surgery/American Association for Vascu-
lar Surgery：Reporting standards for endovascular aortic aneurysm repair. J Vasc Surg，2002，35：
1048-1060.

［108］ Brewster DC，Geller SC，Kaufman JA，et al. Initial experience with endovascular aneurysm re-
pair：Comparison of early results with outcome of conventional open repair. J Vasc Surg，1998，
27：992-1003.

［109］ May J，White GH，Yu W，et al. Concurrent comparison of endoluminal versus open repair in
treatment of abdominal aortic aneurysms：Analysis of 303 patients by life table method. J Vasc
Surg，1998，27：213-221.

［110］ Zarins CK，White RA，Schwarten D，et al. AneuRx stent-graft versus open surgical repair of ab-
dominal aortic aneurysms：Multicenter prospective clinical trial. J Vasc Surg，1999，29：292-
308.

［111］ Moore WS，Kashyap VS，Vescera CL，et al. Abdominal aortic aneurysm：Six-year comparison
of endovascular versus transabdominal repair. Ann Surg，1999，230：298-308.

［112］ Scharrer-Pamler R，Kapfer X，Orend KH，et al. Endoluminal grafting of infrarenal aortic aneu-
rysms. Thorac Cardiovasc Surg，1999，47：119-121.

［113］ Becquemin JP，Bourriez A，D'Audiffret A，et al. Mid-term results of endovascular versus open
repair for abdominal aortic aneurysm in patients anatomically suitable for endovascular repair. Eur J
Vasc Endovasc Surg，2000，19：656-661.

［114］ Cohnert TU，Oedert F，Wahlers T，et al. Matched-pair analysis of conventional versus endolumi-
nal AAA treatment outcomes during the initial phase of an aortic endografting program. J Endovasc
Ther，2000，7：94-100.

［115］ Matsumura JS，Brewster DC，Makaroun MS，et al. A multicenter controlled clinical trial of open
versus endovascular treatment of abdominal aortic aneurysm. J Vasc Surg，2003，37：262-271.

［116］ Chuter TAM，Risberg B，Hopkinson BR，et al. Clinical experience with a bifurcated endovascular
graft for abdominal aortic aneurysm repair. J Vasc Surg，1996，24：655-666.

［117］ Moore WS，Rutherford RB. Transfemoral endovascular repair of abdominal aortic aneurysms：Re-
sults of the North-American EVT phase 1 trial. J Vasc Surg，1996，23：543-553.

［118］ May J，White GH，Yu W，et al. Endovascular grafting for abdominal aortic aneurysms：Chan-
ging incidents and indications for conversion to open operation. Cardiovasc Surg，1998，6：194-
197.

［119］ Cuypers PW，Laheij RJ，Buth J. Which factors increase the risk of conversion to open surgery following endovascular abdominal aortic aneurysm repair? Eur J Vasc Endovasc Surg, 2000, 20: 183-189.

[120] Laheij RJF, Van Marrewijk CJ, Buth J, et al. EUROSTAR Collaborators: The influence of team experience on outcomes of endovascular stenting of abdominal aortic aneurysms. Eur J Vasc Endovasc Surg, 2002, 24: 128-133.

[121] Alric P, Hinchcliffe RJ, Wenham PW, et al. Lessons learned from the long-term follow-up of a first-generation aortic stent graft. J Vasc Surg, 2003, 37: 367-373.

[122] Bockler D, Probst T, Weber H, et al. Surgical conversion after endovascular grafting for abdominal aortic aneurysms. J Endovasc Ther, 2002, 9: 111-118.

[123] Adriaensen ME, Bosch JL, Halpem EF, et al. Elective endovascular versus open surgical repair of abdominal aortic aneurysms: Systematic review of short-term results. Radiology, 2002, 224: 739-747.

[124] Buth J, Laheij RJ. Early complications and endoleaks after endovascular abdominal aortic aneurysm repair: Report of a multicenter study. J Vasc Surg, 2000, 31: 134-146.

[125] Zannetti S, De Rango P, Parlani G, et al. Endovascular abdominal aortic aneurysm repair in high-risk patients: A single-center experience. Eur J Vasc Endovasc Surg, 2001, 21: 334-338.

[126] Buth J, van Marrewijk CJ, Harris PL, et al. EUROSTAR Collaborators: Outcome of endovascular abdominal aortic aneurysm repair in patients with conditions considered unfit for an open procedure: A report on the EUROSTAR experience. J Vasc Surg, 2002, 35: 211-221.

[127] Malina M, Nilsson M, Brunkwall J, et al. Quality of life before and after endovascular and open repair of asymptomatic AAAs: A prospective study. J Endovasc Ther, 2000, 7: 372-379.

[128] Arko FR, Hill BB, Reeves TR, et al. Early and late functional outcome assessments following endovascular and open aneurysm repair. J Endovasc Ther, 2003, 10: 2-9.

[129] Maher MM, McNamara AM, MacEneaney PM, et al. Abdominal aortic aneurysms: Elective endovascular repair versus conventional surgery—evaluation with evidence-based medicine techniques. Radiology, 2003, 228: 647-658.

[130] Lee WA, Wolf YG, Hill BW, et al. The first 150 endovascular AAA repairs at a single institution: How steep is the learning curve? J Endovasc Ther, 2002, 9: 269-276.

[131] Lobato AC, Rodrigues-Lopez J, Diethrich EB. Learning curve for endovascular abdominal aortic aneurysm repair: Evaluation of a 277-patient single-center experience. J Endovasc Ther, 2002, 9: 262-268.

[132] White GH, Yu W, May J, et al. Endoleak as a complication of endoluminal grafting of abdominal aortic aneurysms: Classification, incidence, diagnosis, and management. J Endovasc Surg, 1997, 4: 152-168.

[133] White GH, May J, Waugh RC, et al. Type III and type IV endoleak: Toward a complete definition of blood flow in the sac after endoluminal AAA repair. J Endovasc Surg, 1998, 5: 305-309.

[134] Gilling Smith G, Brennan J, Harris P, et al. Endotension after endovascular aneurysm repair: Definition, classification, and strategies for surveillance and intervention. J Endovasc Surg, 1999, 6: 305-307.

[135] Blum U, Voshage G, Lammer J, et al. Endoluminal stent-grafts for infrarenal abdominal aortic aneurysms. N Engl J Med, 1997, 336: 13-20.

[136] Mialhe C, Amicabile C, Becquemin JP. Endovascular treatment of infrarenal abdominal aneurysms by the Stentor system: Preliminary results of 79 cases. J Vasc Surg, 1997, 26: 199-209.

［137］ Stelter W，Umscheid TH，Ziegler P. Three-year experience with modular stent-graft devices for endovascular AAA treatment. J Endovasc Surg，1997，4：362-369.

［138］ Schurink GW，Aarts NJ，Wilde J，et al. Endoleakage after stent-graft treatment of abdominal aneurysms：Implications on pressure imaging：An in vitro study. J Vasc Surg，1998，28：234-241.

［139］ Mehta M，Ohki T，Veith FJ，et al. All sealed endoleaks are not the same：A treatment strategy based on an ex-vivo analysis. Eur J Vasc Endovasc Surg，2001，21：541-544.

［140］ Baum RA，Carpenter JP，Cope C，et al. Aneurysm sac pressure measurements after endovascular repair of abdominal aortic aneurysms. J Vasc Surg，2001，33：32-41.

［141］ Gilling Smith GL，Martin J，Sudhindran S，et al. Freedom from endoleak after endovascular aneurysm repair does not equal treatment success. Eur J Vasc Endovasc Surg，2000，19：421-425.

［142］ Vallabhaneni SR，Gilling-Smith GL，Brennan J，et al. Can intrasac pressure monitoring reliably predict failure of endovascular aneurysm repair? J Endovasc Ther，2003，10：524-530.

［143］ 陆清声，景在平，包俊敏，等. 腹主动脉瘤腔内隔绝术后的瘤腔压. 解放军医学杂志，2001，26（9）：695-696.

［144］ Chuter T，Ivancev K，Malina M，et al. Aneurysm pressure following endovascular exclusion. Eur J Vasc Endovasc Surg，1997，13：85-87.

［145］ Treharne GD，Loftus IM，Thompson MM，et al. Quality control during endovascular aneurysm repair：Monitoring aneurysmal sac pressure superficial femoral artery flow velocity. J Endovasc Surg，1999，6：239-245.

［146］ Mehta M，Veith FJ，Ohki T，et al. Significance of endotension，endoleak and aneurysm pulsatility after endovascular repair. J Vasc Surg，2003，37：842-846.

［147］ Tzortzis E，Hinchliffe RJ，Hopkinson BR. Adjunctive procedures for the treatment of proximal type Ⅰ endoleak：The role of peri-aortic ligatures and Palmaz stenting. J Endovasc Ther，2003，10：233-239.

［148］ Szilagyi DE，Elliott JP，Smith RF. Clinical fate of the patient with asymptomatic abdominal aortic aneurysm and unfit for surgical treatment. Arch Surg，1972，104：600-606.

［149］ Jones A，Cahill D，Gardham R. Outcome in patients with a large abdominal aortic aneurysm considered unfit for surgery. Br J Surg，1998，85：1382-1384.

［150］ Schermerhorn ML，Finlayson SRG，Fillinger MF，et al. Life expectancy after endovascular versus open abdominal aortic aneurysm repair：Results of a decision analysis model on the basis of data from EUROSTAR. J Vasc Surg，2002，36：1112-1120.

［151］ Politz JK，Newman VS，Stewart MT. Late abdominal aortic aneurysm rupture after AneuRx repair：A report of three cases. J Vasc Surg，2000，31：599-606.

［152］ Torsello GB，Klenk E，Kaspizak B，et al. Rupture of abdominal aortic aneurysm previously treated by endovascular stent-graft. J Vasc Surg，1998，28：184-187.

［153］ Darling RC，Ozsvath K，Chang BB，et al. The incidence，natural history and outcome of secondary intervention for persistent collateral flow in the excluded abdominal aortic aneurysm. J Vasc Surg，1999，30：968-976.

［154］ Zarins CK，White RA，Fogarty TJ. Aneurysm rupture after endovascular repair using the AneuRx stent-graft. J Vasc Surg，2000，31：960-970.

［155］ May J，White GH，Yu W，et al. Importance of plain X-ray in endoluminal aortic graft surveillance. Eur J Vasc Endovasc Surg，1997，13：202-206.

［156］ Harris PL，Vallabhaneni SR，Desgranges P. Incidence and risk factors of late rupture，conversion and death after endovascular repair of infrarenal aortic aneurysms: The EUROSTAR experience. J Vasc Surg, 2000, 32: 739-749.

[157] Resch T, Ivancev K, Brunkwall J, et al. Distal migration of stent-grafts after endovascular repair of abdominal aortic aneurysms. J Vasc Interv Radiol, 1999, 10: 257-264.

[158] Resch T, Malina M, Lindblad B, et al. The impact of stent-graft development on outcome of AAA repair: A 7-year experience. Eur J Vasc Endovasc Surg, 2001, 22: 57-61.

[159] Mohan Ⅳ, Harris PL, van Marrewijk CJ, et al. Factors and forces influencing stent-graft migration after endovascular aortic aneurysm repair. J Endovasc Ther, 2002, 9: 748-755.

[160] Cao P, Verzini F, Parlani G, et al. Predictive factors and clinical consequences of proximal aortic neck dilatation in 230 patients undergoing abdominal aorta aneurysm repair with self-expandable stent-graft. J Vasc Surg, 2003, 37: 1200-1205.

[161] Conners MS, Sternbergh WC, Carter G, et al. Endograft migration 1 to 4 years after endovascular abdominal aortic aneurysm repair with the AneuRx device: A cautionary note. J Vasc Surg, 2002, 36: 476-484.

[162] May J, White GH, Ly CN, et al. Endoluminal repair of abdominal aortic aneurysm prevents enlargement of the proximal neck: A 9-year life table and 5-year longitudinal study. J Vasc Surg, 2003, 37: 86-90.

[163] Sternbergh WC, Carter G, York JW, et al. Aortic neck angulation predicts adverse outcome with endovascular abdominal aortic aneurysm repair. J Vasc Surg, 2002, 35: 482-486.

[164] Murphy M, Hodgson R, Harris PL, et al. Plain radiographic surveillance of abdominal aortic stent-grafts: The Liverpool/Perth protocol. J Endovasc Ther, 2003, 10: 911-912.

[165] Matsumura JS, Moore WS. Clinical consequences of periprosthetic leak after endovascular repair of abdominal aortic aneurysm. J Vasc Surg, 1998, 27: 606-613.

[166] Van Marrewijk C, Buth J, Harris PL, et al. Significance of endoleaks after endovascular repair of abdominal aortic aneurysms: The EUROSTAR experience. J Vasc Surg, 2002, 35: 461-473.

[167] Broeders IAMJ, Blankensteijn JD, Gvakharia A, et al. The efficacy of transfemoral endovascular aneurysm management: A study of size changes of the abdominal aorta during mid-term follow-up. Eur J Vasc Endovasc Surg, 1997, 14: 84-90.

[168] Görich J, Rilinger N, Sokiranski R, et al. Embolization of type Ⅱ endoleaks fed by the inferior mesenteric artery: Using the superior mesenteric artery approach. J Endovasc Ther, 2000, 7: 297-301.

[169] Baum RA, Carpenter JP, Golden MA, et al. Treatment of type Ⅱ endoleaks after endovascular repair of abdominal aortic aneurysms: Comparison of transarterial and translumbar techniques. J Vasc Surg, 2002, 35: 23-29.

[170] Faries PL, Cadot H, Agarwal G, et al. Management of endoleak after endovascular aneurysm repair: Cuffs, coils, and conversion. J Vasc Surg, 2003, 37: 1155-1161.

[171] Resch T, Ivancev K, Lindh M, et al. Persistent collateral perfusion of abdominal aortic aneurysm after endovascular repair does not lead to progressive change in aneurysm diameter. J Vasc Surg, 1998, 28: 242-249.

[172] Chuter TA, Faruqi RM, Sawhney R, et al. Endoleak after endovascular repair of abdominal aortic aneurysm. J Vasc Surg, 2001, 34: 98-105.

[173] Buth J, Harris PL, van Marrewijk C, et al. The significance and management of different types of endoleaks. Semin Vasc Surg, 2003, 16: 95-102.

[174] Harris PL，Brennan J，Martin J，et al. Longitudinal aneurysm shrinkage following endovascular aortic aneurysm repair：A source of intermediate and late complications. J Endovasc Surg，1999，6：11-16.

[175] Umscheid T，Stelter WJ. Time-related alterations in shape，position，and structure of self-expanding，modular aortic stent-grafts：A 4-year single-center follow-up. J Endovasc Surg，1999，6：17-32.

[176] Norgren L，Jernby B，Engellau L. Aortoenteric fistula caused by a ruptured stent-graft：A case report. J Endovasc Surg，1998，5：269-272.

[177] Najibi S，Steinberg J，Katzen BT，et al. Detection of isolated hook fractures 36 months after implantation of the Ancure endograft：A cautionary note. J Vasc Surg，2001，34：353-356.

[178] Riepe G，Heilberger P，Umscheid T，et al. Frame dislocation of the body middle rings in endovascular stent tube grafts. Eur J Vasc Endovasc Surg，1999，17：28-34.

[179] Guidoin R，Marois Y，Douville Y，et al. First-generation aortic endografts：Analysis of explanted Stentor devices from the EUROSTAR Registry. J Endovasc Ther，2000，7：105-122.

[180] Jacobs TS，Won J，Gravereaux EC，et al. Mechanical failure of prosthetic human implants：A 10-year experience with aortic stent-graft devices. J Vasc Surg，2003，37：16-26.

[181] Criado J，Clark NS，McKendrick C，et al. Update on the Talent LPS AAA stent-graft：Results with "enhanced Talent." Semin Vasc Surg，2003，16：158-165.

[182] May J，White GH，Waugh R，et al. Improved survival after endoluminal repair with second-generation prosthesis compared with open repair in the treatment of abdominal aortic aneurysms：A five-year concurrent comparison using life-table method. J Vasc Surg，2001，33：S21-S26.

[183] Laheij RJ，Buth J，Harris PL，et al. Need for secondary interventions after endovascular repair of abdominal aortic aneurysm：Intermediate-term follow-up results of a European collaborative registry (EUROSTAR). Br J Surg，2000，87：166-173.

[184] Fairman RM，Baum RA，Carpenter JP，et al. Limb interventions in patients undergoing treatment with an unsupported bifurcated aortic endograft system：A review of the phase II EVT trial. J Vasc Surg，2002，36：118-126.

[185] Sampram ESK，Karafa MT，Mascha EJ，et al. Nature，frequency，and predictors of secondary procedures after endovascular repair of abdominal aortic aneurysm. J Vasc Surg，2003，37：930-937.

[186] Zarins CK，White RA，Moll FL，et al. The AneuRx stent-graft：Four-year results and worldwide experience 2000. J Vasc Surg，2001，33：S135-S145.

[187] Ohki T，Veith FJ，Shaw P，et al. Increasing incidents of mid-term and long-term complications after endovascular graft repair of abdominal aortic aneurysms：A note of caution based on a 9-year experience. Ann Surg，2001，234：323-335.

[188] Bernhard VM，Mitchell RS，Matsumura JS，et al. Ruptured abdominal aortic aneurysm after endovascular repair. J Vasc Surg，2002，35：1155-1162.

[189] Datillo JB，Brewster DC，Fan C-M，et al. Clinical failures of endovascular abdominal aortic aneurysm repair：Incidence，causes and management. J Vasc Surg，2002，35：1137-1144.

[190] Makaroun MS，Chaikof EL，Naslund T，et al. Efficacy of a bifurcated endograft versus open repair of abdominal aortic aneurysms：A reappraisal. J Vasc Surg，2002，35：203-210.

[191] May J，White GH，Waugh R，et al. Rupture of abdominal aortic aneurysms：A concurrent comparison of outcome of those occurring after endoluminal repair versus those occurring de novo. Eur J

Vasc Endovasc Surg, 1999, 18: 344-348.

[192] Wolf YG, Arko FR, Hill BR, et al. Gender differences in endovascular abdominal aortic aneurysm repair with the AneuRx stent-graft. J Vasc Surg, 2002, 35: 882-886.

[193] Shames ML, Sanchez LA, Rubin BG, et al. Delayed complications after endovascular AAA repair in women. J Endovasc Ther, 2003, 10: 10-15.

[194] Parlani G, Verzini F, Zannetti S, et al. Does gender influence outcome of AAA endoluminal repair? Eur J Vasc Endovasc Surg, 2003, 26: 69-73.

[195] Ouriel K, Clair DG, Greenberg RK, et al. Endovascular repair of abdominal aortic aneurysms: Device-specific outcome. J Vasc Surg, 2003, 37: 991-998.

[196] Peppelenbosch N, Buth J, Harris PL, et al. EUROSTAR Collaborators: Diameter of AAA and outcome of endovascular aneurysm repair. Does size matter? A report from the EUROSTAR. J Vasc Surg, 2004, 39: 288-297.

[197] Carpenter JP, Baum RA, Barker CF, et al. Impact of exclusion criteria on patient selection for endovascular abdominal aortic aneurysm repair. J Vasc Surg, 2001, 34: 1050-1054.

[198] Armon MP, Yusuf SW, Whitaker SC, et al. Influence of abdominal aneurysm size on the feasibility of endovascular repair. J Endovasc Surg, 1997, 4: 279-283.

[199] 陆清声，景在平，赵志青，等. 腹主动脉瘤腔内隔绝术后移植物感染一例. 外科理论与实践，2001, 6 (6): 404.

[200] Greenhalgh RM, Brown LC, Kwong GP, et al. Comparison of endovascular aneurysm repair with open repair in patients with abdominal aortic aneurysm (EVAR trial 1), 30-day operative mortality results: randomized controlled trial. Lancet, 2004, 364: 843-848.

[201] EVAR trial 2 investigators. Endovascular aneurysm repair and outcome in patients unfit for open repair of abdominal aortic aneurysm (EVAR trial 2): randomised controlled trial. Lancet, 2005, 365: 2187-2192.

[202] Prinssen M. A randomized trial comparing conventional and endovascular repair of abdominal aortic aneurysms. N Engl J Med, 2004, 351: 1607-1618.

[203] Greenberg RK. Endovascular management of juxtarenal aneurysms with fenestrated endovascular grafting. J Vasc Surg, 2004, 39: 279-287.

[204] Leurs LJ, Kievit J, Dagnelie PC, et al. Influence of infrarenal neck length on outcome of endovascular abdominal aortic aneurysm repair. J Endovasc Ther, 2006, 13: 640-648.

[205] Greenberg RK, Chuter TA, Sternbergh WC, et al. Zenith AAA endovascular graft: intermediate-term results of the US multicenter trial. J Vasc Surg, 2004, 39: 1209-1218.

[206] Greenberg RK. Abdominal aortic endografting: fixation and sealing. J Am Coll Surg, 2002, 194: S79-S87.

[207] Black SA. Complex thoracoabdominal aortic aneurysms: endovascular exclusion with visceral revascularization. J Vasc Surg, 2006, 43: 1081-1089.

[208] West CA. Factors affecting outcomes of open surgical repair of pararenal aortic aneurysms: a 10-year experience. J Vasc Surg, 2006, 43: 921-927.

[209] Sarac TP. Contemporary results of juxtarenal aneurysm repair. J Vasc Surg, 2002, 36: 1104-1111.

[210] Browne TF. A fenestrated covered suprarenal aortic stent. Eur J Vasc Endovasc Surg, 1999, 18: 445-449.

[211] Faruqi RM. Endovascular repair of abdominal aortic aneurysm using a pararenal fenestrated stent-

graft. J Endovasc Surg, 1999, 6: 354-358.

[212] Anderson JL, Berce M, Hartley DE. Endoluminal aortic grafting with renal and superior mesenteric artery incorporation by graft fenestration. J Endovasc Ther, 2001, 8: 3-15.

[213] Stanley BM, Semmens JB, Lawrence-Brown MM, et al. Fenestration in endovascular grafts for aortic aneurysm repair: new horizons for preserving blood flow in branch vessels. J Endovasc Ther, 2001, 8: 16-24.

[214] Greenberg RK, Haulon S, O'Neill S, et al. Primary endovascular repair of juxtarenal aneurysms with fenestrated endovascular grafting. Eur J Vasc Endovasc Surg, 2004, 27: 484-491.

[215] Verhoeven EL. Treatment of short-necked infrarenal aortic aneurysms with fenestrated stent-grafts: short-term results. Eur J Vasc Endovasc Surg, 2004, 27: 477-483.

[216] Adam DJ, Berce M, Hartley DE, et al. Repair of juxtarenal para-anastomotic aortic aneurysms after previous open repair with fenestrated and branched endovascular stent grafts. J Vasc Surg, 2005, 42: 997-1001.

[217] McWilliams RG, Murphy M, Hartley D, et al. In situ stent-graft fenestration to preserve the left subclavian artery. J Endovasc Ther, 2004, 11: 170-174.

[218] Greenberg RK. Beyond the aortic bifurcation: branched endovascular grafts for thoracoabdominal and aortoiliac aneurysms. J Vasc Surg, 2006, 43: 879-886.

[219] Anderson JL, Adam DJ, Berce M, et al. Repair of thoracoabdominal aortic aneurysms with fenestrated and branched endovascular stent grafts. J Vasc Surg, 2005, 42: 600-607.

[220] O'Neill S. A prospective analysis of fenestrated endovascular grafting: intermediate-term outcomes. Eur J Vasc Endovasc Surg, 2006, 32: 115-123.

[221] Muhs BE. Mid-term results of endovascular aneurysm repair with branched and fenestrated endografts. J Vasc Surg, 2006, 44: 9-15.

[222] Chuter TA, Buck DG, Schneider DB, et al. Development of a branched stent-graft for endovascular repair of aortic arch aneurysms. J Endovasc Ther, 2003, 10: 940-945.

第九章 髂动脉瘤的介入治疗

第一节 概　述

一、髂动脉瘤的自然发展史和病因学

髂动脉瘤的定义是髂动脉直径扩张超过 1.5cm。当前公认的观点均认为髂动脉段扩张形成动脉瘤与腹主动脉粥样硬化性动脉瘤关系最为密切，10%～20% 的腹主动脉瘤累及髂动脉。孤立性髂动脉瘤（isolated iliac artery aneurysm，IIAA）是指髂动脉部位包括髂总、髂外和髂内动脉的动脉瘤，而不伴有腹主动脉扩张，在临床上比较少见。IIAA 可以是单发，也可以是多发，常累及髂总和髂内动脉，髂外动脉则更为罕见。一些作者报道了IIAA 的发生率占腹主动脉瘤的 0.9%～7.8%，有报道在瑞典一个 23 万人口的城市中，结合手术和尸检的系列研究发现，孤立性髂动脉瘤的发病率是 0.03%。在此项研究中，腹主动脉瘤的尸检总体发病率是 3.8%，腹主动脉瘤中 17% 合并髂动脉瘤。与主动脉瘤的病因一样，孤立性髂动脉瘤最常见的病因是动脉粥样硬化，其他的原因包括创伤、感染（真菌性髂动脉瘤）、夹层、运动过度（如进行自行车比赛）、移植物对位吻合口失败，除此之外还有继发于 Behcet 病、肌纤维发育不良、先天性结缔组织病（如 Ehlers-Danlos 综合征、马方氏综合征）的报道。

全面了解和掌握髂动脉瘤的自然病史非常困难。在大多数出版物中，髂动脉瘤均以不同形式的小病例数或尸检数量来描述。但许多资料显示髂动脉瘤有很大的自发破裂的倾向。据报道破裂概率超过 30%。而一项针对 189 名患者 323 个无症状髂总动脉瘤的调查发现，动脉瘤直径小于 3cm 者扩张极为缓慢且很少破裂。对这组病例进一步研究发现：髂动脉瘤的扩张率和瘤体大小直接相关，那些直径小于 3cm 的病例可通过每年的彩超检查来安全随访。动脉瘤大于 3cm 的病例应每隔 6 个月进行复查；也有学者认为对于孤立性髂动脉瘤推荐在直径超过 3.0～3.5cm 时进行外科干预，因为已报道的最小的破裂髂动脉瘤的直径是 3cm。所有超过 4cm 的无症状的髂动脉瘤，或者任何大小的有症状的髂动脉瘤，应该接受择期治疗。比较一致的观点是：所有直径超过 5cm 的髂动脉瘤都需要尽快地治疗。如前所述，髂动脉瘤的自然病史由渐进性扩张伴随最终破裂所组成，而破裂风险的提高和瘤体大小正相关。需要强调的是，选择性外科手术的死亡率是 7%～11%，外科急诊手术的死亡率达 50%。

二、髂动脉瘤的解剖学分布

无论是与腹主动脉瘤相关的髂动脉瘤，还是"孤立性"髂动脉瘤，显然更多见于髂总动脉部位，超过其他两处髂动脉部位。大部分病例报道提示其发病概率髂总动脉瘤占到85%～90%，髂内动脉瘤占 5%～10%，髂外动脉瘤小于 1%。但是，日本的一项研究报道显示髂内动脉瘤的患病率为 44%，这或许是由于地理不同和种群不同所造成的。即使在

那些不与腹主动脉瘤相关联的髂动脉瘤患者中，也存在多发和双髂同时发生的趋势。

三、髂动脉瘤的临床表现

孤立性髂动脉瘤的典型临床表现包括：动脉瘤破裂前诊断困难，直到急性发作腰骶部疼痛或血流动力学状态改变（失血性休克）。可是在许多情况下，由于骨盆的空间有限，这些动脉瘤也可表现为对邻近器官和结构的慢性压迫症状。已发表的文献中对这些症状的描述包括：腿肿，尿潴留，输尿管梗阻，肠梗阻或肠瘘，以及坐骨神经、股神经、闭孔神经的神经性病变。直径小于 4cm 的动脉瘤触诊很难摸到，如果没有症状则在临床检查时常常被忽视。髂动脉瘤经常由于其他不适而行影像学检查时被额外发现。

第二节　影像学诊断及评估

髂动脉瘤的影像学诊断方法包括超声、CT、MRI 及动脉造影等。每种检查方法都有其优缺点，根据情况选取合适的方法，可以对髂动脉瘤作出准确的诊断和评估。

一、血管超声

血管超声是各种影像学检查中价格最低、创伤最小，也是最常用的检查，尤其适用于病人的初步筛查及长期随访。超声在血管纵向及横向上都能探测成像，可以测量髂动脉瘤的大小，但其横径的测量不如前后径的测量准确。超声检查除了可以测量瘤体的大小，还可以提供瘤壁结构的详细情况包括动脉硬化斑块及附壁血栓。在肠道积气较重或病人较胖时准确性较差，并且超声往往不能准确地判断动脉瘤是否破裂。

二、CT

CT 价格较超声贵，而且存在电离辐射及需要注射造影剂，但可以获得动脉及身体其他结构的横截面图像，可以准确地测量髂动脉瘤的直径，是目前诊断髂动脉瘤最好的方法之一。由于 CT 具有高分辨率，它可以准确地提供髂动脉瘤的各项影像学资料，包括瘤体的直径、附壁血栓的部位及程度、钙化的部位及严重程度等，并且在判断动脉瘤是否破裂方面 CT 较超声有更大的优势，可以较准确地显示是否破裂以及破口的位置。三维重建图像则可以直观地呈现髂动脉瘤的形态，为制订手术方案提供有力的依据。螺旋 CT 可以更快、更准确地提供动脉瘤的各项数据，通过更薄的断层扫描可以获得动脉各个分支的图像，能准确、清晰地提供动脉瘤及其分支的三维影像。

三、MRI

MRI 在动脉瘤的测量准确性方面与 CT 相当，而且不需要放射线，可以得到冠状面、矢状面及横断面等任何断层成像。MRI 检查不需要造影剂，因此对于部分使用造影剂禁忌的患者如肾功能不全者非常适合。MRI 同样具有较高的分辨能力，可以准确区分内脏和其他周围组织的动静脉，能够测定血流及重新构造图像，在诊断髂动脉瘤方面有较高的应用价值。但 MRI 价格较贵，检查时间比 CT 检查时间长，显像易受呼吸、脉搏和体位变化的影响，对于安装起搏器及体内放置金属异物的患者不适用，因此其应用不如 CT

广泛。

四、动脉造影

动脉造影为有创性检查手段，随着 CT 及 MRI 的发展和完善，已较少应用动脉造影作为首选的诊断方法，但在某些诊断困难的患者，动脉造影可以提供直观的动脉瘤形态，并准确测量各种血管口径，为动脉瘤的腔内治疗提供准确的数据。

第三节　介入治疗路径及要点

一、髂总动脉瘤

当前，已经有相当数量的病历报道了中期的成功结果，髂动脉瘤的血管腔内治疗技术已经被证明是有效和安全的。腔内治疗最理想的结果是血管腔内移植物覆盖病变，其近远端锚定区长度最好在 2cm 以上，术后病人需接受长期抗血小板治疗（除非有禁忌证）。在选择腔内治疗方法上，可依据影像学表现分为两类。

1. 髂总动脉瘤近端距离主髂分叉部长度超过 2cm

超过 2cm 者，可以通过在患侧的髂总至髂外动脉内放置血管移植物来治疗。虽然理论上髂内动脉开口的位置将决定是否需要用弹簧圈来栓塞这支动脉，如果瘤体末端到髂内动脉起始部还有一定长度的正常血管，移植物的末端可以放置在髂内动脉开口的近端。但这种情况非常少见，绝大多数病例在血管移植物放置之前必须先对同侧髂内动脉主干进行栓塞以避免血液反流进入瘤体（参照腹主动脉瘤腔内修复治疗中常用的术语称为Ⅱ型内瘘）。

如果髂内动脉开口起自动脉瘤囊内，或者部分髂内动脉已包含入动脉瘤下缘，那就必须封盖髂内动脉以避免来自骨盆侧支血管的反流血进入动脉瘤囊内。这种情况下弹簧圈封堵操作的关键在于封堵髂内动脉壁支、脏支或髂内动脉近端的主干。如果髂内动脉的开口起源于相对正常的髂总动脉，只是瘤体末端距髂内动脉起始部太短以至于不能够安全地锚定覆膜人工血管时，移植物可以跨过髂内动脉起始部放置且不需要弹簧圈栓塞髂内动脉开口部。假如装置的口径合适（一般移植物的直径要比瘤颈直径大 5%～10%），那么移植物材料常常在堵塞住髂内动脉开口时不会发生瘤体内的反流。

2. 髂总动脉瘤近端距离主-髂动脉分叉部不足 2cm 或者髂动脉瘤累及腹主动脉分叉部

由于容易产生血管移植物近端锚定区的不完全封闭，存在内瘘的高风险（参照腹主动脉瘤腔内修复治疗中常用的术语称为Ⅰ型内瘘），很难单纯使用直型血管移植物来治疗。因此，这样的髂总动脉瘤可以使用分叉型腔内移植物或是锥形的主动脉-单侧髂动脉移植物（AUI 支架）来治疗，但后一项技术需要随后的股-股动脉人工血管转流术来维持对侧腿的血流供应。

从理论上讲，首选分叉型移植物，因为它们保持了正常的血管解剖关系，但是，这项技术的缺点在于它需要腹主动脉下段有足够的直径来放置分叉形血管移植物，同时髂动脉也需要有足够的直径来通过大的推送装置。这个技术或许更适合与主动脉瘤伴发的髂动脉瘤。主动脉-单侧髂动脉装置（AUI 支架）使用时需要同时进行解剖外路径的股动脉-股动脉转流来维持对侧下肢的血流供应。一般首选在主动脉及患侧髂动脉内植入血管移植物，当患侧髂动脉非常扭曲或口径太小时，可以将血管移植物从主动脉放置到对侧髂动脉，同时栓塞患侧的髂动脉。

二、髂内动脉瘤

髂内动脉瘤常常延伸到骨盆的深层，因此在直视开放手术中对医生提出艰难的挑战。无论是开放手术还是腔内技术，成功治疗的最主要决定因素是完全闭塞动脉瘤的流出道分支血管。髂内动脉瘤的经典外科手术是近端结扎，这种术式早在20世纪早期就已有报道。虽然实践证明这个术式简单，有较低的并发症发病率及死亡率，但是众所周知，这种简单的结扎髂内动脉瘤瘤体近端的方法会由于反流性灌注使瘤体继续增大。即使是直径小于3cm的小动脉瘤，在单纯的近端结扎后也不能在瘤腔内完全地形成血栓。当前公认的最好的外科开放手术操作包括从动脉瘤囊内缝扎分支血管的开口（瘤腔内缝合技术），同时结扎近端。这个手术具有一定的技术上的难度，并有相当高的死亡率（5%～10%），因此适用于那些伴有瘤体邻近结构受压症状的病人。

腔内治疗包括：弹簧圈封堵流出道后放置移植物跨过髂内动脉开口部；用多种促进血栓生成的弹簧圈填充瘤囊；或者用弹簧圈栓塞流入道和流出道血管。

1. 髂内动脉主干上有明确的"近端瘤颈"通往瘤体，同时有适当的壁支和脏支作为流出血管

腔内治疗首要的治疗选项是瘤体近远端动脉的栓塞，它具有最小的侵入性，且能够避免因盆腔侧支血管的反流而造成的瘤体进一步扩张。需要强调的是，此技术适用于距髂内动脉起始部有充分距离（>2cm）的髂内动脉瘤，以便可以进行近端的栓塞。瘤体远端分支血管栓塞时，须将导管插入髂内动脉的壁支和脏支，并尽可能在靠近瘤体的位置用铂金弹簧圈进行栓塞。这意味着必须精心选择弹簧圈的直径，一般应大于封堵血管直径1～2mm，以避免瘤体末端的扩张和分支血管的堵塞。在这些情况下，使用液态栓塞物质是不可取的，因其可导致骨盆严重缺血及对邻近敏感器官和神经造成潜在损害。通常使用的弹簧圈规格：0.889mm（0.035英寸）医用不锈钢弹簧圈直径5～20mm，0.889mm（0.035英寸）铂金弹簧圈直径5～10mm（Cook）。

如果瘤体较大并有多个小的流出道分支血管，应尽可能安全地分别封堵这些血管。当瘤体末端血管的导管插入出现技术上的困难并耗时过久时，也可以在瘤囊内放置多个弹簧圈然后栓塞近端，但这样做往往需要大量的弹簧圈，特别是大的动脉瘤。一般先用较大的弹簧圈填充，然后选用中等及小的弹簧圈填充剩余的瘤囊空间。

单纯行近端弹簧圈栓塞不可取，可由于大量盆腔侧支血管的反流而引发动脉瘤再血管化。应该注意，用来阻塞髂内动脉分支的铂金弹簧圈要选择合适的口径，同时注意不要让栓塞瘤体远端分支的弹簧圈栓塞到分支血管太末端的位置。

2. 瘤体近端距髂内动脉开口不足2cm的髂内动脉瘤

由于栓塞的弹簧圈在释放时可能会移动进入髂总或髂外动脉，因此近端栓塞有时会比较困难。针对这样的病例，跨过髂内动脉开口放置血管移植物可以取得近端栓塞的效果。这种情况下，栓塞动脉瘤末端血管，然后植入血管移植物是一个可以选择的有效的治疗手段。这个技术不依赖于近端瘤颈的存在，适合于那些髂内动脉开口和动脉瘤囊之间没有或者仅有很短正常动脉的病例。然而，如果髂总或髂内动脉特别扭曲或直径太小，血管腔内

移植物也许在技术上难以实施，此时，栓塞动脉瘤远端血管，跨过髂内动脉开口部放置一个裸支架，然后通过支架的网孔进行近端的栓塞是可能的备选方案。放置裸支架的目的是防止弹簧圈移动进入髂总或髂外动脉。

三、髂外动脉瘤

由动脉粥样硬化而引发的主-髂动脉瘤中，髂外动脉部位极少受累。只是偶尔在孤立性髂动脉瘤中会发现。一般来说，类似髂总动脉瘤，可以选择血管移植物植入来治疗。如果在髂外动脉近端没有合适的锚定区，血管移植物的近端可以放置在髂总动脉内，多采用锥形血管移植物。

四、人工血管吻合口的髂动脉瘤

腹主动脉瘤的手术治疗中使用一个分叉形人工血管与自身动脉接合，分叉形人工血管的两支常常和髂总动脉行端端吻合，使得髂总动脉常常是术后发生问题的部位。发生于腹主动脉瘤手术后的吻合口髂动脉瘤可以在栓塞髂内动脉后放置血管移植物来治疗。当髂总动脉合并动脉瘤或有严重的动脉粥样硬化改变时，人工血管常常和髂外动脉或股动脉行端侧吻合，同时缝闭髂总动脉近端开口部。这种术式可以帮助保护反流血进入髂内动脉以避免盆腔脏器缺血。然而，"死胡同"形状的髂总动脉在持续的灌注过程中可以诱发产生扩张。这样的髂动脉瘤由于术后的粘连，采用直视手术方式治疗对技术要求非常高。而这类端侧吻合后形成的髂动脉瘤患者，由于近端有足够的长度进行栓塞，因此可以安全地实施近端栓塞术。

第四节　手术并发症及处理

在少数情况下，髂动脉瘤腔内治疗后会发生并发症。这些并发症中的大多数可以准确诊断并通过微创方式来处理。因此，了解这些并发症有助于对其进行预防和准确处理。

一、血管植入术后综合征及栓塞术后综合征

主要包括低热、腹痛、轻度白细胞增多、C反应蛋白升高。这些症状通常可以自限并常常在术后1周内消失，不需要特殊处理。

二、髂动脉损伤

血管腔内移植物的推送装置通过直径小的或扭曲的髂动脉时容易发生这种并发症。根据 Tillich 等的报道，接受经股动脉路径腔内移植物植入的患者中，髂动脉高度扭曲是造成髂动脉损伤的危险因素。然而，出现夹层的髂动脉与没有出现夹层的髂动脉的平均直径没有统计学上的显著差异。因此，看起来很难决定使得腔内移植物顺利输送所需的最小髂动脉直径。腔内治疗开始前要考虑以下因素，如髂动脉的尺寸、钙化及扭曲程度，以及输送装置的大小，医生应对是否需要先进行髂动脉的球囊血管成形作出最佳的判断。

髂动脉损伤由于会随之产生动脉血栓及远端肢体缺血，需要迅速处理。虽然一些病例需要手术治疗（动脉内膜切除术或旁路移植术），但大多数髂动脉损伤可以应用支架植入

来处理。

三、血管移植物血栓形成

血管移植物内血栓形成既可以在腔内治疗后即刻发生，也可以在随访过程中发生。因此，在腔内血管移植物植入后患者应该接受抗血小板治疗（除非禁忌），以获得长期的移植物通畅。此外，在瘤体近端锚定血管与远端锚定血管口径相差过大的病例中，应使用锥形血管移植物来避免直型移植物覆膜材料褶皱引起远端较细的血管发生狭窄或阻塞。当随访期间移植物发生阻塞时，应迅速施行股-股人工血管旁路移植术或者经导管溶栓。

四、结肠黏膜缺血

在大多数病人中，闭塞双侧髂内动脉是可接受的。但是如果先前接受过腹主动脉瘤开放手术，且结扎了肠系膜下动脉，此时如果栓塞双侧髂内动脉，则结肠直肠缺血的风险会较大。这种情况下，应当行选择性肠系膜上动脉血管造影来评估到肠系膜下动脉分支的侧支血管途径，如果血管造影提示侧支循环不充分，要仔细考虑是否进行双侧髂内动脉栓塞这个问题。

五、臀肌跛行

有一定数量的患者在栓塞髂内动脉，进行腹主动脉瘤腔内修复术后会产生慢性症状，无论是一过性的还是持久的，包括臀肌跛行和性功能障碍。然而这些并发症很少出现在髂动脉瘤腔内治疗后，即使出现，也常常是短暂的。这种现象或许可以解释为在髂内动脉瘤腔内修复术后，腰动脉、肠系膜下动脉、股深动脉能够提供充足的臀部血液循环，而在腹主动脉瘤修复后，通过这些侧支动脉提供的血液循环量往往变得不够充足。

第五节　疗效评估与随访

腔内治疗术后 1 周、1 个月、3 个月、6 个月及之后每间隔 6 个月应常规行增强 CT 检查。在大多数情况下，腔内血管治疗可以取得即刻的和长期的髂动脉瘤内血栓形成。但是，无论选择何种腔内治疗方法，接受治疗的动脉瘤常常表现为瘤体大小逐渐减小。因此，定期的影像学复查是必不可少的，不仅包括血管移植物植入的病例，也包括单纯栓塞治疗者。

（陈　忠　吴敏章　王　盛）

参考文献

［1］ Brunkwall J，Hauksson H，Bengtsson H，et al. Solitary aneurysms of the iliac arterial system：an estimate of their frequency of occurrence. J Vasc Surg，1989，10：381-384.

［2］ Richardson JW，Greenfield LJ. Natural history and management of iliac aneurysms. J Vasc Surg，1988，8：165-171.

［3］ Santilli SM，Wernsing SE，Lee ES. Expansion rates and outcomes for iliac artery aneurysms. J Vasc

Surg，2000，31（1 Pt1）：114-121.

[4] McCready RA, Pairolero PC, Gilmore JC, et al. Isolated iliac artery aneurysms. Surgery, 1983, 93: 688-693.

[5] Sekkal S, Cornu E, Christides C, et al. Iliac artery aneurysms: sixty-seven cases in forty-eight patients. J Mal Vasc, 1993, 18: 13-17.

[6] Matsumoto K, Matsubara K, Watada S, et al. Surgical and endovascular procedures for treating isolated iliac artery aneurysms: ten-year experience. World J Surg, 2004, 28: 797-800.

[7] McCready RA, Pairolero PC, Gilmore JC, et al. Isolated iliac artery aneurysms. Surgery, 1983, 93: 688-693.

[8] Dosluoglu HH, Dryjski ML, Harris LM. Isolated iliac artery aneurysms in patients with or without previous abdominal aortic aneurysm repair. Am J Surg, 1999, 178: 129-132.

[9] Stroumpouli E, Nassef A, Loosemore T, et al. The endovascular management of iliac artery aneurysms. Cardiovasc Intervent Radiol, 2007, 30 (6): 1099-1104.

[10] Fahrni M, Lachat MM, Wildermuth S, et al. Endovascular therapeutic options for isolated iliac aneurysms with a working classification. Cardiovasc Intervent Radiol, 2003, 26: 443-447.

[11] Boules TN, Selzer F, Stanziale SF, et al. Endovascular management of isolated iliac artery aneurysms. J Vasc Surg, 2006, 44 (1): 29-37.

[12] Okada T, Yamaguchi M, Kitagawa A, et al. Endovascular Tubular Stent-Graft Placement for Isolated Iliac Artery Aneurysms. Cardiovasc Intervent Radiol, 2012, 35 (1): 59-64.

[13] Parry DJ, Kessel D, Scott DJ. Simplifying the internal iliac artery aneurysm. Ann R Coll Surg Engl, 2001, 83: 302-308.

[14] Razavi MK, Dake MD, Semba CP, et al. Percutaneous endoluminal placement of stent-graft for the treatment of isolated iliac artery aneurysms. Radiology, 1995, 197: 801-804.

[15] Mori M, Sakamoto I, Morikawa M, et al. Transcatheter embolization of internal iliac artery aneurysms. J Vasc Interv Radiol, 1999, 10: 591-597.

[16] van Sambeek MR, van Urk H. Endovascular treatment of isolated iliac artery aneurysms. Eur J Vasc Endovasc Surg, 1998, 15: 91-92.

[17] O'Brien CJ, Rankin RN. Percutaneous management of large-neck pseudoaneurysms with arterial stent placement and coil embolization. J Vasc Interv Radiol, 1994, 5: 443-445.

[18] McLoughlin RF, Rankin R, McKenzie N. Embolization of iliac artery aneurysms following abdominal aortic aneurysm repair with a bifurcated graft. Clin Radiol, 1997, 52: 680-683.

[19] Criado FJ, Clark NS, Barnatan MF. Stent graft repair in the aortic arch and descending thoracic aorta: a 4-year experience. J Vasc Surg, 2002, 36: 1121-1128.

[20] Tillich M, Bell RE, Paik DS, et al. Iliac arterial injuries after endovascular repair of abdominal aortic aneurysms: correlation with iliac curvature and diameter. Radiology, 2001, 219: 129-136.

[21] Fattori R, Napoli G, Lovato L, et al. Descending thoracic aortic disease: stent-graft repair. Radiology, 2003, 229: 176-183.

[22] Buckley CJ, Buckley SD. Technical tips for endovascular repair of common iliac artery aneurysms. Semin Vasc Surg, 2008, 21 (1): 31-34.

[23] Iliopoulos JI, Pierce GE, Hermreck AS, et al. Hemodynamics of the inferior mesenteric arterial circulation. J Vasc Surg, 1990, 11: 120-126.

[24] Cynamon J, Lerer D, Veith FJ, et al. Hypogastric artery coil embolization prior to endoluminal repair of aneurysms and fistula: buttock claudication, a recognized but possibly preventable complica-

tion. J Vasc Interv Radiol, 2000, 11: 573-577.

[25] Schoder M, Zaunbauer L, Holzenbein T, et al. Internal iliac artery embolization before endovascular repair of abdominal aortic aneurysms: frequency, efficacy, and clinical result. AJR Am J Roentgenol, 2001, 177: 599-605.

[26] Rayt HS, Bown MJ, Lambert KV, et al. Buttock claudication and erectile dysfunction after internal iliac artery embolization in patients prior to endovascular aortic aneurysm repair. Cardiovasc Intervent Radiol, 2008, 31 (4): 728-734.

[27] Laganà D, Carrafiello G, Recaldini C, et al. Endovascular treatment of isolated iliac artery aneurysms: 2-year follow-up. Radiol Med, 2007, 112 (6): 826-836.

第十章　下肢动脉硬化闭塞症的介入治疗

第一节　概　述

人体动脉是从心脏运送血液到全身各器官的血管，动脉在行进过程中不断分支，愈分愈细，小动脉最后移行为毛细血管。动脉管壁较厚，平滑肌较发达，弹力纤维较多，管腔断面呈圆形，具有舒缩性和一定的弹性，运送的是含氧量高的血液。动脉粥样硬化主要是细胞纤维基质、脂质和组织碎片的异常沉积，导致动脉管壁增厚、变硬、管腔缩小的退行性和增生性病变的总称，是心肌梗死、脑梗死和肢体缺血的主要原因。

下肢动脉硬化闭塞症（lower extremity arteriosclerosis obliterans，ASO）是由下肢动脉的粥样硬化性改变所导致的动脉狭窄或闭塞而引起肢体缺血表现的慢性疾病，常为全身动脉硬化性疾病在下肢的表现。患肢有倦怠、发冷、麻木、疼痛、间歇性跛行和趾或足发生溃疡或坏死等临床表现。动脉病变特点为狭窄或闭塞性病变，常呈节段性，局限于动脉分叉处，有时动脉狭窄或闭塞性病变呈节段性和多平面性，好发于动脉分叉、开口、动脉走向成角的部位，此处遭受高压血流的冲击力较大，动脉内膜易损伤和脂质斑块易形成，常累及一侧或双侧下肢动脉，上肢很少累及。在美国，下肢的周围血管疾病波及了高达1000万人口，是导致死亡的重要原因，文献报道，高达50%的有症状的罹患周围动脉疾病的患者都呈现股浅动脉（SFA）的慢性完全闭塞（CTO），这些患者通常合并有心脏和脑血管疾病，并且可能通过以下方式增加5年期的死亡率：50%的住院病人有间歇性跛行的症状；60%~70%的住院病人出现严重肢体缺血。在我国60岁以上老年人ASO患病率可达15.91%，有增加趋势，与人民生活水平的不断提高、饮食结构改变、人口老龄化的进展以及血管外科诊疗水平提高密切相关。

一、下肢动脉解剖学

髂总动脉及髂外动脉是指起始于腹主动脉分叉部至腹股沟韧带深面的一段动脉，股动脉在腹股沟韧带中点深面续为髂外动脉，在腘窝移行为腘动脉，动脉在腘窝深部下行，在膝关节下方分为胫后动脉、胫前动脉和腓动脉，胫后动脉沿小腿后部深层下行，经内踝后方至足底分为足底内侧动脉和足底外侧动脉，胫前动脉起始后经胫腓骨之间穿行向前，至小腿前部下行，越过踝关节前面至足背，移行为足背动脉，腓动脉起于胫后动脉上部，沿腓骨内侧下行，分支营养邻近诸肌和胫、腓骨。足底动脉弓由足底外侧动脉和足背动脉的足底深支构成，位置在跖骨底附近，骨间肌的浅面。弓的凸缘发出第一至四跖足底动脉，行于跖骨之间，再各分为两条趾底动脉，分布于各趾的相对缘。

二、临床表现及诊断

动脉粥样硬化的自然病程很长，从脂质在动脉内膜沉积、粥样斑块形成、管腔狭窄或闭塞，到临床症状出现，要经历几年、十几年或几十年，患者主要表现有下肢血流减少而导致的畏寒，皮色苍白，间歇性跛行，营养障碍，后期缺血严重，可出现静息痛、足部特征性坏疽，严重影响生存质量，甚至造成截肢而残废。

临床上脑梗死、心肌缺血、心肌梗死、糖尿病、高血压等患者就诊时通过下列手段获得初步诊断：①通过询问病史（有无间歇性跛行，有无溃疡、坏疽既往史）；②简单的肢体触诊（动脉搏动）；③观察肢体颜色变化（缺血一侧颜色发白）。当怀疑时可检测双侧踝/肱指数（Ankle Brachial Index，ABI），当 ABI≤0.90 时，可进一步行彩色多普勒超声、CTA、MRA、DSA 检查，目的是证实动脉硬化性闭塞病的诊断，并确定部位和严重程度。

下肢动脉硬化性闭塞症的主要诊断标准：①年龄大于 40 岁；②吸烟、糖尿病、高血压、高脂血症等高危因素；③符合下肢动脉硬化闭塞症的临床表现；④缺血肢体远端动脉搏动减弱或消失；⑤ABI≤0.90；⑥影像学检查证据：彩色超声、CTA、MRA 和 DSA 等影像学检查显示相应动脉的狭窄或闭塞。

符合上述诊断标准前四条可以作出下肢 ASO 的临床诊断。ABI 和彩色超声可以判断下肢的缺血程度。确诊和拟定外科手术或腔内治疗方案时根据需要进一步行 MRA、CTA、DSA 等检查。

根据下肢缺血临床表现，目前临床常用 Fontaine 或 Rutherford 分级来判断病情程度及确立治疗方案和评估预后，具有重要意义，Fontaine 分级由法国医生 Dr René Fontaine 在 1954 年建立（表 10-1，表 10-2）。

表 10-1　下肢动脉硬化闭塞症的 Fontaine 分级

级别	临床表现
Ⅰ	无症状或轻微主诉期，凉、麻、疲劳、足癣
Ⅱa	轻度间歇性跛行，小腿乏力
Ⅱb	中至重度间歇性跛行，小腿痉挛疼痛
Ⅲ	静息痛期
Ⅳ	组织坏死期，组织溃疡、坏疽、严重感染

表 10-2　下肢动脉硬化闭塞症的 Rutherford 分级

级别	临床表现
Ⅰ	无症状
Ⅱ	轻度间歇性跛行
Ⅲ	中度间歇性跛行
Ⅳ	重度间歇性跛行
Ⅴ	静息痛
Ⅵ	轻微组织缺损
Ⅶ	组织坏死期，溃疡、坏疽、严重感染

第二节 影像学诊断及评估

一、彩色多普勒超声（color Doppler ultrasound，CDU）

彩色多普勒超声（CDU）是目前下肢动脉粥样硬化无创伤性检查的首选方法，无须使用造影剂，它既可以在二维（2D）上清楚显示血管病变解剖结构上的改变，同时彩色多普勒血流显像（CDFI）还能提供丰富的血流动力学信息，可以发现动脉狭窄的部位、动脉内膜厚度、动脉斑块大小和程度，可提供血流动力学的资料判断硬化斑块的性质，下肢动脉硬化闭塞症术前影像学诊断的重要性在于选择流入道和流出道。对于大多数患者来说，通过临床检查及 DSA 可准确评估下肢动脉闭塞的病情，但对一些患者，特别是多平面动脉闭塞者有一定困难。对于近端动脉闭塞其下游动脉不显影的患者流出道的选择，CDU 较 DSA 更为敏感。CDU 检测血管病变直观而且形象，既能观察血管形态学改变又能动态观察血流，弥补了动脉造影的不足（图 10-1）。

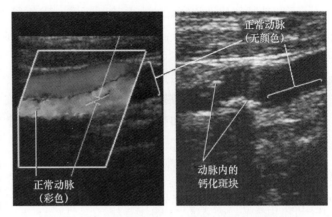

图 10-1　彩色多普勒超声显示动脉血流及动脉斑块

二、血管内超声（intravenous ultrasound，IVUS）

IVUS 是无创性的超声技术和有创性的导管技术相结合的一种新的超声诊断方法，运用该方法可以准确掌握血管的管壁形态及狭窄程度，20 世纪 80 年代末出现了超声导管的微型化，使血管内超声得以应用于临床，最早被用于冠状动脉疾病中，指导冠状动脉介入治疗手段的选择并评价其疗效。近年在外周血管疾病诊疗中的应用日益广泛，随着低频超声探头的出现，IVUS 开始被应用于肺动脉和主动脉疾病中，主动脉夹层动脉瘤是 IVUS 应用最多的大血管疾病，由于主动脉管腔和管壁形态结构的复杂性，IVUS 能够对主动脉夹层动脉瘤的全貌有比较全面的认识，在明确内脏动脉与真假腔的关系和内脏动脉缺血的原因方面，IVUS 优于常规诊断方法，如 IVUS 对内脏动脉病变的检出率为 98%，高于 CT（56%）、MRI（57%）、多普勒超声（17%）和 DSA（66%）。外周动脉介入中，辅助导丝回到动脉真腔的器材——Pioneer 导管即采用血管内超声技术确定穿刺的动脉真腔（图 10-2）。

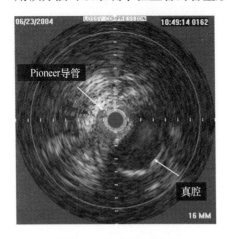

图 10-2　血管内超声影像

Pioneer 导管位于内膜下，显示穿刺的动脉真腔。

三、计算机断层扫描血管造影（CTA）

CTA 是一种非损伤性血管成像技术，既显示病变血管的狭窄长度、狭窄的程度、血管闭塞、侧支血管形成、受累动脉管壁的改变，还可显示血管畸形、动脉瘤、血管移植术后手术血管的通畅及 CT 静脉造影显示静脉血栓等病变，CTA 是目前检出血管病变的首选影像检查方法。CTA 可清晰显示动脉狭窄的部位、范围、程度，为治疗方案的选择提供重要信息；CTA 对闭塞血管远端有多种显示方式：在横断面的基础上行多平面重建（MPR）、曲面重建（CPR）、最大密度投影（MIP）、三维容积再现（3D VR）等，明显优于传统血管造影检查，能显示侧支循环血管的全貌（图 10-3，图 10-4）。

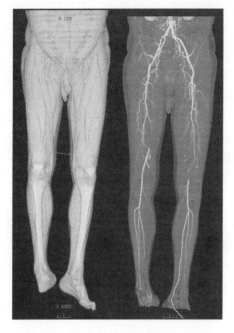

图 10-3　双下肢 CTA 可显示大范围血管，评价血管狭窄、闭塞性病变

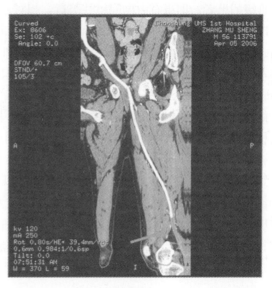

图 10-4　CTA 动脉曲面重建（CPR）可清晰显示血管内血栓形成及其范围

四、磁共振血管造影（MRA）

MRA 是根据血液在梯度磁场中的流动效应而成像的，也是术前常用的无创性诊断方法，可显示 ASO 的解剖部位和狭窄程度，MRA 和血管造影结果以及手术探查所见比较，能比较正确地评价下肢动脉慢性闭塞性病变，并能清楚地显示病变范围，其诊断准确率＞90%，但 MRA 图像有时会夸大动脉狭窄程度且体内有铁磁性金属植入物时不适合行 MRA，其缺点是扫描时间长，年老或幼儿患者耐受性差。

五、数字减影血管造影（DSA）

DSA 是评价血管性病变的公认标准，常被称为"金标准"，数字化成像是近年影像发展的新技术，可在成像的同时自动处理图像，即将采集的影像信息由计算机进行数字处理，再显示在荧屏上，与模拟信号相比，无噪声干扰，能直接获取高质量影像，应用图像后处理技术还可以对所摄的数字化图像进行进一步调节，使图像显示更为清晰，DSA 可以准确显示病变部位、性质、范围和程度，作为一种有创检查有一定的并发症发生率。通常可以通过无损伤检查提供初步资料，必要时再行 DSA，特别是在 CTA 和 MRA 不能明确远端流出道情况时，DSA 是重要的检查手段。如果患者行腔内治疗的可能性大则先进行无损伤诊断措施，将 DSA 的诊断和治疗同时进行。

第三节　介入治疗路径及要点

下肢动脉硬化闭塞症的外科治疗原则是：对于 Rutherford 分级Ⅰ～Ⅱ级的绝大多数稳定性跛行的轻症患者，主张保守治疗，改变生活方式如戒烟、肢体保暖、应用药物治疗并辅以适当的运动锻炼，这能有效延长患者的跛行距离，改善生活质量；对于 Rutherford 分级Ⅲ级的患者，即患有中度间歇性跛行，相对年轻、合并症少、对生活质量要求高的患者可以考虑进行外科治疗；对于 Rutherford 分级Ⅳ～Ⅵ级，有重度间歇性跛行、严重静息痛、溃疡甚至坏疽的重症患者，应当及时采取外科治疗，重建肢体血运。为了指导临床外科术式的选择，2001 年泛大西洋介入协会共识委员会（trans Atlantic inter society consensus committee，TASC）制定了周围动脉疾病（peripheral arterial disease，PAD）的诊治规范 TASCⅠ分级，2007 年在 TASCⅠ基础上更新了 PAD 的分级标准——TASCⅡ分级标准及具有针对性的治疗指南，TASC 指南中，推荐 A 级的病变（短而单发的狭窄性病变）应首选介入治疗，而对于 TASC D 级病变（长或多发的闭塞性病变）首选旁路血管重建手术方式，而对于 B、C 级病变则可以进一步权衡利弊选择腔内治疗或手术治疗。由于腔内介入器材更新发展很快，介入技术也日趋成熟，加之腔内治疗较外科手术有明显优势，如：更微创、容易重复、缩短住院时间、更低的死亡率、可能为血管旁路移植术留下退路等，TASC D 级病例选择腔内治疗的情况也逐渐增多，总体成功率及近期疗效也令人满意。

一、入路选择

1. 上肢动脉入路

髂动脉慢性完全闭塞性病变腔内治疗的最佳入路是肱动脉穿刺，在肘部肱动脉走行表浅，易于定位，穿刺和压迫止血较容易，现有球囊、支架的输送长度能覆盖髂动脉全程，为了避免多次穿刺损伤引起局部血肿，适宜采用微创穿刺技术，如选用 21G Cook 公司微创套件，穿刺点位于肘横纹上方的动脉搏动处，以改良 Seldinger 法进针（图 10-5），21G 穿刺针只穿透血管前壁，有血从针尾滴出后导入 0.457mm（0.018 英寸）导丝，再交换套件中的（双层）血管鞘，其内鞘可通过 0.457mm（0.018 英寸）导丝，血管鞘完全进入肱动脉后，拔出 0.457mm（0.018 英寸）导丝和内鞘，经外鞘导入 0.889mm（0.035 英寸）导丝，最后导入 6F 血管鞘完成通道建立。腋动脉定位穿刺不易，过于靠近臂丛和上肢神经有引起神经受损并发症的可能，桡动脉入路虽然在心脏介入中较常用，但受目前的器材长度限制，降低了导管的操控能力，可能导致无法完成髂动脉全程的操作，因此腋动脉与桡动脉不常用于上肢动脉的入路选择。

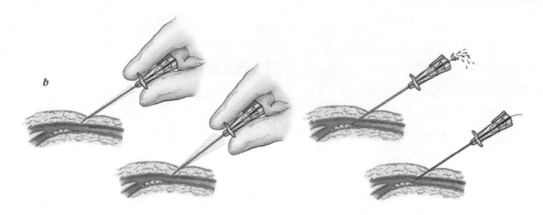

图 10-5　改良 Seldinger 穿刺技术

2. 逆行股总动脉穿刺

股动脉管径大，易于定位，是最佳、最常用途径，腹股沟韧带中点下方约 1～2cm 区域股总动脉搏动最强点为动脉进针点，正位透视下位于股骨头中、内 1/3 交界处，上方不超过髂前上棘与耻骨嵴的连线，下方不低于股骨头下缘，即 Shenton 线附近（正常骨盆 X 线中耻骨下缘弧形线与股骨颈内侧弧形线连成的弧线，图 10-6），需注意皮肤进针点与动脉进针点不在同一平面，二点的距离与动脉和皮肤的厚度有关（图 10-7）。

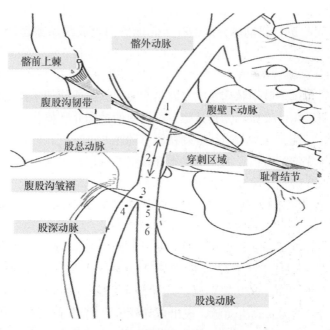

图 10-6　股总动脉穿刺区域解剖示意图

1～6 表示常见的动脉进针点。

腹股沟区局部消毒铺巾后用 1% 利多卡因局麻，用刀尖在皮肤进针点顺皮纹做一个 3～4mm 的横切口，将股动脉搏动最强点置于左手示指和中指尖之间，右手持动脉穿刺针以与皮肤成 45°角（体胖者 60°，体瘦者 30°）斜行刺向股动脉搏动最强点（图 10-7），采用

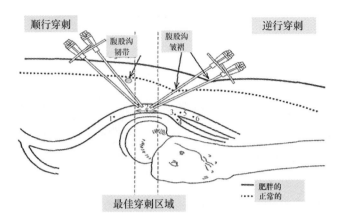

图 10-7　股总动脉最佳穿刺区域

图中 1 至 6 为常见的动脉进针点。

改良 Seldinger 穿刺技术（图 10-5），18G 穿刺针探到动脉并感受动脉搏动传递到穿刺针，逐渐进针穿透血管前壁，有突然减压感时见穿刺针尾部有动脉血涌出时停止前进，左手固定穿刺针，右手将软头导丝插入穿刺针内并轻轻向前推送，然后退出穿刺针，经导丝置入动脉鞘完成操作。逆行股动脉入路和同侧顺行穿刺入路比较优势在于：①对侧逆行穿刺技术容易，相关并发症（如穿刺点出血）较少。②逆行穿刺技术在术后人工压迫止血时只减少对侧血流灌注，而不会影响到治疗血管的血供，因此有助于避免术后早期的血栓形成。③可以同时进行髂动脉介入治疗。④能够治疗股浅动脉起始段病变和股深动脉病变。

3. 顺行股总动脉穿刺

同侧腹股沟韧带以远下肢动脉病变或需内膜定向切除术或旋切术病变，选择顺行股总动脉穿刺有利于血管腔内的操作，尤其是膝下段动脉的精细介入操作。顺行穿刺主要有以下几点需要注意：（1）顺行穿刺与逆行穿刺在股总动脉的进针点相同，但肥胖病人通常是穿刺位置过低，因此肥胖病人需要助手帮助推开腹壁的遮挡，皮肤进针点在前下腹壁靠近腹股沟韧带处，穿刺针斜向下穿过软组织。（2）有时在股总动脉分叉上方进针后，穿刺导丝也几乎总是进入股深动脉而不是股浅动脉，可选用如下方法解决：①经穿刺针造影作透视路径图，调整针尖指向，引导 J 型头导丝进入股浅动脉；②先将导丝放入股深动脉，然后放入弯头导管引入股深动脉，在斜位透视下小心回撤导管至分叉上方，调整导管方向指引导丝进入股浅动脉；③双导丝技术（图 10-8）：先将 6F 短鞘置入股深动脉，短导丝保留在股深动脉内，一边退鞘一边造影，确定动脉鞘在动脉分叉点上方后，作透视路径图，再将 Terumo J 型头导丝插入股浅动脉，拔出短导丝，沿超滑导丝导入动脉短鞘。以上操作必须保证穿刺点在股深动脉开口上方的位置。顺行股总动脉穿刺若误穿刺腹股沟韧带上方动脉，有导致腹膜后血肿和假性动脉瘤的风险，穿刺引起的腹膜后出血临床表现隐匿。有时见不到明显的出血表现，仅表现为髂窝内的肿胀感。通常有心率加快、血压突然下降等，因此对怀疑穿刺点过高的病例于术后应严密观察。

4. 股浅动脉穿刺

一些特殊病例需利用股浅动脉穿刺，如出现同侧穿刺并发症而没有其他入路选择时可

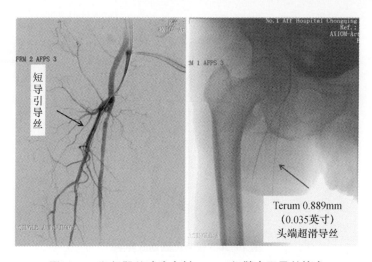

图 10-8　顺行股总动脉穿刺——6F 短鞘内双导丝技术

选择股浅动脉上、中段顺行穿刺，在股浅动脉近段闭塞经对侧入路导丝无法进入远端股浅动脉时，可选择同侧远段股浅动脉的逆行穿刺，无论是哪种形式都要求穿刺点与病变之间应有足够的距离便于导丝和鞘管的置入，建议采用 21G Cook 公司微创套件，动脉损伤小，有利于止血，穿刺股浅动脉多在路径图引导下进行，也可采用超声引导（图 10-9）。

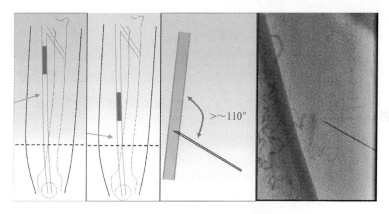

图 10-9　顺逆行股动脉穿刺

5. 腘动脉逆行穿刺

顺行导丝无法进入闭塞远端真腔或股浅动脉开口闭塞，穿刺入路可采用腘动脉逆行穿刺，腘动脉穿刺仍用 21G Cook 公司微创套件：①患者于俯卧位穿刺（图 10-10），如果导管已置入股总动脉，可用对比剂使腘动脉显影以指导穿刺，也可选择超声引导穿刺，俯卧位腘动脉入路的缺点是病人取俯卧位带来的不适和腘窝内的穿刺部位较深增加术后压迫止血的难度。②平卧位穿刺（图 10-11），下肢外旋外展，用对比剂使腘动脉显影作路径图以指导穿刺。笔者体会，在路径图引导下穿刺腘动脉，需尽量放大图像，进针方向与射线方向平行（图 10-12），这样可以将 3D 的血管影像变为 2D（平面影像），只需要左右调节进针方向，穿刺成功率大大提高。腘动脉瘤、腘动脉狭窄、严重肥胖或者呼吸功能不全（不能保持长时间的俯卧位）是穿刺禁忌。

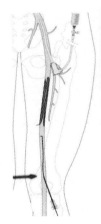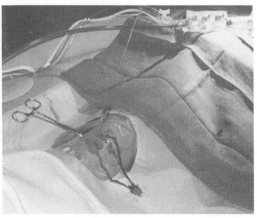

图 10-10　俯卧位腘动脉穿刺

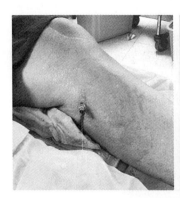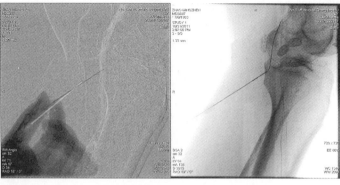

图 10-11　平卧位腘动脉穿刺，下肢外旋外展，路径图引导穿刺

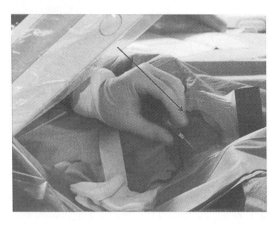

图 10-12　腘动脉穿刺，进针方向与射线方向平行，将 3D 的血管影像变为 2D（平面影像）

6. 足背/胫后动脉逆行穿刺

足背动脉的位置表浅固定，穿刺点选择踝关节下方中点相对近端不会受踝关节运动的影响（图 10-13），一般由于患者下肢病变摸不到搏动，需要在超声引导下或透视下以动脉壁钙化为引导，胫后动脉位置较深，可以注入对比剂，于路径图引导下使用微穿刺套装

（Micropuncture® Pedal Access Set，4F，cook 公司）完成足部动脉的穿刺。若穿刺困难，可做小切口显露足背/胫后动脉后，直接穿刺，然后逆行插入 0.457mm（0.018 英寸）导丝（图 10-14），完成操作后对于动脉穿刺点需要缝合止血。

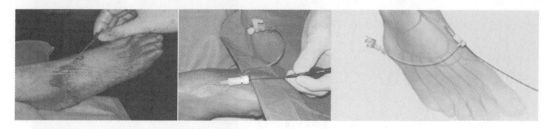

图 10-13　应用 4cm、21G 微穿刺针进行足背动脉穿刺成功后，置入 4F、7cm 长、装有止血阀的微鞘

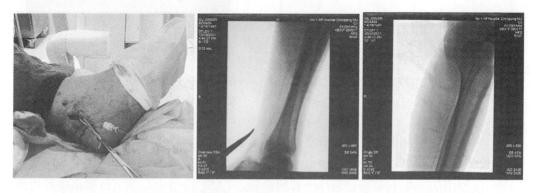

图 10-14　以小切口显露胫后动脉直接穿刺，逆行插入 0.457mm（0.018 英寸）导丝

二、介入治疗要点

1. 主-髂动脉狭窄闭塞的腔内治疗

主-髂动脉闭塞是指腹主动脉和髂动脉同时存在严重狭窄和（或）闭塞的血管病变，1940 年法国外科医师 Leriche 首先描述了终末腹主动脉阻塞的临床症状，故又将本病称为 Leriche 综合征，病变发生在腹主动脉末端分叉并累及双髂动脉，由动脉粥样硬化、斑块形成等引起管腔狭窄、阻塞血流。慢性主-髂动脉闭塞主要是因动脉硬化引起的慢性主-髂动脉狭窄和闭塞以及在主-髂动脉狭窄基础上形成血栓，临床上男性较为多见，病人常合并全身动脉硬化性疾病，如冠心病、脑血管疾病和双下肢动脉硬化闭塞症等，发病年龄多为 50～60 岁，主要临床症状是慢性双下肢和臀部的间歇性跛行、阳痿（Leche 综合征）和双侧股动脉搏动消失。临床上主-髂动脉闭塞主要分为三种类型（图 10-15）：Ⅰ型是主-髂动脉狭窄或闭塞仅局限于腹主动脉末端和双侧髂总动脉（5%～10%）；Ⅱ型是病变广泛累及髂内、髂外动脉和股总动脉（25%）；Ⅲ型是病变同时累及主-髂动脉和股腘动脉（65%）。Ⅲ型病例临床多见，占大多数，约占 65%。当肠系膜下动脉受累闭塞和动脉硬化进一步加重，主动脉末端完全闭塞后，血栓可以向上蔓延至肾动脉水平，这种情况可以视为主-髂动脉闭塞的另外一种严重类型，即平肾主-髂动脉闭塞（juxtarenal aortic occlusion，图 10-16）。

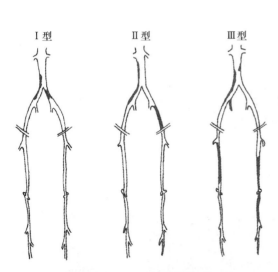

图 10-15　主-髂动脉闭塞分为三型

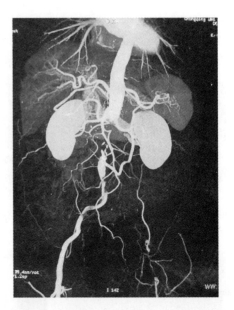

图 10-16　严重类型主-髂动脉闭塞，即平肾主-髂动脉闭塞

主-髂动脉狭窄/闭塞性病变患者是否应当接受腔内或外科手术治疗是由临床症状和体征决定的。中重度跛行以上的下肢缺血一般需要积极外科或腔内治疗，否则可考虑保守治疗。随着腔内治疗的器材革新、治疗经验的积累，TASC 分型中 C 型、D 型病变腔内治疗应用腔内技术治疗的临床报告越来越多，疗效确切，在选择治疗方案时必须考虑到患者年龄、全身状况、血管流出道条件等多种因素，制订合理的方案。复杂的病变特点影响了腔内治疗在慢性完全闭塞性病变治疗中的成功率，影响治疗成功的主要因素有：闭塞的时间、病变的长度和形态、钙化程度、侧支的存在与否、远端流出道等。

（1）入路选择：同侧股动脉逆行入路，多数主、髂动脉腔内手术可经同侧股动脉逆行穿刺进行；对侧股动脉逆行穿刺入路技术又常被称做"翻山"技术（Crossover），即经对侧股动脉穿刺，"翻山"鞘管跨越腹主动脉分叉顺行进入患侧髂动脉腔，适用于髂总中段及髂外动脉病变；肱动脉入路目前越来越多地被采用，对于那些不适合股动脉入路的患者（如腹股沟区感染）、髂总动脉和（或）髂外动脉全程病变起始闭塞的患者，常选择左侧肱动脉入路。多点穿刺入路：将肱动脉入路和股动脉顺行/逆行穿刺相结合，主要的目的是为了将导丝通过全闭塞病变，并最终使导丝进入闭塞远端的真腔。

"翻山"技术（Crossover）要点（图 10-17）：①常规逆行穿刺对侧股总动脉，应用猪

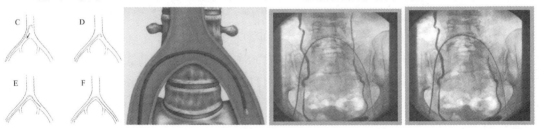

图 10-17　"翻山"技术（Crossover），于对侧髂动脉置入导管，硬导丝为放置"翻山"鞘管提供支撑

尾巴、IMA、Hook 或者 Cobra 导管配合 0.889mm（0.035 英寸）超滑泥鳅导丝（Terumo）到达对侧髂动脉；②导管缓慢轻柔地逐渐跟进到髂动脉，撤出导丝，交换超长加硬导丝（如 0.035 英寸，260cm），应用硬导丝为放置"翻山"鞘管或者导引导管提供支撑；③经过超长加硬导丝引入合适直径和长度的动脉鞘管（如 6F，50cm，Cook 长鞘），加硬导丝可以打开主动脉分叉处的角度，使得放置"翻山"鞘管更容易一些。

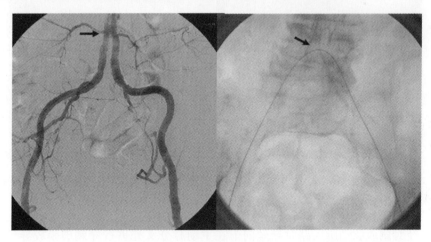

图 10-18　超长加硬导丝加大主动脉分叉处的角度，利于"翻山"鞘管通过

（2）主-髂动脉闭塞的腔内介入：主-髂动脉球囊扩张和支架植入技术特点是创伤小、恢复快、易于重复治疗、住院时间更短、感染和麻醉的风险更低，应当作为首选的治疗方法，对于主-髂动脉完全短段闭塞（Ⅰ型），腔内治疗相对容易，成功率高。而对于闭塞段较长的Ⅱ～Ⅲ型，腔内治疗难度较大，成功率较低，其失败的主要原因是导丝难以通过闭塞部位和强行通过会出现夹层甚至破裂。髂动脉狭窄或闭塞的腔内治疗中通过导丝的手法技巧是成功的关键，切忌盲目强行操作，要特别注意以下几个问题。

1）同侧逆行穿刺，导丝如何通过闭塞病变，常用 0.889mm（0.035 英寸）软泥鳅导丝（Terumo 公司）在袢（Loop）成形旋转下推进并穿过闭塞段（图 10-19）；但是慢性长段闭塞，导丝经常会进入内膜下，逆行入路时内膜下的导丝可以到达主动脉分叉后仍经主动脉内膜下向上潜行，通过导管造影要少量轻推，不可用高压注射器造影，以免髂动脉夹

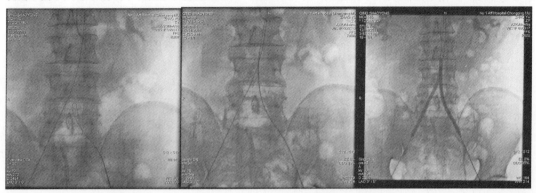

图 10-19　同侧逆行穿刺，0.889mm（0.035 英寸）软泥鳅导丝在 Loop 成形下推进并穿过闭塞段左髂动脉，导丝进入腹主动脉下端，造影证实在真腔后，进行对吻球囊扩张

层扩大至腹主动脉下端及对侧导致逆向剥离，如出现上述情况应及时终止导丝向上推进的操作，改为顺行开通入路（图 10-20）。

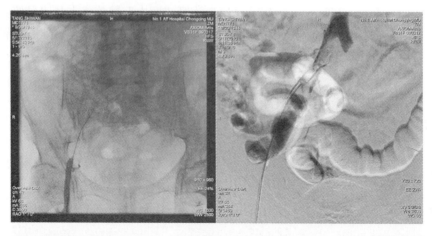

图 10-20　导丝进入髂动脉内膜下，通过导管少量轻推造影发现腹主动脉下端及对侧夹层显影，此时应及时终止导丝向上推进的操作

2）在经对侧或肱动脉入路时导丝向下在主动脉分叉处进行穿刺破膜较导丝逆行有更高的成功率，导丝可经内膜下直达股总动脉甚至股浅（深）动脉，因此导丝向下推进时最终进入血管闭塞远端的通畅真腔。无论怎么入路，导丝通过闭塞段的方式无非是经真腔亦或内膜下，对病史较短、钙化较轻、病变较短的病变，经真腔通过闭塞是可能的，通常长鞘加多功能导管支撑，应用 0.356mm（0.014 英寸）PT2 导丝（Boston 公司）、0.457mm（0.018 英寸）V18 导丝（Boston 公司）或超长 0.889mm（0.035 英寸）软泥鳅导丝（Terumo 公司）在旋转下推进并穿过闭塞段，但是慢性长段闭塞，导丝经常会进入内膜下，其特征是导丝头端呈螺旋样、袢状或可见导丝头端在钙化的内膜下方，及时调整导丝及导管，有利于导丝进入远端血管真腔（图 10-21，图 10-22）。

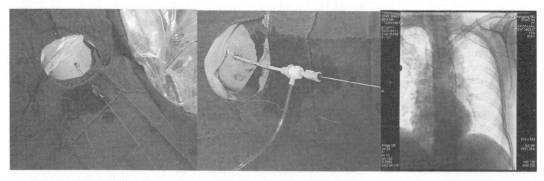

图 10-21　经左肱动脉入路，Cobra 导管配合 0.889mm（0.035 英寸）超滑泥鳅导丝经主动脉弓到达降主动脉

3）髂动脉球囊扩张时，扩张程度不能过大，不要求达到完美的解剖形态。因为髂动脉压力高，扩张过大容易造成破裂（图 10-23），补救措施是立即植入覆膜支架。

4）"对吻"球囊技术（图 10-24）：主动脉分叉部位的闭塞是 TASC D 级病变，介入处理主动脉分叉病变需要"对吻"技术。通常选择双侧股总动脉逆行穿刺入路，也可以一

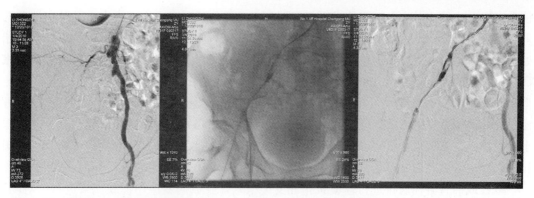

图 10-22　长鞘加多功能导管支撑导丝向下在主动脉分叉处进行穿刺破膜，导丝开通全闭塞的右髂动脉，导管最终进入血管闭塞远端的真腔

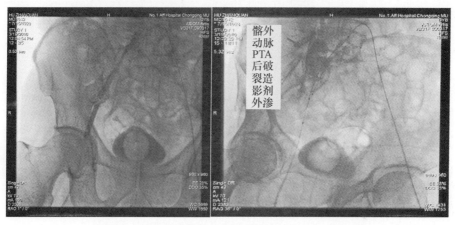

图 10-23　髂外动脉双球囊扩张后破裂，造影剂外渗

侧股动脉逆行穿刺结合肱动脉穿刺入路来完成。选择 0.457mm（0.018 英寸）或 0.889mm（0.035 英寸）CTO 导丝通过闭塞病变建立腔内治疗轨道。必须保证导丝在闭塞血管近远端真腔而不是夹层内，然后选择合适直径和长度的球囊分别自主动脉至髂动脉，保证跨过病变，这两个球囊的直径通常是相同的，同时进行球囊扩张（图 10-24），之后

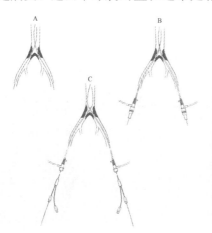
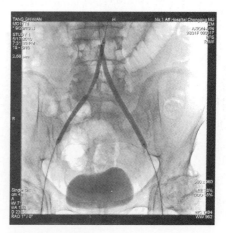

图 10-24　"对吻"球囊技术

植入支架。这种"对吻"扩张技术不仅应用在主动脉分叉病变，也应用在主动脉末端正常但双髂总动脉起始部存在病变，或主动脉末端和一侧髂总动脉正常而另一侧髂总动脉起始处病变。对后者而言，"对吻"扩张的好处在于避免患侧血栓被挤进健侧以及因患侧扩张而引起健侧的夹层。

5）"对吻"支架技术（图10-25）：对主动脉分叉以上同时存在病变者，一种处理方法是在分叉上方应用大的球囊扩张和植入大直径的支架；另一种做法是双髂动脉长球囊向上并行扩张。支架也是自主动脉至髂动脉并排放置。支架在分叉处会合称为"对吻"支架技术，在主动脉腔内并行排列者称为"相拥"支架技术。对于闭塞病变段存在较新鲜血栓者，取栓或插管溶栓后再进行球囊扩张和支架植入，少数病变应用覆膜支架进行"对吻"和"相拥"技术操作是合理的。

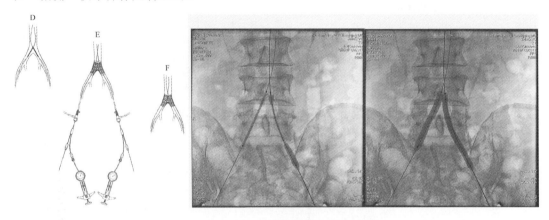

图10-25 "对吻"球囊扩张，支架展开

6）参考血管直径选择球囊，球囊直径通常与病变近、远端正常管径相同，长度以一次覆盖病变全程并超出5mm为宜。但由于正常髂总动脉和髂外动脉直径不同，一般髂总动脉病变球囊直径选择在6～10mm之间，而髂外动脉病变直径选择在5～8mm之间。球囊直径选择和扩张压力与血管破裂并发症有关，在严重钙化病变应选择直径偏小的高压球囊预扩张。目前有多种支架可以应用在主-髂动脉病变，总体原则是对短病变更适合采取球囊扩张式支架（图10-26），其优点是定位准确、径向支撑力强，长病变更适合应用自

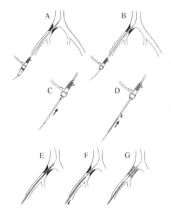

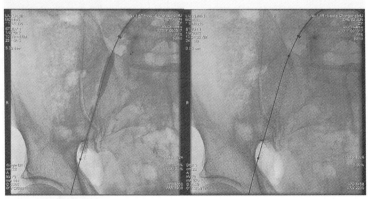

图10-26 球囊扩张式支架

膨式支架（图10-27），优点是支架顺应性好、更适合弯曲血管，有报告应用覆膜支架治疗髂动脉病变，其理论基础是覆膜支架可以防止血管内膜增生，但容易覆盖髂内动脉。

2.股-腘动脉狭窄闭塞的腔内治疗

（1）入路选择：入路选择应基于动脉病变部位、病变近远端血管条件、所用腔内器材、操作者经验等，对侧股总动脉翻山入路可以作为股-腘动脉段病变介入治疗的标准入路选择，对于股总动脉，股深动脉，股浅动脉近、中、远段及腘动脉病变都可以选择对侧逆行股总动脉穿刺，但对严重髂动脉迂曲的病例不推荐应用这种入路。因为长鞘可能导致入路血管闭塞，弯曲的长鞘可能无法让支架输送系统通过等。"翻山"操作均使用长鞘，通常选择6～8F Cook或Arrow45～55cm翻山长鞘，长鞘

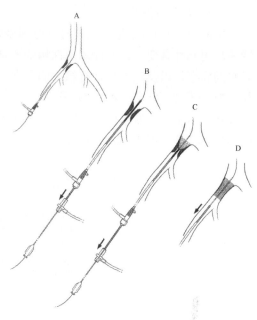

图10-27　自膨式支架

有利于保护支架通过和随时造影监测操作后结果。因为球囊和大多数自膨式镍钛支架都可通过6F鞘。但对钙化严重或者分叉角度较大的病例，可以选择较大的长鞘（7～8F），以避免鞘内器械弯折并减少摩擦，长鞘头端一般放在患侧股总动脉内避免影响血流。同侧股总动脉顺行穿刺入路对于股浅动脉中、远段病变较常用，优点在于穿刺部位距离病变近，有很好的支撑力，对同时处理膝下病变更有优势，缺点在于穿刺技术稍复杂、并发症发生率略高、压迫止血可能影响远端血流等。同侧股浅动脉远端逆行穿刺入路也越来越多地被用来建立腔内治疗入路的部位，穿刺技术可在超声引导下或在近端注射对比剂造影或路径指引下完成，穿刺成功后置入4F鞘管，通过该鞘管进行逆行腔内技术操作建立轨道，一般轨道建立后通过近端向远端进行球囊扩张和支架植入。操作完成后拔出4F球囊，应用腔内球囊扩张的形式对穿刺点进行止血。腘动脉逆行穿刺入路，用于以下几种情况：①治疗股浅动脉近段或股总动脉病变时，对侧逆行股动脉穿刺入路无法使用；②股浅动脉病变经顺行治疗形成夹层，导丝不能回到远端真腔，为避免夹层影响腘动脉选择此入路。只有腘动脉近端及股动脉远端通畅，并且有足够的周围流出道时才考虑进行此项操作。穿刺腘动脉成功率在80%。此入路的出血可能引起疼痛和筋膜间隙综合征。当近端和腘动脉入路不可行时，可以选择穿刺或切开胫前动脉、胫后动脉入路。应用套管针，导入0.356mm（0.014英寸）导丝，直接应用Deep球囊指引，导丝通过病变后经近端入路的导管穿出体外，然后经近端入路进行之后的球囊扩张等操作，穿刺也可以选择在胫前、胫后和腓动脉中段，由于这些部位在肌管内、近端闭塞后远端血流速度缓慢，超声有时很难引导，穿刺时通常在近端注射造影剂，实时或在路径指引下穿刺，在对比剂流过穿刺部位的瞬间实时穿刺可以看到穿刺针触及血管使血管弯曲移动的表现。肱动脉穿刺入路很少作为股浅动脉腔内治疗的入路选择，但当股动脉入路失败或其他部位不能应用时，可以使用左侧肱动脉入路。由于导管、球囊和支架输送系统长度的限制，这种入路治疗股浅动脉病变有很多局限性。

（2）股-腘动脉腔内介入

术前通过 CTA、超声检查对动脉病变形态进行充分的了解，应清楚评定是狭窄性病变还是闭塞性病变、是血栓闭塞性病变还是硬化闭塞性病变、是严重钙化性病变还是硬化较轻的病变，以及近端是否有粗大的分支、闭塞段是否有侧支存在、严重钙化的位置、原始病变的位置等。一般对狭窄性病变应用 0.889mm（0.035 英寸）软泥鳅导丝或 0.457mm（0.018 英寸）V18 导丝，通过使用扭控器推送 V18 导丝有更好的通过高度狭窄性病变的性能（图 10-28，图 10-29）。

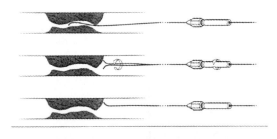

图 10-28　扭控器旋转推送 0.457mm（0.018 英寸）V18 导丝

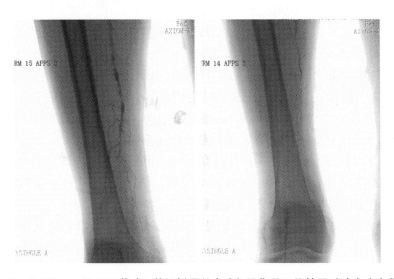

图 10-29　0.889mm（0.035 英寸）软泥鳅导丝在路径图指导下旋转通过狭窄病变段动脉

对完全闭塞性病变（completely total occlusion，CTO）需要有良好通过性能的导丝，而导丝的纵向支撑力、头端支撑力、直径、光滑程度等决定通过性能，临床常用于股动脉CTO病变导丝如 0.889mm（0.035 英寸）软泥鳅导丝、0.457mm（0.018 英寸）V18 导丝、0.356mm（0.014 英寸）PT2 或 BMW 导丝等，笔者常用的是 0.889mm（0.035 英寸）软泥鳅导丝和 0.457mm（0.018 英寸）V18 导丝（Boston scenticific，USA），软泥鳅导丝常作为第一选择，由于这种导丝具有亲水柔滑的头部和较坚硬的体部，所以在通过病变时能够提供很好的可控性并有效减少腔内操作的摩擦力。导管是指引导丝方向、提供更好支撑力的助手，股浅动脉病变的指引导管有多种选择，通常选用 4F 多功能导管、椎动脉导管或 C2 导管，直头导管也有很好的支撑性。

　　导丝如何顺利通过CTO，可采用如下步骤：①突破纤维膜：纤维膜是慢性闭塞病变起始部位表面坚硬的部分，但并不是每个CTO都有坚硬的纤维膜，有些可能是继发的慢性血栓，突破纤维膜困难主要见于股浅起始部闭塞，闭塞近端血管与粗大的分支动脉相连导致可能造成实际操作中难以发现闭塞的起始部位，调整良好的X线投照角度有助于发现纤维膜起始部（海蜇头征，图10-30），导丝突破纤维膜困难时，在动脉鞘和导管的支撑下可应用超滑导丝尾端穿刺纤维膜起始部。②导丝（Loop）技术（图10-31）：导丝突破纤维膜后于路径图下推送导管和导丝至起点处，将导丝退回到导管开口处，再把导管抵在起点，稍用力向前推丝，在单弯导管的支撑和其头端方向的双重配合下导丝比较容易进入内膜下，即内膜下血管成形术（subintimal angioplasty，SIA），再向前推送导丝前进约2～3cm，略回撤导丝再用力前送，即可成袢（Loop），推送成袢导丝（Loop）进入远端闭塞段血管中，配合导管在血管腔或内膜下潜行，有时开始段导丝在血管腔，而后来又进入到内膜下，内膜下成形术中导丝位于内膜下的重要特征是头端绕血管前行并很容易成袢，出现这种状况时将导管调整到内膜下，改用加硬泥鳅导丝加力向远端劈进，直到远端闭塞上方不远处，导丝成袢通过内膜下的过程中很少造成血管破裂。③导丝进入远端动脉真腔：导丝始终经血管腔通过时会自然进入远端血管。但当导丝经内膜下通过时远端并不容易回到真腔，因为广泛的动脉硬化造成导丝即使已达远端通畅的血管水平，但仍在内膜下潜行，甚至会破坏很长的远端相对正常的血管壁。因此，内膜下技术的关键点是如何能使经内膜下的导丝再进入到血管真腔内，远端导丝回到真腔是CTO腔内治疗成功与否的重

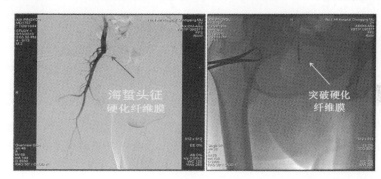

图10-30　以鞘管、导管作支撑，用超滑导丝硬头突破股浅动脉闭塞段起始的硬化纤维膜

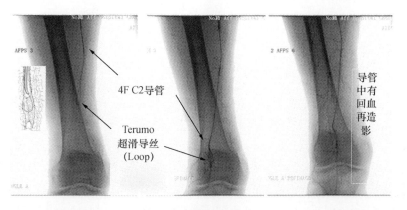

图10-31　内膜下成形术，于路径图下推送成袢导丝（Loop）进入远端闭塞段血管中

要步骤。回到真腔有如下方法：方法一（图10-32，图10-33）在CTO中推进的导管和导丝的尖端距离终点约0.5～1cm，回到真腔过程中，路径图下见导丝或导管在终点以远行进的距离最佳是0.5cm，若行进太远则可能造成严重夹层，且可能再也回不到真腔，回到真腔的标志是导丝的阻力消失，撤出导丝后，导管中能够抽出回血，自导管中推注造影剂，流出道血管显影。方法二是应用导管指引，经过成袢导丝推进后虽然导丝没有进入远端真腔，但可能已经造成了远端血管内膜的破裂或分支血管的断裂，此时造影可发现真假腔血流有沟通。此时可应用椎动脉导管、多功能导管等指引导丝经裂口进入远端血管腔（图10-34）。方法三是应用导管指引穿刺，在远端真假腔无沟通时，将右冠状动脉或猪尾巴导管头端顺导管弯曲方向切成斜面，使用时将该斜面朝向真腔，同时应用导丝穿透内膜。需要时将V18导丝的头端亲水层去掉变成穿刺针用于穿刺内膜。这些方法可行但操作时保持导管头端朝向远端血管真腔很难，可能会发生血管破裂，因此有很强技能的操作者才能完成（图10-35）。方法四是应用双球囊技术，近端球囊在内膜下，取远端穿刺入路放球囊在血管真腔内，将两球囊的头端放在同一水平后充起球囊，此时两球囊头端之间的隔膜为血管内膜。用导丝头端或尾端穿刺另一球囊从而建立由假腔到真腔的导丝轨道（图10-36）。最后是应用特殊器材的方法开通股-腘动脉全堵病变，使股-腘动脉腔内治疗技术成功率大大提高，目前已应用于临床的穿越全堵病变段动脉的五种器材有：①FRONTRUN-

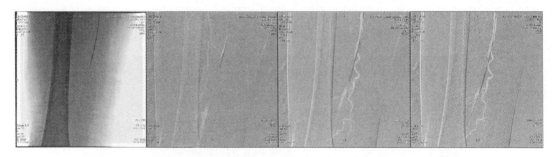

图10-32　以导管作支撑，用超滑导丝硬头突破股浅动脉的硬化纤维膜，于路径图下推送成袢导丝进入远端闭塞段血管中，在推进导管和导丝回到真腔过程中，导丝或导管在终点以远行进的距离最佳是**0.5～1cm**

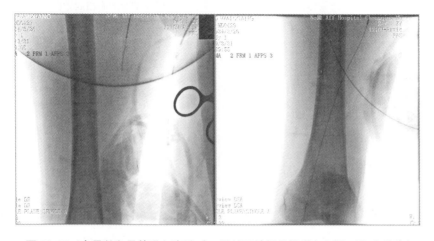

图10-33　在导丝和导管进入真腔时，导丝可被轻松推送入远端（阻力消失）

NER® XP CTO 导管（Cordis，USA，图 10-37），可穿过慢性完全闭塞病变，协助将导管、导丝植入周围脉管系统的管腔内，以便进一步球囊扩张及支架植入治疗，但不可使用此器材穿越支架内病变；②以色列生产的 ENABLER-P 导管系统（EndoCross，Israel，图 10-38）是用压力泵反复快速增减球囊压力，球囊的往复运动可推送导丝穿越全堵病变；③CROSSER® 导管系统（FlowCardia Inc，USA，图 10-39）原理是利用每秒 20 000Hz 的高频机械振动，振动能量提供机械冲击力，使 CROSSER 导管通过闭塞的动脉血管；④Turbo Elite® 激光导管（图 10-40）利用激光消融技术可用于膝上、膝下外围动脉闭塞的开通治疗，还可使用此器材穿越支架内病变；⑤Avinger's Wildcat 导管（图 10-41）则利用机械旋磨技术开通闭塞的外围动脉。

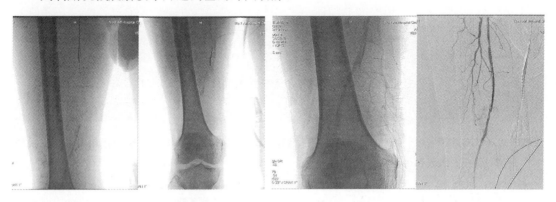

图 10-34　造影可发现真假腔血流有沟通，0.356mm（0.014 英寸）清水涂层导丝通过内膜裂口进入远端血管腔

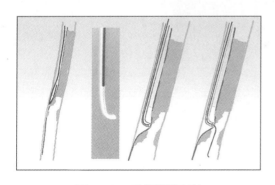

图 10-35　导管指引穿刺

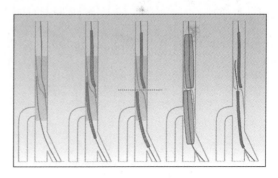

图 10-36　双球囊技术

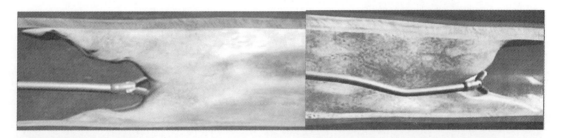

图 10-37　FRONTRUNNER® XP CTO 导管头端钳口反复张开闭合以撕裂开闭塞段动脉

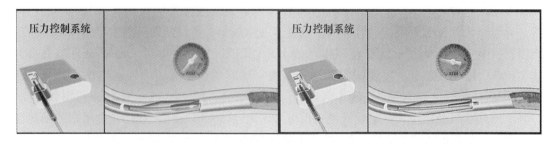

图 10-38 ENABLER-P 导管系统，用压力泵反复快速增减球囊压力，球囊的往复运动推送导丝穿越全堵病变

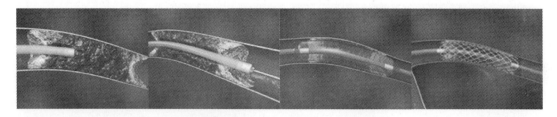

图 10-39 CROSSER® 导管系统头端振动以通过堵塞段动脉，CROSSER 导管完全通过堵塞段后交换导丝，完成球囊扩张及支架植入

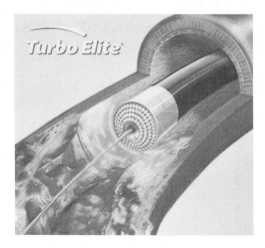

图 10-40 Turbo Elite® 激光导管

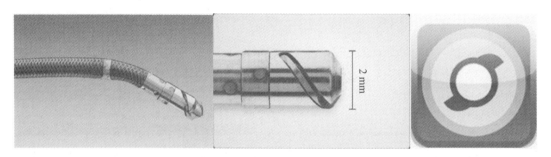

图 10-41 Avinger's Wildcat 导管

专门用以辅助导丝回到真腔的器材（re-entry devices）主要有 OUT BACK（Cordis，USA，图 10-42），Pioneer 导管（Medtronic，USA，图 10-43），解决了以往导致失败的最常见问题——位于血管内膜下的导丝无法回到真腔，通过 CTO 的成功率可以提高到 90% 以上，已很少遇到不能成功完成腔内治疗的病变。

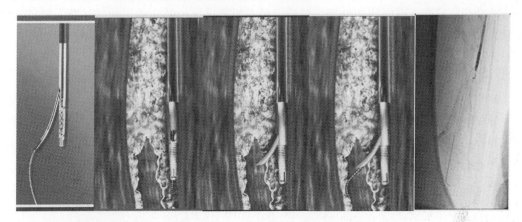

图 10-42　OUT BACK 导管正确定位后（L 型的标记物朝向血管真腔），穿刺真腔成功后引入导丝

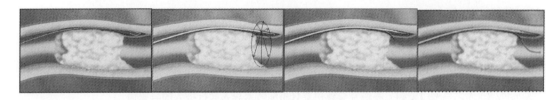

图 10-43　Pioneer 导管进入动脉内膜下，超声定位真腔，细针穿刺真腔成功后引入导丝

3. 膝下动脉病变的腔内治疗

膝下动脉（below the knee，BTK）病变广义包括膝下动脉的闭塞性疾病、动脉瘤、血管炎、血栓栓塞性疾病，BTK 多发于糖尿病下肢动脉闭塞症，但近年来单纯动脉硬化闭塞症累及膝下也有增多趋势，膝下动脉是指腘动脉以下的胫腓干动脉、胫前动脉、胫后动脉、腓动脉和足动脉弓，任何一支、两支或两支以上动脉管腔因各种原因变细甚至闭塞均可引起小腿或足部缺血症状。其特点是血管细小、病变广泛、常伴随糖尿病和容易出现严重肢体缺血。20 世纪 80 年代冠状动脉球囊导管和导丝开发以后才逐渐有腘动脉以下病变的腔内血管成形术应用于临床的报道，近十年来，随着影像技术的进步和导丝、导管、球囊工艺的改进，腔内治疗腘动脉以下动脉狭窄和闭塞性病变在技术上已日趋成熟。国外经验中，BTK 腔内治疗和外科手术的疗效对比，无论是近期效果或是远期效果都表明：下肢动脉腔内技术的疗效要优于动脉旁路移植术；前者的救肢率也明显优于后者。

BTK 腔内治疗的主要目标是低损伤性治疗、减少静息痛、治疗肢体溃疡、保肢、改善生活质量；其次是获得长期的通畅性。膝下动脉病变腔内治疗充满难度与挑战，首先是小腿血管病变范围广，血管细长、闭塞节段长、难度系数高；其次是腔内治疗费时、费力、射线显露时间长、需术者耐心和具有牺牲精神；此外，PTA 术后再狭窄和闭塞的发生率高，与血管管径和闭塞段长度密切相关。糖尿病明显促进腘动脉以远段的闭塞性疾病，易发生严重肢体缺血，截肢危险增大。

（1）入路选择：恰当的膝下介入路径选择是成功的关键之一，同侧股总动脉穿刺顺行途径是最佳途径，优点在于操作路径短，导管导丝支撑力好、旋转容易、成功率高。对侧股总动脉穿刺"翻山"途径，操作路径长，操作多有不便，需要超长长导丝配合，如无长鞘的支撑，导管导丝的推送力将被释放，大大削减通过能力，这种入路的好处是对股动脉近端同时存在病变者可以同期处理。对难以经近端通过导丝的病变，如果足背、胫后和腓动脉管腔好，可尝试经闭塞远端动脉逆行穿刺开通，难以穿刺成功者可于局麻下切开并直视下穿刺。足部逆向途径优势在于膝下动脉分支多，顺行途径导丝容易进入分支导致血管破裂，而逆向途径进入分支及滋养血管概率小，膝下动脉并非完全闭塞（休眠血管），直接穿刺成功后，不用鞘管，直接用 Deep 小直径球囊作为支撑，以 0.356mm（0.014 英寸）PT2 导丝上行开通闭塞段动脉，SNARE 圈套器从近端抓捕导丝或用穿针引线技术将导丝导入顺行插入的导管内（图 10-44），足部血管管径小，对于远端穿刺血管可压迫止血，由于介入器材的改进，顺-逆双向结合途径也已应用于严重的 BTK 病变。

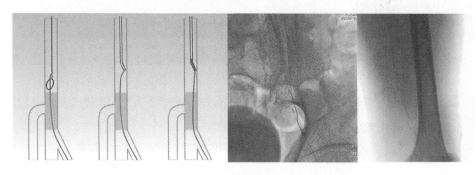

图 10-44　将逆穿导丝用穿针引线技术导入顺行插入的导管内

（2）膝下病变腔内治疗常用器材：应用 4F C2 导管和椎动脉导管，4～6F 普通鞘、"翻山"鞘和膝下鞘，4～6F 导引导管；所用导丝：0.889mm（0.035 英寸）、0.457mm（0.018 英寸）、0.356mm（0.014 英寸）各型导丝，如 Terumo 的 0.889mm（0.035 英寸）J 型和直头超滑导丝，0.457mm（0.018 英寸）300cm V18 导丝（Boston）、0.356mm（0.014 英寸）的 BMW 导丝、0.356mm（0.014 英寸）PT2 导丝（Boston）、0.356mm（0.014 英寸）180cm Miracle 导丝（朝日）；支撑力度强的 Diver 导管（Medtronic）；21G 微穿刺针系统（COOK）和 Snare 圈套器等。膝下动脉扩张常用的有 Pacific Xtreme Combat 球囊、DEEP 球囊（Medtronic）、Savy 球囊（Cordis）以及新型的 210mm 长的 Amphirion Deep 锥形球囊，这些长球囊对膝下长段的病变是很好的选择。已有支架用于膝下动脉病变，如球扩式支架 Xpert（Abbott）、Chromis Deep—钴铬合金球扩式支架（Medtronic）、Maris Deep—镍钛合金自膨式支架（Medtronic），直径 2～4mm 可选，为膝下病变的腔内治疗提供了更多的选择。在球囊和支架方面，未来载药球囊和药物洗脱支架可能更常应用于膝下动脉病变。

（3）膝下动脉病变的介入技巧：处理膝下动脉病变时在方法上与膝上动脉相似，治疗时所用器材如导丝、导管、球囊及支架都要比其他部位的精细，对膝下狭窄性腔内病变，选用合适的导丝时可顺利经真腔通过，如用 0.457mm（0.018 英寸）300cm V18 导丝（Boston）、0.356mm（0.014 英寸）的 BMW 导丝，将导丝头端 J 型塑形，在微导管或球囊导管给予导丝支撑的条件下，使用扭送器推送导丝通过狭窄病变，完成球囊扩张（图 10-45）。

导丝通过膝下 CTO 时有经真腔和内膜下两种形式，由于血管细小，通过导丝时首先争取经真腔通过，导丝的通过能力与头端结构有关，头端越硬的导丝通过能力越强，但越容易进入内膜下或穿出血管外，导丝能否通过闭塞段与闭塞病变长度、钙化程度及操作技巧有关，导丝硬度、头端的塑形、扭力、推送力及其导管或球囊给予导丝的支撑力多方面结合构成导丝前进的"动力"，当导丝进入假腔并一直前行跨过病变后，有的导丝可以回到真腔（图 10-46），而另一些情况是导丝无法返回真腔，常需要穿刺足部动脉，可采用顺-逆双向结合途径操作来完成导丝通过（图 10-47，图 10-48）。

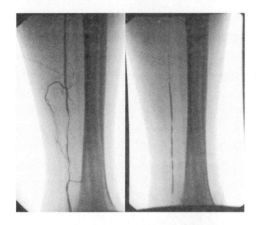

图 10-45　使用扭送器推送 0.356mm（0.014 英寸）导丝通过膝下长段狭窄动脉，进行球囊扩张

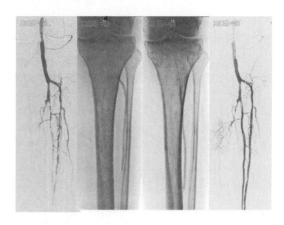

图 10-46　使用扭送器推送 0.356mm（0.014 英寸）导丝通过膝下长段闭塞动脉，球囊扩张后造影

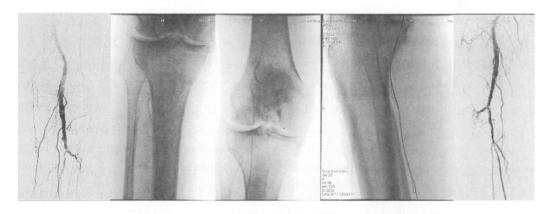

图 10-47　顺-逆双向结合途径开通闭塞腘动脉，球囊扩张后造影

对于联合病变和（或）钙化病变，通常经过 PTA 后可得到与"使用支架类似"的结果（图 10-46），为获得优秀的快速治疗效果而将动脉壁拉长是一个调节过程，需要花费数分钟，笔者在膝下球囊扩张过程中缓慢升压，压力通常在 12kPa，维持 3～4min，若球囊扩张后仍有动脉狭窄或夹层，为使流出道通畅避免术后急性血栓形成与再次闭塞，可植入支架（图 10-48，图 10-49）。

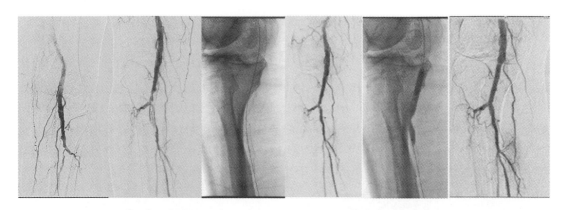

图 10-48　球囊扩张后腘动脉夹层，植入自膨式支架可见压迹，再次后扩张，血流通畅

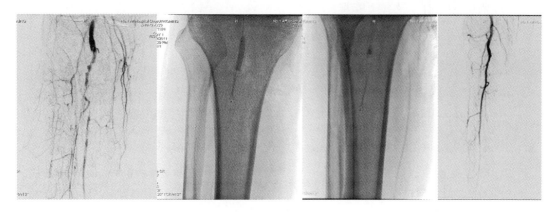

图 10-49　球囊扩张后腘动脉及胫前动脉夹层，植入两枚直径 3.5mm 钴铬合金膝下球囊扩张式支架，血流通畅

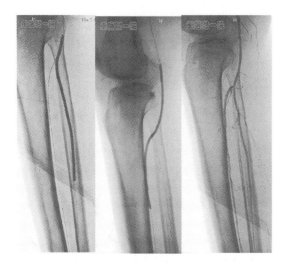

图 10-50　保护导丝及球囊技术，保护动脉分支开口

膝下动脉有两个分叉，一个是胫前动脉与胫腓干之间，另一个是胫后动脉与腓动脉之间，需要处理分叉的病变通常是至少一条分支开口有问题，腔内处理分叉病变的常用技术是保护导丝及球囊技术（图 10-50）或双球囊技术（图 10-51），可避免分叉处球囊扩张导致分支开口闭塞。

足底动脉弓的开通对足部血液循环的重建有重要意义（图 10-52），正常膝下动脉包括胫前动脉、胫后动脉和腓动脉，而且这三条动脉供应小腿和足的不同区域，理论上讲不同的膝下动脉闭塞会引起不同区域的症状和体征，由于是慢性闭塞过程，三条血管之间可能存在良好的侧支循环，至少开通一支直线血管（胫前、胫后动脉）有利于症状的缓解，最佳的方案是尽量多地开通膝下动脉，包括应用足动脉弓的球囊扩张术，及时缓解症状，并长期保障足部血液循环。

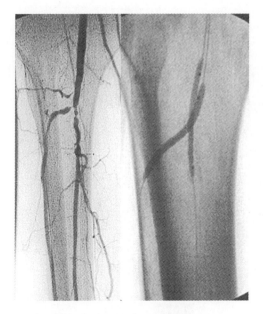

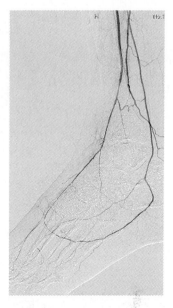

图 10-51　双球囊技术，保护动脉分支开口　　　　　　图 10-52　开通后的足底动脉弓

第四节　手术并发症及处理

虽然下肢动脉硬化闭塞症的介入治疗具有微创、治疗时间较短、感染和麻醉的风险更低、易于重复治疗等优势，但也可能发生严重并发症。

一、出血

常见的是穿刺部位出血与血肿，与使用动脉鞘管偏大、术中抗凝、拔鞘后压迫不好有关，大的血肿发生率约为 0.3%，小血肿发生率为 1.4%~7.5%，大多经非手术治疗如局部热敷，血肿可逐渐吸收，若形成小的假性动脉瘤可在超声引导下于瘤体内注入凝血酶促进漏口闭合，偶尔需外科治疗处理漏口或清除血肿。

二、血管穿孔与破裂

多由操作不当、球囊支架直径过大、高压扩张引起，髂动脉病变时发生穿孔与破裂是严重的并发症，甚至可以致命，术中发现出血并发症通常可以通过腔内技术处理，首选植入覆膜支架封堵破口，或以球囊封堵破口中转开放手术修补血管。

三、急性血栓形成

主要与操作时间过长、术中抗凝不够或阻碍血流时间过长有关，通常采用追加肝素、吸栓（图 10-53）、溶栓方法可解决；术后急性血栓形成与腔内治疗后残余狭窄、流出道条件差、抗凝和血管再狭窄有关，一旦形成可选择插管溶栓、吸栓、球囊扩张、取栓（图 10-54，图 10-55）等技术来解决。

265

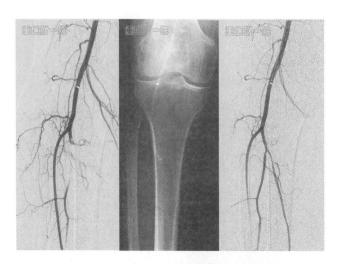

图 10-53　采用 6F 导引导管吸出胫腓干血栓

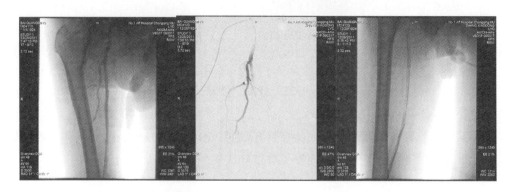

图 10-54　于股浅动脉全段植入支架后 2 天，全支架内血栓形成

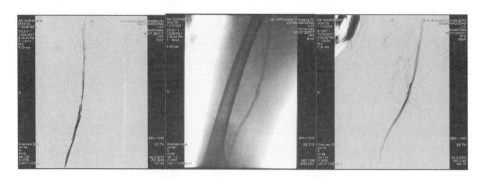

图 10-55　于股浅动脉插管灌注尿激酶溶栓，全段支架内血栓消融，血流恢复通畅

四、下肢动脉远端栓塞

由于导丝、导管操作和球囊、支架的挤压，闭塞部位或其他血管内壁的斑块或血栓可以发生脱落形成远端动脉的栓塞，一旦发生远端动脉栓塞，可通过导管注入溶栓药物，对较大的栓子应尽早行切开取栓术。

五、其他

动脉硬化症患者几乎都是老年人，通常在2小时内患者能耐受，若长时间进行介入手术，患者配合度下降，并且术后全身并发症也增多，因此需注意术后的合理用药及观察护理，避免严重的心肺并发症。

第五节　疗效评估与随访

血管通畅率是血管介入术后疗效评判的指标之一，目前介入手术成功率已高达90%以上，预后差别由动脉病变长度所致，TASC分类C类和D类患者介入治疗术后初级通畅率显著低于A类和B类患者，特别是D类患者，但因C类和D类患者的次级通畅率较高，仍可有效避免截肢；对于C类和D类患者，普遍认为间歇性跛行患者介入术后临床症状和血供的改善及截肢率的降低均较严重肢体缺血患者明显。美国的研究也表明，因介入治疗的开展，PAD患者的膝上截肢率降低了21%，足部及足趾截肢率降低5%。在髂动脉的病变，荷兰髂动脉支架临床试验（DIST）指出经皮球囊扩张术（PTA）组的患者，43%的患者因单纯PTA不理想，需行支架植入术，支架组和PTA组术后2年通畅率分别为71%和70%；认为支架植入对血管通畅率没有影响，但前瞻性随机对照临床试验提示髂动脉支架植入较单纯PTA治疗术后并发症显著减少。总体评估的下肢动脉硬化闭塞症介入手术成功率均高于90%，并发症发生率低于10%。下肢动脉硬化闭塞症首次再狭窄后再次治疗1年通畅率为80%～98%，5年通畅率达70%～91%，介入治疗是下肢动脉狭窄或闭塞的有效首选治疗方法。

参考文献

[1] Mousa A，Rhee JY，Trocciola SM，et al. Percutaneous endo-vascular treatment for chronic limb ischemia. Ann Vasc Surg，2005，19：186-191.

[2] Nadal LL，Cyhamon J，Lipstitz EC，et al. Subintimal angioplasty for chronic arterial occlusions. Tech Vasc Interv Radiol，2004，7（1）：16-22.

[3] Fontaine R，Kim M，Kieny R. Die chirugische Behandlung der peripheren Durchblutungsstörungen. (Surgical treatment of peripheral circulation disorders). Helvetica Chirurgica Acta，1954，21（5/6）：499-533.

[4] Miguel Montero-Baker，Andrej Schmidt，Sven Bräunlich，et al. Retrograde Approach for Complex Popliteal and Tibioperoneal Occlusions. Journal of Endovascular Therapy，2008，15（5）：594-604.

[5] Rosenfield，Vale，Isner. Textbook of Cardiovascular Medicine. 2nd Ed. Philadelphia：Lippincott Williams & Wilkins，2002.

第三篇　动脉硬化闭塞性疾病的介入治疗

第十一章　颈动脉硬化闭塞症的介入治疗

第一节　概　述

颈动脉狭窄是缺血性脑卒中发病的重要原因之一；约 30% 的缺血性脑卒中是由颅外段颈动脉狭窄病变引起的，症状性颈动脉狭窄 >70% 的病人 2 年卒中发生率高达 26%。颅外段颈动脉狭窄的主要病因是动脉粥样硬化，流行病学资料显示：90% 的颈动脉狭窄是由动脉粥样硬化所致。

动脉粥样硬化的病变形式是颈动脉形成硬化斑块造成狭窄，其好发部位主要在颈动脉分叉处，尤其是颈动脉球。按病变的不同发展阶段，斑块可分为纤维性斑块和复合性斑块两类。随着粥样碎屑的不断脱落，在病变的中心可出现溃疡腔。该病灶可使血小板聚集、血栓形成，成为致栓物质不断脱落的出口。钙盐沉积参与斑块的形成过程，造成病变处有不同程度的钙化。随着动脉粥样硬化过程的进展，斑块逐渐增大，有效血管腔不断缩小。粥样斑块内出血可导致斑块突然增大，引起血管腔急性闭塞。颈动脉硬化病变引起脑缺血症状主要通过如下两种机制：斑块或血栓脱落形成栓子造成颅内动脉栓塞和狭窄引起远端脑组织血流低灌注。然而近年来研究显示，颈动脉管腔狭窄引起缺血、低灌注导致脑卒中的发生率极低，绝大多数脑缺血病变为斑块成分脱落引起脑栓塞所致。

颈动脉硬化闭塞主要引起的临床表现：①短暂性脑缺血发作（transient ischemic attacks，TIA）：是脑血管某一供应部位或视网膜血管的局灶性缺血引起的症状，例如短暂的偏瘫，短暂性单眼失明或单眼黑矇、失语、头晕、肢体无力和意识丧失等，临床症状持续时间在 24h 以内，通常 <1h，无脑梗死迹象，能完全消退。②可逆性缺血性神经功能障碍（reversible ischemic neurologic deficit，RIND）：指神经功能缺损持续在 24h 以上，但于 1 周内完全消退的脑缺血发作。③缺血性卒中（ischemic stroke）：脑缺血性神经障碍恢复时间 >1 周或有卒中后遗症，并具有相应的神经系统症状、体征和影像学特征。

颈动脉硬化发病机制的演变也提示当前影像学诊断颈动脉硬化的变化，既往更多侧重于颈动脉狭窄程度的评估，而近年来逐渐关注对颈动脉硬化斑块的形态、成分和稳定性进行评估；尤其当前分子影像学的发展对于颈动脉硬化早期诊断预测可能具有极其重要的作用。当前已有通过影像学方法来识别斑块的围术期栓塞风险的报道，此种方案在欧洲血管外科学会（ESVS）的指南中作为 C 级推荐。

颈动脉硬化闭塞症的治疗主要包括，传统经典的颈动脉内膜切除术（carotid endarteretomy，CEA）和近年来逐渐开展的介入治疗方式，即颈动脉狭窄血管成形术和支架植入术（carotid artery angioplasty and stent placement，CAS）。本章节内容着重介绍 CAS 影像学诊断及评估、介入治疗路径及要点、手术并发症及处理和疗效评估与随访等内容，并同时与 CEA 进行疗效比较。

第二节 影像学诊断及评估

颈动脉硬化引起颈动脉狭窄、闭塞主要通过影像学检查评价其狭窄程度，近年来由于对颈动脉粥样硬化的深入研究以及影像技术的发展，逐渐涉及对颈动脉硬化斑块性质的评价。本节主要从颈动脉狭窄程度和颈动脉硬化斑块两个方面介绍影像学的评估价值。

一、颈动脉狭窄程度的评估

目前常见对颈动脉狭窄评估的影像学方式包括两大类：一类为血管造影检查，分别有数字减影血管造影（digital subtraction angiography，DSA），磁共振血管造影（magnetic resonance angiography，MRA），计算机断层扫描血管造影（computer tomography angiography，CTA）；另一类为彩色多普勒超声检查（color doppler ultrasongraphy，CDUS）分别有颈部彩色多普勒和经颅彩色多普勒检测。依据两大类检测方式特点，对颈动脉狭窄程度的评估侧重点稍显不同。

（一）颈动脉狭窄评估指标

1. 血管造影检测评估指标

血管造影检测对血管狭窄程度的评估主要针对血管直径的变化进行评价，当前血管造影评价颈动脉狭窄程度主要有三种方式，欧洲颈动脉外科试验法（ECST）、北美症状性颈动脉内膜剥脱试验法（NASCET）和颈总动脉直径测量（图 11-1，图 11-2）。根据血管造影图像将颈动脉狭窄程度分为如下 4 级：①轻度狭窄：动脉内径缩小＜30%；②中度狭窄：动脉内径缩小 30%～69%；③重度狭窄：动脉内径缩小 70%～99%；④完全闭塞：为闭塞前状态，NASCET 测量狭窄度＞95%。此外，在重度狭窄情况下，出现管腔狭窄程度 90%～99%并且表现为紊乱血流或血流信号消失的管腔，称之为管线型管腔或狭窄（hairline lumen）或次全闭塞。

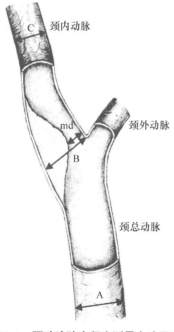

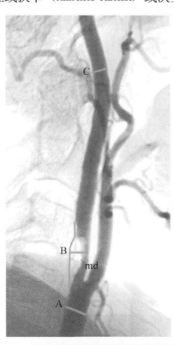

图 11-1 颈动脉狭窄程度测量方法示意图　　图 11-2 DSA 成像下颈动脉狭窄测量方法

ECST 法以颈内动脉膨大处模拟内径为基础内径（B），狭窄处最小直径（minimum diameters）表示为 md，狭窄程度＝（1－md/B）×100％；NASCET 法以颈内动脉膨大部以远正常处管腔内径为基础内径（C），狭窄程度＝（1－md/C）×100％，或者如果远端颈内动脉已狭窄则确定为95％的狭窄；对于颈总动脉则以颈动脉分叉以下正常管腔内径为基础内径（A），狭窄程度＝（1－md/A）×100％。

2. 彩色多普勒检测评估指标

彩色多普勒对颈动脉的检测也能够评估血管狭窄程度，但相对血管造影检测的评估稍显逊色；而其优势在于能够通过狭窄处血流速度判断狭窄程度，同时也是一种无创安全的检测方式。颈内动脉狭窄的超声分级，当前国际采用的标准是2003年美国放射年会超声会议公布的标准（表11-1）。

表 11-1　颈内动脉狭窄超声分级标准

狭窄程度	主要标准		附加标准	
	PSV（cm/s）	斑块估计（%）	EDV（cm/s）	PSV_{ICA}/PSV_{CCA}
正常	<125	无	<40	<2.0
<50%	<125	<50	<40	<2.0
50%~69%	125~230	>50	40~100	2.0~4.0
70%~99%	>230	>50	>100	>4.0
基本闭塞	高、低或无血流	可见	不确定	不确定
闭塞	无血流信号	可见，血管腔消失	无血流信号	无血流信号

PSV：收缩期峰值流速；EDV：舒张期流速

PSV_{ICA}/PSV_{CCA}：颈内动脉与颈总动脉峰值血流比值

此外，颈动脉内膜中层厚度（IMT）是 CDUS 诊断血管狭窄的重要指标，根据中国医师协会超声医师分会2009年制定的《血管超声检查指南》，在结合美国放射年会提出的狭窄诊断基础上，进一步制定如下诊断标准：

（1）颈动脉内膜中层厚度（IMT）及斑块的界定：颈动脉内-中膜厚度≥1.0mm 为内膜增厚，局限性内-中膜厚度≥1.5mm 定义为斑块。

（2）斑块的评价

①根据斑块声学特征：

A. 均质回声斑块：分低回声、等回声及强回声斑块。

B. 不均质回声斑块：斑块内部包含强、中、低回声。

②根据斑块形态学特征：

A. 规则型：如扁平斑块，基底较宽，表面纤维帽光滑，回声均匀，形态规则。

B. 不规则型：如溃疡斑块，表面不光滑，局部组织缺损，形成"火山口"样缺损。

③根据斑块超声造影后的增强特点：

A. 易损斑块：斑块由周边向内部呈密度较高的点状及短线状增强。

B. 稳定斑块：斑块无增强或周边及内部呈稀疏点状增强。

（二）评估颈动脉狭窄或闭塞的影像学方式

1. 数字减影血管造影（DSA）

DSA 仍是目前诊断颈动脉狭窄的"金标准"，造影部位包括主动脉弓、双侧颈动脉及椎动脉的颅外段和颅内段。在颈总动脉狭窄部位至少取正、侧位两个方向进行摄片。DSA 检查有助于观察主动脉弓的类型、颈动脉狭窄病变的性质（如狭窄部位、狭窄程度、斑块有无溃疡），对侧颈动脉、椎动脉和颅内 Willis 环的完整性等。但 DSA 检查可能引起并发症，如医源性血管损伤、造影剂过敏和肾毒性反应以及脑血管意外等。不同程度的颈动脉狭窄见图 11-3 至图 11-6。

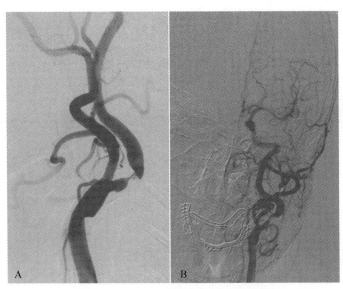

图 11-3　DSA 显示左颈内动脉重度狭窄

A. 左前斜位成像；B. 颈总动脉正位成像。

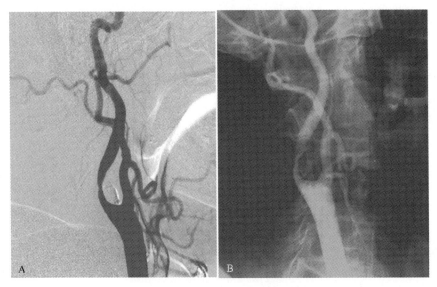

图 11-4　右侧颈动脉窦重度狭窄

A. 减影图像；B. 不减影图像。

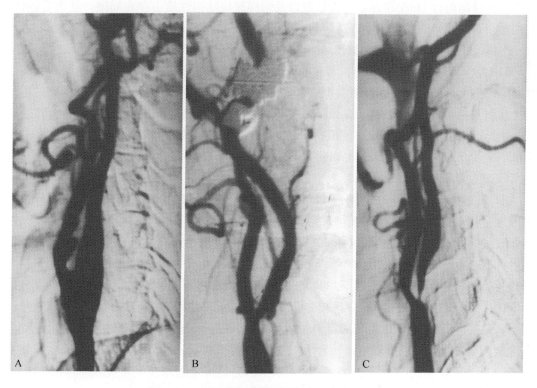

图 11-5　DSA 成像下的不同程度颈内动脉狭窄

A. 左侧颈内动脉轻度狭窄（＜30％）；B. 左侧颈内动脉中度狭窄（65％～67％）；C. 右侧颈内动脉重度狭窄（＞90％）。

随着计算机技术在医学领域的广泛应用，各种图像处理软件相继被应用，使得图形三维重建技术与旋转 DSA 有机结合而产生三维数字减影血管成像技术（3D-DSA）。3D-DSA 能够更清晰地显示血管病变的真实情况，该技术以往更多应用于颅内动脉瘤和动静脉畸形的诊断治疗，近年来已有应用于颈动脉狭窄的相关报道。在诊断颈动脉狭窄方面，3D-DSA 与常规的 2D-DSA 相比有如下优势：①图像任意旋转角度，能够克服颈内动脉与颈外动脉重叠的现象；②可更精确评估其狭窄程度和部位，有利于指导介入治疗；③可更清晰地显示粥样硬化斑块及其表面形态，对其治疗有重要指导意义。然而，旋转 DSA 图像采集时间相对较长，患者的某些不自主活动会影响图像的采集质量，造成图像模糊进而引起重建效果受影响。

虽然 3D-DSA 能够适当显示粥样斑块表面

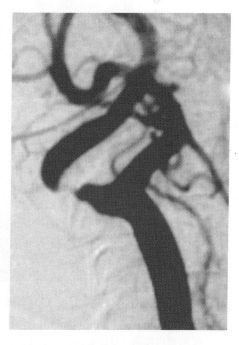

图 11-6　DSA 显示右侧颈内动脉次全闭塞

形态，但总体而言 DSA 在评估血管管壁以及粥样斑块结构性质上存在局限，且为有创性、价格昂贵，因此影响在临床中广泛应用。

2. 磁共振血管造影（MRA）

MRA 作为一种无创、安全、可靠的技术手段已广泛应用于临床，当前在颈动脉疾病诊断方面主要包括时间飞跃法磁共振血管造影（time of flight-MRA，TOF-MRA），相位对比法磁共振血管造影（phase contrast-MRA，PC-MRA）和对比增强磁共振血管造影（contrast enhanced-MRA，CE-MRA）以及磁共振数字减影血管造影（magnetic resonance digital subtraction angiography，MRDSA）。当前，在颈动脉疾病临床诊断方面多采用 TOF-MRA 和 CE-MRA。

TOF-MRA 是基于未饱和质子群（血液）流入成像层面形成高信号，而周围静止组织因为受射频脉冲的多次激励而饱和形成低信号，因此对正常血液层流特别敏感，比如紊乱血流或低速血流易于被检测（图 11-7）。作为一种无创性血管技术，无需穿刺和血管内注射对比造影剂，而且颈动脉血管流量较大，受呼吸干扰较少，因此成像效果较好，易于广泛开展。TOF-MRA 包括 2D 和 3D 成像，3D 成像具有更优越的空间分辨率，但是长时间图像采集需要患者配合才能获得较好图像。但 TOF-MRA 存在过高估计颈动脉狭窄的问题，主要由于 TOF-MRA 依赖血流情况，与成像平面平行的低流速血流或紊乱血流容易饱和而呈现低信号；因此当血管严重狭窄（管腔呈线状狭窄，hairline lumen）或闭塞时，TOF-MRA 均会显示信号消失，这样难于区分是完全闭塞还是重度狭窄（图 11-8）。

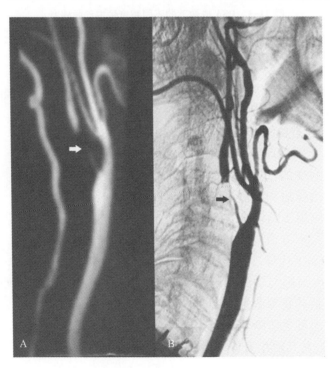

图 11-7　右侧颈内动脉狭窄 3D-TOF MRA 成像

A. MRA 成像下，颈动脉血流呈现高信号，在颈内动脉近端表现为低信号；B. DSA 成像，显示颈内动脉严重狭窄。

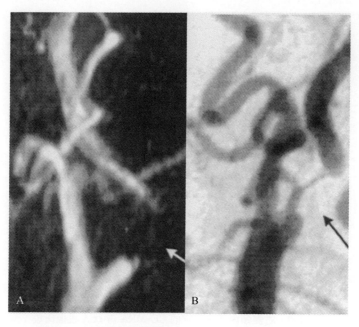

图 11-8　右侧颈内动脉狭窄 3D TOF-MRA 与 DSA 成像

A. 3D TOF-MRA 成像，颈内动脉显示低信号，但是难以区分次全闭塞或闭塞；B. 通过 DSA
成像可确定颈内动脉为重度狭窄。

此外，扭曲的血管不能有效垂直于成像平面，亦影响 TOF-MRA 的评估准确性。与 DSA
相比，狭窄程度以 50% 为临界值，TOF-MRA 的敏感性为 96%，特异性为 64%；当狭窄
>70%，其诊断的敏感性为 94%，特异性为 97%。与彩色多普勒相比，表现为相似的敏
感性和特异性，但 TOF-MRA 能更好地显示闭塞情况。

随着 MRA 技术发展，CE-MRA 目前可能成为应用最为广泛的 MRA 成像技术。通过
造影剂注射，明显缩短血液 T1 值，提高血流信号，并用快速扫描序列完成屏气扫描，图
像利用最大信号投影（MIP）或部分容积 MIP 技术及多层容积重建技术（MPR），获得血
管影像。CE-MRA 与 DSA 相似，主要借助管腔内造影剂成像，而不依赖血液流速情况，
克服了 TOF-MRA 的缺陷，提供更优的动脉成像效果（图 11-9，图 11-10）。既往已有较
多研究证实，在评价颈动脉狭窄方面 CE-MRA 成像效果与 DSA 有良好的相关性。最近一
项关于 MRA 评估颈动脉狭窄的 Meta 分析显示，在诊断重度颈动脉狭窄和颈动脉闭塞方
面，CE-MRA 和 TOF-MRA 均具有较高的敏感性和特异性，尤其是 CE-MRA 的敏感性
和特异性已达到 99% 以上；但对中度狭窄，两者的评估价值欠佳。

3. CT 血管造影（CTA）

CTA 与 MRA 相比更为快速，具有更好的空间分辨能力，能够提供更准确的血管解
剖图像。一项 Meta 分析显示，与 DSA 相比，CTA 在诊断颈动脉闭塞的敏感性和特异性
方面分别高达 97% 和 99%。而对于严重狭窄也能达到 85% 的敏感性和 93% 的特异性。
CTA 优势在于，不受血流情况影响，主要通过管腔内造影剂对比成像；而且扫描、图像
采集快，减少患者不适；更易于广泛开展。MRA 和超声的缺陷在于对真性动脉闭塞和假
性动脉闭塞不易区分，而 CTA 由于不受血流影响克服了这一缺陷，通过延迟扫描能达到

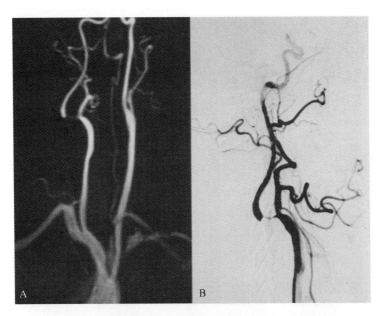

图 11-9　右侧颈内动脉狭窄的 CE-MRA 与 DSA 成像比较

A. CE-MRA 的 MIP 成像；B. DSA 成像。两者成像效果相当。

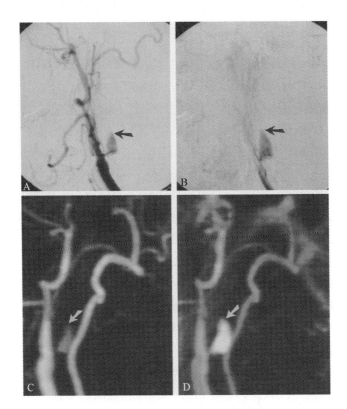

图 11-10　左侧颈内动脉起始部闭塞

A，B. 为 DSA 成像；C，D. 为 CE-MRA 成像；A 与 C 为早期成像；B 与 D 为延迟成像。可见颈内动脉残根（箭头所示）远端无血管显影。

准确判断的目的。严重狭窄时延迟扫描可出现狭窄远端增强血管影和管腔狭窄的图像，而完全闭塞时远端血管不显影（图11-11至图11-14）。但是，当颈动脉狭窄处存在环状钙化灶可能产生柱状硬化伪影而干扰CTA评估，此时易导致CTA过高估计颈动脉狭窄；相反MRA则不受钙化灶影响。另外，在颈内动脉闭塞时，咽升动脉可能在CTA成像时有类似颈内动脉的影像，因此需要分清其走行（图11-14）。当然，考虑到CTA射线辐射问题，是否将其作为检测颈动脉狭窄或闭塞的初筛手段，仍需要权衡。

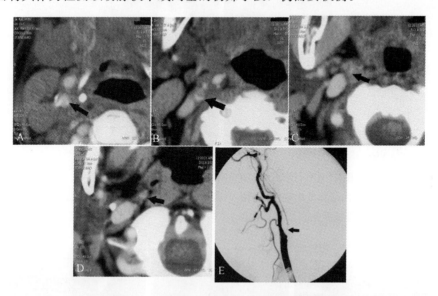

图11-11　CTA成像的管线型颈内动脉狭窄

A至D. 从下到上扫描CTA图像，A图从颈动脉分叉平面开始，箭头显示颈内动脉内增强显影；E. DSA成像显示重度狭窄，呈线状狭窄。

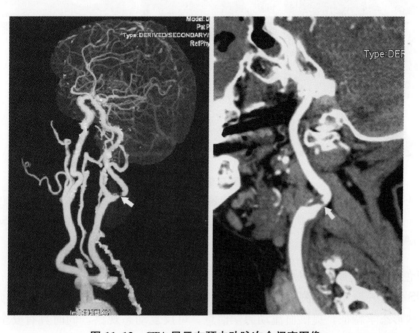

图11-12　CTA显示左颈内动脉次全闭塞图像

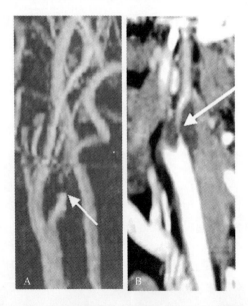

图 11-13　颈动脉重度狭窄的 MRA 与 CTA 成像比较

A. 箭头显示 MRA 在颈内动脉处出现信号消失，在此难以判断是狭窄还是闭塞；B. CTA 显示该处颈内动脉为严重狭窄（管线型狭窄）并非闭塞。

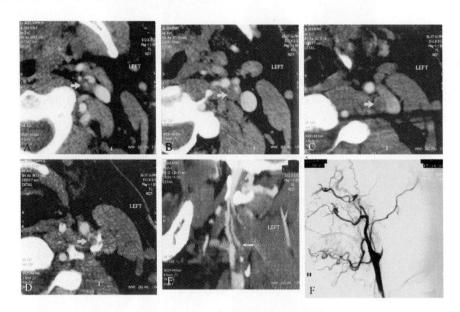

图 11-14　CTA 成像的左颈内动脉闭塞

A 至 D. 从下到上扫描 CTA 图像：A. 箭头显示颈内动脉有血管显影；B 至 D. 箭头显示颈内动脉无血管显影，提示血管闭塞；E. 箭头所示为咽升动脉，容易被误认为颈内动脉显影；F. DSA 显示颈内动脉闭塞。

4. 彩色多普勒超声（CDUS）

CDUS 作为一项无创检测手段，通过多普勒血流测定和 B 超实时成像检测颈动脉狭窄程度和斑块形态学特征，提供血流动力学信息，可反复动态观察，同时具有安全、简便和费用低等特点，多用于对颅外颈动脉狭窄病变的筛选和随访。

CDUS 诊断颈动脉狭窄主要根据血流速度判断，参考中国医师协会超声医师分会 2009 年制定的《血管超声检查指南》，其颈动脉狭窄诊断仍以 2003 年美国放射年会超声会议公布标准为依据（表 11-1，图 11-15，图 11-16）。实质上，CDUS 仍然能够如血管造影方式那样直接计算管径狭窄率，但是与传统检测血流速度相比，该方式也并未增加对狭窄程度判断的准确性；即使联合直接测量与血流速度同时估计狭窄程度，也未必比单纯检测血流速度评估颈动脉狭窄更准确。

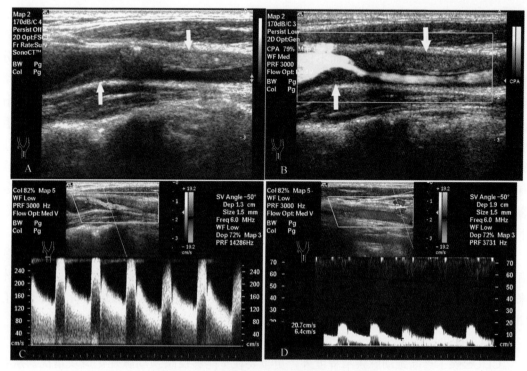

图 11-15　重度颈总动脉狭窄的 CDUS 成像

A，B. 显示颈总动脉斑块及狭窄；C. 颈总动脉狭窄处峰值血流速度增加，PSV＞240cm/s，EDV＞220cm/s；D. 颈总动脉狭窄前血流速度降低，PSV＝20.7cm/s。狭窄前后峰值血流比＞4，最终诊断颈总动脉重度狭窄。

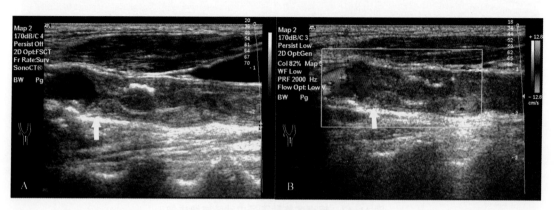

图 11-16　颈总动脉闭塞 CDUS 成像

A. 显示颈动脉壁不规则斑块，管腔闭塞，箭头所示为斑块上界；B. 颈总动脉血流成像，颈总动脉分叉部近端无血流信号，颈内动脉血流为颈外动脉反流所致。

此外，近年来发展起来的经颅彩色多普勒超声（transcranial color-code real time sonography，TCCS）是在传统经颅多普勒超声的基础上增加了二维灰阶实时和彩色多普勒显像，克服了经颅多普勒超声的不足，能较清晰显示颅内血管的形态、走行和血流，同时有彩色血流作为引导，可调节取样容积、位置并可进行角度校正，提高了取样准确性。

二、颈动脉斑块的影像学评估

目前颈动脉斑块的研究热点主要集中于对易损斑块的定性及定量分析。所谓易损斑块是指对各种损伤因素敏感、容易发生破裂形成栓子或引起血管狭窄而导致脑卒中及冠心病急性事件发生的粥样硬化斑块，而不仅仅是软组织斑块、非钙化斑块以及美国心脏学会分类的Ⅳ型斑块或狭窄斑块。易损斑块除指易诱发急性缺血的高危斑块外，进展迅速的斑块也被认为是易损斑块。已有研究显示，脑血管意外发生的主要原因可能并非单纯与颈动脉狭窄程度有关，而更重要的是与颈动脉斑块的易损性有关，脱落的斑块将引起远端颅内血管栓塞。最近有研究报道，对易损斑块的主要特征及次要特征进行了分类，主要特征包括：①斑块急性炎症——斑块内单核细胞、巨噬细胞浸润，有时会有 T 淋巴细胞浸润；②斑块内含有较大的脂质坏死核心，表面覆以较薄的纤维帽；③血管内皮侵蚀伴有表面血小板凝集；④裂隙样斑块；⑤管腔狭窄＞90%。次要特征包括：①斑块表面结节样钙化；②仅在血管内镜下可见的黄亮斑块；③斑块内出血；④血管内皮功能障碍；⑤血管重塑形。

欧洲血管外科学会（ESVS）的指南中指出，在颈动脉闭塞或狭窄的有创治疗前，所有病例都应接受斑块形态学评估（B 级推荐）。应采用有效的影像学手段或其他诊断技术来识别斑块的围术期栓塞风险（C 级推荐）。当前对斑块形态性质的影像分析方法主要有 CDUS、CTA 和 MRI，其各具优势和特点，介绍如下。

1. CDUS

CDUS 除了诊断颈动脉狭窄程度外，更重要在于能够反映颈动脉硬化斑块情况。从各斑块声学密度值由高到低分别为钙化斑块、纤维斑块、脂质斑块、斑块内出血，斑块的稳定性随声学密度值降低而降低（图 11-17）。超声造影检查可以发现更多颈部血管造影前

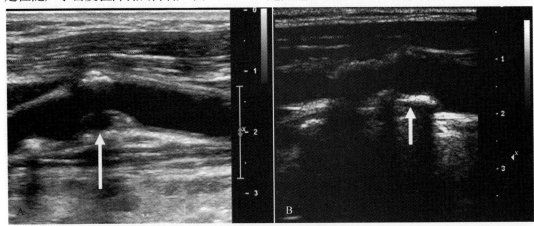

图 11-17　超声多普勒下颈内动脉斑块成像

A. 斑块部分呈高密度回声影，提示斑块钙化；但大部分呈低密度回声影，提示脂质斑块；B. 斑块呈高密度回声影，提示斑块钙化。

未能发现的斑块，更加清楚地显示颈动脉 IMT，勾勒出动脉内斑块的大小及形态。此外，超声造影技术对活体颈动脉斑块内新生血管检测具有很高的敏感性，且具有定量评估功能；而新生血管形成是斑块不稳定的重要原因之一，因此对不稳定性斑块具有重要诊断价值（图 11-18，图 11-19）。《血管超声检查指南》已经明确对斑块诊断的标准，在此不再赘述。

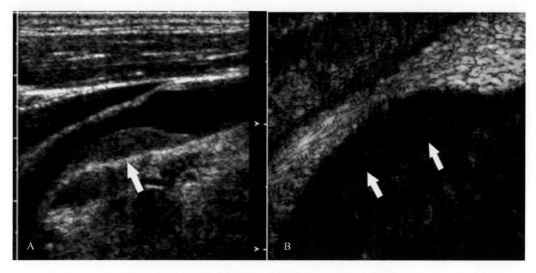

图 11-18　超声多普勒下颈动脉斑块成像及造影成像
A. 显示等密度回声斑块影；B. 超声造影下，未发现斑块底部有点状或线状增强影，提示新生血管少。

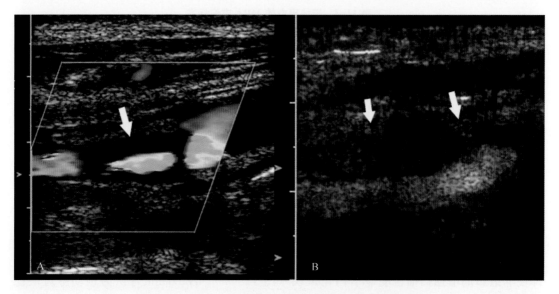

图 11-19　彩色多普勒超声下颈动脉斑块成像及造影成像
A. 显示低密度回声影；B. 超声造影下，发现斑块周边及内部有密集点状增强影，提示斑块稳定性较差。

2. MRA

MRA 具有无创、多维、不需要应用离子化造影剂等优势。除了能检测血管狭窄程度外，对于颈动脉斑块大小，尤其是对于斑块的形态和成分分析更具优势，从而有利于判断斑块的稳定性。同时，由于颈动脉本身位置较表浅以及受呼吸运动影响相对较小，也为MRA检测带来极大便利。大量研究已显示MRA对斑块的成像与组织学检测结果有较高的吻合度，其MRA成像与斑块形成的关系以及对斑块出血情况的判断如表11-2、表11-3及图11-20、图11-21。最近的研究显示，MRA对颈动脉斑块成分的诊断敏感性为64%～92%，特异性为65%～86%。此外，就 $2mm^2$ 以上的斑块而言，MRA分别对脂质坏死核心斑块诊断达95%的敏感性和76%的特异性，对钙化斑块的诊断达84%的敏感性和91%的特异性，对出血斑块诊断达87%的敏感性和84%的特异性，对斑块的疏松度判断达79%的敏感性和77%的特异性。总体而言，利用MRA的不同序列能区分斑块的各种主要成分，尤其对纤维帽厚度和脂质核心显示，有利于评估斑块破裂的风险；而对斑块出血显示，有利于预测斑块的稳定性。

表 11-2　颈动脉斑块 MRA 成像特点

斑块成分	TOF	PD 加权	T_1 加权	T_2 加权
出血性斑块（新近发生）	＋	＋	＋	＋
脂质坏死核心斑块（无出血）	0	0/＋	0/＋	－/0
钙化斑块	－	－	－	－
纤维斑块	0	0	0	0

注：＋：高信号　0：等信号　－：低信号
以上信号强弱比较均是相对于邻近的颈部肌肉组织而言。

表 11-3　斑块出血的 MRA 成像标准

出血时间	TOF	PD 加权	T_1 加权	T_2 加权
急性出血（1周内）	＋	－/0	＋	－/0
新近出血（1周至1个月）	＋	＋	＋	＋
慢性出血（1个月以上）	－	－	－	－

注：＋：高信号　0：等信号　－：低信号
以上信号强弱比较均是相对于邻近的颈部肌肉组织而言。

3. CTA

CTA对颈动脉斑块形态显示，其优势之一是能很好显示溃疡型斑块。CTA对溃疡型斑块的诊断敏感性和特异性可达到100%，尤其与DSA和增强MRA相比能发现更多表面不规则斑块。而对斑块成分检测，CTA最大优势在于对钙化斑块的分析占有绝对优势，即便非造影剂增强扫描也能显示钙化斑块（图11-22）。Nandalur等认为颈动脉斑块稳定性与斑块的钙化率有关，而非钙化体积；通过CTA体积测量方法计算出钙化与非钙化斑块的体积，再计算出钙化率可能是一种无创的预测斑块稳定性指标；对于钙化率＞45%的患者而言，斑块钙化率可能是一种有用的分类方法，对无症状颈动脉疾病危险分级具有重要意义；不过该指标的临床意义仍然需要大样本临床研究验证。

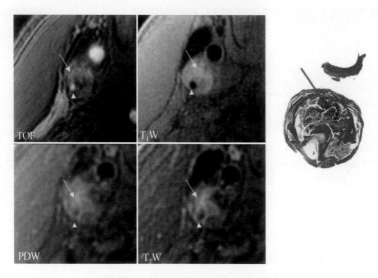

图 11-20　颈动脉斑块内出血的 MRA 成像

分别可见箭头所示在 TOF、PD 加权相、T_1 和 T_2 加权相呈高信号影，提示斑块内新近出血。三角表示狭窄的血管腔。右侧图显示为 CEA 术后的组织学标本，箭头显示斑块内出血。

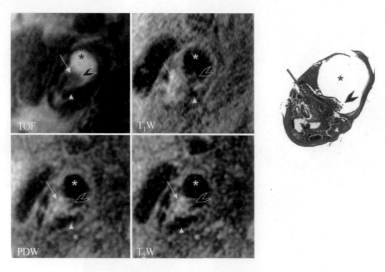

图 11-21　颈动脉斑块邻近管腔处出血 MRA 成像

箭头显示在 TOF、PD 加权相、T_1 和 T_2 加权相呈高信号影，提示斑块内出血。V 型箭头表示管腔表面不规则，并存在高信号影，提示斑块内出血邻近血管腔。三角显示在 TOF、PD 加权相、T_1 和 T_2 加权相呈低信号影，提示斑块内钙化改变。星号（*）显示血管腔。右侧图为 CEA 术后组织学标本，箭头显示斑块内出血，并且出血向管腔突出（V 型箭头）。

　　此外，CTA 可进行定性和量化分析，通过不同组织成分的 CT 值测算来判断斑块的成分；与 MRA 或 CDUS 不同，MRA 或超声由于设备和检查方案不同而无法统一标准，但 CT 值的标准是统一的，因此也为 CTA 分析斑块成分带来了客观性。依据 CT 值测量，CTA 可将斑块分为三类：软斑块（CT 值 <50HU）、混合斑块（CT 值 50～120HU）和钙化斑块（CT 值 >120HU）（图 11-23）。不过，CTA 显示斑块纤维帽和潜在破裂方面可能

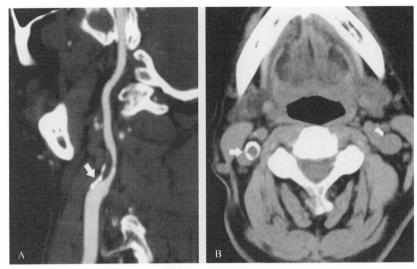

图 11-22　颈动脉钙化斑块 CT 成像

A. CTA 显示偏心性狭窄，钙化斑块；B. CT 平扫显示颈内动脉环状钙化斑块。

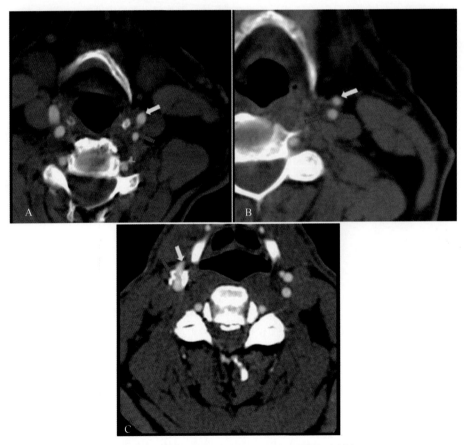

图 11-23　CTA 成像下不同 CT 值与斑块成分判断

红色箭头显示斑块，蓝色箭头显示颈内动脉，黄色箭头显示颈外动脉。A. CT 值平均为 38HU±14HU，考虑为软斑块（脂质斑块）；B. CT 值平均为 68HU±23HU，考虑为混合性斑块；C. CT 值平均为 785HU±93HU，考虑为钙化斑块。

相对 MRI 较逊色。最近一项研究显示 CTA 与斑块病理诊断符合率达到 72.6%，可极好显示钙化斑块；同时运用密度差异区分斑块成分的个体像素读数可能存在一定重叠，在一定程度上限制了其明确斑块成分的可靠性；但是，CTA 对大脂质核心和大斑块内出血的显示与病理结果相当吻合，并能有效发现溃疡，测量纤维帽厚度。故 CTA 在颈动脉斑块诊断方面仍然具有良好的准确性。

4. 分子影像学

传统的影像学技术包括血管造影、CT、MRI、超声等，在评价血管狭窄程度、斑块形态等方面具有较高的价值，为临床诊断和治疗动脉粥样硬化提供了较为客观的依据。但是这些评价反映的是病变生物学变化的最终效应，不能实时而有效地反映和预测病变的进展和变化，远达不到临床上预测病变发生、指导个体化治疗、评价新型药物疗效等诸方面的要求。分子影像学作为一门医学影像技术和现代分子生物学相结合的新兴学科，是对人体内部生理或病理过程在分子水平上的无创、微创的实时成像。它为疾病的早期发现和治疗提供了手段，并有望为医学临床诊断和治疗带来新突破。分子影像学成像原理是通过靶向结合或酶激活的原理，借助分子探针将信号放大后，高分辨的成像系统就可以检测到相应信号改变，从而间接反映分子或基因的信息。关键在于显像剂的选择。

分子影像学在动脉粥样硬化炎症机制中的应用是目前研究的热点。开展动脉粥样硬化分子影像学研究的意义在于：①分子影像学提供了一种新的诊断技术，可以在症状发作前检测高危的斑块；②提供了个体化医疗的可能性，可指导基于分子水平的抗动脉粥样硬化治疗的开始，以及治疗过程中的定量调整（如测量巨噬细胞的活性可以指导新型的抗巨噬细胞的分子治疗）；③指导新药物的开发。目前根据不同的显像剂，针对动脉粥样硬化的分子影像主要包括：氧化铁颗粒增强 MRI 巨噬细胞活性成像、18 氟-脱氧葡萄糖代谢成像检测巨噬细胞活性、近红外荧光组织蛋白酶成像、MMPS 活性成像、髓过氧化酶活性成像、凋亡成像、血管细胞黏附分子-1 和整合素 $\alpha_v\beta_3$ 成像。不过目前要达到临床应用尚早，不过其对动脉粥样硬化具有重要意义和广阔前景，有可能实现真正意义上的针对个体患者的心脑血管疾病危险性预测，从而采取恰当的预防和治疗措施，及时评价治疗疗效，最终实现个体化医疗。

第三节　介入治疗路径及技术要点

一、历史回顾及术式演变

颈动脉狭窄及闭塞性疾病的介入治疗始于 20 世纪 80 年代，最早是单纯球囊成形术、球囊扩张支架植入术，后来发展为自膨式颈动脉支架植入（carotid artery stenting，CAS）以及随之诞生的栓子保护技术，解决了围术期较高的脑栓塞事件和球囊扩张（球扩）支架的塌陷、变形问题。目前，随着 CAS 设备和技术的改进与成熟，对于那些 CEA 高度危险的患者，CAS 已成为 CEA 的合理替代选择。

二、CAS 适应证和禁忌证

美国心脏协会（AHA）2003 指南明确指出，对于症状性颈动脉狭窄的高危患者，围术期严重并发症发生率（指死亡率和致残率）应该低于 3％；无症状性颈动脉狭窄严重并发症发生率应低于 6％。该警戒标准仍然适用于 CAS。为此，基于大量的临床随机对照试验（RCT）结果，欧洲卒中组织（ESO）2008 年指南推荐 CAS 适应证：CEA 禁忌者；CEA 手术不能达到的部位或高危患者；CEA 后再狭窄患者；放射治疗后狭窄患者；进入临床登记/RCT 患者；某些颈动脉夹层动脉瘤或肌纤维发育不良症（FMD）患者。美国医疗保险系统（CMS）的 CAS 承保范围规定：①狭窄大于 70％高危症状性患者（限于使用 FDA 批准的支架和保护装置）；②狭窄在 50％～69％高危症状性患者，入选 B 类临床试验或 CAS 批准上市后研究（作为临床试验政策规定的经常性支出）；③狭窄大于 80％的高危无症状者，入选 B 类临床试验或 CAS 批准上市后研究（作为临床试验政策规定的经常性支出）。而随着 2010 年 CREST 试验发表后，对 CAS 指征持更加积极推荐态度，不再是仅限于"不适合 CEA/CEA 高危患者或临床试验"。随着 CAS 技术、器材的不断完善和循证医学证据的逐渐丰富，CAS 会让更多的患者受益。

CEA 高危患者的概念对理解 CAS 适应证至关重要，CEA 高危患者具体规定见下表 11-4。针对颈动脉狭窄治疗选择的建议见表 11-5。

表 11-4　颈动脉内膜切除术（CEA）高危标准

解剖标准	内科合并症
C2 或更高部位病变	年龄≥80 岁
锁骨水平以下病灶	心功能Ⅲ/Ⅳ级
有颈部手术或放疗史	Ⅲ/Ⅳ级心绞痛
对侧颈动脉闭塞	冠状动脉左主干≥2 支血管病变
同侧以前进行过 CEA	需紧急（30 天内）进行心脏旁路移植手术
同侧咽神经麻痹	左室射血分数＜30％
气管造瘘患者	近期（30 天内）有过心肌梗死
	严重慢性肺病
	严重肾病

表 11-5　颈动脉狭窄患者治疗选择的建议

	有症状的颈动脉狭窄患者		无症状的颈动脉狭窄患者
	50％～69％狭窄	70％～99％狭窄*	70％～99％狭窄*
动脉内膜切除术（CEA）	Ⅰ级 LOE：B	Ⅰ级 LOE：A	Ⅱa 级 LOE：A
颈动脉支架术（CAS）	Ⅰ级 LOE：B	Ⅰ级 LOE：B	Ⅱb 级 LOE：B

狭窄的严重程度按照 NASCET 所用方法，根据血管造影标准判定，但一般也对应于超声检查和其他公认检测方法的评价结果。"Ⅰ、Ⅱa、Ⅱb"级指推荐强度，LOE 指的是证据等级。

CAS 禁忌证

CAS 的可能相对禁忌证分为神经病学、解剖学和临床等方面（见表 11-6）。

表 11-6　颈动脉支架术禁忌证

神经系统禁忌证
　　显著的神经功能受损
　　显著的认知功能障碍
　　4 周内发生严重卒中
解剖因素
　　不能取得安全的血管穿刺
　　主动脉弓严重扭曲
　　颈总动脉或颈内动脉严重扭曲
　　颅内动脉瘤或动静脉畸形需要治疗
　　狭窄处重度病灶钙化
　　狭窄处病变内可见活动性血栓
　　颈动脉完全闭塞
　　长的次全闭塞（线样征）
临床其他方面
　　预期寿命低于 5 年
　　禁忌阿司匹林或噻吩并吡啶类药物
　　严重肾功能异常不能安全使用造影剂

由上表可见，上述诸多内容仅为定性描述，并没有量化的规定，术者在判断时一方面带有相当的主观性和不精确性，但另一方面，至少提醒我们哪些患者需要非常谨慎和特别注意。严重残疾和预期寿命过短的患者实施 CAS 显然没有太大意义，解剖难度对于熟练程度不一样的术者不能相提并论，活动性血栓和急性颈动脉闭塞患者在使用近端保护装置的前提下也可以安全进行手术，新型的无肾毒性造影剂解决了肾功能不全患者的安全性问题等等，所以禁忌证的规定是相对的和不断改进的。

三、术式选择和病因评估

颈动脉狭窄最常见的原因为动脉粥样硬化性狭窄，此外还包括颈动脉夹层、放疗后狭窄、大动脉炎、少数肌纤维发育不良症以及 CEA 后再狭窄等，原因不同治疗方法也不同，因此术前颈动脉狭窄病因评估非常重要。除动脉粥样硬化性狭窄外其他原因造成的狭窄都不适合 CEA 治疗而应该选择药物和（或）介入治疗；且这些颈动脉疾病介入治疗中无需使用栓子保护技术。

颈动脉粥样硬化性狭窄介入治疗中非常重要的一点是使用栓子保护技术，尽管没有试验证明其使用是否与预后有关，但现在已成为 CAS 标准技术。因此颈动脉粥样硬化性狭窄栓子保护装置下 CAS 术式为本节介绍重点。

四、入路选择——如何进入颈动脉

广泛采用的入路为经皮股动脉 Seldinger穿刺（见图 11-24），逆行股动脉入路进入颈

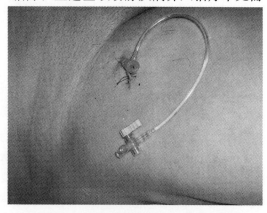

图 11-24　常用股动脉穿刺后留置血管鞘

总动脉（CCA）。但对于部分主动脉弓变异的患者可能需要其他入路，如起自于无名动脉近段的变异左颈动脉（"牛角型"颈动脉共干），经右侧肱动脉或桡动脉入路更佳。

血管鞘是血管介入治疗进出体内的门户。相应的颈动脉介入治疗器材可以采用多用途指引导管（guiding）或者血管长鞘（shuttle）进行输送和实时造影。对那些主动脉弓严重扭曲变形（如Ⅲ型主动脉弓，见图 11-25）的患者而言，输送导管安全进入 CCA 是 CAS 成功和安全最重要的第一步。输送导管应该提供足够大的内腔用于器材输送、术中造影，此外，足够的支撑力和稳定性、尽可能小的靶血管损伤都是输送导管必须兼顾的。对于主动脉弓和颈动脉解剖结构简单的患者，使用 7F 血管鞘（内径大小）或者 8F 指引导管（指引导管外径大小）均能于术中造影时获得良好的影像，并且能够前推或回撤介入器材（两者有类似的内径）。使用血管鞘或多用途指引导管时，头端通常位于 CCA 远端，在颈动脉分叉下数厘米处。使用创伤性更大的指引导管时，导管的头端通常位于 CCA 的近段（胸腔内），尽管这样为操作提供的支持常常小一些。小心放置指引导管和血管鞘头端，这样有助于预防血管痉挛、血栓形成或者动脉夹层。介入治疗入路困难的患者（如髂动脉闭塞、上肢动脉闭塞、严重血管扭曲等）以及保护装置和输送导管没有安全着放点（如颈总动脉开始处呈弥漫性、串联型狭窄伴颈动脉分叉狭窄部位严重成角、活动性血栓，以及狭窄远端极度扭曲呈袢、慢性闭塞等）的患者不适合介入治疗（图 11-26）。CAS 器材选择主要取决于主动脉弓和靶病变近端 CCA 的解剖特征。技术的选择主要取决于术者偏爱。

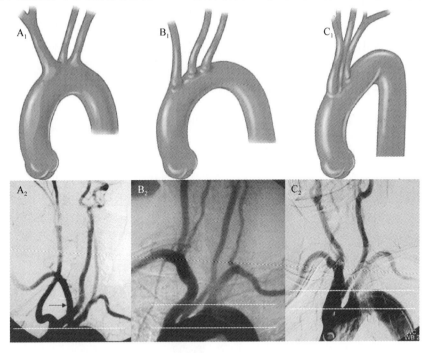

图 11-25　主动脉弓分型及部分变异（$A_1 \sim C_1$ 为模式图，$A_2 \sim C_2$ 为 45°左前斜位造影实图）：A_1 为Ⅰ型主动脉弓模式图，所有血管开口位于上缘切线上，A_2 为Ⅰ型主动脉造影，不同的是该患者左右颈总动脉共干（牛角型）、右侧锁骨下动脉迷行变异，这种变异增加进入左侧颈总动脉的难度；B_1、B_2 为Ⅱ型主动脉弓，头臂干和左侧颈总动脉开口位于上缘切线以下、中切线以上；C_1、C_2 为Ⅲ型主动脉弓，3 支血管口均位于上缘切线以下、头臂干和左侧颈总动脉开口中切线甚至下切线以下。

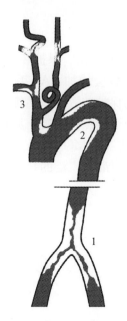

图 11-26　难以取得安全介入治疗路径的血管解剖情况

1：股髂动脉严重动脉粥样硬化性狭窄或闭塞；2：主动脉弓严重扭曲且明显动脉粥样硬化斑块分
布；3：大动脉入口（头臂干开口、锁骨下动脉分叉部）明显狭窄和血管路径扭曲呈祥状。

　　图 11-27 示意Ⅲ型主动脉弓患者如何安全放置 CAS 输送导管。材料：5F 造影管（长
度 125mm，头端形状可选 SIM 或 VTK 等复合弯以便进入困难的入路）、8F 多用途指引导
管（或 7F 长鞘）及超硬 260mm 泥鳅导丝。

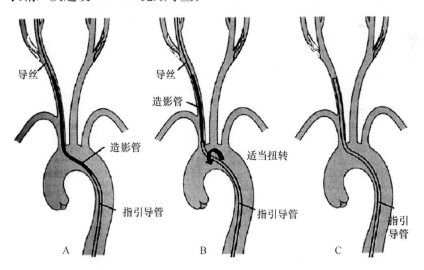

图 11-27　指引导管安全到达治疗靶血管位置的示意图

A. 路径图下通过造影管辅助将泥鳅导丝置于颈外动脉，造影管位于狭窄段近心段；B. 适当扭转指引
导管并将其沿造影管缓慢推送至颈总动脉狭窄段近心端适当位置；C. 撤出造影管、导丝，留置指引导
管。极端困难情况下，上述步骤亦可通过 SIM 造影管将 0.889mm（0.035 英寸）交换导丝留置于颈外
动脉后，通过交换技术完成指引导管或长鞘放置。留置指引导管后，常规进行颅内血管造影以便与术
后造影对比。

五、保护装置的使用

保护装置下的 CAS 是推荐的标准术式。保护装置的目的是减少 CAS 过程中可能导致的脑栓塞并发症，但使用保护装置会增加 CAS 手术难度，同时也会带来保护装置相关的并发症。因此正确选用适当的保护装置以及熟练使用保护装置非常重要。按照是否通过狭窄病变分为近端保护装置和远端保护装置，原理有滤网式保护和球囊阻断式保护（图 11-28）。近端保护为球囊阻断式（如 MO. MA），远端可分为滤网式（如 Angioguard、Filterwire、Spider 等，也是目前使用最为广泛的）和球囊阻断式（如 Guardwire）。不同保护装置优缺点和适应证见表 11-7。

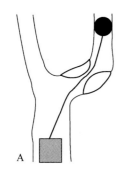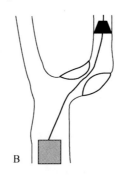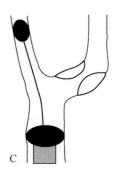

图 11-28　保护装置类型及原理

A. 远端球囊阻断保护装置；B. 远端滤伞栓子保护装置；C. 近端球囊阻断保护装置。

表 11-7　近端和远端栓子保护装置的比较

优点	不足
球囊阻断近端栓子保护（如 MO. MA）	
远端 ICA 血流短暂性反转	用法复杂，尺寸大，需要大的血管鞘
术者自行选择导丝	
避免最初导丝通过狭窄部位导致栓塞	
球囊阻断远端栓子保护（如 Guardwire）	
使用简单	无前向血流
可以配合各种支架使用	2%～5%病人不能耐受
吸除不同大小的栓子颗粒	球囊阻断不完全及损伤血管壁
能可靠捕获碎片	比经皮球囊成形术（PTCA）导丝扭控性差
	阻断后在操作过程中难于造影
滤网式远端栓子保护装置（EPD）（如 Angioguard、Filterwire、Spider 等）	
不阻断前向血流，耐受性好	可能捕获栓子不完全
整个操作过程可以实时造影	操作时难于估计碎片回收效果
有些装置使术者有独立的导丝通过靶病变（如 Spide）	碎屑堵塞过滤器
	输送/回收过程可能导致栓塞
	保护装置嵌套在支架内
	导丝扭控性比 PTCA 差

以常用的远端保护滤伞（EPD）为例，其使用包括体外准备（进入释放鞘并排除微气泡锁定、头端导丝塑性）、进入"Y"型阀、通过狭窄段、狭窄远端释放、操作中如何稳定、CAS完成后安全回收等几个步骤。相关产品知识、准备过程参见产品说明书及图11-29。

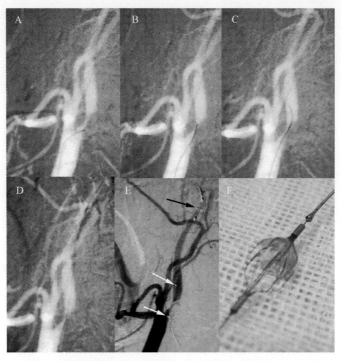

图11-29　远端保护装置使用示意图（Angioguard保护滤伞，强生公司）

A，B，C. 塑型后的保护伞导丝在路径图下小心调整通过狭窄段；D. 保护伞定位于狭窄远端C2段较直的位置释放；E. 球囊调整位置过程中造影示Angioguard保护滤伞释放后的放射性标记（黑箭头示散开的四个点，当四个点合为一点时表示保护伞处于收拢状态）和球囊的远近端放射性标记（白箭头）；F. 保护伞回收后其内大量黄褐色斑块碎屑。

　　预计保护滤伞无法安全通过狭窄段（如严重的线样狭窄），选择2mm以下直径的小球囊进行轻柔、低压预扩张也是安全可行的方法。其他保护装置的使用不在此赘述。

　　在CREATE试验中，30天卒中的强烈的独立预测因子是过滤装置展开的持续时间，而Ⅲ型主动脉弓以及头臂干扭曲等因素容易导致漫长而复杂的CAS操作，增加并发症的危险，这点完全不同于其他外周血管介入。因此，选择适合术者经验的病例，详尽评估和制订手术预案是减少并发症的关键（图11-30）。

　　此外，术前评估确认无法让保护滤伞安全通过狭窄病变或没有安全释放位置的病例，近端阻断式保护装置可能是血管内治疗更好的选择。

六、球囊血管成形

　　球囊血管成形术是CAS的辅助技术，主要作用是支架植入前后扩张动脉粥样硬化性颈动脉狭窄。对于非动脉粥样硬化性狭窄如夹层动脉瘤、纤维肌性结构不良（FMD）等球囊扩张并非必需，通常植入自膨式支架或覆膜支架即可达到血管重建目的。

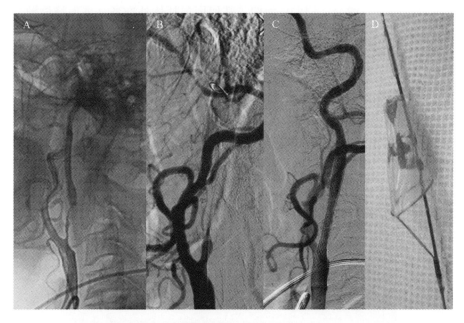

图 11-30　CAS 中大量碎屑堵塞保护滤伞导致无血流（no-flow）

A. 颈内动脉窦部重度狭窄；B. 球囊扩张后颈内动脉无血流现象；C. 植入支架并回撤保护滤伞后前向血流恢复正常；D. 保护滤伞内大量斑块碎屑。

　　球囊扩张过程中应该注意几个原则。首先，目标狭窄处斑块受到机械损伤应尽可能小，球囊扩张过程应该缓慢、轻柔进行，以尽量降低栓塞的危险。放置远端保护装置（EPD）后，先选择稍小（小于靶血管直径 80％）的血管成形球囊（直径 3～4mm，长 15～40mm 球囊）以允许支架输送导管通过，病灶预扩张失败（如斑块严重钙化）可能会影响回撤支架输送导管、支架贴壁不良和滤伞回收。支架释放后选择另一个血管成形球囊（直径 4.5～6mm，长 15～30mm）行支架后扩张整形，这个步骤的另一个目的是方便 EPD 回撤，避免"鱼鳞"状支出的支架环"挂住"保护滤伞导致严重后果。球囊预扩张的创面应该被支架完全覆盖，支架后扩张应选择直径短于支架的球囊以避免支架外扩张。

　　CAS 的目的是钝化病变，降低卒中危险。因此适度的残余狭窄（小于 30％～40％）是可以接受的。颈动脉支架术者通常不追求完美的血管造影结果，有几个原因：第一，反复和过度的球囊扩张会增加并发症的危险，通常支架前后各一次球囊扩张是合理的。第二，支架术后中度残余狭窄最常见的原因是目标病灶的重度钙化，反复球囊扩张也无效。第三，自膨式支架在术后有继续扩张管腔的趋势，残存的轻度狭窄经过重塑，几个月后会部分改善；即使存在轻度残留狭窄，支架的晚期内皮化已经达到减少卒中危险的目的。

　　球囊扩张过程中血流动力学紊乱（如血管迷走或血管减压反应）发生率高达 20％～30％左右，患者表现为心率减慢甚至短暂停搏、血压急剧下降（或波动）。通常在扩张前或即刻静脉推注阿托品 0.5～1mg（事前应询问有无禁忌），即刻嘱患者咳嗽也能让患者心率迅速恢复。低血压如不伴有症状可暂时观察，达到休克血压标准时可温和给予升压药物，但应避免血压骤然升高增加过度灌注、脑出血的风险。此外，短暂的脑血流阻断对于不耐受患者（尤其是对侧颈动脉闭塞、代偿差的患者）可能出现躁动、短暂意识丧失甚至抽搐，应事先准备处理预案，迅速恢复血流，切忌慌乱。

七、支架植入

由于颈部血管易受外力影响，球囊扩张式支架不能适应需求，目前均使用自膨式支架。材质分为记忆合金和不锈钢，加工工艺分为激光雕刻和编制式，支架壁环状结构分为开环设计（open-cell）和闭环设计（closed-cell）两种。支架参数包括长度、直径、形状、网孔面积、贴壁性、短缩率、顺应扭曲血管的能力以及通过性（打开前外廓大小和柔顺性）等。对于狭窄段远近端极度迂曲的血管，支架的通过性以及张开后顺应扭曲血管的能力显得非常重要。有学者认为网孔的大小可能与术后栓塞事件有关但并无 RCT 支持这个观点。

支架的直径和长度选择是非常重要的。支架直径的选择要求其至少大于靶病变处血管直径 1mm（跨颈动脉分叉的支架直径应大于颈总动脉 1mm）从而避免支架不能良好贴壁的情况，当颈内外动脉直径差异过大时，锥形支架也是一种选择。支架长度要求至少覆盖狭窄段超过 3～5mm，避免支架覆盖不全、切割动脉粥样硬化斑块导致术后卒中，通常颈动脉支架长度为 30～40mm。激光雕刻支架释放后短缩率通常小于 5%，定位较为容易；而编织型支架长度是可变的，对于需要支架覆盖病变长度超过 40mm、血管无严重扭曲的患者来说是个很好的优点，但事前需要对支架张开后的覆盖区有良好的预判断。该型支架的另一个特点是支架释放 1/3 后仍然可以收回重新定位释放，而激光雕刻支架一旦释放部分后将不能收回释放。

选择好支架后，沿保护伞（EPD）导丝将自膨式支架定位于狭窄段并打开。释放自膨式支架过程的关键是保证释放系统稳定不动的情况下缓慢后撤支架释放导管。支架跨/不跨颈动脉分叉主要取决于动脉粥样硬化斑块分布是否波及颈总动脉。跨颈动脉分叉的支架应预留足够长度以保证支架完全贴壁、覆盖斑块。

支架后扩张用于残余狭窄超过 40% 患者或未充分预扩张的患者，需要注意的是，对于激光雕刻支架，过度后扩张存在支架环断裂的风险。

八、保护伞回撤

植入支架后需即刻造影观察：残余狭窄情况，保护滤伞内有无明显充盈缺损（提示血栓或大的栓子），有无前向血流过缓（slow-flow）或阻断现象（no-flow），保护伞及支架附近血管有无损伤（如夹层、痉挛），颅内血管与术前比较有无"缺失"（提示闭塞），同时观察患者语言交流和肢体活动有无异常。通过评估无异常后准备回撤保护装置：将保护滤伞回收导管冲洗后沿保护滤伞导丝送至保护滤伞下，继续推送回收导管直至 4 个放射标记点合而为一（其他保护装置类似）表示保护伞处于收拢状态，然后小心整体回撤导管回收系统通过支架段并退出体外。对于保护滤伞内有明显充盈缺损、前向血流过缓（slow-flow）或阻断现象（no-flow）者，回收时要仔细评估，不要求全部收紧以防栓子脱逸，必要时甚至需要充分抽吸后再回撤保护滤伞。保护滤伞未能完全收拢时，经过颈动脉支架段应特别小心，尤其是明显扭曲的血管。预防保护滤伞嵌顿于支架内，可以采用如下方法：小心调整多功能指引导管位置和角度，患者头转向对侧或憋气改变颈动脉解剖角度，以 0.457mm（0.018 英寸）支撑导丝改变局部解剖角度等，以上方法的目的是让迂曲的血管路径得到部分"修饰"，改变导丝与血管的空间关系以利于安全回收滤伞。如果不幸发生保护滤伞嵌顿于支架内，切忌暴力拉拽保护滤伞导丝，可尝试用合适导管将保护滤伞小心"顶"出支架，否则只能进行紧急直视手术取出。

通常，因为痉挛、碎屑堵塞滤伞网孔导致的前向血流过缓或阻断现象随着保护滤伞的撤出很快恢复正常，对于严重血管损伤（如夹层）的处理见下节。

九、术中与术后评估、监护及围术期注意事项

术中除常规的心电监护外，由于 CAS 绝大多数在局麻下完成，随时通过语言交流判断患者的警觉性、语言功能和简单的运动功能（如让患者的对侧肢体挤压可以发声的玩具等）。患者出现神经并发症时往往伴有躁动、打哈欠、注意力下降等，术者应特别留意观察。术前完整的预案可以帮助意外情况下尽快完成 CAS，因为 CAS 并发症发生率和手术时间明确相关。

如果患者在手术过程中出现局部神经系统损伤的表现，通常最好的办法是尽快完成 CAS 治疗，回撤 EPD，重新进行临床和血管造影评估。某些病例，移除保护装置（或者卸除封堵球囊）可能使神经功能得以恢复。如果神经功能受损持续存在，脑血管造影能发现患者是否有血管痉挛、血管闭塞（尤其是大脑前动脉主干、大脑中动脉的主要分支受累）。如果手术还没结束，发现患者急性卒中和颅内动脉主干血栓栓塞，应该立即进行闭塞血管重建（无需先行 CT 或 MRI 检查）。对于没有颅内机械取栓等血管重建经验的术者，需要急性卒中介入治疗经验丰富的医生会诊处理。而对造影检查没有发现血栓栓塞的神经功能受损患者，不推荐进行溶栓治疗。明显意识障碍的患者通过造影排除了颅内主干闭塞后，要注意高灌注综合征或者颅内出血，应该即刻进行急诊 CT 检查证实，并在重症监护病房进行治疗，进行神经内外科评估，慎重给予补液和血压管理，应用甘露醇或过度通气降低颅内压。

通常颈动脉球囊扩张成形后血压维持在平均动脉压 100mmHg 较为理想，颈动脉重建后脑出血的发生和血压过高密切相关，所以尤其注意避免颈动脉重建后血压过高。但是，对于头颈部多支血管严重狭窄或闭塞性病变而言（串联/并联性狭窄），血压调控和重建血管部位的选择需要非常全面和细致的术前评估，术后随时观察和调整血压，因为较低的血压可能导致未开放的狭窄血管供血区发生低灌注脑梗死。

多数神经系统事件在 CAS 过程中或术后不久发生。如果术后发生新的神经系统功能缺损，患者应该即刻进行影像学检查（头部 CT/MRI）评估以排除颅内出血，并且评估是否需要血管造影检查和立即进行血管重建。迟发性卒中可延迟数天才发生，高灌注综合征和颅内出血似有时间双峰分布特点，可以在 CAS 或 CEA 进行血管重建后数天到数周发生。术后血压控制不良或伴有双侧重度狭窄的孤立颈内动脉（一种先天解剖变异）会增加其发生率。

术后 24 小时内应该持续观察和监护患者穿刺部位和神经系统状况，神经系统功能和血流动力学稳定的患者（90%）次日即可出院。神经系统功能无异常但血流动力学不稳定（发生率 5%～10%）的患者需住院观察和给予血管活性药物治疗直至稳定出院。

相关药物治疗与随访见表 11-8。

表 11-8　药物治疗与随访

术前用药

 阿司匹林：100mg/d×4 天；氯吡格雷：75mg/d×4 天（急诊可给予负荷剂量 300mg）

 他汀类药物等

术前准备

 病史和体检

 神经系统检查和 NIHSS 评分确定术前神经功能缺失状况

 基本实验室检查包括肾功能、凝血指标和血细胞计数

 颈动脉无创性检查（颈动脉超声、CTA 或 MRA）

 有神经系统症状的患者行颅脑 CT 或 MRI

 主动脉弓和颈动脉血管造影

 签署 CAS 知情同意书

 适当补液治疗

术中

 轻度镇静/抗焦虑药物

 头部固定

 对侧手握发声玩具（术中判断肢体力量）

 心电监护（仔细监测血流动力学和心律）

 血管穿刺

 静脉用肝素，ACT 维持在 250～300s

 放置动脉鞘或指引导管

 放置保护装置

 打开保护装置

 可选择静脉注射阿托品

 球囊扩张

 支架释放

 如果需要重复球囊扩张

 如果双侧狭窄，仅在一侧放置支架

 术后对同侧颈动脉和颅内循环进行血管造影

术后

 4～6 小时后拔除血管鞘或术者决定是否采用血管闭合装置

 血流动力学监测

 早期（8 小时后）下床活动

 终身服用阿司匹林 100mg，每日 1 次

 氯吡格雷 75mg，每日 1 次至少应用 30 天

 神经系统检查和 NIHSS 评分确定术后神经功能缺失状况

 在 30 天、6 个月以及每年行颈动脉超声检查

十、CAS 颈动脉狭窄合并情况的判断和处理

  某些特殊情况下的颈动脉狭窄患者，在进行相应临床抉择时需要特别注意，包括需行冠状动脉旁路移植术（CABG）、非心脏手术、心房颤动、颈动脉夹层导致狭窄、合并颅内动脉狭窄的患者。

1. 需要行冠状动脉旁路移植术（CABG）的颈动脉狭窄患者

需要行 CABG 的颈动脉狭窄患者，围术期卒中危险是有 TIA 和卒中史的患者的 4 倍，是狭窄超过 75% 的无症状患者的 10 倍。拟行心脏外科手术的患者，如果存在下面任何一项：颈动脉杂音、年龄大于 65 岁、周围动脉疾病、TIA 或卒中病史、吸烟、冠状动脉左主干疾病，应该进行术前颈动脉超声检查。显著的颈动脉狭窄患者可行颈动脉血管重建。血管重建的时机、顺序根据患者的症状、疾病的严重程度、血管重建的紧急程度决定。

无症状性轻度颈动脉狭窄合并严重的冠脉左主干病变、顽固性急性冠脉综合征或有其他紧急 CABG 适应证的患者，可单独进行 CABG；相反，近期内有 TIA（小于 2 周）或颈动脉狭窄大于 50% 的患者，如果 CABG 允许推迟应考虑先进行紧急 CEA。对于狭窄大于50% 的症状性或狭窄大于 80% 的无症状患者，近期的大部分指南推荐 CEA 在 CABG 之前或同期进行。同期进行 CEA 与 CABG 手术的危险是否比分别进行两次外科手术的危险高还不清楚。对于可以延迟 4~5 周行 CABG 的患者，可行 CAS，因氯吡格雷需要在 CAS后至少使用 4 周方能停用。

2. 需行非心脏手术的颈动脉狭窄患者

无症状或无神经体征的颈动脉狭窄患者卒中危险较低，因此颈动脉血管重建不需要在非心脏手术之前进行；相反，推荐在动脉狭窄大于 50% 的症状性患者进行择期手术之前进行血管重建。

3. 合并心房颤动的颈动脉狭窄患者

20% 的缺血性卒中是由于心源性脑栓塞所致，大约 1/3 的房颤合并卒中患者有其他包括颈动脉狭窄在内的卒中危险因素。此类患者治疗重点是长期进行华法林抗凝治疗和颈动脉血管重建。颈动脉血管重建的适应证与技术同其他颈动脉狭窄患者一样。尽管一些高危CAS 注册研究排除了房颤患者。

4. 颈动脉夹层

颈动脉夹层可能通过栓塞、动脉闭塞或假性动脉瘤形成导致卒中和神经系统损伤。其中80% 的动脉夹层患者可以通过药物治愈，包括抗凝和抗血小板治疗。对于再发性缺血患者和血管造影证明永久性夹层患者，CAS 是一个合理的治疗选择，比其他外科手术更安全。

5. 颅内动脉狭窄

无症状性颅内血管狭窄一般不影响颅外颈动脉血管重建，症状性颅内狭窄患者 2 年内发生卒中的危险率为 19%，且大多数 CAS 试验排除了有症状的颅内狭窄患者，目前无法得出肯定的循证医学结论，但无疑需要更为详尽的神经影像学评估和更多的临床试验，所以进行颈动脉重建以及围术期管理时应更加谨慎。

第四节　颈动脉支架植入术并发症及其处理

CAS 相关的常见并发症主要包括心血管系统并发症、神经并发症、颈动脉局部血管损伤相关性并发症和一般并发症，其发生率在各种临床试验及其报道的结果中有较大的差异（表 11-9）。

表 11-9　颈动脉支架术的可能并发症及发生率

心血管系统并发症

　　血管迷走反射（5%～10%）

　　血管减压器反射（5%～10%）

　　心肌梗死（1%）

神经系统并发症

　　TIA（1%～2%）

　　卒中（2%～3%）

　　颅内出血（<1%）

　　高灌注综合征（<1%）

　　癫痫发作（<1%）

颈动脉局部解剖相关并发症

　　颈动脉夹层（<1%）

　　血栓形成（<1%）

　　颈动脉穿孔（<1%）

　　颈外动脉狭窄或闭塞（5%～10%）

　　短暂性血管痉挛（10%～15%）

　　术后远期再狭窄（3%～5%）

一般并发症

　　穿刺部位损伤（5%）

　　需要输血（2%～3%）

　　造影剂肾病（2%）

　　造影剂过敏反应（1%）

　　各种原因导致的死亡（1%）

一、心血管系统并发症

最常见的为颈动脉窦受刺激后出现的血管迷走反射、减压反射，最严重的为急性冠脉综合征尤其是心肌梗死导致死亡。在 CREST 研究中，亚组分析发现心肌梗死在 CAS 的发生率只有颈动脉内膜剥离术的一半。

颈动脉窦反射主要表现为心率快速下降甚至短暂停搏，常常伴随血压下降。通常在球囊预扩张之前或发生后静脉注射阿托品 0.5mg 即可缓解，部分病人通过连续咳嗽动作亦可缓解。术后持续 2 周、严重的心率减慢较为少见，可给予沙丁胺醇（舒喘灵）或阿托品口服，极少患者需要临时心脏起搏治疗。对于术前有严重心律失常的患者，CAS 术前需请心内科医生评估安置心脏起搏器的必要性。术中、术后相对基线水平的低血压如在正常血压范围内也可暂时观察，但对于症状性低血压应予以小剂量多巴胺持续静脉滴注，控制血压于正常范围，避免发生高血压以减少严重并发症（脑出血、过度灌注综合征）的危险。

CAS 围术期冠脉综合征发生的基础是患者同时合并颈动脉狭窄及冠状动脉粥样硬化改变和高龄因素，术前心电图及冠状动脉 CTA 检查应常规进行，术中、术后进行心电监护和严密观察。对于严重的冠状动脉粥样硬化性狭窄患者，CAS 术前应与心内科、心外科医生共同评估与冠脉手术的先后次序和更为安全的手术方式。

二、神经并发症

CAS术中、术后最常见的并发症为缺血性卒中，且多发生于治疗血管供血区。MRI DWI序列上发现的无症状脑栓塞病灶、短暂性脑缺血发作（TIA）、轻微非致残性脑梗死常常预后良好。对于熟练术者而言，CAS围术期及30天内致残性卒中发生率通常为2%～3%，主要表现为持续性偏瘫、语言障碍。

CAS术中卒中可见于指引导管放置、保护装置安放、球囊扩张、支架释放、保护装置回收等各个不同的阶段，原因包括粥样硬化性栓子脱落、急性血栓形成、空气栓塞等，严格、规范的操作程序、围术期药物治疗、训练有素的术者是减少术中卒中的关键。此外，选择适宜进行CAS的患者非常重要，并非所有颈动脉狭窄患者都适宜进行CAS治疗。极度困难的血管路径和术者的经验是两个重要的抉择因素。严格的操作步骤可以杜绝空气栓塞的发生，术前双联抗血小板药物的使用及术中正规的肝素化是避免血栓的重要保证。一旦患者术中出现脑卒中症状，尽快完成支架释放并造影评估脑血管情况。通常保护滤伞堵塞、治疗血管痉挛导致的无血流/慢血流现象通过原位（不回撤）保护滤伞的半收拢状态、解痉药物的处理即可恢复。如撤出保护装置后造影发现主要血管如颈内动脉主干、大脑中动脉主干闭塞应尽早机械取栓而不推荐常规溶栓；如取栓装置无法到达的小血管闭塞伴严重偏瘫，可以尝试微导丝机械碎栓或小剂量溶栓治疗（CT排除脑出血后）。

术后30天内同侧卒中原因包括抗血栓药物使用不够/存在药物抵抗现象（或漏服）、未发现并处理的CAS相关的颈动脉夹层损伤、动脉粥样硬化斑块碎屑脱落（如支架不完全覆盖和切割斑块、碎屑逸出支架网孔等），非同侧卒中与CAS多无关联性。术后发生卒中应急诊评价脑血管情况（MRA、CTA、DSA均可选择），由于使用二联抗血小板药物，静脉溶栓使脑出血风险明显增加，首选血管内急诊取栓治疗以挽救神经功能。

如同CEA颈动脉重建术一样，CAS术后过度灌注综合征是最危险的并发症之一，尽管其发生率常常在1‰。过度灌注综合征最严重的后果为颅内出血，由于抗栓药物的使用，出血后多数导致死亡或重度残废。如患者CAS术后出现神经并发症，应行急诊头颅CT。值得注意的是24小时内脑实质内或蛛网膜下腔高密度影并非总是颅内出血，造影剂外渗常在蛛网膜下腔和血脑屏障破坏的脑实质区域出现，酷似出血的CT表现。此时，患者神经症状严重程度、血压状况、是否存在脑水肿和结构移位以及适时复查是判断的关键。如高度怀疑颅内出血，降低血压、即刻停用抗栓药物、开颅减压术可能会降低死亡率的发生。

三、颈动脉局部介入损伤相关性并发症及其处理

主要包括颈动脉夹层、颈动脉痉挛、颈外动脉狭窄/闭塞、远期再狭窄，较少见的如支架内急性血栓形成、血管穿孔等。夹层的形成多与不当操作甚至暴力操作有关，多在指引导管头及保护伞附近血管出现，损伤暴露的内膜极易形成血栓导致术后卒中；或者壁内血肿导致颈动脉闭塞。球囊成形的创面可被支架完全覆盖，而其他损伤形成的夹层可能需要再补放支架。血管痉挛通常在撤出器材后自动恢复（图11-31），严重而不恢复者可于

动脉给予解痉剂如罂粟碱。颈外动脉狭窄/闭塞与动脉粥样硬化斑块于整形过程中受到挤压、变形有关，由于其丰富的侧支代偿通常无需处理。远期再狭窄发生率通常小于3％，与内膜增生过长有关。再狭窄一般是良性的，不需要进行血管再通，除非出现缺血症状复发或进展到闭塞前的严重程度。在以上情况下可能有理由建议由经验丰富的外科医生用CEA或CAS重复进行血管再通，包括择期行支架内球囊扩张整形（图11-32）、再次支架植入或颈动脉内膜剥离术。颈动脉穿孔罕见，常由暴力或不熟练操作所致，重在小心操作和预防，如发生可予覆膜支架处理。

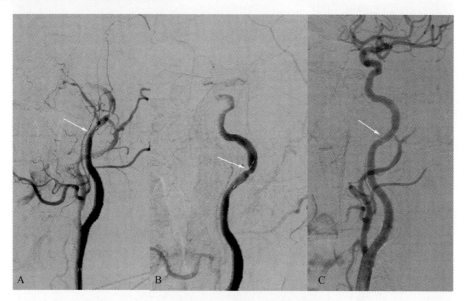

图 11-31　CAS 过程中血管痉挛

A. 颈动脉支架造影示前向血流缓慢（slow-flow）；B. 保护滤伞及其相邻血管痉挛；C. 撤出保护滤伞后血管痉挛及慢血流现象恢复。

四、一般并发症

主要包括造影剂过敏、造影剂肾病和穿刺部位损伤。现在常用的脑血管造影剂多为离子碘造影剂，过敏率约为0.02％～3％，死亡率为1/100 000，可能与剂量相关，过敏试验并无实际意义。轻微过敏反应表现为皮疹，严重过敏反应包括过敏性哮喘、休克，处理原则同一般过敏反应。

造影剂肾病重在预防。潜在的肾功能不全患者可使用无肾毒性造影剂如非离子型二聚体、等渗有机碘造影剂碘克沙醇（威视派克），减少造影剂用量、加快排泄也是有效的手段之一。

穿刺部位并发症发生率约为5％，与穿刺部位选择、局部血管基础状况、是否多次穿刺、局部止血手段和下床活动时间有关。CAS术通常使用的血管鞘≤8F，压迫止血为最常用的手段，极少数患者可能需要使用血管闭合/缝合器。最常见的皮下瘀斑、血肿并无大碍，巨大后腹膜血肿因其症状、体征的隐蔽性可能导致失血性休克的发生需提高警惕。穿刺部位假性动脉瘤多数通过持续压迫措施可痊愈，部分患者可在超声介导下于假性动脉瘤内注射凝血酶、植入覆膜支架或直视下进行血管外科修复术。

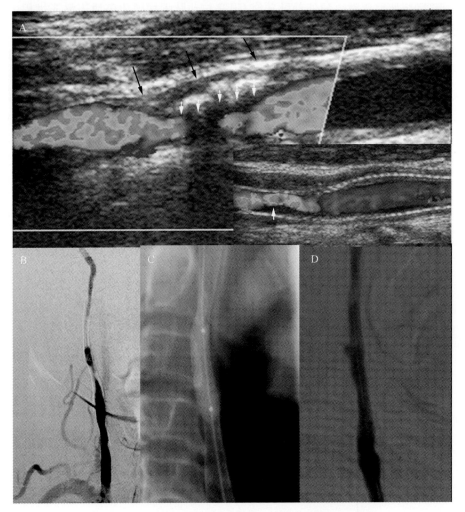

图 11-32 CAS 术后症状性再狭窄及支架内球囊扩张成形

老年男性，CAS 术后半年再发 TIA。A. 颈动脉彩超示支架（黑箭头）内均质、低回声、光滑的过度增生内膜（白箭头）以及局部湍流；B. 颈总动脉造影示支架内再狭窄；C. 支架内球囊扩张成形；D. 球囊扩张后血流恢复。随访 2 年症状、再狭窄情况无复发。

第五节 疗效评估与随访

在伴有颈动脉分叉处粥样硬化性狭窄的患者中，颈动脉内膜切除术（CEA）预防脑卒中的有效性已得到证实。CEA 是目前标准血管重建治疗颈动脉狭窄的方法，故颈动脉狭窄的介入治疗，即颈动脉血管成形术和支架植入术（CAS）的疗效必须与 CEA 进行比较。

一、CAS 在有症状病变中的疗效

颈动脉和椎动脉腔内血管成形术研究（carotid and artery transluminal angioplasty study，CAVATSA）提示，CAS 与 CEA 在卒中预防方面同样有效，死亡和致残性卒中的发生率也相同。有症状重度颈动脉狭窄患者内膜切除术与血管成形术比较试验（the endarterectomy versus angioplasty in patients with severe symptomatic carotid stenosis，EVA－3S）和颈动脉支架辅助经皮血管成形术与内膜切除术比较试验（stent－supported percutaneous angioplasty of the carotid artery versus endarterectomy，SPACE）比较有症状患者进行 CAS 和 CEA 治疗的临床试验。前者由于 CAS 组卒中和死亡风险增高 2.5 倍而中止，后者也未能证实 CAS 优于 CEA；对于大多数终点指标，都趋向于 CEA 的结局更好。

Cochrane 协作组最近对 8 项比较 CEA 与 CAS 的临床试验（CAVATAS 试验、Kentucky 试验、Leicester 试验、Wailstent 试验、SAPPHIRE 试验、EVA-3S 试验、SPACE 试验和 BACASS 试验）进行的汇总分析表明，CEA 的 30 天卒中和死亡发生率较低（OR：1.39，95%CI：1.05～1.84；$P=0.002$），而脑神经损伤发生率较高（OR：0.07，95%CI：0.03～0.20；$P<0.01$）。在 30 天卒中、心肌梗死或死亡以及长期随访期间的卒中结局比较中未发现显著差异。不过，CAS 相对于 CEA 的一个明确优势是能避免脑神经损伤。

最近 EVA-3S 和 SPACE 的中期结局分析结果显示。在 EVA-3S 试验中，CAS 组围术期卒中和死亡以及随访 4 年后的非手术期同侧卒中的累积可能性高于 CEA 组（11.1% vs. 6.2%）。这种差异主要是由于 CAS 的围术期（手术 30 天内）风险高于 CEA（9.6% vs. 3.9%）。在围术期后，CAS 组和 CEA 组同侧卒中风险较低并且发生率相似（分别为 4.49% 和 4.94%）。在 SPACE 试验中，CEA 组围术期卒中和死亡以及 2 年内同侧缺血性卒中的发生率为 8.8%，而 CAS 组为 9.5%（$P=0.31$）。SPACE 试验的中期结果提示，如果患者治疗成功而且无并发症，CEA 和 CAS 的卒中风险都很小而且发生率非常接近。

欧洲血管外科学会（ESVS）推荐：①现有 I 级证据表明，对于有症状患者 CEA 手术是目前最佳的治疗选择（A 级推荐）；②成功的 CAS 对卒中的中期预防效果与 CEA 相似（A 级推荐）；③对于有症状患者，如果 CEA 的手术风险很高，应在围术期卒中和死亡发生率较低的大型中心或是在 RCT 中进行 CAS 治疗（C 级推荐）。不过，目前仍然需要更多证据来确定 CAS 的治疗作用。

二、CAS 在无症状病变中的疗效

一项随机试验专门在无症状患者中对 CAS 和 CEA 进行了比较。在 SAPPHIRE 试验中，334 例被认为存在 CEA 手术高危风险的患者被随机分组接受 CEA 和 CAS 治疗，其中 70.1% 为无症状患者。主要终点指标为 30 天死亡、卒中和心肌梗死发生率，CAS 组有 5.4% 的无症状患者发生主要终点事件，而 CEA 手术组为 10.2%，但差异无统计学显著性（$P=0.20$）。CEA 组有 4.9% 患者出现脑神经麻痹。此外，另一项较早的随机试验在 85 例无症状患者中对 CAS 和 CEA 进行了比较，得出了两种方法同样安全和有效的结论。

关于无症状患者 CAS 治疗长期疗效的研究目前资料尚有限。SAPPHIRE 试验显示，CAS 组无症状患者 21.4% 出现 3 年累积终点事件，而 CEA 组中为 29.2%。最近，欧洲 4 个大型颈动脉疾病治疗中心的一项回顾性研究分析认为，无论有无症状的患者，CAS 都有长期预防卒中的良好效果，其每年神经系统并发症发生率与传统 CEA 相当。

ESVS 推荐对于无症状患者，CAS 应在围术期卒中和死亡发生率较低的大型中心或在设计良好的临床试验中进行（C级推荐）。而CAS对无症状颈动脉狭窄患者的益处有待进一步证实。

三、CAS中机械性脑保护装置

CAS过程中远端脑保护装置的使用解决了在介入过程中因远端栓塞引起的与操作相关的脑卒中问题。一项系统评价比较了来自26项试验的2357例接受无远端保护装置的颈动脉支架患者和来自11项试验的839例有远端保护装置的患者的预后，其中采用保护装置的患者的病死率和脑卒中主要终点事件发生率明显更低（1.8% vs 5.2%，$P<0.001$）。基于以上资料，有远端保护装置的颈动脉支架在2005年被美国食品与药品管理局（FDA）批准可用于颈动脉狭窄≥50%的有症状患者和狭窄≥80%的无症状患者。而基于现有资料，ESVS推荐脑保护装置在CAS中可能是有益的（C级推荐）。

四、其他

对于CEA，有症状的狭窄≥50%、无症状的狭窄≥70%患者有治疗指征，然而目前尚无RCT证明颈动脉狭窄程度超过某个特定截止点之后进行CAS的有效性。就当前情况而言，尚无有效证据显示有CEA指征的患者（有症状狭窄≥50%，无症状狭窄≥70%）同样可以接受CAS治疗；且无任何随机试验证据来确定界定CAS指征的颈动脉狭窄程度。

美国国立卫生研究院于2000年发起了一项多中心随机对照试验——颈动脉内膜切除和支架血流重建对比试验（CREST），用于比较有远端保护的颈动脉支架植入术对狭窄≥50%的有症状患者和狭窄≥70%的无症状患者的疗效。该试验严格挑选有经验的试验中心并加强质量控制，并要求在支架组中所有患者均使用相同的远端保护装置和自膨式支架。试验结果于2010年5月在线发表于《新英格兰医学杂志》。纳入2502例有或无症状颈动脉部分狭窄患者，中位随访时间为2.5年。该试验表明，尽管在围术期风险不同，CAS组卒中发生率较高，而CEA组心肌梗死及颅神经损伤发生率较高；但颈动脉狭窄患者不管有无症状，CAS和CEA组患者的主要复合终点事件（卒中、心肌梗死及死亡）的风险并无差异。同时，CREST试验中上述事件发生率均较低，治疗安全性均优于既往随机试验结果，说明在有经验的中心进行的CEA和CAS，围术期并发症较少，预后较佳。CREST的试验结果将对颈动脉狭窄的治疗产生深远影响，即将推出的指南或许将因此而作出修订。

（赵纪春　郑洪波　袁　丁）

参考文献

［1］ Biasi GM，Froio A，Diethrich EB，et al. Carotid plaque echolucency increases the risk of stroke in carotid stenting：the Imaging in Carotid Angioplasty and Risk of Stroke（ICAROS）study. Circulation，2004，110：756-762.

［2］ Prabhudesai V，Phelan C，Yang Y，et al. The potential role of optical coherence tomography in the evaluation of vulnerable carotid atheromatous plaques：a pilot study. Cardiovasc Intervent Radiol，

2006，29：1039-1045.

[3] Jo JA，Fang Q，Papaioannou T，et al. Diagnosis of vulnerable atherosclerotic plaques by time-resolved fluorescence spectroscopy and ultrasound imaging. Conf Proc IEEE Eng Med Biol Soc，2006，1：2663-2666.

[4] European Carotid Surgery Trialists' Collaborative Group. MRC European Carotid Surgery Trial：interim results for symptomatic patients with severe (70-99%) or with mild (0-29%) carotid stenosis. Lancet，1991，337：1235-1243.

[5] North American Symptomatic Carotid Endarterectomy Trial Collaborators. Beneficial effect of carotid endarterectomy in symptomatic patients with high-grade carotid stenosis. N Engl J Med，1991，325：445-453.

[6] Williams MA，Nicolaides AN. Predicting the normal dimensions of the internal and external carotid arteries from the diameter of the common carotid. Eur J Vasc Surg，1987，1：91-96.

[7] Grant EG，Benson CB，Moneta GL，et al. Carotid artery stenosis：grayscale and Doppler ultrasound diagnosis—Society of Radiologists in Ultrasound consensus conference. Ultrasound Q，2003，19：190-198.

[8] Alvarez-Linera J，Benito-Leon J，Escribano J，et al. Prospective evaluation of carotid artery stenosis：elliptic centric contrast-enhanced MR angiography and spiral CT angiography compared with digital subtraction angiography. AJNR Am J Neuroradiol，2003，24：1012-1019.

[9] Polak JF，Bajakian RL，O'Leary DH，et al. Detection of internal carotid artery stenosis：comparison of MR angiography，color Doppler sonography，and arteriography. Radiology，1992，182：35-40.

[10] DeMarco JK，Huston J 3rd，Bernstein MA. Evaluation of classic 2D time-of-flight MR angiography in the depiction of severe carotid stenosis. AJR Am J Roentgenol，2004，183：787-793.

[11] Mittl RL Jr，Broderick M，Carpenter JP，et al. Blinded-reader comparison of magnetic resonance angiography and duplex ultrasonography for carotid artery bifurcation stenosis. Stroke，1994，25：4-10.

[12] Lenhart M，Framme N，Volk M，et al. Time-resolved contrast-enhanced magnetic resonance angiography of the carotid arteries：diagnostic accuracy and inter-observer variability compared with selective catheter angiography. Invest Radiol，2002，37：535-541.

[13] Remonda L，Senn P，Barth A，et al. Contrast-enhanced 3D MR angiography of the carotid artery：comparison with conventional digital subtraction angiography. AJNR Am J Neuroradiol，2002，23：213-219.

[14] Randoux B，Marro B，Koskas F，et al. Carotid artery stenosis：prospective comparison of CT，three-dimensional gadolinium-enhanced MR，and conventional angiography. Radiology，2001，220：179-185.

[15] Debrey SM，Yu H，Lynch JK，et al. Diagnostic accuracy of magnetic resonance angiography for internal carotid artery disease：a systematic review and meta-analysis. Stroke，2008，39：2237-2248.

[16] Koelemay MJ，Nederkoorn PJ，Reitsma JB，et al. Systematic review of computed tomographic angiography for assessment of carotid artery disease. Stroke，2004，35：2306-2312.

[17] Lev MH，Romero JM，Goodman DN，et al. Total occlusion versus hairline residual lumen of the internal carotid arteries：accuracy of single section helical CT angiography. AJNR Am J Neuroradiol，2003，24：1123-1129.

[18] Dix JE，Evans AJ，Kallmes DF，et al. Accuracy and precision of CT angiography in a model of ca-

rotid artery bifurcation stenosis. AJNR Am J Neuroradiol, 1997, 18: 409-415.

[19] Wardlaw JM, Lewis S. Carotid stenosis measurement on colour Doppler ultrasound: agreement of ECST, NASCET and CCA methods applied to ultrasound with intra-arterial angiographic stenosis measurement. Eur J Radiol, 2005, 56: 205-211.

[20] Hollander M, Bots ML, Del Sol AI, et al. Carotid plaques increase the risk of stroke and subtypes of cerebral infarction in asymptomatic elderly: the Rotterdam study. Circulation, 2002, 105: 2872-2877.

[21] Rothwell PM, Gutnikov SA, Warlow CP. Reanalysis of the final results of the European Carotid Surgery Trial. Stroke, 2003, 34: 514-523.

[22] Naghavi M, Libby P, Falk E, et al. From vulnerable plaque to vulnerable patient: a call for new definitions and risk assessment strategies: Part II. Circulation, 2003, 108: 1772-1778.

[23] Naghavi M, Libby P, Falk E, et al. From vulnerable plaque to vulnerable patient: a call for new definitions and risk assessment strategies: Part I. Circulation, 2003, 108: 1664-1672.

[24] Liapis CD, Bell PR, Mikhailidis D, et al. ESVS guidelines. Invasive treatment for carotid stenosis: indications, techniques. Eur J Vasc Endovasc Surg, 2009, 37: 1-19.

[25] Giannoni MF, Vicenzini E. Focus on the "unstable" carotid plaque: detection of intraplaque angiogenesis with contrast ultrasound. Present state and future perspectives. Curr Vasc Pharmacol, 2009, 7: 180-184.

[26] Kampschulte A, Ferguson MS, Kerwin WS, et al. Differentiation of intraplaque versus juxtaluminal hemorrhage/thrombus in advanced human carotid atherosclerotic lesions by in vivo magnetic resonance imaging. Circulation, 2004, 110: 3239-3244.

[27] Raghavan P, Mukherjee S, Gaughen J, et al. Magnetic resonance angiography of the extracranial carotid system. Top Magn Reson Imaging, 2008, 19: 241-249.

[28] Nandalur KR, Hardie AD, Raghavan P, et al. Composition of the stable carotid plaque: insights from a multidetector computed tomography study of plaque volume. Stroke, 2007, 38: 935-940.

[29] Wintermark M, Jawadi SS, Rapp JH, et al. High-resolution CT imaging of carotid artery atherosclerotic plaques. AJNR Am J Neuroradiol, 2008, 29: 875-882.

[30] ACCF/SCAI/SVMB/SIR/ASITN Clinical Expert Consensus Document Committee on Carotid Stenting. J Am Coll Cardiol, 2007, 49: 126-170.

[31] Brott TG, Halperin JL, Abbara S, et al. 2011 ASA/ACCF/AHA/AANN/AANS/ACR/ASNR/CNS/SAIP/SCAI/SIR/SNIS/SVM/SVS Guideline on the Management of Patients With Extracranial Carotid and Vertebral Artery Disease. Circulation, 2011, 124 (4): e54-130.

[32] Thomas G. Brott, Robert W. Hobson, George Howard, et al. Stenting versus endarterectomy for treatment of carotid-artery stenosis. N Engl J Med, 2010, 363 (1): 11-23.

[33] CAVATAS investigators. Endovascular versus surgical treatment in patients with carotid stenosis in the Carotid and Vertebral Artery Transluminal Angioplasty Study (CAVATAS): a randomized trial. Lancet, 2001, 357: 1729-1737.

[34] Mas JL, Chatellier G, Beyssen B, et al. Endarterectomy versus stenting in patients with symptomatic severe carotid stenosis. N Engl J Med, 2006, 355: 1660-1671.

[35] Ringleb PA, Allenberg J, Bruckmann H, et al. 30 day results from the SPACE trial of stent-protected angioplasty versus carotid endarterectomy in symptomatic patients: a randomized non-inferiority trial. Lancet, 2006, 368: 1239-1247.

[36] Ederle J, Featherstone RL, Brown MM. Percutaneous transluminal angioplasty and stenting for ca-

rotid artery stenosis. Cochrane Database Syst Rev, 2007: CD000515.

[37] Mas JL, Trinquart L, Leys D, et al. Endarterectomy Versus Angioplasty in Patients with Symptomatic Severe Carotid Stenosis (EVA-3S) trial: results up to 4 years from a randomized, multicentre trial. Lancet Neurol, 2008, 7: 885-892.

[38] Eckstein HH, Ringleb P, Allenberg JR, et al. Results of the Stent-Protected Angioplasty versus Carotid Endarterectomy (SPACE) study to treat symptomatic stenoses at 2 years: a multinational, prospective, randomised trial. Lancet Neurol, 2008, 7: 893-902.

[39] Yadav JS, Wholey MH, Kuntz RE, et al. Protected carotid-artery stenting versus endarterectomy in high-risk patients. N Engl J Med, 2004, 351: 1493-1501.

[40] Brooks WH, McClure RR, Jones MR, et al. Carotid angioplasty and stenting versus carotid endarterectomy: randomized trial in a community hospital. J Am Coll Cardiol, 2001, 38: 1589-1595.

[41] Gurm HS, Yadav JS, Fayad P, et al. Long-term results of carotid stenting versus endarterectomy in high-risk patients. N Engl J Med, 2008, 358: 1572-1579.

[42] De Donato G, Setacci C, Deloose K, et al. Long-term results of carotid artery stenting. J Vasc Surg, 2008, 48: 1431-1440; discussion 1440-1441.

[43] Brott TG, Hobson RW, Howard G, et al. Stenting versus endarterectomy for treatment of carotid-artery stenosis. N Engl J Med, 2010, 363: 11-23.

第十二章　锁骨下动脉硬化闭塞症
的介入治疗

第一节　概　　述

锁骨下动脉狭窄或闭塞性疾病是常见的阻塞性颅外脑血管疾病，既往临床常提及的上肢无脉症多数由该病所致。文献报道，锁骨下动脉狭窄在普通人群中的发病率为 1.9%，但是在住院病人当中的发病率高达 7.1%，发病以男性居多，男女比例约为 2：1，锁骨下动脉狭窄或闭塞不仅可引起上肢缺血症状，若闭塞发生在锁骨下动脉近端，有时可以导致同侧椎动脉血流逆流至锁骨下动脉远端供应患侧上肢，引起椎-基底动脉供血不足症状，1961 年 Fisher 将此现象命名为锁骨下动脉窃血综合征（subclavian steal syndrome，SSS），而当椎动脉开口远侧的锁骨下动脉狭窄或闭塞时，则主要表现为上肢缺血症状，其发生率明显低于近段狭窄或闭塞者。

一、病因

锁骨下动脉狭窄或闭塞的主要病因为动脉粥样硬化，左锁骨下动脉受累的概率是头臂动脉的 3 倍以上，这可能是由于左锁骨下动脉开口成角锐利而使血液产生较大的湍流造成动脉硬化加剧所致。另一个常见的原因为大动脉炎，病变多较广泛，可累及锁骨下动脉全程，甚至双侧锁骨下动脉。胸廓出口综合征压迫锁骨下动脉时也会造成锁骨下动脉狭窄缺血表现，这一现象多发生于棒球投手、游泳运动员、高尔夫球手及其他反复剧烈外展上肢的人群，其他少见的病因有纤维肌性增生、放疗后纤维化、外伤、先天性主动脉闭锁和锁骨下动脉瘤等。

二、临床表现

1. 上肢缺血症状

主要表现为患侧肢体活动时易疲劳，肢体发凉，疼痛，脉搏减弱或消失，患侧血压低于健侧 20mmHg（2.67kPa）以上，有时听诊锁骨上窝可闻及血流杂音。

2. 锁骨下动脉窃血综合征

为锁骨下动脉患者就诊的最常见症状，1988 年 Erbstein 报道，40% 的患者由于枕叶、脑干和上段脊髓缺血，表现为基底动脉缺血症状，如眩晕、头痛、晕厥、轻瘫、麻痹、感觉异常、复视、发音困难、同侧偏瘫等。窃血综合征虽然能使患侧椎动脉和双侧颈动脉血流量相对增加，但大脑的总体供血量却减少了 41%。发生锁骨下动脉窃血综合征时病人初期可以没有任何症状，但潜在的颅内血液循环功能障碍已在逐步形成并在某些诱因下（如手术、外伤）等，出现暴发而导致颅内循环功能衰竭。如同时伴有颈动脉狭窄，情况就更加糟糕。

3. 冠状动脉锁骨下动脉窃血综合征

胸廓内动脉（内乳动脉）发自锁骨下动脉的第一段，在冠状动脉旁路移植术（搭桥手术）中，通常选用该动脉，如果近段锁骨下动脉有狭窄或闭塞，搭桥手术后从冠状动脉分流来的血液可以通过内乳动脉桥倒灌入锁骨下动脉供血区域，典型的症状就是病人在活动胳膊时出现心绞痛，严重时可能造成急性心肌梗死，随着冠状动脉旁路移植术中用内乳动脉的比例越来越高，冠状动脉锁骨下动脉窃血综合征的发生也呈上升趋势，因此，对于冠状动脉旁路移植术前的病人，一些专家强烈建议在做冠状动脉造影同时行左锁骨下动脉造影，对于左锁骨下动脉狭窄的病人，为了能够使用内乳动脉，术前需先治疗锁骨下动脉狭窄。

第二节 影像学诊断及评估

结合上述典型的临床表现，一般不难作出锁骨下动脉狭窄的诊断，但往往颈动脉病变及上肢远端动脉病变也可能导致相似症状，因此，进一步的检查是非常必要的，有利于病变定位及治疗方式的选择。检查方法一般包括血管超声、CTA、MRA、血管造影等。

彩色多普勒超声是应用最为广泛的检查方法，它具有安全、价格低及便于开展的特点。超声检查的直接征象是锁骨下动脉狭窄或闭塞，可以测量狭窄的长度和程度，同时超声可以观察椎动脉血流方向和血流频谱形态的改变。

CTA 和 MRA 可以对锁骨下动脉狭窄的部位和程度进行精确定位，北京世纪坛医院的 256 层螺旋 CT（256iCT）能够一次性完成全主动脉及大脑的血管重建，在评估锁骨下动脉病变的同时，还能够防止颅内动脉病变的漏诊。

血管造影（DSA）为诊断锁骨下动脉狭窄的"金标准"，能够同时显示双侧椎动脉及颈动脉，提示锁骨下动脉或无名动脉狭窄位置及程度，若同时出现患侧椎动脉显影对比度下降，则提示有血液逆流，但 DSA 为有创的检查方式，会出现如假性动脉瘤、穿刺点感染、血管损伤等并发症，需注意预防。

第三节 介入治疗路径及要点

锁骨下动脉狭窄的治疗方式主要包括外科手术及经皮腔内血管成形术（percutaneous transluminal angioplasty，PTA），外科手术主要包括各种解剖外旁路移植术，必要时联合颈动脉内膜切除，以增加锁骨下动脉血流，有效地解除窃血现象，曾经治疗锁骨下动脉狭窄的手术方式如经胸无名动脉或锁骨下动脉内膜切除术，因并发症多，死亡率高，已经被各种旁路移植术所替代，解剖外旁路移植术主要包括以下几种：颈动脉-锁骨下动脉旁路移植术，颈动脉-锁骨下动脉换位术，腋动脉-腋动脉移植术，此类手术均能够取得较好的效果，1980 年 Bachman 和 Mathias 同期在世界上首次报告了介入腔内血管成形治疗锁骨下动脉狭窄的方法。随后 30 余年的发展，使该项技术变得更加成熟，临床应用变得更加方便。因其具有较高的成功率及较低的并发症发生率而备受人们推崇，目前已经成为锁骨下动脉狭窄治疗的首选方法。

一、PTA 治疗的适应证

锁骨下动脉狭窄＞70％或闭塞；患者有明显的锁骨下动脉窃血综合征及患肢缺血表现；愿意接受介入治疗并无手术禁忌证。

二、术前准备

（1）所需器械：Seldinger 穿刺针、6～9F 血管鞘、导丝、交换导丝、4～5F 的猪尾导管，单弯导管，猎人头管、西蒙导管。除常规介入器材外还应包括导引导管或长鞘、合适的球囊（直径 3～10mm、长 20～40mm）和支架（Wallstent、Palmaz、Smart）等。

（2）术前 3 天开始服用阿司匹林 100mg，1 次/天；氯吡格雷 75mg，1 次/天；进行全身情况的评估与常规术前准备。术前静脉给予肝素 80U/kg，术中每小时给予肝素 15U/kg，以保证活化凝血时间为正常水平的 2.5～3 倍（200～250 秒）。

三、操作过程

（1）局部麻醉，以 Seldinger 技术行股动脉穿刺，置入 6F 血管短鞘，选用 5F 猪尾导管，先进行主动脉弓造影了解锁骨下动脉开口部病变及是否合并头臂干或颈动脉病变，然后进行选择性锁骨下动脉造影，以确定病变的狭窄程度及侧支循环情况。有时还需进行选择性椎动脉造影，测量血管狭窄或闭塞的程度与长度，以便确定具体的手术方案。

（2）路径图指导下选择单弯导管或猎人头管、西蒙导管等作支持，应用黑泥鳅 0.889mm（0.035 英寸）超滑导丝越过锁骨下动脉狭窄或闭塞段并至远端。一旦确定导管通过病变部位后，交换超硬导丝并将 7F 血管长鞘置入锁骨下动脉狭窄闭塞段的近端或远端，根据具体情况选择合适的球囊进行预扩张，我们一般选用 3 mm 和 6 mm 球囊分次进行，用对比剂充盈球囊反复扩张 2～5 次，每次扩张持续时间为 20～30 秒，若病变部位较长可用球囊自远而近分次扩张。

（3）血管重度狭窄或完全闭塞时，可先用 3～4F 的小球囊导管进行预扩张，再用常规球囊导管扩张。当两侧锁骨下动脉均狭窄时应选择狭窄严重的一侧行 PTA 治疗。

（4）血管造影后，选择合适的血管支架植入，将球囊导管置换成支架导管，在导丝引导下将支架置于狭窄段并释放支架，再行血管造影评价疗效并根据具体情况考虑是否进行后扩张。

（5）锁骨下动脉近端狭窄处植入支架后，支架可能裸露于主动脉弓处，因受强大血流冲击有脱落、移位危险，也可能压迫甚至闭塞椎动脉开口，其再狭窄治疗也较困难。故需严格掌握植入支架的适应证，其可作为球囊扩张术后效果不满意或再狭窄时的补救治疗措施。

（6）支架的选择取决于病变类型（开口部或非开口部病变）、部位（椎动脉开口近段或远段）、长度、迂曲程度和钙化等。原则上支架不能覆盖椎动脉起始处。对于椎动脉开口近段的病变，选择 Palmaz 支架或 AVE 支架。但对主动脉弓较迂曲者，需要先放置导引导管或长鞘后再植入 Palmaz 支架。Wallstent 支架、Smart 支架顺应性较好，比其他支架能更好地适应锁骨下动脉的形状。

手术的关键在于导丝通过重度狭窄或闭塞病变部位。我们常规选用股动脉作为血管入路，同时术前评估同侧上肢血管情况。在手术中当导丝难于通过病变部位时，首先通过不同角度造影明确局部解剖关系，在路图指导下，通过交换各种导丝和导管进行尝试，如不成功，则选择同侧肱动脉入路进行尝试，肱动脉搏动较弱或不清楚者，可用微穿刺针穿刺或在超声定位下穿刺，通常多数病人经上述处理可以获得成功。对于仍然不能成功的病例，可以将上下两个导管置于病变部位的近、远端，通过双向造影和导管支撑相互配合，变换不同导丝来进行尝试。但切记手法轻柔，耐心细致，一旦出现夹层或破裂要及时终止手术并采取相应的处理对策（图 12-1）。

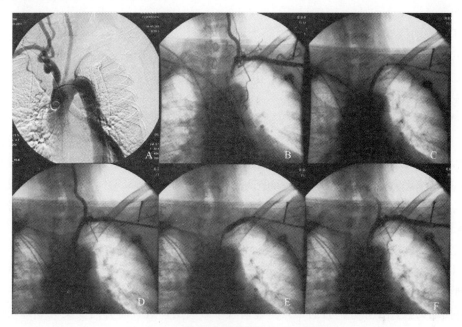

图 12-1　锁骨下动脉球囊扩张及支架植入

A. 主动脉造影示左侧锁骨下动脉起始部完全闭塞；B. 经左肱动脉穿刺造影示左锁骨下动脉起始部闭塞；C. 进行球囊扩张；D. 扩张后造影；E. 植入球囊扩张式支架；F. 支架植入后造影显示左锁骨下动脉显影良好。

四、术后处理

肝素 100～120U/kg，皮下注射，1 次/12 小时，共 3～5 天；氯吡格雷 75mg，1 次/天，阿司匹林 100mg，1 次/天，维持 6 个月以上。观察症状、锁骨下动脉区域杂音、桡动脉搏动变化情况，并测量双上肢血压，行经颅多普勒（TCD）及颈部血管超声检查。

第四节　手术并发症及处理

介入治疗锁骨下动脉狭窄和闭塞的并发症主要包括上肢栓塞，短暂性脑缺血发作与卒中，锁骨下动脉与主动脉夹层、撕裂或穿孔以及感染性假性动脉瘤，但相关并发症发生率低，是一种安全的治疗手段。

操作中为了避免栓子脱落造成颅内动脉栓塞，需注意：

（1）操作中不要损伤或覆盖椎动脉或颈总动脉。

（2）对于邻近椎动脉开口的锁骨下动脉病变或合并椎动脉开口病变的锁骨下动脉狭窄或闭塞的高危患者，可采取双球囊技术：经肱动脉将一根球囊导管插入椎动脉作为保护，经股动脉将另一根球囊导管插入锁骨下动脉进行 PTA。

（3）术中动脉内注射肝素 4000～6000U，密切观察患者症状、心电图、血压变化情况。

第五节　疗效评估与随访

PTA 成功标准：

（1）血管造影显示病变部位血管残余狭窄<30％。

（2）血管超声示椎动脉正相血流，患者临床症状明显改善，双上肢动脉收缩压差在（10±5）mmHg 范围内。

（3）随访 3 个月以上 TCD 及颈部血管超声检查未发现再狭窄。

腔内支架治疗锁骨下动脉窃血的疗效确实，文献报道 5 年通畅率可达 89％，总体并发症发生率为 4.5％，神经系统并发症发生率为 1％，Patel 等报告了 13 年内 170 例锁骨下动脉狭窄或狭窄患者介入腔内治疗及随访结果，手术成功率为 98.3％，病死率与并发症发生率为 5.9％，1 年通畅率为 93％，5 年通畅率为 84％。国内张福先教授对 28 例锁骨下动脉狭窄腔内治疗的随访结果示手术成功率为 100％，围术期并发症发生率为 4％，1 年原发性通畅率为 96％，2 次通畅率为 100％。

PTA 的治疗效果受锁骨下动脉狭窄的病因影响。大动脉炎所致的狭窄一般单纯球囊成形即可，不主张常规放置血管内支架。但如果病变系炎症后形成的纤维瘢痕，比较坚韧，且回缩力强，在充分扩张后常残留显著狭窄或夹层，放置血管内支架可立即获得满意造影结果，极大提高了手术的成功率，有研究报道其近期疗效满意，但其远期疗效是否优于单纯球囊成形尚不清楚。动脉粥样硬化患者，由于胆固醇在血管内膜的沉积使管腔狭窄闭塞，而 PTA 可使斑块碎裂，内中膜断裂，单纯 PTA 可能获得较好的临床疗效。

（张福先）

参考文献

[1] Sixt S，Rastan A，Schwarzwalder U，et al. Results after Balloon Angioplasty or Stenting of Atherosclerotic Subclavian Artery Obstruction. Catheterization and Cardiovascular Interventions，2009，73：395-403.

[2] Shadman R，Criqui MH，Bundens WP，et al. Subclavian Artery Stenosis：Prevalence，Risk Factors，and Association with Cardiovascular Diseases. J Am Coll Cardiol，2004，44：618-623.

[3] Alun H. Davies，Colleen M. Brophy. Vascular Surgery. London：Springer，2006：181-187.

[4] Reivich M，Holling HE，Roberts B，et al. Reversal of blood flow through the vertebral artery and its effect on cerebral circulation. N Engl J Med，1961，265：878-885.

[5] Hwang HY，Kim JH，Lee W，et al. Left Subclavian Artery Stenosis in Coronary Artery Bypass：Prevalence and Revascularization Strategies. Ann Thorac Surg，2010，89：1146-1150.

[6] Prasad A，Prasad A，Varghese I，et al. Prevalence and treatment of proximal left subclavian artery

stenosis in patients referred for coronary artery bypass surgery. Int J Cardiol，2009，133（1）：109-111.

[7] Brountzos EN，Malagari K，Kelekis DA. Endovascular treatment of occlusive lesions of the subclavian and innominate arteries. Cardiovasc Intervent Radiol，2006，29：503-510.

[8] Bachman DM，Kim RM. Transluminal dilatation for subclavian steal syndrome. AJR Am J Roentgenol，1980，135：995-996.

[9] Mathias K，Schlosser V，Reinke M. Catheterization of subclavian occlusions. Rofo，1980，132：346-347.

[10] Patel SN，White CJ，Collins TJ，et al. Catheter-Based Treatment of the Subclavian and Innominate Arteries. Catheterization and Cardiovascular Interventions，2008，71：963-968.

第十三章 主-髂动脉硬化闭塞症的介入治疗

第一节 概　述

18世纪后期，John Hunter最早认识腹主动脉分叉部位的病变，随后法国医生 Leriche更是以自己名字命名主-髂动脉闭塞性疾病。随着人口老龄化和生活水平的提高，下肢动脉硬化性闭塞症的发病率逐年上升。肾动脉平面以下的腹主动脉和髂动脉硬化性闭塞症是下肢动脉硬化性闭塞症中的一个重要分型。

主-髂动脉硬化性闭塞症好发于男性，男/女约为2：1，发病平均年龄为50～60岁。患者往往伴随高血压、冠心病、高脂血症等病症。病变部位的侧支循环决定了患者下肢缺血的严重程度。患者可表现为臀部和大腿部位的间歇性跛行、性功能障碍，严重者肢体可出现溃疡、坏疽。体检时可发现股动脉搏动的减弱甚至消失。

依据患者的症状、踝/肱指数、血管超声检查及CT或MR检查可明确诊断。

根据病变部位，主-髂动脉闭塞症可分为三型（图13-1）：Ⅰ型病变累及腹主动脉远端和双髂总动脉，约占主-髂动脉病变的5%～10%，女性患者占1/2；Ⅱ型病变累及髂外和股总动脉，约占主-髂动脉病变的25%；Ⅲ型病变主-髂动脉病变合并股腘和小腿动脉病变，约占主-髂动脉病变的65%，以中老年男性多见。

腹主动脉-髂（股）动脉旁路移植手术是主-髂动脉闭塞性疾病传统的经典手术治疗方

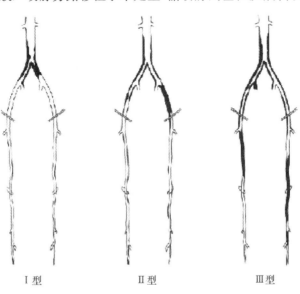

Ⅰ型　　　　　Ⅱ型　　　　　Ⅲ型

图 13-1　主-髂动脉闭塞症的临床分型

法，尽管手术的远期效果良好，但围术期病死率接近 3.3%～4.6%，早期较大并发症发生率为 8.3%～13.1%，这些并发症包括性功能障碍、膀胱损伤、肠道缺血和脊髓损伤。近年随着血管腔内技术和材料的迅猛发展，腔内治疗在主-髂动脉病变的治疗中取得了良好的结果。同时，该病患者的高龄和伴随其他疾病的特点，腔内治疗的微创性更容易被病人和医生所接受，可以预见随着腔内技术的成熟，腔内治疗或腔内联合手术治疗将成为主-髂动脉病变的首选治疗方法。

第二节　影像学诊断及评估

治疗前的影像学检查，除了明确主-髂动脉硬化性闭塞症的诊断，更可以评估病变的部位和范围，对治疗方案的制定具有重大的意义。同时，影像学检查也是评价治疗后的靶血管通畅性的随访内容。

一、双功能多普勒血管超声检查

双功能多普勒血管超声可在描记动脉波谱的同时，显示动脉的实时形态。由于不需要造影剂，对于肾功能不全者尤其适合。由于腹部盆腔内肠道气体的干扰，因此需要病人于检查前禁食，需要检查者有丰富的经验和良好的耐心，也需要有先进的检查设备。超声检查适合对治疗前患者的筛选以及治疗后的定期随访。总体来说，超声检查对疾病诊断的价值要低于其他影像学检查。

二、计算机断层扫描血管造影（computed tomography angiography，CTA）

虽然早在 20 世纪 70 年代，CT 已进入临床医学领域中，然而直到 1998 年，多层螺旋CT 机诞生并替代最初的单排 CT 机，周围血管的 CTA 检查才得到迅速的发展。与传统的血管造影相比，其对狭窄和闭塞性病变的敏感性为 92.9%，特异性为 96.2%。

与核磁共振血管成像检查比较，其优越性在于可很好显示血管壁钙化和动脉壁夹层病变。其缺点在于含碘对比剂可引起过敏和潜在的肾毒性并发症。

三、磁共振血管造影（magnetic resonance angiography，MRA）

20 世纪末，MRA 开始应用于周围动脉的影像学检查。从无对比剂 MRA，发展到对比剂增强 MRA 技术，至现今的三维图像重建 MRA 技术广泛应用，MRA 检查可以清晰显示各个血管形态和病变部位。与传统的数字减影血管造影相比，其对严重狭窄病变的敏感性为 99.5%，特异性为 98.8%。

与传统的血管造影和 CTA 比较，其优越性在于：①非肾毒性和不含碘对比剂，可明显减少对比剂诱发的并发症；②检查无 X 射线辐射伤害；③对于钙化严重的狭窄血管，MRA 较 CTA 可更准确评估病变；④可以清晰显示小腿远端和足部血管。其缺点在于：①有金属植入物者如心脏起搏器、金属支架等，需避免接受 MRA 检查；②MRA 检查不能较好显示血管壁的钙化病变。

四、数字减影血管造影（DSA）

DSA是经典的诊断和评估血管病变的有创检查方法。利用数字减影技术，穿刺血管并插入导管，注入对比剂，可以清晰显示动脉形态、重要的分支以及病变部位和范围，它是诊断血管病变的"金标准"。

血管的入路通常选择经肱动脉或股动脉。由于其有一定的创伤性，因此目前它不作为单纯的诊断疾病方法，而是与进一步的血管腔内治疗结合应用。

第三节　介入治疗路径及要点

随着血管腔内介入治疗技术和材料的飞跃发展，使主-髂动脉闭塞性疾病治疗方法从单一的经典腹主-双髂/股动脉旁路移植术，拓展为创新性的微创治疗。

一、血管病变的分类与腔内介入治疗

2007年，泛大西洋组织根据主-髂动脉病变部位和范围对疾病进行分类（TASC-Ⅱ）：

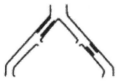

图13-2　A型病变

（1）A型：单侧或双侧髂总动脉狭窄，单侧或双侧单一短段髂外动脉狭窄（≤3cm）（图13-2）。

（2）B型：肾动脉平面下腹主动脉短段狭窄（≤3cm）；单侧髂总动脉闭塞，累及髂外动脉但未侵及股总动脉的单节段或多节段狭窄，累计长度为3～10cm；未累及髂内或股总动脉开口处的单侧髂外动脉闭塞（图13-3）。

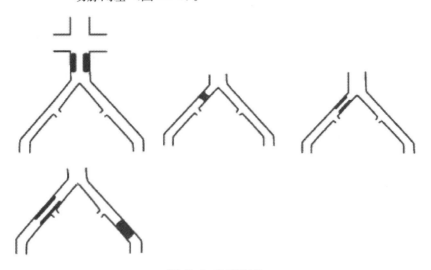

图13-3　B型病变

（3）C型：双侧髂总动脉闭塞，双侧髂外动脉狭窄3～10cm、未累及股总动脉；单侧髂外动脉狭窄累及股总动脉；单侧髂外动脉闭塞累及髂内动脉和（或）股总动脉开口；严重钙化的单侧髂外动脉闭塞有或无累及髂内动脉和（或）股总动脉开口（图13-4）。

（4）D型：肾动脉平面下腹主-髂动脉闭塞，累及腹主动脉和双侧髂动脉需要治疗的

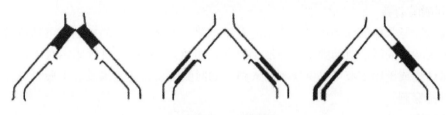

图 13-4　C 型病变

弥漫性病变，累及单侧髂总动脉、髂外动脉和股总动脉的多节段狭窄，单侧的髂总和髂外动脉闭塞，双侧髂外动脉闭塞，需要治疗但不适合植入腔内支架移植物的腹主动脉瘤合并髂动脉狭窄，以及其他一些需要开放手术治疗的病变（图 13-5）。

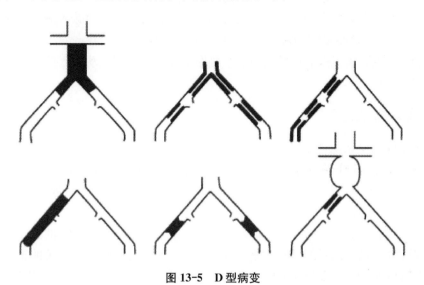

图 13-5　D 型病变

针对上述分类，泛太平洋国际协会提出治疗策略。对于 A 型和 B 型病变，首选血管腔内介入治疗；而对于 C 型和 D 型病变，建议开放手术治疗（图 13-5）。

二、治疗前药物准备

介入治疗前 5 天开始，给予患者口服阿司匹林 100mg/d，或波力维 75mg/d。对于怀疑有血栓的病变，需同时抗凝治疗。

三、入路的选择

主-髂动脉闭塞性病变的腔内治疗入路可有：经肱动脉、同侧股动脉及对侧股动脉。根据病变部位、医师个人习惯，可以选用一种或同时两种入路。

1. 肱动脉

任一部位的主-髂动脉病变都可以通过肱动脉入路进行动脉造影和腔内治疗。其优点是避免了病变远端动脉穿刺的困难，缺点在于治疗路径过长，可能影响对导管和导丝的控制。对于腹主动脉闭塞性病变，或者髂总动脉闭塞性病变累及腹主动脉分叉处者，建议应用肱动脉入路。

2. 同侧股动脉

同侧股动脉入路的优势在于操作距离较短，便于导丝和导管的控制，可精确放置同侧髂动脉的支架。同时，股动脉直径较肱动脉粗，可置入 6F 以上血管鞘，对于需要较粗血管的扩张球囊或覆膜支架可提供便利的入路。如同侧髂动脉病变累及股动脉，则需避开同侧的股动脉穿刺。

3. 对侧股动脉

对侧股动脉入路可以显示双侧髂动脉和下肢远端动脉的形态，在对侧髂动脉病变未累及近端主动脉分叉时，可以进行同侧和对侧病变的腔内治疗。需要注意当对侧髂总动脉病变近主动脉分叉时，应避免通过此入路进行。

4. 多入路联合腔内治疗

对于复杂性病变需要应用多入路方法。如闭塞性病变，经肱动脉入路的顺血流方向不能成功开通血管，需考虑经股动脉的逆血流方向实施双向腔内治疗。对于累及双侧髂总动脉开口部位的病变，需经双股动脉入路或一侧股动脉、另一侧肱动脉入路，应用"对吻技术"实施双髂动脉支架术。

四、通过病变血管

针对不同的病变需要选择不同的器械。对于狭窄性病变，可选用操控性良好的导丝和导管（如 V18 导丝和 4F 多功能导管），可以很顺利地完成。而对于闭塞型病变，有时需选用支撑力更强的硬导丝［如 Stiff Terumo 0.889mm（0.035 英寸）弯头导丝］配合 5F 多功能导管实施腔内成形术。

顺血流和逆血流方向都可以实施病变的腔内成形治疗。顺血流方向的治疗可减少腹主动脉和近端髂总动脉内膜下的风险，是首选的方法。如股总动脉有足够长的正常管腔，可以尝试同侧股动脉穿刺，实施逆血流方向的主-髂动脉腔内成形术。对于特别困难的病变，需要顺、逆血流方向同时操作，完成病变血管的开通。

五、溶栓治疗

对于主-髂动脉闭塞性病变的溶栓治疗有争论。急性发病或在慢性症状基础上急性加重的情况，需考虑动脉内继发血栓形成。在治疗中，如导丝和导管"非常顺利"通过闭塞段，必须考虑动脉内血栓的存在。在血管腔内球囊扩张和支架成形术前进行溶栓治疗，可以缩短闭塞病变的长度，避免治疗过程中的血栓脱落。

溶栓治疗时，溶栓导管必须置入血栓中，其远端不要超过血栓范围。我们中心应用尿激酶持续导管灌注进行溶栓治疗，其间严密监测血纤维蛋白原含量以及患者症状，并同时全身抗凝治疗。通常治疗后 12 小时或 24 小时进行血管造影或血管超声检查，血栓溶解后必须及时停止溶栓治疗。

六、经皮腔内血管成形术（PTA）

PTA 可以治疗主-髂动脉闭塞性疾病，由于血管腔内支架技术的成熟，同时髂动脉病变的钙化程度较严重，因此单纯 PTA 仅适用于短段狭窄性病变。

目前，主-髂动脉闭塞症的 PTA 治疗，通常为支架植入前的预扩张。必须注意主-髂动脉病变部分钙化严重，过度扩张易导致破裂，因此预扩张球囊直径宜偏小，球囊扩张时需观察患者疼痛的程度，缓慢加压扩张球囊。

七、血管腔内支架植入术

对于主-髂动脉闭塞性和长段狭窄性病变，腔内支架成形术优于单纯的 PTA 治疗。髂动脉的支架包括裸支架和覆膜支架，裸支架又分为球囊扩张式支架和自膨式支架。目前在髂动脉闭塞性疾病中裸支架常用。球囊扩张式支架支架定位准确，常用于髂动脉开口处病变，可避免支架影响对侧髂动脉或同侧髂内动脉的开口；自膨式镍钛合金支架常用于长段或扭曲的病变。近年来有学者主张在髂动脉闭塞性病变内植入覆膜支架，其优点在于防止动脉壁内斑块和血栓的脱落，并可以作为髂动脉腔内治疗过程中血管意外破裂后的补救措施。

支架长度必须覆盖病变，直径选择以超过病变两端正常血管直径 10%～20% 为宜。支架植入前并不常规需要以球囊预扩张病变血管，如严重狭窄或闭塞病变，预扩张有助于支架的输送和释放；如果病变狭窄并不严重，或者病变部位有血栓可能，则尽量避免球囊扩张。支架植入后建议实施球囊的扩张（通常称之为后扩张），以保证支架释放后与血管壁紧密贴合。后扩张球囊选择较支架直径小 1mm 的球囊进行扩张。

八、术后处理

治疗结束后，穿刺处必须实施有效的止血，常用手法压迫止血方法，近年经皮封堵止血器械开始用于临床，但必须严格掌握其适应证，避免并发症的发生。术后需继续抗血小板药物治疗。

第四节　主-髂动脉闭塞性病变腔内治疗的并发症及处理

近年来主动脉分叉至近端髂动脉闭塞性疾病腔内治疗适应证有逐渐拓宽趋势。TASC分型中 B 型和 C 型病变采用腔内治疗已非常普遍。而且，即使是肾下主动脉远端至双侧股动脉完全闭塞的 D 型病变，根据本中心的治疗经验仍可采用腔内治疗。虽然，主髂动脉闭塞症（AIOD）采用腔内治疗越发普遍，但并发症发生率近十年却未见有增多，总体保持在 3%～10%。

主-髂动脉病变腔内治疗并发症根据类型可分为一般并发症，如造影剂和局部穿刺点病变等；和特殊并发症，如动脉破裂、邻近脏器损伤、神经病变等。根据发生时间分，有即刻发生的血栓形成、远端动脉栓塞、动脉夹层，以及远期发生的支架折断、内膜增生等。对于腔内治疗中许多常见并发症，可以参考腔内治疗并发症相关章节。本章节重点讨论主-髂动脉腔内治疗的一些特殊并发症及相关处理。

一、穿刺点血肿

主-髂动脉病变腔内治疗一般采用股动脉和肱动脉穿刺。股动脉入路血肿发生率约为2.9%，而肱动脉穿刺血肿发生率仅为 0.22%，但后者神经损伤的几率明显增多。股动脉穿刺可导致腹股沟血肿，偶尔也会出现后腹膜、腹膜外和腹膜内血肿。腹股沟血肿可以有多种临床表现。多数情况下，术后腹股沟肿胀是唯一的临床发现。其他常见体征和症状包括疼痛、皮肤瘀斑、穿刺部位出血、继发股神经压迫的神经病变。如果病人进行性出现血色素降低、低血压，甚至出现休克症状时，应高度怀疑有腹膜内血肿，需尽快进行盆腔CT扫描。

如果穿刺点血肿局限于腹股沟区，主要采用局部机械压迫止血方式，同时处理可能存在的凝血功能异常，暂时停止抗凝治疗，必要时输血以维持合适的血红蛋白水平。血肿处一些机械压迫装置，如 FemoStop（Radi 医疗公司，威尔明顿，马萨诸塞州）或者 C 型夹子已被证明有益于减少出血并发症。CT 有助于测定血肿范围，并可依据造影剂渗出诊断活动性出血（图 13-6）。如果 CT 图像证实有血肿蔓延至后腹膜，病人必须卧床观察，每隔 4～6 小时复查血红蛋白，直至血流动力学状态稳定。如果病人出现患侧肢体神经系统异常、血流动力学不稳定、进行性血液丢失以及严重疼痛，应进行手术探查。后腹膜血肿减压术既可通过腹股沟切口，也可以通过腹股沟韧带上切口直接进入后腹膜和髂血管。无论哪种入路，动脉穿刺点必须被探查和修补。

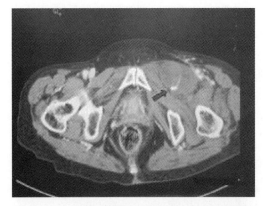

图 13-6　CT 显示造影后左腹股沟血肿伴造影剂外渗（箭头所示），提示活动性出血。这位病人由于出现股神经压迫症状，需要接受开放性血管探查和修复术。

二、假性动脉瘤

假性动脉瘤的形成经常与鞘拔除后未能很好压迫动脉血管有关。它好发于股浅动脉或低位股总动脉，这是因为股骨头位置偏向头侧，使压迫时动脉后壁受压不完全。因此在穿刺时需要非常注意透视辨认股骨头的位置，使穿刺点位于股骨头处。假性动脉瘤表现为穿刺处搏动性肿块，通常发生于术后 24～48 小时内。体检时可闻及收缩期杂音，扪及腹股沟处搏动性肿块，伴有腹股沟部位压痛，较难与血肿鉴别。大的假性动脉瘤可压迫股神经导致神经体征出现，或压迫股静脉导致静脉血栓形成。当临床怀疑假性动脉瘤可能时，必须进行腹股沟部位的动脉超声检查。双功能超声可以提供股总动脉分叉处、股深动脉及股浅动脉处假性动脉瘤的大小和部位，可以鉴别血肿和假性动脉瘤。

对于巨大和扩张性的假性动脉瘤，为减少神经压迫、远端血管栓塞及皮肤坏死等并发症，以往手术治疗曾作为首选治疗方法。1986 年 Cope 和 Zeit 报告采用超声引导下凝血酶注射法。这项技术基本原理是凝血酶促进纤维蛋白原转化为纤维素。当瘤腔血液被暴露于高剂量的凝血酶中后，形成纤维蛋白凝块后及时引发假性动脉瘤内血栓形成。多项研究证明超声引导下凝血酶注射法促使假性动脉瘤腔血栓形成的有效性，目前这种方法已成为治疗假性动脉瘤的首选方法，替代了急症手术或单纯观察随访的治疗方法。由于临床上常用的牛凝血酶是专用于局部止血的药物，目前使用方法仍在药品规定范围以外，用药前应与病人沟通。使用时以生理盐水稀释为每毫升 1000 单位，每次注射 1ml，注射点应远离瘤颈。

三、髂动脉穿孔和破裂

主－髂动脉闭塞性病变因操作相关的最严重、最危险的并发症是髂动脉穿孔或破裂，发生率约为0.9%。临床表现为急性疼痛后的低血压，穿孔通常可以被立即发现，通过造影显现的造影剂外渗可以描述血管破裂的范围（图13-7）。一旦血管穿孔被确认，大直径顺应性球囊可被置于血管损伤段，缓慢地扩张球囊直至压迫出血点。如果该法不成功或近端髂总动脉损伤，可插入主动脉闭塞球囊，以低压扩张（1～2atm），阻断刚好位于主动脉分叉部位上的远端主动脉。这种技术可以用于穿孔血管同侧入路进行的血管腔内修复。这样就有时间去补充液体和血液以对患者进行复苏。对于主动脉分叉部位或近侧髂动脉穿孔，主动脉支架移植物或腹主－单侧髂支架移植物并股股旁路移植手术是治疗的一种选择。如果不选择腔内治疗，封堵球囊仍保留在原处，直至病人进行开放手术修复。重建血管的手术包括人工血管置换、补片修复或旁路移植手术。虽然有合适的术前计划，然而髂动脉扭曲、动脉粥样硬化病变以及血管钙化等，都是可能造成髂动脉术中穿孔和破裂的影响因素，因此尽管有最周密的术前准备，但手术者仍应当在进行髂动脉腔内治疗期间，准备合适直径的球囊和覆膜支架以紧急治疗这类致命的并发症。

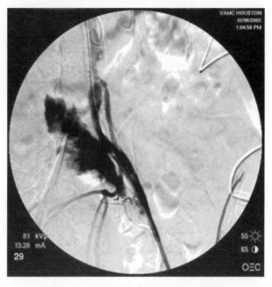

图13-7 髂动脉破裂伴造影剂外渗

四、髂动脉夹层和斑块移位

动脉夹层和斑块移位也是主－髂动脉腔内治疗常见的术中并发症。血管内膜夹层也可以由于导丝和器械通过正常或病变动脉段而造成。如果对一根导丝、导管或器械是否在血管内膜下存在疑问，那么操作必须暂停，用低剖面导管通过阻力点。如果血液不能通过导管回吸出来，那么导管可能在血管内膜下，需要回撤导管直到能回抽出血液，然后用手推低压造影证实。器械在血管内膜下的部位于血管造影时表现为造影剂在夹层部位潴留，不能被血流冲淡。小夹层可在正常的血管段发生，一般患者可以耐受，然而，医源性大夹层极有可能造成血管管腔闭塞或血栓形成而需要干预，可通过血管腔内成形术（5分钟球囊扩张），或者植入自膨式支架固定内膜并使血管管腔再通。

一侧髂总动脉开口部位的斑块，在接受同侧PTA治疗时，非常有可能造成斑块被推挤到对侧正常动脉，造成对侧动脉闭塞或供血不足。若在术中发现斑块移位，应立即在对侧建立血管通路，通过对吻（kissing）球囊或支架技术将斑块稳定在双侧髂动脉之间（图13-8）。而术前如果发现一侧髂动脉开口部位有巨大斑块，也可以在病变侧PTA治疗前，即预先采用kissing球囊技术，可以防止斑块移位。

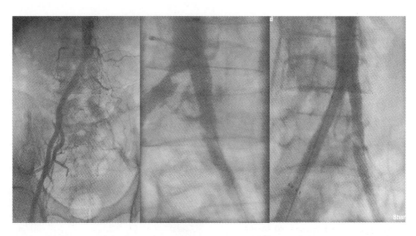

图 13-8　一侧髂动脉慢性阻塞性病变，髂总动脉开口处斑块移位进入对侧，采用 kissing 支架技术后双侧髂动脉通畅。

五、神经损伤

主-髂动脉病变较多采用肱动脉穿刺途径，相对于股动脉穿刺，肱动脉穿刺造成神经损伤发生率大约为 0.2%～1.4%，主要原因包括针刺创伤、血肿压迫和肱动脉血栓形成导致的缺血。而股动脉经皮穿刺导致的神经损伤发生率仅为 0.2%。肱动脉穿刺引起锁骨下臂丛神经丛多个终末支神经病变，病人主诉手臂放射样疼痛伴肌无力和感觉异常。腋神经损伤可造成肩部外展乏力和三角肌部位感觉缺失。正中神经损伤会引起拇指、中指、示指桡侧面感觉异常，同时手掌肌肉萎缩，偶尔还会影响手指和腕部屈肌功能。尺神经损伤会造成小指和环指尺侧皮肤感觉麻木，掌部肌肉萎缩，同时还会累及所有手指的外展功能和环指、小指的屈曲功能。桡神经一般较少受损伤，如果累及会造成腕部和手指伸展受限。最常见和需要干预的神经损伤原因是腋动脉血肿压迫导致上臂内侧筋膜间隔综合征。临床表现为手部无力，可以无明显穿刺点血肿征象，而腕部桡动脉和尺动脉搏动减弱或消失。出现上肢神经压迫症状后需要尽早手术治疗，以保全神经功能。手术包括筋膜切开减压和肱动脉解剖和破裂口修复。

股神经损伤主要表现在术后股四头肌麻痹或软瘫、伸膝困难、足反射减弱或消失、大腿前侧感觉消失、沿隐神经路径的皮肤感觉消失（小腿内侧至内踝部）。股神经损伤症状和体征比较分散，这点与腰骶神经丛病变相反，后者因包含有多个外周神经，感觉和运动神经障碍分布情况可以很明确得到分辨。股神经分出内侧皮神经支和前侧皮神经支，受损后可能造成比较孤立的感觉症状，但很少影响运动支功能。大多数股神经医源性损伤预后都相当不错，股神经损伤通常采用保守治疗，一般经过数月，神经功能可以逐步恢复。

第五节　疗效评估与随访

一、腔内治疗即时效果评价

腔内治疗 PTA 或支架植入后血管造影复查，如血管残余狭窄<30%，血流速度快，

血管壁较光整、无明显的血管夹层形成，这是从血管影像形态上表明治疗成功。也有学者从血流动力学角度判别治疗是否成功，比较病变两端的动脉收缩期的压力差，治疗成功的定义为平均压力差值≤10mmHg。

二、术后随访和疗效评估

术后随访内容包括对患者症状和无损伤检查结果的评价。患者术后症状改善的定义为术后 Rutherford 分级较术前减少至少 1 级，如术前 5 级或 6 级，术后必须减少至 4 级间歇性跛行。无损伤检查包括踝臂指数（ABI），双功能超声血管检查以及 CT 或 MR 的血管成像检查。术后临床症状改善的常用客观标准定义为病变远端的动脉 ABI 升高至少 0.1 以上，部分钙化严重的病例（如糖尿病足等）需进行足趾收缩期压力值测定。

有大量文献分别对于主动脉和髂动脉病变的腔内血管成形术的长期效果进行评价。

（1）主动脉病变

单纯主动脉狭窄的 PTA 治疗较其他动脉的治疗效果要好，多家中心临床随访 1 年一期通畅率和累积通畅率分别为 95％和 98％，5 年累积通畅率为 80％。对于钙化严重的主动脉，单纯球囊扩张效果不佳，过度球囊扩张可能造成致命的动脉破裂，部分临床中心报道腹主动脉支架植入术后的疗效，Ichihashi 等报道腔内治疗慢性肾下腹主动脉闭塞症 40 例，39 例实施支架植入术，随访 1 年和 3 年的一期通畅率分别为 88.4％和 80.1％。也有尝试以覆膜支架治疗腹主动脉闭塞的研究报告，其长期通畅率有待进一步研究。

（2）髂动脉病变

对于髂动脉病变治疗可以分为单纯 PTA 或 PTA 并支架植入术，对于短段狭窄性病变，单纯 PTA 治疗也可以保持长久的通畅率，Becker 等综合文献报道：在总共 2679 例治疗中，PTA 平均技术成功率为 92％，2 年和 5 年通畅率分别为 81％和 72％。对于 PTA 治疗后血管管腔回缩或明显夹层造成血流影响者，需要实施支架植入，特别是在长段动脉闭塞时，支架植入是必需的。通过前瞻性研究比较直接髂动脉支架植入和 PTA 并选择性支架植入的临床效果，结果两者在 2 年和 5 年的通畅率上并无明显差异。Bosch 和 Hunink 的荟萃分析发现：对于间隙性跛行，单纯 PTA 或支架治疗后 4 年的一期通畅率分别为 68％和 77％；根据病变严重性分层分析发现，狭窄性病变的单纯 PTA 或支架治疗后 4 年的一期通畅率分别为 65％和 77％，而闭塞性病变分别为 54％和 61％。支架植入后可降低治疗后远期失败率。可见对于严重的病变支架对于动脉管腔的长期通畅的确有很大帮助。有学者亦对不同材料的自膨式支架（不锈钢与镍钛合金）进行临床研究，发现两者在并发症和 1 年通畅率上并无显著差异。

（张纪蔚　梁　卫　周兆熊）

参考文献

[1] Norgren L，Hiatt WR，Dormandy A，et al. Inter-Society Consensus for the Management of Peripheral Arterial Disease（TASC Ⅱ）. J Vasc Surg，2007，45：S5-S67.

[2] Bosch JL，van der Graaf Y，Hunink MG. Health-related quality of life after angioplasty and stent placement in patients with iliac artery occlusive disease：results of a randomized controlled clinical tri-

al. The Dutch Iliac Stent Trial Study Group. Circulation, 1999, 99: 3155-60.

[3] Bosch JL, Hunink MG. Meta-analysis of the results of percutaneous transluminal angioplasty and stent placement for aortoiliac occlusive disease. Radiology, 1997, 204: 87-96.

[4] Powell RJ, Rzucidlo EM. Aortoiliac Disease: Endovascular Treatment. In: Cronenwett JL, Johnston KW. Vascular surgery. 7 edition. Philadelphia: W. B. Saunders, 2010.

[5] Brewster DC. Direct reconstruction for aortoiliac occlusive disease. In: Rutherford RB. Vascular surgery. Philadelphia: W. B. Saunders, 1995.

[6] de Vries SO, Hunink MG. Results of aortic bifurcation grafts for aortoiliac occlusive disease: a meta-analysis. J Vasc Surg, 1997, 26: 558-569.

[7] Ichihashi S, Higashiura W, Itoh H, et al. Long-term outcomes for systematic primary stent placement in complex iliac artery occlusive disease classified according to Trans-Atlantic Inter-Society Consensus (TASC) - II. J Vasc Surg, 2011, 53 (4): 992-999.

[8] Ugur O, Levent O, Fahri T. Technique, Complication, and Long-Term Outcome for Endovascular Treatment of Iliac Artery Occlusion. Cardiovasc Intervent Radiol, 2010, 33: 18-24.

[9] Maleux G, Hendrickx S, Vaninbroukx J, et al. Percutaneous injection of human thrombin to treat iatrogenic femoral pseudoaneurysms: short-and midterm ultrasound follow-up. Eur Radiol, 2003, 13: 209-212.

[10] Grewe PH, Mugge A, Germing A, et al. Occlusion of pseudoaneurysms using human or bovine thrombin using contrast-enhanced ultrasound guidance. Am J Cardiol, 2004, 93: 1540-1542.

[11] Vazquez V, Reus M, Pinero A, et al. Human thrombin for treatment of pseudoaneurysms: comparison of bovine and human thrombin sonogram-guided injection. AJR Am J Roentgenol, 2005, 184: 1665-1671.

第十四章　主动脉假性动脉瘤的介入治疗

第一节　概　述

主动脉假性动脉瘤（aortic pseudoaneurysm）指主动脉血管壁破裂或穿破，血液自破口流出而被主动脉周围的组织包裹而形成血肿或囊腔，这个囊腔内可以有与血管相通的血流，而囊壁则仅仅是由纤维结缔组织或主动脉周围组织包裹，组织学上没有完整的血管壁的组织结构，因此称为主动脉假性动脉瘤。

主动脉假性动脉瘤临床较少见，有不同致病原因，例如感染性动脉瘤可由细菌、真菌、立克次体、梅毒螺旋体等病原微生物感染引起。免疫疾病相关动脉瘤可继发于多发性大动脉炎、巨细胞性动脉炎、系统性红斑狼疮、贝赫切特综合征（白塞病）等。根据病因情况预后不同，治疗上也各有不同策略。主动脉假性动脉瘤可逐渐增大，引起邻近器官严重的压迫症状；最后假性动脉瘤破裂出血，常导致病人死亡；另一严重危害是动脉瘤附壁血栓在血流的冲击下脱落，堵塞远端肢体动脉造成下肢的急性缺血。特别是当主动脉假性动脉瘤累及肾动脉、肠系膜上动脉等主要内脏动脉时，治疗复杂并具有挑战性。

Astley Paston Cooper 于 1817 年采取腹主动脉末端结扎术治疗破裂性动脉瘤。Dubost 在 1951 年成功进行了腹主动脉瘤切除术，成为动脉瘤外科治疗的重要里程碑。血管腔内支架治疗创伤血管为近年来最为有效的方式。1983 年 Dotter 及 Crag 分别制成了镍钛记忆合金丝绕成的弹簧管状动脉支架，1985 年，Palmaz 报道了一种球囊扩张式钢丝网状编织血管内支架并进行了动物实验。1991 年阿根廷医生 Parodi 率先报道了支架-人造血管复合体治疗主动脉瘤。随着支架制造技术的不断进步和手术安全性的逐步提高，主动脉瘤腔内治疗有了更进一步的发展。

主动脉瘤腔内治疗受到动脉瘤近端瘤颈长度、瘤颈的斑块及严重钙化程度、髂动脉的成角、有无血栓形成和重要分支动脉供血等诸多条件的制约，有些病例只能采用外科手术方法来完成。北京协和医院血管外科在 2004 年 1 月至 2008 年 1 月，收治 20 例主动脉假性动脉瘤患者。其中胸主动脉假性动脉瘤 3 例，腹主动脉假性动脉瘤 17 例，均采用主动脉腔内修复治疗获得技术成功。其中包括 2 例累及肾动脉的主动脉假性动脉瘤，利用主动脉覆膜支架自行裁剪成开窗支架获得成功。20 例假性动脉瘤包括：医源性假性动脉瘤 1 例，该例合并自身免疫病；外伤性假性动脉瘤 2 例（刀伤、钝性伤各 1 例）；感染性假性动脉瘤 4 例；免疫疾病相关假性动脉瘤 10 例；不明原因 3 例。根据笔者的经验，一些特殊原因（如免疫性、感染性等）引起的主动脉假性动脉瘤，外科手术难度很大，很难取得较好的治疗效果，免疫性假性动脉瘤的围术期和术后需要长时间坚持免疫治疗，而感染性假性动脉瘤虽然在急性期进行急诊腔内治疗可以起到紧急抢救的目的，但支架植入后感染难以控制，最终治疗结果不好，因为感染性因素的存在，感染性假性动脉瘤的腔内覆膜支架植入也许只是一个权宜之计，治疗后的感染复发是一个严重问题，有时需要再次外科手术，而围术期及术后同样需要严格的抗感染治疗。因此对于非外伤性主动脉假性动脉瘤，在术前应当明确病因，高度警惕有免疫性或感染性的可能，这对治疗及预后至关重要。

本章重点讲解主动脉假性动脉瘤的临床诊断和介入治疗。

第二节　主动脉假性动脉瘤的病因和病理

主动脉假性动脉瘤的病因分类与临床关系密切，因为据此可以判断其自然病程，并为制定正确的治疗方案提供重要参考。

一、动脉硬化原因引起的假性动脉瘤

多见于老年患者，最常发生于腹主动脉。多是由于主动脉壁粥样硬化引起的溃疡破溃、穿透主动脉壁导致的假性动脉瘤，其病因复杂，与基因易感性、动脉壁细胞外基质代谢紊乱、蛋白酶化学反应异常、免疫炎症反应等因素相关。与该病相关的因素包括性别、年龄、糖尿病、吸烟、血脂、高血压、纤维蛋白原等。

二、免疫疾病相关的假性动脉瘤

可继发于多发性大动脉炎、巨细胞性动脉炎、系统性红斑狼疮、白塞病等。免疫疾病相关主动脉假性动脉瘤常表现为多发。

三、感染性假性动脉瘤

可由细菌、真菌、立克次体、梅毒螺旋体等病原微生物感染引起。感染性假性动脉瘤患者近半数会有发热病史，只有少数可以得到血液细菌培养阳性结果，对诊断有帮助。

四、遗传因素导致结缔组织异常

最多见于马方综合征（Marfan syndrome）与埃勒斯-当洛斯综合征（Ehlers-Danlos syndrome）。埃勒斯-当洛斯综合征是一种以皮肤的过度伸展、关节松弛、血管扩张性改变、皮下出血和血肿样慢性改变等为特征的极为罕见的结缔组织遗传性疾病。过度弹性的皮肤、反复血肿和关节松弛是本病的典型症状。其Ⅳ型（血管型）是最为严重的一种类型，其动脉瘤形成等并发症常导致病人灾难性后果。

五、妊娠相关性动脉瘤

40岁以下女性患破裂性动脉瘤，50％以上与妊娠相关，这可能与激素水平变化等引起结缔组织结构变化有关。最近报告妊娠后期血浆基质金属蛋白酶的水平增高一倍，这可能增加血管壁细胞外基质的降解。

六、其他相关因素导致动脉瘤

如局灶性中膜发育不良、结节性硬化、性腺发育不全等。医源性因素目前多见于微创介入治疗后。

主动脉假性动脉瘤主要病理表现为主动脉壁中层和内膜结构变化，特征包括主动脉壁炎性细胞浸润、血管平滑肌细胞凋亡和弹力纤维及胶原蛋白异常。大体病理观察到主动脉全层破裂、瘤壁缺乏完整的血管壁组织结构，这是与真性动脉瘤、主动脉夹层的不同点。假性动脉瘤大多由于血管外伤或医源性因素，血液通过破裂处进入周围组织而形成血肿，继而血肿机化，被周围结缔组织包裹覆盖。主动脉壁基质金属蛋白酶、组织纤溶酶与蛋白酶抑制剂（TIMP）异常，基质降解和重塑等也是病变的表现。对于主动脉破裂，胶原蛋白降解可能是一个原因。研究发现炎性细胞及其释放的细胞因子在主动脉细胞外基质的降解中发挥重要作用。

第三节　主动脉假性动脉瘤的临床表现

　　胸主动脉和腹主动脉假性动脉瘤的临床表现各异。根据主动脉假性动脉瘤的部位、大小、类型和病人情况呈现其相应的临床表现。胸主动脉假性动脉瘤可表现为肺部、气管、食管、纵隔等相关症状，如疼痛、气管受压、纵隔增宽等。腹主动脉假性动脉瘤患者可以有腹部或腰背部疼痛，也有些患者缺乏明确症状，往往是于体格检查、B 型超声波或 CT 检查时偶然发现。动脉瘤增大会引起压迫症状，破裂会引起急性失血或休克，栓塞会引起动脉栓塞症状，造成肢体急性缺血。

一、主动脉假性动脉瘤的临床表现

　　（1）胸主动脉假性动脉瘤瘤体较小时也可以无明显症状。瘤体增大可表现为肺部、气管、食管、纵隔的压迫症状，胸主动脉旁炎性反应、胸腔积液是最常见的临床征象。严重者也可出现主动脉和食管或气管穿通引起呕血或咯血等症状。

　　（2）腹部搏动性肿块：腹部可触及膨胀性搏动性肿物，往往偏向一侧。肿块位于脐周或脐上方偏左，搏动为膨胀性，与心跳节律一致，有时可扪及震颤或闻及血管杂音，可伴有压痛。

　　（3）疼痛：主要为腹部、腰背部疼痛，疼痛性质不一，多为胀痛或刀割样痛等。1/3病人有腹痛，系动脉外膜和后腹膜牵引压迫神经所致，巨大动脉瘤可压迫侵蚀脊柱，引起脊神经根痛。突发性剧烈疼痛提示有破裂、感染或瘤内夹层的可能。炎性或感染性腹主动脉假性动脉瘤还可出现腹部或者腰部的隐痛或钝痛。

　　（4）远端栓塞：瘤腔内血栓或硬化斑块在动脉血流冲击下脱落，附壁血栓可随时脱落致栓塞，导致急性下肢动脉栓塞，产生肢体缺血症状。

　　（5）动脉瘤压迫：胃肠道压迫症状最常见，轻者表现为上腹胀满不适、纳差等，重则会引起肠梗阻症状。压迫输尿管可致输尿管梗阻、肾盂积水。压迫下腔静脉可引起下肢肿胀等症状。

　　（6）假性动脉瘤破裂：是最严重的并发症，破裂时出现剧烈的疼痛或严重的低血压，继而破向胸、腹腔，病人会因失血性休克而死亡。因此对于早期破裂尚未发生休克时，及早明确诊断对于挽救生命十分重要。

　　（7）感染、免疫等因素引起的主动脉假性动脉瘤，可伴有全身性相应疾病的症状，在自身疾病的基础上逐渐发展，多为隐匿或慢性过程，随着血管受累而逐渐形成主动脉假性动脉瘤。个别可以表现为急性过程。

二、影像学以及辅助诊断技术

术前影像检查对于能否成功实施主动脉假性动脉瘤的腔内修复治疗至关重要。目前CT血管重建（CTA）和数字减影血管造影（DSA）最为常用，也是诊断的重要标准。CTA具有无损伤、图像清晰、可以了解动脉瘤整体情况等优点，而DSA更能直接了解动脉瘤血流情况、破口部位及瘤腔内血流情况，特别是对于判断相关主要动脉分支的血流情况优于CTA，但难以了解瘤体的动脉壁及周围组织结构，因此DSA显示的是瘤体腔内大小，而CTA不仅能看到瘤腔内的瘤径，也可以看到整个瘤体的大小。

目前临床常用于诊断动脉瘤的辅助检查如下：

1. 计算机断层扫描血管造影（CTA）

应用高速螺旋CT进行3~5mm层厚的胸腹部断层扫描，再经过三维重建，可得到主动脉的立体成像，这种方法称为螺旋CT血管成像。CTA能立体显示动脉瘤及瘤体远近端动脉的形态，特别是能明确动脉瘤与肾动脉以及其他内脏分支的关系。目前因其无创、血管显影清晰已逐渐成为下肢动脉硬化性闭塞症首选的检查方法。CTA检查是一种微创检查技术，对肾上腹主动脉瘤、胸腹主动脉瘤以及累及髂总动脉的假性动脉瘤在诊断和测量上有明显的优越性，从影像学上它可得到胸腹段的各个横切面和多层螺旋CT合成的三维立体图像。

2. 磁共振血管造影（MRA）

MRA是先进的无创影像学检查方法，通过计算机成像，能清晰显示主动脉瘤的形态，除横断面和矢状面的图像外，还可进行三维血管成像。但对动脉瘤的附壁血栓、钙化和瘤腔的成像不如增强CTA清楚。

3. 超声检查

B型超声及彩色多普勒超声检查有助于主动脉假性动脉瘤的诊断。超声检查的图像直观，可观测血管形态，管壁有无受损，管径以及管腔内有无异常声像，为无损伤的检查，可以对手术或非手术病人进行追踪观察，缺点是诊断的准确性依赖于操作者的经验与诊断水平。

4. X线

老年患者可见主动脉壁钙化，胸部X线可见主动脉结突出或主动脉增宽。但该征象仅提示动脉壁存在粥样硬化斑块，并不能明确诊断或除外主动脉假性动脉瘤。

5. 主动脉造影

在上述检查不能作出假性动脉瘤的诊断，或不能明确动脉瘤与肾动脉和各内脏动脉关系时，应进行主动脉造影或数字减影血管造影（DSA）。动脉造影可提供动脉瘤最直接的影像。该检查为有创检查，一般不作为首选的方法，而多是在进行腔内修复术时进行，于动脉造影下进行动脉瘤的腔内修复。

第四节　主动脉假性动脉瘤的腔内修复治疗

一、腔内修复材料

主动脉假性动脉瘤与真性动脉瘤的腔内修复治疗技术基本一致，其主要差异在于，病因治疗不同。病因治疗是非常重要的环节。主动脉假性动脉瘤腔内修复治疗材料与真性动脉瘤的相同，唯介入材料型号、尺寸根据病因可有不同。一般应用与真性动脉瘤的介入治疗相同的腔内修复移植物。主动脉假性动脉瘤如果瘤颈小，可行栓塞治疗，北京协和医院血管外科尝试裸支架植入后栓塞瘤腔的方法，治疗累及重要分支的主动脉假性动脉瘤，取得良好治疗效果。

目前临床上所应用的移植物主要是由记忆合金或不锈钢材料与涤纶或聚四氟乙烯覆膜材料构成的覆膜支架，不同产品有各自特点，置放及固定方式也各有独到之处。而近几年国产主动脉覆膜支架已经广泛应用于临床，效果良好。主动脉假性动脉瘤的腔内修复术材料和腹主动脉瘤腔内修复材料基本一样，按照使用移植物的结构可分为直管型和分叉型两种。表14-1列举了目前国内所使用的不同类型支架产品。主动脉瘤覆膜支架由于供应厂商不同，而有各自的特点。另外，术者的操作经验和习惯也对支架的选择有很大的影响。在大多数解剖结构不复杂的病例中，选择任何一款支架可能都可以获得满意的结果，只是一些特殊的病例情况，要考虑到不同支架的不同特性，以获得最佳的血管腔内修复效果。

表 14-1　不同类型支架产品

主动脉覆膜支架金属材料	镍钛合金	不锈钢	其他材料
	Endurant	Zenith Flex	Aegis
	Talent		Hercules B
	Excluder		
	Ankura		
按模块数量	三模块式	二模块式	一体式
	Zenith Flex	Talent	Ankura
	Endurant	Aegis	Hercules B
	Excluder	Ankura	
锚定方式	倒钩	裸支架径向力	复合锚定
	Excluder	Talent	Endurant
		Aegis	Zenith Flex
		Ankura	
		Hercules B	
释放方式	后释放（锁控）	拉线式释放	前释放
	Endurant	Excluder	Talent
	Zenith Flex		Aegis
			Ankura

准确测量主动脉假性动脉瘤各项解剖学参数是腔内修复成功的关键之一。如测量有误，则可能发生内漏、移位等并发症，从而导致腔内手术失败。

二、术前准备

手术前要对病史有充分的了解，并进行相关检查，对假性动脉瘤的发生原因进行分析和确定，对全身脏器功能进行评估。对于有伴随疾病或免疫和感染等因素引起的假性动脉瘤，围术期监护及全身整体治疗尤为重要。

三、主动脉假性动脉瘤腔内修复治疗（图 14-1 至图 14-3）

主动脉假性动脉瘤的腔内修复治疗和腹主动脉瘤的腔内修复治疗技术基本一致，所不同的是以下三个方面：

1. 病因的不同使治疗上有特殊的要求

例如，感染性主动脉假性动脉瘤，需要在腔内治疗前有充分的抗感染治疗，一般需要至少 4～6 周的时间，同时需要术中采取一些特殊的方法。例如在北京协和医院血管外科，对于病情尚允许等待控制感染的患者，尽量在术前充分抗生素治疗 6 周，使感染得到有效的控制，同时在术中我们采用两种辅助方法：一是在腔内移植物植入血管前先用抗生素盐水灌注于移植物导引鞘内，使移植物得到抗生素盐水浸泡；另一种方法是在支架植入前，先预置一根导管于假性动脉瘤腔内，当支架释放完成后，再经导管直接取假性动脉瘤腔内的血液作培养，同时向假性动脉瘤腔内注入抗生素药液，然后撤出导管。这样做的目的是使感染得到最大的控制，将复发率降到最低。当然对于急症患者，难以等待 6 周的抗感染治疗，只能根据病情来选择治疗策略。再如免疫疾病相关假性动脉瘤，需要围术期有效的免疫治疗，应用激素或免疫抑制剂等，术后仍需要长期的免疫治疗，这样才能降低假性动脉瘤的复发率。

2. 发病时间的不同使治疗时机有所不同

主动脉假性动脉瘤常是急症，发病急，病情重，例如外伤性假性动脉瘤、破裂性假性动脉瘤等，需要紧急处理。因此在病因学检查方面有时难以进行。腔内治疗有时是作为一种救急手段。

3. 解剖部位的不同决定移植材料的选择

假性动脉瘤常发生在一些特殊的部位，如靠近肾动脉、肠系膜上动脉或主动脉分叉部

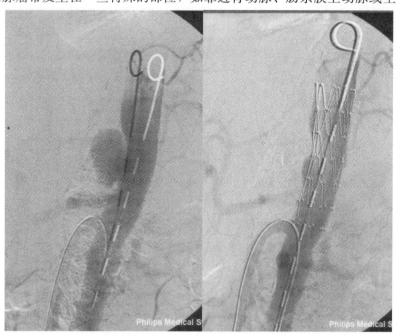

图 14-1　胸主动脉假性动脉瘤的介入治疗
肠系膜上动脉预先置入导丝备用。

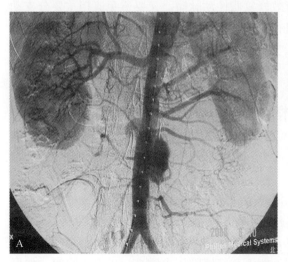
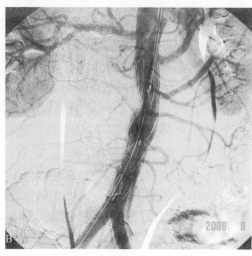

图 14-2　白塞病引起的腹主动脉假性动脉瘤的介入治疗

覆膜支架裁减保留左副肾动脉。

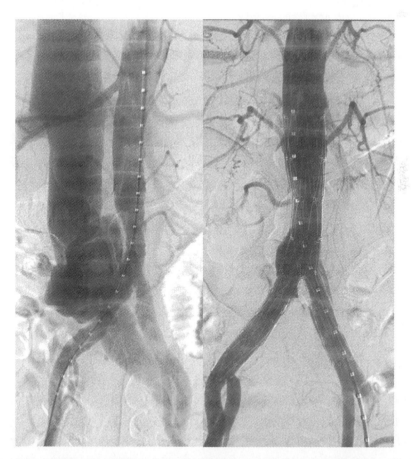

图 14-3　腹主动脉假性动脉瘤破入下腔静脉引起主动脉下腔静脉瘘，经覆膜支架治疗后痊愈

331

位等，因此在选择移植物时要考虑到既要有效修复假性动脉瘤，又要避免遮挡主要分支动脉。例如作者曾选用主动脉覆膜支架进行自行开窗技术修复近肾动脉的假性动脉瘤获得成功。另外，一些主动脉假性动脉瘤常发生于主动脉分叉部位，在选用支架产品时，一体式分叉型覆膜支架常识最佳选择。

第五节　手术并发症与处理

一、内漏（endoleak）

无论是真性动脉瘤还是假性动脉瘤，内漏是主动脉瘤腔内修复的主要并发症之一，而假性动脉瘤内漏的主要后果是更容易促使假性动脉瘤破裂。内漏的处理包括外科手术治疗、再次介入治疗等。关于内漏治疗的时机，目前认为，可能会导致瘤腔压力增高的Ⅰ型内漏应当及时处理，而通过侧支反流性内漏一般不会使瘤腔压力增高，可以先观察，如果瘤腔有变大趋势则再行处理。

二、动脉瘤破裂

假性动脉瘤介入治疗后发生破裂是一种严重的并发症，主要原因为近端内漏，或因为感染、免疫异常等病因未纠正，少量病例原因未明。此并发症多与假性动脉瘤病因、支架尺寸、置放部位等密切相关。

三、支架移位（migration）

因支架固定不牢，人造血管膜与内支架缝合不紧，内支架小钩断开、脱落，以及瘤颈逐渐增大使内支架的一部分离开原来位置而形成。移位产生内漏使瘤腔持续扩大，最终破裂。移位的后果是产生内漏使瘤腔持续扩大，最终破裂，一般需要通过外科手术或腔内技术得以治疗。

四、支架覆盖动脉主要分支开口

裸支架部分覆盖重要脏器（如肾动脉）开口，会引起重要脏器缺血甚至坏死，如遮挡肾动脉开口会引起肾功能丧失，遮盖肠系膜上动脉开口会引起肠坏死等。这种覆盖可能发生于术中，也可能发生于支架植入术后期，由于支架移位或动脉开口处内膜增生所致。覆盖肾动脉开口后对肾血流、肾功能的影响极为严重，可能发生肾功能不全。

五、造影剂肾病

造影剂具有肾毒性，如果患者术前肾功能不全或者术中造影剂用量过大，可能发生造影剂肾病。术后应注意水化及利尿治疗，严重肾功能减退者需行透析治疗。

除上述几种并发症外，腹主动脉瘤介入治疗还有一些其他并发症，如截瘫、感染、假性动脉瘤复发、肝功能异常、脾梗死、支架固定钩折断、肠缺血、局部动脉损伤破裂、术后长期发热等。

第六节　疗效评估

总之，血管外科腔内技术的发展非常迅速，腔内修复技术的发展更新了主动脉疾病的治疗观念和模式。在主动脉瘤的外科治疗方面，主动脉假性动脉瘤腔内修复治疗创伤小，操作简便，但假性动脉瘤的病因和部位的不同直接影响治疗效果，因此主动脉假性动脉瘤腔内修复的关键不仅仅在技术上，更重要的是病因方面的分析、判断和综合治疗，注重围术期病因治疗是非常重要的环节。

（刘昌伟　郑月宏）

参考文献

[1] Parodi JC，Palmaz JC，Barone FID. Transfemoral intraluminal graft implantation for abdominal aortic aneurysms. Ann Vasc Surg，1991，5（6）：491-499.

[2] Chang-Wei Liu，Wei Ye，Bao Liu，et al. Endovascular treatment of aortic pseudoaneurysm in Behçet disease. Journal of Vascular Surgery，2009：1026.

[3] 刘昌伟，管珩. 腹主动脉瘤的腔内治疗最新进展和现状. 国外医学外科学分册，2000，27（2）：88-91.

[4] 郑月宏，管珩，刘昌伟，等. 复杂主动脉瘤破裂的抢救. 中华普通外科杂志，2003，vol. 18：178-179.

[5] Coppola R，Bonifazi R，Gucciardo M，et al. Ruptured aortic arch aneurysm：transposition of aortic arch branches after insertion of thoracic endovascular stent with extra-anatomic brain perfusion. Interact Cardiovasc Thorac Surg，2007，6（3）：376-378. Epub 2007 Feb 23.

[6] Szeto WY，Bavaria JE，Bowen FW，et al. The hybrid total arch repair：brachiocephalic bypass and concomitant endovascular aortic arch stent graft placement. J Card Surg，2007，22（2）：97-102.

[7] Torsello G，Can A，Umscheid T，et al. Hybrid thoracoabdominal aneurysm repair with simultaneous antegrade visceral revascularization and supra–aortic debranching from the ascending aorta. J Endovasc Ther，2007，14（3）：342-346.

[8] Matsummura JS，Ryu RK，Ouriel K. Indentification and implication of transgraft microleaks after endovascular repair of aortic aneurysms. J Vasc Surg，2001，34：369-370.

[9] TASC. Transatlantic Intersociety Consensus（TASC）document on management of peripheral arterial disease. J Vasc Surg，2000，31：S1-S296.

[10] Johnston KW，Rutherford RB，Tilson MD，et al. Suggested standards for reporting on arterial aneurysms. Subcommittee on Reporting Standards for Arterial Aneurysms，Ad Hoc Committee on Reporting Standards，Society for Vascular Surgery and North American Chapter，International Society for Cardiovascular Surgery. J Vasc Surg，1991，13：452.

[11] Anderson PL，Arons RR，Moskowitz AJ，et al. A statewide experience with endovascular abdominal aortic aneurysm repair：rapid diffusion with excellent early results. J Vasc Surg，2004，39：10-19.

第十五章　肾动脉硬化闭塞症的介入治疗

第一节　概　　述

随着老龄化社会的到来和人们生活方式的改变，肾动脉硬化闭塞性疾病（atherosclerotic renovascular disease，ARVD）的发病率逐年增加。ARVD 的结果是肾动脉狭窄（renal artery stenosis，RAS）和肾脏缺血，最终导致高血压和（或）慢性肾病（chronic kidney disease，CKD），并使得心血管意外的危险增加。如果血压控制不佳或肾功能持续恶化，则应考虑行肾动脉再血管化。自 1978 年 Gruntzig 等首次报道一例动脉硬化性肾动脉狭窄行经皮腔内血管成形术以来，经皮腔内肾动脉成形术已逐渐成为大多数医疗机构治疗肾动脉狭窄或闭塞的主要术式。

一、流行病学

因为很多 ARVD 患者未表现出临床症状，所以很难预测该病真正的发病率。一项大的研究统计的 65 岁以上人群的年发病率为 3.7/1000。应用多普勒超声筛查的老年人中 RAS 的患病率为 7%。ARVD 常合并其他血管疾病，所以在有其他动脉疾病的患者中的检出率更高，例如在冠状动脉（冠脉）疾病和充血性心力衰竭（心衰）的患者中有高达 30% 的检出率，在外周动脉疾病的患者中则有高达 60% 的检出率。在 ARVD 患病 5 年内 51% 肾动脉有进行性狭窄，10% 完全闭塞。ARVD 有自然进行性加重的趋势。Caps 等用超声多普勒随访 170 例患者的 295 个肾脏。三年肾动脉狭窄加重发生率为 35%，五年为 51%。加重与基础狭窄情况有关。正常肾动脉的疾病进展发生率为 18%，RAS<60% 的疾病进展发生率为 28%，RAS≥60% 的疾病进展发生率为 49%，有 9 例 RAS≥60% 的病变演变成完全闭塞。

ARVD 合并冠脉疾病会使死亡率成倍增加，即使已经进行冠脉再血管化。只有 5.1% 的患者具有正常的心脏结构和功能。生存率与肾功能和血压控制情况以及其他因素有关，在高血压患者可达到 90% 以上。在 5.8% 的终末期肾病患者中，ARVD 是其主要原因。一些研究者发现 15% 的老年患者的终末期肾病与 ARVD 有关。

二、病理生理

Bright 于 1836 年首次提出高血压与肾功能有关。1934 年 Goldblatt 所进行的著名实验，奠定了肾血管性高血压的理论基础。Goldblatt 实验有两大贡献：一是创造了高血压动物模型，有助于揭示肾动脉狭窄导致高血压的发病机制；二是通过实验证明了慢性肾缺血可产生高血压。

1. 动物模型

实验性高血压模型有多种方法，包括"两肾一夹"（仅钳夹一侧肾动脉）、"两肾两夹"（钳夹双侧肾动脉）、"一肾一夹"（钳夹一侧肾动脉，去除对侧肾）等。"两肾一夹"产生的高血压效应是短暂的，如 Goldblatt 实验，高血压仅维持 4～6 周。原因为对侧肾可通过增加血流量、加快水钠排泄来代偿。

2. 肾素-血管紧张素-醛固酮系统

肾动脉狭窄肾缺血后，入球小动脉壁的球旁细胞分泌肾素增加，进入血循环后作用于肝释放的血管紧张素原，产生 10 肽的血管紧张素 I，当其流经肺循环时经转化酶作用，释放出 8 肽的血管紧张素 II（Ang II）。Ang II 的作用：一是直接收缩血管，加压作用较去甲肾上腺素强 10～40 倍。二是刺激交感神经；三是刺激肾上腺皮质分泌醛固酮，使水钠重吸收增加。

肾动脉狭窄导致高血压的机制是多因素的，包括肾素-血管紧张素-醛固酮系统，交感神经系统，缓激肽-前列腺素系统，血管内皮系统等。其中，后两者的扩张血管作用在肾血管狭窄时有所减弱。肾血管性高血压的机制如图 15-1。

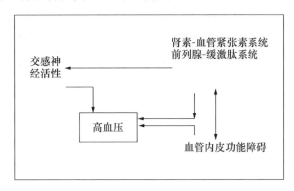

图 15-1　高血压发病机制

三、临床表现

无论何种原因导致的肾动脉狭窄，一般最终会出现高血压和（或）肾功能不全。早期诊断对于成功处置和防止靶器官损害都有关键作用，因此，及早发现本病在临床上有重要意义。

肾血管性高血压的临床表现与原发性高血压相似，但发病急，病程短，发展快，患者中有 60% 其收缩压（SBP）>200mmHg 和（或）舒张压（DBP）>120mmHg，以 DBP 增高为显著。常用降压药疗效不佳。腰背部可有不适，约 60% 病人可在患侧肋腹部或腰背部闻及血管杂音。

下列症状应怀疑肾动脉狭窄或阻塞：

①高血压发病年龄小于 30 岁或大于 55 岁；

②恶性高血压或三种以上联合用药不能控制；

③长期高血压控制良好而突然出现药物控制不佳；

④伴动脉硬化的老年人难以解释的氮质血症；

⑤口服血管紧张素转化酶抑制剂后出现急性肾衰竭；

⑥难治性高血压者反复出现肺水肿；

⑦肾萎缩；

⑧腹部或腰区有杂音；

⑨III～IV 级眼底改变。

第二节　影像学诊断及评估

一、双功能彩超（Duplex Ultrasonography，DU）

DU 是目前所有评价肾动脉检查方法中唯一的非创伤性检查方法。通常使用低频探头（2.25～3.0MHz），由前正中线探测肾动脉开口处，左肾静脉可作为判别标志，因其从主动脉前方跨越。在肠系膜上动脉水平测定主动脉收缩期血流峰值速度（peak systolic velocity，PSV）。研究表明，肾动脉狭窄≥60％可导致血流动力学改变。肾动脉 PSV 正常值小于 180cm/s。而当肾动脉狭窄超过 60％时，PSV≥180cm/s，肾动脉与主动脉 PSV 比值（RAR）≥3.5。此外，发现肾缩小（长径＜8cm）也具有阳性意义。Radermacher 等认为，与血管造影相比，DU 诊断有意义狭窄的敏感性和特异性为 98％。DU 简便无创，有较高敏感性和特异性，但对副肾动脉及肾动脉分支病变的探测有一定假阴性率。

二、磁共振血管造影（magnetic resonance angiography，MRA）

磁共振血管成像（MRA）运用了快速、屏气、三维钆（Gd）加强扫描等技术，成像质量提高，并且无需动脉插管，造影剂无肾毒性，现成为广为采用的诊断肾血管性高血压的检查方法。MRA 可从多角度评价肾动脉的口径，还可以观察到肾的长度，肾实质厚度，加强是否对称，狭窄后扩张等情况。MRA 包括四个图像系列过程：①矢状面 T1 加权像，②中轴面 T2 加权像，③冠状面钆加强的三维图像，④中轴面三维对比图像。

评价标准：在各相肾动脉均正常为正常；一相 RAS 而另一相正常，则判断为肾动脉轻度狭窄；中度狭窄指各相均见 RAS；重度狭窄为第三相严重 RAS，第四相肾动脉闭塞；而各相均闭塞评价为肾动脉闭塞。MRA 诊断肾血管阻塞性疾病（RAS＞50％）的敏感性为 100％，特异性为 97％。MRA 不适合于有金属异物者和孕妇。Pendersen（2000）认为，"若怀疑病人肾动脉分支或一处或多处附属动脉或畸形动脉有狭窄，行 MRA 或螺旋CT 须谨慎"。

三、螺旋 CT

1989 年螺旋 CT 问世，改变了以往 CT 扫描方式，以扫描速度快、薄层扫描（＜5cm）、实时显像等优势，使 CT 血管造影（CTA）与 MRA 一样，成为非创伤性血管造影方法。造影剂通常选用非离子型碘。造影剂量为 100～150ml，层厚 3mm，1∶1 螺距，以1mm 重建。为清楚显示肾动脉，需调整参数使 CTA 分辨率达 0.5mm［优于 MRA（1～1.5mm）］；调整造影剂注射速度和间隔，使肾动脉得到最大加强。Olbricht 等比较 62 例CTA 与常规动脉造影结果，发现对于狭窄大于 50％的病变，CTA 敏感性为 98％，特异性为 94％。Beregi 报道了 50 例怀疑为肾血管性疾病的病例，对于肾动脉主干大于 50％的狭窄，CTA 的敏感性达 100％，特异性达 98％。

CTA 的最大缺陷是需使用碘离子造影剂，大多需 120～150ml 造影剂，因此，对肾功能不全患者使用有限制。同 MRA 一样，对于副肾动脉显示欠满意。

四、动脉造影

尽管非侵入性检查如 DU、MRA、CTA 等进展很快，作为"金标准"的动脉造影由于具有肾动脉解剖可视性而有不可替代的作用，尤其是术前，这是因为肾动脉成形术术式的选择部分依靠于动脉造影的表现。动脉造影的技术要求包括应用 Seldinger 动脉插管法，快速推注造影剂（25ml/s），每秒可得到 3～6 张图像，可测量狭窄前后压力差值等。为显示肾动脉开口，常需使用 20°左前斜位（LAO）照射。造影导管的侧孔应置于肾动脉水平，同时避免将造影剂注入肠系膜上动脉以免干扰。

动脉造影的并发症发生率低但后果严重，包括穿刺处血肿、假性动脉瘤、造影剂肾病、胆固醇栓塞等。造影剂肾病平均发生率约为 3%，对于有糖尿病和肾功能不全者更应注意。

第三节　介入治疗路径及要点

肾动脉阻塞性疾病可引起高血压及肾功能不全，治疗方式有药物治疗、介入治疗和手术治疗。究竟哪一种治疗方法更合理，目前尚有争议。Dustan 等首先发表有关肾血管性高血压（RVH）治疗情况的文章，目前为止，还没有前瞻随机研究报告评价手术治疗和药物治疗的长期收益和风险比较，同时应该认识到，在 RAS 病人，高血压可能为肾实质性高血压（essential hypertension），而非 RVH；肾功能不全可能是由于高血压造成肾小球硬化引起。因此，并非所有 RAS 病人可从肾血管重建术中获益。

肾动脉阻塞性疾病治疗目标有三：一是降低血压；二是控制心血管危险因素；三是防止靶器官损害。对于肾血管血栓形成（RVT），美国国立卫生研究所领导的 MORD 研究结果认为，若尿蛋白≥1g/d，血压须控制在平均动脉压（MAP）<92mmHg，即 BP<125/75mmHg，才能有效延缓肾损害进展。JNC-Ⅵ建议，若尿蛋白≥1g/d，BP 控制在小于 125/75mmHg；若尿蛋白<1g/d，则 BP 控制在小于 130/85mmHg。

在美国有 16% 新发的 ARVD 患者需行肾动脉再血管化，其中腔内治疗占 95% 以上。与外科手术相比，腔内治疗 RAS 具有下列优势：无需全麻；发病率和死亡率低；恢复快；住院时间短；费用低等。腔内治疗技术的迅速发展使经皮腔内肾动脉成形术（percutaneous transluminal renal angioplasty，PTRA）成为治疗肾动脉阻塞性疾病的常用术式。而在肾动脉开口处狭窄的病例中，由于血管成形联合支架植入术或一期支架植入术具有良好的通畅率和较低的再狭窄率而更受欢迎。

一、适应证

肾动脉狭窄超过 60%，导致严重高血压或药物难以控制的高血压和进行性肾功能损害，均为 PTRA 的适应证，年龄、狭窄类型、高血压持续时间、单侧或双侧等均非主要影响因素。对于局灶性、非开口部位狭窄，效果更佳。Weibull 等建议，首选 PTRA 治疗肾动脉阻塞性疾病的单位应具备下列条件：技术成功率≥80%，2 年原发通畅率≥75%，2 年二期通畅率与开放手术相同，临床效果（血压、肾功能）与开放手术相同。

下列情况应慎行 PTRA：

①狭窄程度≤60%；

②多发性大动脉炎活动期；

③肾功能丧失，肾萎缩（肾直径＜6cm）；

④严重腹主动脉瘤累及肾动脉；

⑤肾动脉段以下分支狭窄；

⑥凝血功能障碍或全身性严重疾病不适合介入治疗者。

二、病人准备

由于介入治疗时可导致血压急骤下降，因此 PTRA 手术日不能服用常规抗高血压药物。如确有必要，可在术前或术中使用短效制剂。另外，在手术前一日开始服用阿司匹林等抗血小板制剂。

术后应严密监测血压，血压降幅最大一般出现在术后 48 小时内。为预防血栓形成和再狭窄，术后应继续服用阿司匹林（100mg qd）3～6 个月。氯吡格雷（75mg，每日 1 次）抗血小板作用更强，安全性和耐受性更好。

三、操作过程

常规 Seldinger 法穿刺股动脉，置入 7F 或 8F 导管鞘。当肾动脉开口向下较垂直时，可采用经肱动脉或腋动脉途径穿刺。当 cobra 或 sidewinder 导管到达肾动脉水平，行肾动脉造影。明确病变形态后，静脉注入肝素 1mg/kg。使导引钢丝进入肾动脉并跨过狭窄段，此时可测定跨狭窄段压力差。为防止肾动脉痉挛，可给予维拉帕米或硝酸甘油。循钢丝导入球囊到达病变部位，以压力泵充盈球囊进行扩张。球囊直径等同于或稍大于肾动脉的直径，一般约为 5～7mm。一般扩张至较正常管径稍大，至少使残余狭窄≤30％。如果狭窄非常严重，可用冠状动脉球囊预扩张。最后再行动脉造影及跨狭窄段压力差测定。

支架（stent）植入一般使用在下述情况：①PTRA 后管壁弹性回缩；②PTRA 后出现肾动脉夹层；③PTRA 术后再狭窄。沿导引钢丝送入支架至病变处，固定导引钢丝和支架导管，将导引导管撤出肾动脉开口。推注造影剂以准确定位。充盈球囊导管并释放支架（图 15-2）。对于 RAS 而言，支架的精确释放非常重要。对于肾动脉开口处病变，应使支架近端 1～2mm 位于主动脉内。

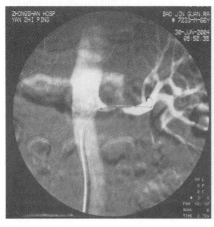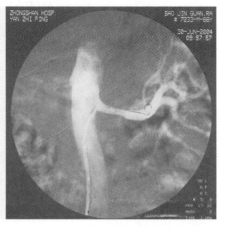

图 15-2　左肾动脉狭窄术中造影，右图为支架植入术后所见

第四节　并发症的处理

腔内治疗肾动脉阻塞性疾病的并发症包括穿刺部位、肾及血管栓塞，肾功能恶化，以及全身性并发症如心肌梗死、高血压危象、后腹膜血肿、发热等。

一、肾动脉损伤

由于肾及血管很脆弱，导引钢丝及导管易穿破肾及血管组织。术中应用肝素可加重出血。动脉粥样硬化性 RAS 时多见肾动脉损伤。肾动脉开口处易于撕裂形成夹层。为防止肾动脉损伤，操作时术者与助手务必配合默契，保持导引钢丝及导管位置，交换导管或球囊应在透视下进行。一般撕裂可通过植入支架治疗。严重血管撕裂应立即进行外科手术。

二、肾功能恶化

PTRA 术后出现肾功能恶化，可能原因有造影剂肾病、肾小球硬化进展、支架术过程中斑块脱落致栓塞、支架再狭窄、支架术后肾小球灌注压快速增加促使肾病进展等。主要由造影剂诱发，多数患者术前已有肾功能不全。围术期水化及术后应用碳酸氢钠碱化尿液，有助于预防肾功能恶化。

三、再狭窄

PTRA 对 RAS 远期再狭窄率较高，虽然支架植入可提高即时技术成功率，但再狭窄率仍较高（13%～27%）。通常认为，支架未完全覆盖病变区域是导致再狭窄的重要因素。再狭窄的机制主要是内膜平滑肌细胞增生。肾动脉开口部位支架植入部位再狭窄还与腹主动脉内斑块伸展至肾动脉开口有关。因此，对于肾动脉开口处 RAS，支架植入时应将支架近端伸出肾动脉 1～2mm。对于再狭窄可再次行 PTRA，二期通畅率可达 90%。预防性血管内放射治疗，金属网表面涂层（如可降解生物材料、转基因内皮、细胞增殖抑制剂等）及抗凝、抗血小板治疗，可望抑制支架内的肌性增殖，进一步降低再狭窄发生率。

第五节　疗效评估与随访

评价腔内治疗肾动脉阻塞性疾病的指标包括技术成功率、长期通畅率及临床效果。然而，统一的评价标准尚未取得一致。一般认为，技术成功的标准为狭窄明显减少，残余狭窄小于 30%，跨狭窄段压力差小于 20mmHg 或小于 10%。临床疗效的标准为：①对于高血压，治愈是指不服用抗高血压药物的情况下，DBP<90mmHg 和 SBP<140mmHg；改善是指在使用相同剂量或减少药物剂量时，DBP<90mmHg 和（或）SBP<140mmHg 或 DBP 降低大于 15mmHg；无效是指不能达到上述标准者。②对于肾功能不全，改善是指血清肌酐（Scr）减少≥20%；稳定是指 Scr 改变<20%；恶化指 Scr 增加≥20%。

RAS 多见于老年患者，肾实质性高血压可能大，且多有合并症，PTRA 治疗 RAS 可能由于管壁僵硬、弹性回缩及可能形成夹层而致效果不佳。对于非开口处 RAS，PTRA 技术成功率为 72%～82%；开口处 RAS 技术成功率为 60%～62%。而 PTRA 加支架技术成功率提高至 94%～100%，残余狭窄率小于 10%，一年再狭窄率为 11%～23%（见表 15-1）。

表 15-1　PTRA 联合支架植入术治疗 RAS 结果

作者	病例数	技术成功率（%）	合并肾功能不全	肾功能变化（%）			高血压反应（%）			并发症（%）	再狭窄（%）
				改善	不变	恶化	治愈	改善	无效		
Hennequin	15	100	6	20	40	40	7	93	0	19	27
VandeVan	24	100	—	33	58	8	0	73	27	13	13
Dorros	76	100	29	28	26	45	6	40	48	11	9
Blum	68	100	20	0	100	0	16	62	22	0	17

由表 15-1 可以发现，腔内治疗肾动脉阻塞性疾病的技术成功率接近 100%，血压控制率达 68%（46%～100%），再狭窄率为 13%～27%。一项比较肾动脉支架植入术和球囊血管成形术的 Meta 分析表明，678 例肾动脉狭窄患者的一期技术成功率为 98%，高血压整体改善率为 69%，肾功能改善率为 68%，6～29 个月的再狭窄率为 17%。

肾动脉支架植入术是肾动脉狭窄所造成的肾血管性高血压和缺血性肾病的一种有效治疗方法。随着腔内技术的进步和设备装置的不断改进，腔内治疗肾动脉硬化闭塞症将会获得更高的成功率和更低的并发症发生率，其在临床上的应用必将更加广泛。

（吴丹明　张立魁）

参考文献

[1] Kalra PA, Guo H, Kausz AT, et al. Atherosclerotic renovascular disease in United States patients aged 67 years or older: risk factors, revascularization, and prognosis. Kidney Int, 2005, 68: 293-301.

[2] Hansen KJ, Edwards MS, Craven TE, et al. Prevalence of renovascular disease in the elderly: a population-based study. J Vasc Surg, 2002, 36: 443-451.

[3] Harding MB, Smith LR, Himmelstein SI, et al. Renal artery stenosis: prevalence and associated risk factors in patients undergoing routine cardiac catheterization. J Am Soc Nephrol, 1992, 2: 1608-1616.

[4] Olin JW, Melia M, Young JR, et al. Prevalence of atherosclerotic renal artery stenosis in patients with atherosclerosis elsewhere. Am J Med, 1990, 88: 46-51.

[5] Conlon PJ, Little MA, Pieper K, et al. Severity of renal vascular disease predicts mortality in patients undergoing coronary angiography. Kidney Int, 2001, 60: 1490-1497.

[6] Wright JR, Shurrab AE, Cooper A, et al. Left ventricular morphology and function in patients with atherosclerotic renovascular disease. J Am Soc Nephrol, 2005, 16: 2746-2753.

[7] Guo H, Kalra PA, Gilbertson DT, et al. Atherosclerotic renovascular disease in older US patients starting dialysis, 1996 to 2001. Circulation, 2007, 115: 50-58.

[8] van Ampting JM, Penne EL, Beek FJ, et al. Prevalence of atherosclerotic renal artery stenosis in patients starting dialysis. Nephrol Dial Transplant, 2003, 18: 1147-1151.

[9] Michael J, Bloch M D, Kent K C. Renal artery imaging: Alternatives to angiography. // Ruther-

ford. Rutherford Vascular Surgery. 5th edition. Philadelphia: Saunders Company, 2000: 1639-1649.

[10] Gruntzig A, Kuhlmann U, Vetter W, et al. Treatment of renovascular hypertension with percutaneous transluminal dilatation of a renal artery stenosis. Lancet, 1978, 1: 801-802.

[11] Sufian RD, Textor SC. renal-artery stenosis. N Eng J Med, 2000, 344: 431-442.

[12] Caps MT, Perissinotto C, Zierler RE, et al. Prospective study of atherosclerotic disease progression in the renal artery. Circulation, 1998, 98: 2866-2872.

[13] Schreiber MJ, Pohl MA, Novick AC. The national history of atherosclerotic and fibrous renal artery disease. Urol Clic North Am, 1984, 11 (3): 383-392.

[14] Bright R. Cases and observations illustrative of renal disease accompanied with the secretion of albuminous urine. Guy's Hosp Rep, 1836, 1: 388.

[15] Krijuen P, van Joatsveld BC, Steyerberg EW, et al. A clinical prediction rule for renal artery stenosis. Ann Intern Med, 1998, 129: 705-711.

[16] Roubidoux MA, Dunnick NR, Cofman PE. Renal vein reins: Inability to predict response to revascularization in patients with hypertension. Radiology, 1991, 178: 819-822.

[17] Elliott WJ, Martin WB, Murphy MB. Comparison of two noninvasive screening tests for renovascular hypertension. Arch Intern Med, 1993, 153: 755-764.

[18] Taylor A. Functional testing: ACEI renography. Semin Nephrol, 2000, 20: 437-444.

[19] Setaro JF, Saddler MC, Chen CC, et al. Simplified captopril renography in diagnosis and treatment of renal artery stenosis. Hypertension, 1991, 18: 289-298.

[20] Radermacher J, Chavan A, Schaffer J, et al. Detection of significant renal artery stenosis with color Doppler sonography: combining extrarenal and intrarenal approaches to minimize technical failure. Clin Nephrol, 2000, 53: 333-343.

[21] De Cobelli F, Venturini M, Vanzuli A, et al. Renal artery stenosis: prospective comparison of color Doppler US and breath-hold, three-dimensional, dynamic, gadolinium-enhanced versus three-dimensional phase-contrast MR angiography. Radiology, 2000, 214: 373-380.

[22] Pederson EB. New tools in diagnosing renal artery stenosis. Kidney Int, 2000, 57: 2657-2677.

[23] Olbricht CJ, P rokop M, Chavan A, et al. Minimally invasive diagnosis of renal artery stenosis by spiral computed tomography angiography. Kidney Int, 1995, 48 (4): 1332-1337.

[24] Beregi JP, Elkohen M, Deklander G, et al. Helical CT angiography compared with arteriography in the detection of renal artery stnosis. AJR Am J Roentgenol, 1996, 167 (2): 495-501.

[25] Rudnick MR, Berus JS, Cohen RM, et al. Nephrotoxic risks of renal angiography: contrast media-associated nephrotoxicity and atheroembolism—a critical review. Am J Kidney Dis, 1994, 24 (4): 713-727.

[26] Hollenberg NK. Medical therapy for renovascular hypertension. A review. Am J Hypertens, 1988, 1: 338S-343S.

[27] Calligara KD, Dougherty MJ. Renal artery revascularization. In: Ascher E. Haimovici's Vascular Surgery. 5th edition. Boston: Blackwell Publishing, 2004, 887-901.

[28] Hansen KJ, Starr SM. Contemporary surgical management of renovascular disease. J Vasc Surg, 1992, 16: 319.

[29] Weibull H, Bergquist D, Bergentz SE, et al. Percutaneous transluminal renal angioplasty vs. surgical reconstruction of atherosclerotic renal artery stenosis—a prospective randomized study. J Vasc Surg, 1993, 18: 841-852.

[30] Klinge J, Mali WP, Puijlaert CB, et al. Percutaneous transluminal renal angioplasty: initial and

long-term results. Radiology, 1989, 171 (2): 501-506.

[31] Hennequin LW, Joffre FG, Rousseau HP, et al. Renal artery stent placement: long term results with the Wallstent endoprosthesis. Radiology, 1994, 191: 713.

[32] van de Ven PLG, Beutler JJ, Kaatee R, et al. Transluminal vascular stent for ostial atherosclerotic renal artery stenosis. Lancet, 1995, 346: 672.

[33] Dorros G, Jaff M, Jurin H. Followup of primary Palmaz-Schatz stent placement for atherosclerotic renal artery stenosis. Am J Cardiol, 1995, 75: 1051.

[34] Blum U, Krumme B, Flugel P, et al. Treatment of ostial renal artery stenosis with vascular endoprostheses after unsuccessful ballon angioplasty. N Engl J Med, 1997, 336: 459.

[35] Leertouwer TC, Guessenhoven EJ, Bosch JL, et al. Stent placement for renal arterial stenosis: where do we stand? A meta-analysis. Radiology, 2002, 216: 78-85.

第四篇　内脏动脉疾病的介入治疗

第十六章　内脏动脉瘤的介入治疗

内脏动脉的动脉瘤比较少见，主要指发生在腹腔干动脉、脾动脉、肝动脉、胃十二指肠动脉、肠系膜上动脉、肠系膜下动脉等部位的动脉瘤。其发生率、病因和自然病程仍不完全清楚。近22%的内脏动脉瘤病人表现为急症入院。近年来随着CTA、MRA、DSA和血管超声等影像技术的进步，内脏动脉瘤的检出率也在不断提高。尽管肾被归为腹膜后器官，但由于肾动脉瘤的腔内处理方法与内脏动脉瘤相似，因此在此一并讨论。

第一节　概　　述

总体来讲，内脏动脉瘤的确切病因仍不明确。过去认为内脏动脉瘤与梅毒、真菌感染和外伤关系密切，而现在认为内脏动脉瘤的病因包括：退行性变、炎症、外伤与妊娠。其中退行性变可能为主要原因。炎症也是假性动脉瘤的病因，在胰腺炎、胰漏患者中可见胰酶消化或削弱动脉壁结构造成胰十二指肠动脉、脾动脉假性动脉瘤。结节性多发性动脉炎也是引起内脏动脉瘤的炎症疾病之一。外伤后内脏假性动脉瘤少见，但是快速减速伤可能引起血管的内膜和弹力层损伤而导致动脉瘤。随着血管腔内技术的广泛开展，医源性损伤引起的内脏动脉瘤也在增多。

脾动脉瘤与门静脉高压症有关。10%～30%脾动脉瘤患者合并门静脉高压和脾大。其原因可能为门静脉高压症增加了脾动脉直径。同时，脾动脉瘤受多次怀孕影响。在一个大型系列研究中，40%的女性患者有多次妊娠史。而且妊娠时动脉瘤有更高的死亡率。这可能与妊娠时期激素和局部血流动力学变化有关系。

脾动脉瘤的真实发病率没有统计。尸检发现率为0.1%～7.1%，腹部动脉造影发现率为0.78%，近80%发生于脾动脉的中远端，女性发病率是男性的两倍。内脏动脉瘤发病率以递减顺序排列：脾动脉瘤（60%），肝动脉瘤（20%），肠系膜上动脉瘤（5%～8%），腹腔干动脉瘤（4%），胃、胃短动脉瘤（4%），空肠、回肠、结肠动脉瘤（2%～3%），胰、十二指肠动脉瘤（2%），胃、十二指肠动脉瘤（1.5%），肠系膜下动脉瘤（1%）。

第二节　临床表现、影像学诊断及评估

一、脾动脉瘤

脾动脉瘤临床表现各异，未破裂时多数无症状。仅部分病人表现为上腹部不适、腹痛等，瘤体较大时常有左肩部或左背部疼痛，当压迫神经丛或刺激胃后壁时出现间歇性恶心、呕吐等消化道症状；另外一部分病人在健康查体、手术或尸体解剖时被发现患有该病。5%动脉瘤破裂时表现为突发性急性腹痛，可放射至背部或肩部，伴有血压下降、脉搏增快等急性失血性休克的临床表现。有时可以表现为"二次破裂"现象：脾动脉瘤破裂入小网囊出现失血后症状，当血块充满小网膜囊后，破裂口因受限压迫而止血，经过治疗

后好转；当血凝块从小网膜孔（Winslow孔）脱出后血液进入腹腔，此时腹痛突然加重，再次出现失血后症状。此外，极少数脾动脉瘤向胃、结肠穿通引起消化道出血。

腹部X线平片可以发现60%～70%脾动脉瘤在左上腹的曲线形或环形钙化灶。CT检查是一种相对无创、敏感的检查方法，可准确区分脾动脉以及膨大的瘤体，三维成像可显示出不同侧面的立体结构。MRI利用其血管流空效应可协助诊断血管瘤，并判断门静脉以及内脏静脉血流情况。腹部多普勒超声虽然阳性率不如CT和MRI高，但可作为一种筛选检查。血管造影临床诊断意义最大，可具体了解瘤体的大小、形态、部位以及与周围的关系，并为介入治疗提供可靠的影像学指标或数据。

针对破裂性脾动脉瘤的临床资料统计发现：10%～25%是非妊娠病人，75%是妊娠妇女（死亡率明显升高），56%的病人合并门静脉高压，因胰腺炎引起的假性动脉瘤容易破裂，直径大于2.5cm时破裂率明显增高。因此，一般认为对脾动脉瘤直径大于15mm，又无明显手术禁忌证者应积极治疗，尤其是妊娠妇女以及合并门静脉高压、假性脾动脉瘤患者。孕妇脾动脉瘤破裂后死亡率高达70%，胎儿死亡率为75%。

二、肝动脉瘤

肝动脉瘤通常无症状，有时出现与进食无关的右上腹部或上腹部疼痛，急性扩大时可以出现上腹部剧烈疼痛，并可以放射到背部；压迫胆管可以引起梗阻性黄疸；压迫胰管可导致上腹痛和继发性胰腺炎。很多患者以破裂为首发症状，瘤体破入腹腔和胆管的机会均等，但是很少破入十二指肠和门静脉。

化验检查无特异性。有时腹部X线平片可以发现上腹部钙化影。上消化道造影可见十二指肠受压变形。腹部多普勒超声可作为一种筛选检查以显示动脉瘤的囊型结构。CTA、MRA有助于肝动脉瘤的诊断。血管造影临床诊断意义最大，可具体了解瘤体的大小、形态、部位以及与周围结构的关系，并为介入治疗提供可靠的影像学指标或数据。

一般认为对非硬化源性肝动脉瘤（尤其是合并结节性血管炎）、有症状的肝动脉瘤、直径大于5cm的肝动脉瘤应积极治疗；对直径2～5cm且治疗风险小、患者预期寿命大于2年的肝动脉瘤可积极治疗；对直径小于2cm的动脉硬化源性肝动脉瘤可安全随诊。

三、肠系膜上动脉瘤

肠系膜上动脉瘤通常无临床症状，但在上腹部有时可以触及搏动性包块或闻及血管杂音。肠系膜上动脉瘤的好发部位在胰腺后下方的血管主干。临床亦可见到多发肠系膜上动脉瘤的病例，分别在主干的不同部位或主干和分支血管上。破裂或先兆破裂的肠系膜上动脉瘤可表现为上腹部疼痛。

X线腹平片有时可见肠系膜上动脉瘤的钙化。CTA、MRA、DSA、超声均能很好地诊断肠系膜上动脉瘤。

一般认为应积极干预肠系膜上动脉瘤，理由在于其具有高破裂率。其中男性、非硬化性肠系膜上动脉瘤的破裂率更高。

四、肾动脉瘤

高血压是肾动脉瘤最常见的症状，由肾动脉狭窄、微小肾梗死或受压、肾痉挛等引起肾缺血所致。患者有时可见肉眼或镜下血尿，与高血压、肾小血管血栓和微小肾梗死有关，肾内血管瘤较多见血尿。查体有时可闻及血管杂音。肾动脉瘤造成肾梗死时症状明显，常有腹痛。肾动脉瘤破裂时常表现为失血性休克，其破裂概率在3%以下。肾动脉瘤在妊娠时破裂率高，可造成85%的胎儿死亡和45%的母亲死亡。

第三节　介入治疗路径及要点

随着血管腔内技术的发展，腔内治疗已成为内脏动脉瘤治疗的主要手段。内脏动脉瘤的腔内治疗方案制订依据病变病因、解剖条件、技术和器材等方面因素选择。原则是降低瘤腔压力防止破裂，尽可能减少额外损伤，最大程度保留正常血管。一种病变可能存在多种处理方案，应根据具体情况权衡得失。

一、栓塞术

栓塞术是治疗内脏动脉瘤最常用和最简单的技术，即应用栓塞材料对动脉瘤腔或载瘤动脉进行栓塞，达到阻断血流、防止动脉瘤破裂的目的。常用的栓塞材料为弹簧圈，有时合并使用其他液体栓塞剂、可解脱球囊、PVA 颗粒和泡沫等。栓塞技术的优点在于技术操作简单，效果可靠。缺点在于栓塞后丢失了靶血管的血液供应，因此要求靶血管为非重要的血管（图 16-1）。

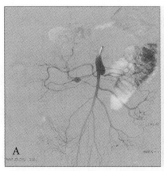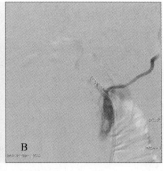

图 16-1　肝移植术后腹腔干假性动脉瘤
A. 肝动脉已闭塞；B. 应用钢圈栓塞腹腔干假性动脉瘤后动脉瘤消失。

决定手术入路和使用材料的因素包括病变部位、大小、原因、动脉瘤壁特点以及侧支循环状况等。术前进行 CT 或 MRI 断层扫描以及三维重建是很有必要的，甚至在必要时行术中靶血管造影三维重建以更加清楚地了解靶血管与上级血管、侧支循环的关系。最适合栓塞治疗的是有窄颈部的囊状动脉瘤；其次是具有充足侧支的梭形动脉瘤或者其所在动脉不是唯一供应靶器官的动脉瘤。

针对窄颈囊状动脉瘤的栓塞可以保留上级动脉的通畅性。而梭形动脉瘤、宽颈梭形动脉瘤以及不能保留上级动脉的梭形动脉瘤的栓塞治疗可以采取同时栓塞流入道和流出道的技术关闭流经动脉瘤的血流（图 16-2），需要注意的是必须栓塞全部流入血管和流出血管。有时可能由于瘤体近远端没有合适的栓塞部位，需要在瘤腔内填塞栓塞材料（图 16-3）。栓塞要求彻底，不遗留活动性血流。但由于术中抗凝的原因，术中造影通常发现栓塞后仍然有造影剂流过动脉瘤，这需要术者有良好的经验判断栓塞到何种程度才能使手术取得满意的结果。

栓塞并发症包括：不成功（导管不能进入靶动脉）、异位栓塞、动脉穿孔、夹层、动脉瘤破裂以及栓塞后器官梗死（如发热、疼痛、恶心、白细胞增高）以及很少发生的晚期脓肿。栓塞后需要密切观察随诊。如出现活动性血流再通或者动脉瘤继续增大，需要进一步处理。

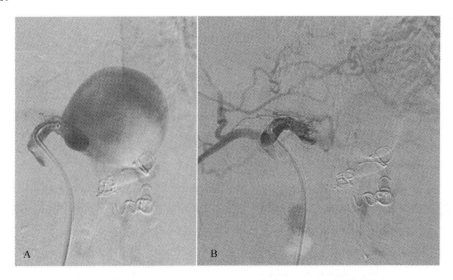

图 16-2　同时栓塞流出道（A）和流入道血管（B）处理脾动脉瘤

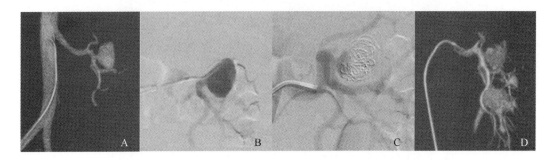

图 16-3　A. CTA 显示单肾动脉分支窄基底囊状动脉瘤；B. 经基底部位将导管放入瘤囊；C. 应用钢圈直接栓塞瘤囊；D. 术后以 CTA 重建

二、腔内修复术

1. 覆膜支架腔内修复

外周覆膜支架的出现为内脏动脉瘤的腔内治疗提供了良好器材。应用腹膜支架对内脏动脉瘤进行腔内修复在理论上是最合理的，因为不仅隔绝了瘤囊的血流，也保留了载瘤血管，尤其适合没有足够侧支循环、末端脏器不能耐受载瘤血管急性闭塞的病变。在技术上也是可行的，因为目前临床上已经出现了 Fluency（Bard 公司）、Wallgraft（Boston Sci-entific 公司）、Viabahn（W. L. Gore 公司）、Atrium（Atrium 公司）、Jostent（Abbott 公司）等多种自膨式和球囊扩张式覆膜支架。但是，凡计划应用覆膜支架腔内修复技术治疗内脏动脉瘤时，通常要求瘤体近远端有足够的锚定区（图 16-4）。因此，术前应通过 CTA 或血管造影认真了解动脉瘤近端、远端血管条件。另外当内脏血管极度弯曲时放置覆膜支架在技术操作上将有很大难度。当瘤体近端无充分锚定区时，覆膜支架也可以用来覆盖载瘤血管起始部以实现对瘤体的隔绝（图 16-5）。应用这种技术也可以处理假性动脉瘤（图 16-6）。

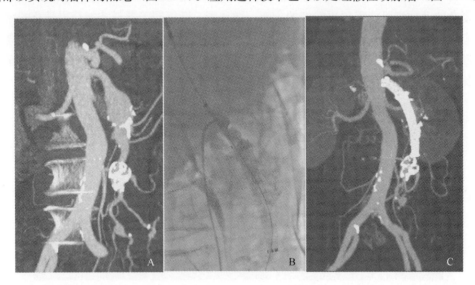

图 16-4　A. 肠系膜上动脉瘤近、远端有锚定区；B. 腔内植入覆膜支架；C. 随访 CT 见瘤体被完全隔绝

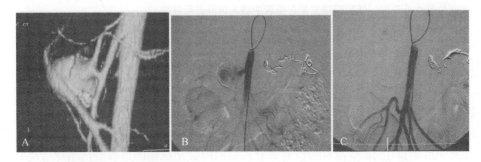

图 16-5　A. 变异脾动脉瘤起始于肠系膜上动脉，近端无锚定区；B. 栓塞远端脾动脉；C. 在肠系膜上动脉内应用覆膜支架覆盖变异脾动脉开口

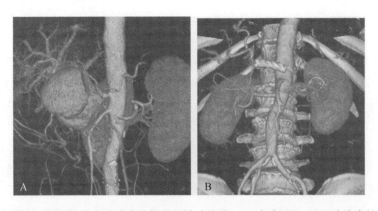

图 16-6　A. 胰十二指肠根治术后脾动脉根部假性动脉瘤；B. 在腹腔干-肝总动脉内植入覆膜支架

2. 裸支架腔内修复

　　裸支架本无隔绝血流的作用，理论上不能直接用于治疗动脉瘤。但在无法应用覆膜支架和直接栓塞的情况下亦可以考虑应用，此时裸支架的作用主要是在建立血管结构的骨性通道，防止瘤囊内的栓塞物移位。技术操作上通常先植入裸支架，然后导管跨过支架进入瘤囊内再填塞钢圈（图16-7）。这种技术更适合窄基底的囊状动脉瘤。对位置刁钻、解剖关系复杂的动脉瘤可能需要更精细的支架、微导管、微钢圈等器材才能获得满意的结果。

　　应用裸支架治疗动脉瘤的另一种理论是通过裸支架改变瘤腔血流动力学以诱发瘤囊内血栓形成。临床上已经出现应用多层裸支架治疗主动脉瘤、外周动脉瘤和内脏动脉瘤的报告，其远期结果仍需观察。

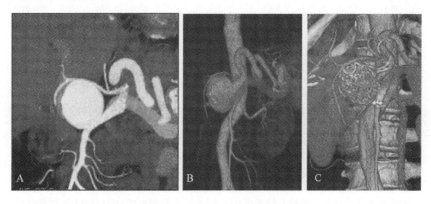

图16-7　A，B. 变异脾动脉瘤起始于肠系膜上动脉，近端宽基底无锚定区；C. 在肠系膜上动脉内应用裸支架覆盖变异脾动脉开口，然后经裸支架在瘤囊中放入钢圈进行栓塞

第四节　疗效评价

　　血管腔内技术为内脏动脉瘤的治疗提供了新的选择。

　　经皮内脏动脉瘤弹簧圈栓塞的技术成功率是令人满意的，成功率为81%～98%。Tulsyan和其同事报道了48例弹簧圈栓塞患者，显示内脏动脉瘤的血管腔内治疗有良好效果，围术期并发症发生率低。在这一大组病例中，当用血管腔内技术治疗这些患者时，破裂动脉瘤手术似乎明显增加了围术期并发症。急诊修复的22例不稳定患者中4例（18%）死亡，但是择期治疗患者无死亡。虽然如此，破裂内脏动脉瘤开放手术修复还是存在明显风险的，据报道，其相关死亡率在脾动脉瘤中是10%～25%，肝动脉瘤高达40%。Sachdev和助手采用血管腔内技术治疗了35例患者，总死亡率为2.9%。全部10例破裂的患者，均成功地应用血管腔内方法进行了治疗。Stephanie治疗65例内脏动脉瘤患者：39例脾动脉瘤、13例肾动脉瘤、7例腹腔干动脉瘤、3例肠系膜上动脉瘤、3例肝动脉瘤。16.9%的患者有症状，其中包括了4例动脉瘤破裂患者（6.2%）。18例（27.7%）进行血管内治疗，9例（13.9%）进行开放手术修补，38例（58.5%）进行观察随访。血管内治疗包括栓塞15例（占腔内治疗的83.3%，其中11例肠系膜上动脉瘤、3例肾动脉瘤、1例肝动脉瘤）、3例植入支架（占16.7%，2例肠系膜上动脉瘤、1例肾动脉瘤）。血管腔内治疗初始技术成功率为94.4%（17/18）。然而，有4例（22.2%）出现血管内手术相关并发症，这 4 例为脾动脉远端或近脾门的脾动脉瘤。没有腔内手术相关死亡。结论为内脏动脉瘤血管内治疗是一个合理的替代开放手术的修复方法。Nirman 1997—2005 年诊断 90 例内脏动脉瘤。其中，19 例（4 例破裂）进行手术治疗，48 例进行血管腔内治疗。腔内治疗组中20 例为内脏动脉瘤，28 例为内脏动脉假性动脉瘤。内脏动脉瘤血管腔内治疗技术成功率为98％。股动脉入路最常使用（90％）。30 天死亡率为 8.3％。16 个月随访率有 77％，其中97％的动脉瘤被完全隔绝。目前还没有任何证据显示肝动脉或肠系膜动脉在治疗后出现肠缺血症状。3 个病人需要二次干预措施以保持血流通畅。结论：血管腔内治疗可以成功治疗内脏动脉瘤和假性动脉瘤，而且并发症发生率低。急诊治疗的死亡率有所升高。

　　关于血管腔内修复，似乎特别需要关注的是终末器官缺血的风险。介入治疗直接相关的并发症能导致缺血，如：动脉夹层、急性血栓形成、非靶组织栓塞或血管闭塞后侧支循环不足。Tulsyan 研究的一组病例中，40％脾动脉瘤患者于治疗后发生栓塞后综合征，表现为左侧腹部不适等脾缺血的症状，1 例出现非靶器官栓塞，为丁基氰基丙烯酸酯"胶"栓塞了脾门。Sachdev 和其同事发现，15 例脾动脉瘤中 6 例于治疗后出现某些脾梗死的证据。其中一例是脾动脉夹层和完全血栓形成，需脾切除。其余梗死是随访时经影像学检查发现的，但没有出现严重的临床后果。Saltzberg 等报道了 11 例远端脾动脉瘤患者中 4 例（36.4％）出现与血管腔内治疗相关的主要并发症。1 例后期复发，2 例出现大面积脾梗死，1 例发生重症胰腺炎。有学者认为，脾门部的动脉瘤病变最好通过开放手术修复和脾切除术来治疗。

　　虽然，应用血管腔内方法治疗内脏动脉瘤初期技术成功率近 100％，但长期效果不确定。Lagana 研究了 25 例患者的 29 个内脏动脉瘤，分别应用囊状动脉瘤栓塞（$n=9$）、血管腔内隔绝（$n=6$）、弹簧圈/凝血酶栓塞流入动脉（$n=10$）、支架人工血管植入（$n=2$）和经皮超声引导下凝血酶注射（$n=2$）方法进行了治疗。平均随访超过 19 个月，发现 10％的患者在 1 个月时有再灌注迹象，全部再次用血管腔内技术治疗获得成功。其他学者也发现有相似的早期再灌注现象，Sachdev 和同事发现，59 例血管瘤患者中有 7 例（12％）在首次血管腔内治疗后，需要一次或多次再介入治疗，平均再干预时间为 2.1 个月。

　　超声引导经皮凝血酶注射似乎是治疗血管腔内治疗失败患者的有效治疗方法，甚至能代替首次血管腔内治疗。与凝血酶注射治疗股动脉假性动脉瘤相似，这种技术利用超声或CT 引导凝血酶注入动脉瘤病灶，促血栓形成。此方法特别适用于窄颈囊状动脉瘤。但是在肠道积气和患者体型限制超声显像时，选用 CT 引导更合适。即使二期技术成功治疗后，患者仍需继续随访观察，因为血管腔内治疗后内脏动脉瘤的自然病程仍不清楚。特别是对于通过弹簧圈或凝血酶栓塞治疗的真性囊状动脉瘤，与用覆膜支架的有效隔绝不同，这些动脉瘤没有真正意义上与动脉循环"隔绝"。事实上，动脉瘤腔内血栓形成不能防止压力通过血栓传导至动脉瘤囊腔，最终动脉瘤可能会继续扩大甚至发生破裂。内脏动脉瘤"成功"栓塞后，即使瘤腔内完全形成血栓，我们也不能就此得出结论——已彻底治愈内脏动脉瘤。

　　总之，无论使用哪种技术，腔内治疗内脏动脉瘤具有成功率高、并发症和死亡率低的特点。由于治疗过程复杂、变化多，仍需要由有经验的医生实施。

（郭　伟　尹　太）

参考文献

[1] Robert A, Jeffrey Solomon, Jeffrey P, et al. Stent graft repair of visceral artery aneurysms. J vas Surgery, 36 (6): 1260-1263.

[2] Paci E, Antico E, Candelari R, et al. Pseudoaneurysm of the common hepatic artery: treatment with a stentgraft. Cardiovasc Intervent Radiol, 2000, 23: 472-474.

[3] Yoon HK, Lindh M, Uher P. Stent-graft repairof a splenic artery aneurysm. Cardiovasc Intervent Radiol, 2001, 24: 200-203.

[4] Pescarus, Montreuil, Bendavid. Giant splenic artery aneurysms: Case report and review of the literature. J Vasc Surgery. 42 (2): 344-347.

[5] Stone WM, Abbas M, Cherry KJ, et al. Superior mesenteric artery aneurysms: is presence an indication for intervention? J Vasc Surg, 2002, 36: 234-237.

[6] Sessa C, Tinelli G, Porcu P. Treatment of visceral artery aneurysms: description of a retrospective series of 42 aneurysms in 34 patients. Ann Vasc Surg, 2004, 18: 695-703.

[7] Hiramoto JS, Messini LM. Visceral Artery Aneurysms. Curr Treat Options Cardiovasc Med, 2005, 7: 109-117.

[8] Nosher JL, Chung J, Brevetti LS, et al. Visceral and renal artery aneurysms: a pictorial essay on endovascular therapy. Radiographics, 2006, 26: 1687-1704; quiz 1687.

[9] Shanley CJ, Shah NL, Messina LM. Uncommon splanchnic artery aneurysms: pancreaticoduodenal, gastroduodenal, superior mesenteric, inferior mesenteric, and colic. Ann Vasc Surg, 1996, 10: 506-515.

[10] Carr SC, Mahvi DM, Hoch JR, et al. Visceral artery aneurysm rupture. J Vasc Surg, 2001, 33: 806-811.

[11] Welling TH, Williams DM, Stanley JC. Excessive oral amphetamine use as a possible cause of renal and splanchnic arterial aneurysms: a report of two cases. J Vasc Surg, 1998, 28: 727-731.

[12] Funahashi S, Yukizane T, Yano K, et al. An aneurysm of the right gastroepiploic artery. J Cardiovasc Surg (Torino), 1997, 38: 385-388.

[13] De Angelis M, Vogel C, Horowitz B, et al. Ruptured gastroepiploic aneurysm. J Clin Gastroenterol, 1994, 18: 261-262.

[14] Walter M, Opitz I, Lohr G. Symptomatic aneurysm of the right gastroepiploic artery. Case report and review of the literature. Chirurg, 2001, 72: 437-440.

[15] Dave SP, Reis ED, Hossain A, et al. Splenic artery aneurysm in the 1990s. Ann Vasc Surg, 2000, 14: 223-229.

[16] Sadat U, Noor N, Tang T, et al. Emergency endovascular repair of ruptured visceral artery aneurysms. World J Emerg Surg, 2007, 2: 17.

[17] Hassen-Khodja R, Declemy S, Batt M, et al. Visceral artery aneurysms in von Recklinghausen's neurofibromatosis. J Vasc Surg, 1997, 25: 572-575.

[18] Stanley JC, Wakefield TW, Graham LM, et al. Clinical importance and management of splanchnic artery aneurysms. J Vasc Surg, 1986, 3: 836-840.

[19] Sellke FW, Williams GB, Donovan DL, et al. Management of intra-abdominal aneurysms associated with periarteritis nodosa. J Vasc Surg, 1986, 4: 294-298.

[20] Mogle P, Halperin Y, Kobrin I, et al. Rapid regression of aneurysms in polyarteritis nodosa. Br J Radiol, 1982, 55: 536-538.

[21] Freeman RK, Swegle J, Sise MJ. The surgical complications of Ehlers-Danlos syndrome. Am

Surg, 1996, 62: 869-873.

[22] Matsumoto K, Ohgami M, Shirasugi N, et al. A first case report of the successful laparoscopic repair of a splenic artery aneurysm. Surgery, 1997, 121: 462-464.

[23] Arca MJ, Gagner M, Heniford BT, et al. Splenic artery aneurysms: methods of laparoscopic repair. J Vasc Surg, 1999, 30: 184-188.

[24] McDermott VG, Shlansky-Goldberg R, Cope C. Endovascular management of splenic artery aneurysms and pseudoaneurysms. Cardiovasc Intervent Radiol, 1994, 17: 179-184.

[25] Baggio E, Migliara B, Lipari G, et al. Treatment of six hepatic artery aneurysms. Ann Vasc Surg, 2004, 18: 93-99.

[26] Bratby MJ, Lehmann ED, Bottomley J, et al. Endovascular embolization of visceral artery aneurysms with ethylene-vinyl alcohol (Onyx): a case series. Cardiovasc Intervent Radiol, 2006, 29: 1125-1128.

[27] Saad NE, Saad WE, Davies MG, et al. Pseudoaneurysms and the role of minimally invasive techniques in their management. Radiographics, 2005, 25 (Suppl 1): S173-S189.

[28] Lagana D, Carrafiello G, Mangini M, et al. Multimodal approach to endovascular treatment of visceral artery aneurysms and pseudoaneurysms. Eur J Radiol, 2006, 59: 104-111.

[29] Jenssen GL, Wirsching J, Pedersen G, et al. Treatment of a hepatic artery aneurysm by endovascular stent-grafting. Cardiovasc Intervent Radiol, 2007, 30: 523-525.

[30] Drescher R, Köster O, von Rothenburg T. Superior mesenteric artery aneurysm stent graft. Abdom Imaging, 2006, 31: 113-116.

[31] Rossi M, Rebonato A, Greco L, et al. Endovascular exclusion of visceral artery aneurysms with stent-grafts: technique and long-term follow-up. Cardiovasc Intervent Radiol, 2008, 31: 36-42.

[32] Karaman K, Onat L, Sirvanci M, et al. Endovascular stent graft treatment in a patient with splenic artery aneurysm. Diagn Interv Radiol, 2005, 11: 119-121.

[33] Tsai HY, Yang TL, Wann SR, et al. Successful angiographic stent-graft treatment for spontaneously dissecting broad-base pseudoaneurysm of the superior mesenteric artery. J Chin Med Assoc, 2005, 68: 397-400.

[34] Moore SW, Guida PM, Schumacher HW. Splenic artery aneurysm. Bull Soc Int Chir, 1970, 29: 210-218.

[35] Bedford PD, Lodge B. Aneurysm of the splenic artery. Gut, 1960, 1: 312-320.

[36] Stanley JC, Fry WJ. Pathogenesis and clinical significance of splenic artery aneurysms. Surgery, 1974, 76: 898-909.

[37] Pescarus R, Montreuil B, Bendavid Y. Giant splenic artery aneurysms: case report and review of the literature. J Vasc Surg, 2005, 42: 344-347.

第十七章　肠系膜缺血性疾病的介入治疗

第一节　概　　述

当肠系膜动脉的血流不能满足机体生理需要时，即会发生肠系膜缺血，该病在临床上并不常见，但病死率较高。按起病急缓分为急性肠系膜缺血（acute mesenteric ischemia，AMI）和慢性肠系膜缺血（chronic mesenteric ischemia，CMI）。

由于在早期诊断和治疗上的困难，AMI 的死亡率可高达 60%～100%，其病因多样，包括：肠系膜动脉的栓塞，约占 AMI 的 40%～50%；肠系膜动脉血栓形成，占 AMI 的 25%～30%；非阻塞性肠系膜缺血（nonocclusive mesenteric ischemia，NOMI），约占 AMI 的 20%；肠系膜静脉血栓形成（mesenteric venous thrombosis，MVT），约占 AMI 的 5%～15%。另外还有一些少见病因，如主动脉夹层、肠系膜上动脉瘤或夹层、血管炎、肠扭转、创伤、可卡因药物滥用以及医源性损伤等。AMI 多表现为上腹、脐周的持续性剧烈绞痛，呈阵发性加剧，部分患者有后背的放射痛，疼痛剧烈，一般止痛药物无效，在发病初期常有频繁恶心、呕吐、腹泻等胃肠排空表现，但在体格检查中往往没有阳性发现，即所谓的"症征"不符，这是 AMI 的一个较为典型的表现，后期则出现因肠坏死导致的腹膜炎和全身感染中毒症状。

CMI 国内报道较少，是由于肠系膜动脉进行性狭窄所导致，老年女性多见，首要病因是动脉硬化，其他如肌纤维发育不良和血管炎等也被认为是 CMI 的病因。虽然在 65 岁以上人群中有 18% 的患者存在肠系膜动脉超过 50% 的狭窄，但实际上他们很少有症状，大部分患者由于侧支循环的开放进行了有效的代偿，包括胰十二指肠动脉（图 17-1）和左

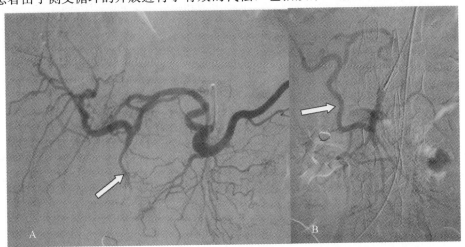

图 17-1　A. 因肠系膜上动脉（SMA）闭塞而代偿增粗的胰十二指肠上动脉（箭头所示）；B. SMA 支架成形术后，动脉内血流反向灌注（SMA ——→肝总动脉）

结肠支动脉，它们连接了腹腔干、肠系膜上动脉（superior mesenteric artery，SMA）和肠系膜下动脉（inferior mesenteric artery，IMA），所以一般认为，至少有两支或两支以上动脉存在病变时才会出现有症状的 CMI，一项关于无症状肠系膜缺血的临床研究发现，在 980 例造影中发现 15 例患者三支肠系膜动脉均有狭窄，但最终只有 4 例发展成为有症状的 CMI。

胃肠道的血流量在餐后增加明显，故 CMI 典型症状为餐后腹痛，腹痛常发生于餐后 1 小时内，持续 1～2 小时，甚至有患者出现畏食，许多患者体重逐渐下降，驱使其到医院就诊。

第二节　影像学诊断及评估

决定 AMI 患者预后的最主要因素不是先进的技术，而是如何在疾病的早期迅速给出诊断，这需要医生对该病有高度的警惕性。在早期 AMI 患者中，腹部平片一般没有明显异常，约 25％AMI 患者的腹部平片是完全正常的，随着病情进展可以出现气液平面、肠管扩张、肠腔积气等肠梗阻征象。由于黏膜及黏膜下层的水肿、出血，有时可见到典型的"拇纹征"，表现为肠壁上圆形组织影投射到肠腔内。在晚期可见到肠壁内及门静脉系统积气，多预示着肠坏死的存在，预后差。AMI 患者拍摄腹平片的意义更多在于排除其他疾病，如肠梗阻、消化道穿孔等。

多普勒超声因简便、经济、快捷且无创在临床上应用广泛，对肠系膜动静脉主干是否阻塞以及阻塞程度均可作出准确判断，对于 CMI 是较好的筛查工具，但对于 AMI 患者，由于多有严重的肠壁水肿、肠胀气，检查前也没有严格禁食水，超声的效果个体差异性较大。另外患者体型、顺应性以及操作者水平等诸多因素均可影响其结果，仅能确诊部分阻塞性肠系膜缺血，对 NOMI 的诊断无更大的价值。超声还可以观察肠管的蠕动和腹腔积液的变化以帮助判断是否存在肠坏死。

在早期文献中，血管造影被认为是诊断肠系膜缺血的金标准，SMA 的突然中断、缺少侧支循环对诊断急性 SMA 栓塞的敏感度为 100％，但其毕竟是一种有创且较为昂贵的检查，目前，CT 血管造影（computed tomography angiography，CTA）作为一种相对无创检查，已逐渐替代血管造影在诊断方面的地位，具有重要价值。一项 291 名患者进行 CT 诊断肠系膜缺血的前瞻性研究显示其阳性预测值和阴性预测值分别为 90％和 98％，利用 CT 对肠系膜动脉进行三维重建，可以对缺血部位、程度以及侧支循环有一个直观的了解，从而指导临床处理策略（图 17-2）。CT 还可获得肠缺血的一些次要征象，如肠管管壁增厚、胀气、肠壁增强不足、门静脉积气等（图 17-3）。

实际上血管造影术并没有因为新的诊断

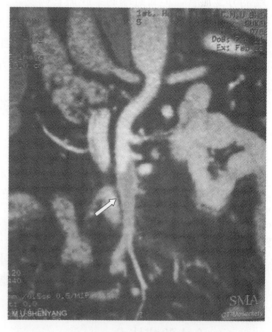

图 17-2　CTA 示肠系膜上动脉栓塞，箭头示低密度区为血栓影像

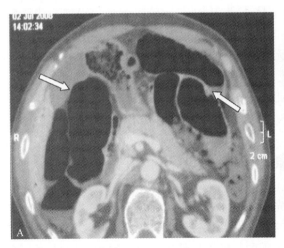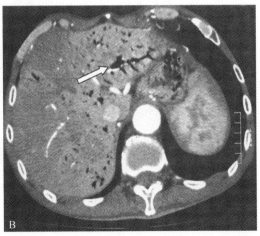

图 17-3　A. CT 示小肠广泛扩张、胀气，管壁薄（箭头所示），手术证实小肠大面积坏死；B. 急性肠缺血所致大面积门静脉积气（箭头所示）

技术的出现而失去其作用，它现在更多的应用是在介入治疗时，几乎所有的腔内介入治疗方法都以其为基础，包括局部注射血管扩张剂、溶栓剂，以及球囊成形、支架成形等，这些内容将在后面详细介绍。

　　与 CTA 不同，磁共振血管造影（magnetic resonance angiography，MRA）是完全无创的检查方法，避免了造影剂的肾毒性和过敏反应，以及放射线的危害。现代磁共振扫描系统以及钆造影剂的应用使 MRA 成为稳定可靠的肠系膜血管系统诊断工具。钆增强MRA 的弱点在于其空间分辨率要低于传统血管造影和 CTA，不能很好评价肠系膜血管远端的分支血管，但对近端肠系膜血管病变，其诊断敏感性和特异性均超过 90%。由于绝大多数肠系膜动脉粥样硬化病变均累及近端起始部，故钆增强 MRA 对 CMI 的诊断很有帮助。钆增强 MRA 的价值在于其后处理的三维成像技术，可以将解剖上的弯曲血管展开，获得血管起始部的形态。另外，在观察肠管方面 MRA 与 CT 有很大差距。

第三节　介入治疗路径及要点

　　AMI 的介入治疗有一先决条件，即必须排除肠坏死，在中国医科大学附属第一医院的早期病例中，有超过半数的患者在入院时就存在肠坏死，失去了接受介入治疗的机会。由于近年临床医师对该病的认识以及影像学的进步，早期确诊病例增多，给介入治疗提供了更广阔的应用空间。

　　由于缺乏对 CMI 自然病程的系统调查，介入治疗一般只应用于有症状的 CMI，对无症状的肠系膜动脉粥样硬化所致的狭窄一般不进行预防性处理。有文献报道外科手术对侧支循环的破坏可导致慢性肠缺血，故准备行腹部手术的肠系膜动脉狭窄患者可能有必要进行预防性介入治疗。

一、介入治疗技术

　　肠系膜动脉尤其是 SMA 与腹主动脉成一锐角，理论上如果从肱动脉入路会更容易到达治疗区域，实际上早期的文献报道也的确是肱动脉入路居多。随着导丝、导管、球囊和支架在设计和材料上的改进，目前大部分医生都会选择股动脉入路，以减少穿刺相关并发症，预成形的导管在有经验的医生手中可以进入大部分的目标血管。当然，在一些极端病例中，肠系膜动脉与主动脉夹角很小，往往不得已还需要从肱动脉入路，在肠系膜动脉起始部完全闭塞的病例中，肱动脉入路可减小医源性血管损伤的风险。

选择入路后进行动脉造影，用 5F 猪尾导管在约第 12 胸椎水平行主动脉造影，或根据术前 CTA 选择在目标血管稍上方造影，造影剂速度为 20ml/s，量 20ml 即可，要求于前后位和侧位造影，以显示肠系膜血管根部的情况，IMA 一般从腹主动脉发向左前方，它的造影要选择右前斜位。下一步是要将导管（如 5F 的 Simmons-1 导管）送入肠系膜动脉，如果需要的话，主动脉造影后可进行目标血管的高选择造影。将导管头端的弯曲朝向前方，由上向下轻轻运动，头端会挂在肠系膜血管的开口，这时用手推注造影剂确认导管头端位置，导管固定后再行高压注射器造影，速度为 5～7ml/s，造影剂量为 15～18ml，此次造影应保证足够长的灌注时间，以观察侧支循环以及静脉回流情况等。导管插入肠系膜动脉以及高压注射造影剂可能导致血管主干处血栓脱落，尤其是 AMI 患者，需特别注意动作轻柔。另外需在导管插入后行常规全身肝素化，常规剂量为 100U/kg。

由于腹腔干和 SMA 的内径较大，一般选择 0.889mm（0.035 英寸）导丝建立治疗平台，IMA 选择 0.457mm（0.018 英寸）或 0.356mm（0.014 英寸）的导丝。当然这不是绝对的，经股动脉的 0.889mm（0.035 英寸）导丝可能很难通过高度狭窄或闭塞的CMI 动脉，此时可更换更柔软、操作性更强的 0.356mm（0.014 英寸）导丝平台，采用渐进性球囊扩张，之后再选择合适支架植入病变区。亲水性导丝可能更容易通过这种闭塞段。

导丝建立治疗平台后，选择进行导管内溶栓、球囊成形或支架成形术进行治疗。

二、不同病因的治疗方式选择

在一些临床中心，导管内溶栓已成为 SMA 血栓栓塞的初治手段，尤其是对于一些SMA 主干远端或分支阻塞患者，由于血管很细，无论是手术取栓、血管旁路移植还是支架成形均很困难，导管溶栓可取得很好效果（图 17-4），但应严格把握其适应证，一般在发病 12h 内为佳，在治疗过程中应密切观察患者的症状及腹部体征，如症状持续无缓解甚至恶化应及时果断地进行开腹手术以挽救肠管。罂粟碱在动脉阻塞和 NOMI 中应常规使用，尤其对于 NOMI，是主要治疗手段；可以在 SMA 中置管持续给药，速度为 30～60mg/h，24h 后复查造影，用药过程中需严密监测心率、血压变化，肠系膜血管的收缩常在 1～2 天后缓解。

急性肠系膜动脉血栓形成常发生在严重动脉硬化的基础上，如详细追问病史，可发现高达 50% 的既往肠绞痛病史，相对于动脉栓塞，其发病临床经过更加隐匿，误诊率较高。病变部位一般位于肠系膜动脉（如 SMA）起始部 1～2cm 处，作为动脉主干，较适合进行球囊扩张及支架成形术，往往会取得立竿见影的效果（图 17-5），当然，前提是排除肠坏死，如患者在实施介入治疗时出现腹膜炎体征，应尽快完成介入治疗，然后进行外科开腹探查。

对于有症状的 CMI，大多患者都存在两支或两支以上的病变，如有两支闭塞一支狭

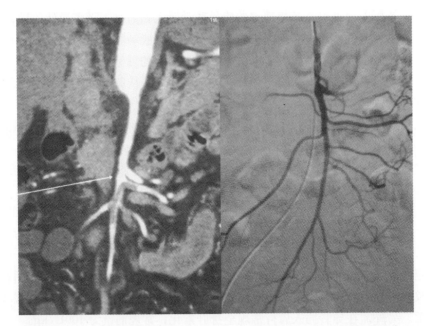

图 17-4　男性，65 岁，上腹部剧烈疼痛 4 小时，SMA 置管溶栓 3 天后复查造影见血栓完全消失

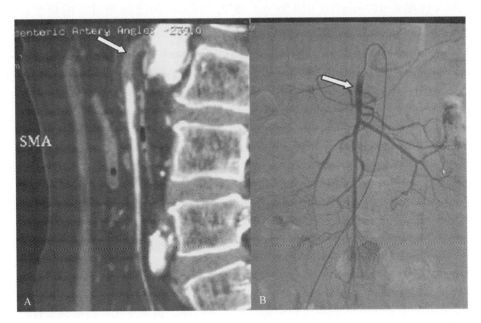

图 17-5　女性，70 岁，腹痛 2 个月加重两天，图 A 箭头示 SMA 起始部闭塞，植入支架后腹痛立即消失（图 B 箭头示支架位置）

窄，一般优先处理狭窄的动脉。临床上常见 IMA 闭塞、腹腔干和 SMA 狭窄的病例，应同时处理腹腔干和 SMA，但并不需要都植入支架，SMA 植入支架后一般可缓解症状，对腹腔干的处理可增加血流灌注，减轻可能由支架再狭窄引起的症状。由于肠系膜动脉的狭窄或闭塞多位于其起始部，比较适合选用球囊扩张式支架，而自膨式支架比较柔顺，贴壁性好，释放后有持续扩张力，适合迂曲不甚规则的血管，尤其是需要跨越 SMA 成角的区域时，自膨式支架可以减小由于僵硬的球囊扩张式支架造成的动脉内膜损伤风险。

　　孤立的肠系膜上动脉夹层比较少见，随着诊断技术的提高，近年世界范围内有较多病例报道，但积累的临床经验仍较少，缺血程度较轻的患者可以行保守的抗凝、降压治疗，但应密切观察及随访，一旦肠缺血加重或动脉持续扩张成瘤应进行手术或腔内修复，腔内治疗的目的是封堵破口，恢复血流（图 17-6）。

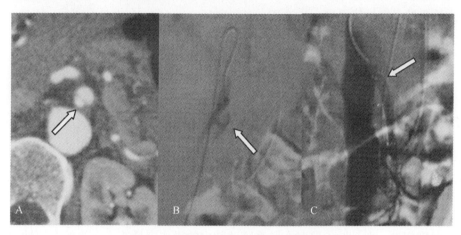

图 17-6　男性，56 岁，腹痛、腹胀 3 天

A. CT 示孤立的肠系膜上动脉夹层，假腔较大，压迫真腔（箭头指向真腔侧）；B. 高选择 SMA 造影示典型破口（箭头所示），位于 SMA 开口远端约 3cm 处，真腔狭窄；C. 选择 6mm×40mm 覆膜支架封堵破口（箭头所示），SMA 主干及远端灌注恢复良好。

　　主动脉夹层导致的 AMI 并不少见，死亡率极高，多数是由于 SMA 开口处被压迫闭塞（图 17-7），应在第一时间积极采用腔内修复技术想方设法地扩大真腔，开通阻塞的 SMA，

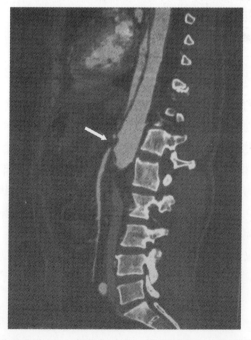

图 17-7　假腔压迫致 SMA 起始部狭窄（箭头所示），远端可见造影剂充盈

或直接行开窗术将压力高的一侧血流引入 SMA，如仍不能恢复血供则必须立即手术重建血流通道以挽救肠管。

MVT 的介入治疗包括经肝和经颈静脉穿刺进入肠系膜静脉两种通路，可进行血栓的机械性切除、局部注射溶栓药物、血管成形术等治疗，均有成功报道。应注意大多数临床症状较轻的患者可以通过外周的溶栓、抗凝、抗血小板治疗达到良好的效果，这部分患者进行介入治疗的必要性值得进一步论证。

第四节　手术并发症、疗效评估及随访

一、肠系膜缺血介入治疗并发症及处理

穿刺点血肿或夹层是相对常见的介入治疗并发症，尤其是经肱动脉入路的病例，原因有很多，包括血管动脉硬化、术者技术问题、多次损伤性穿刺、穿透动脉后壁、人工压迫不足、穿刺器械过粗以及抗凝过度引起病人凝血功能障碍等，有条件可以在超声引导下穿刺以减少并发症。血肿较大或存在假性动脉瘤时应手术清除并修复血管。

由于角度问题，股动脉入路时在肠系膜动脉内的操作容易造成血管的医源性损伤（如 SMA 夹层等），根据缺血情况决定是否植入支架。无论是 AMI 还是 CMI，介入治疗中都有可能发生血栓或斑块的脱落，栓塞远端的动脉，造成术中进一步缺血，有时候这似乎是不可避免的，而一些远端血管保护装置还未见应用在此处的报道。有条件的医院应在杂交手术室进行介入治疗，一旦发生难以解决的再栓塞应及时中转开腹手术。

导管还可能导致肠系膜血管的痉挛，可以在术中表现出来，一般通过造影可以发现，留置溶栓导管的患者可能会在治疗过程中因导管的刺激而引发动脉痉挛，表现为突发的腹痛加剧，应首先行动脉造影而不是盲目进行开腹探查。治疗上可于导管内注射 30～60mg 罂粟碱，如不缓解则应持续灌注。

二、疗效评估及随访

肠系膜缺血性疾病的介入治疗效果主要考虑影像和临床症状两方面，对于 AMI，介入治疗的优势在于其微创的特点，避免开腹手术，但很难得到完美的影像学结果，在随访中注意有无慢性肠缺血的表现。CMI 的疗效体现在慢性腹痛的消失，全身营养状态的恢复，如果 CMI 介入治疗得到了良好的影像学表现，但患者症状却没有好转，应高度警惕腹腔恶性肿瘤所致，因为肿瘤也可引起慢性腹痛、消瘦等相似症状。一些外压性疾病，如腹腔动脉压迫综合征（正中弓状韧带压迫所致）或腹腔恶性肿瘤，会影响球囊成形的效果，造成支架的断裂、闭塞，这也是随访中应注意的问题。

对于 MVT 患者建议口服华法林终身抗凝治疗，支架成形的患者必须进行抗血小板、降脂、降糖等综合治疗，避免支架内再闭塞（图 17-8）。

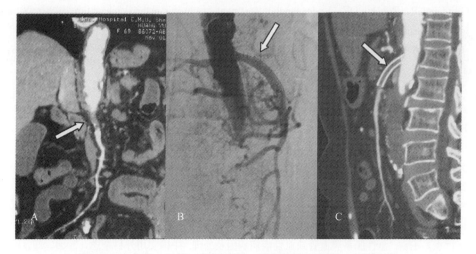

图 17-8   女性，69 岁，持续腹痛、腹胀伴恶心呕吐、血便 2 天

A. CTA 示广泛的动脉硬化，SMA 起始部闭塞（箭头所示）；B. SMA 支架成形术后（箭头所示）远端显影清楚，可见肾下腹主动脉完全闭塞；C. 1 年后患者自行停用口服药物，支架内血栓形成（箭头所示）。

（辛世杰　王　雷）

参考文献

［1］ Thomas JH，Blake K，Pierce GE，et al. The clinical course of asymptomatic mesenteric arterial stenosis. J Vasc Surg，1998，27：840-844.

［2］ Mansour MA. Management of acute mesenteric ischaemia. Arch Surg，1999，134：328-330.

［3］ Clemett AR，Chung J. The radiologic diagnosis of spontaneous mesenteric venous thrombosis. Am J Gastroenterol，1975，63：209-215.

［4］ Roobottom CA，Dubbins PA. Significant disease of the coeliac and superior mesenteric arteries in asymptomatic patients：predictive value of Doppler sonography. Am J Roentgenol AJR，1993，161：985-988.

［5］ Smerud MJ，Johnson CD，Stephens DH. Diagnosis of bowel infarction：A comparison of plain films and CT scans in 23 cases. AJR Am J Roentgenol，1990，154：99-103.

［6］ Oderich GS. Current concepts in the management of chronic mesenteric ischemia. Curr Treat Options Cardiovasc Med，2010，12：117-330.

［7］ Boley SJ，Sprayregen S，Veith FJ，et al. An aggressive roentgenologic and surgical approach to acute mesenteric ischemia. Surg Annu，1973，5：355-378.

［8］ Brandt L，Boley S. AGA technical review on intestinal ischemia. American Gastrointestinal Association. Gastroenterology，2000，118：954-968.

［9］ Wiesner W. Is multidetector computerized tomography currently the primary diagnostic method of choice in diagnostic imaging of acute intestinal ischemia? Schweiz Rundsch Med Prax，2003，92：1315-1317.

［10］ Carlos RC，Stanley JC，Stafford-Johnson D，et al. Interobserver variability in the evaluation of chronic mesenteric ischemia with gadolinium-enhanced MR angiography. Acad Radiol，2001，8：879-887.

［11］ Gibbons CP，Roberts DE. Endovascular treatment of chronic arterial mesenteric ischemia：a changing perspective? Semin Vasc Surg，2010，23：47-53.

［12］ 王雷，辛世杰，张健，等. 急性肠系膜动脉缺血 37 例诊治转归. 中华外科杂志，2008，46：816-819.

［13］ Acosta S，Bjorck M. Acute thrombo-embolic occlusion of the superior mesenteric artery：A prospective study in a well defined population. Eur J Vasc Endovasc Surg，2003，26：179-183.

［14］ Resch TA，Acosta S，Sonesson B. Endovascular techniques in acute arterial mesenteric ischemia. Semin Vasc Surg，2010，23：29-35.

［15］ 吴彬，张健，王雷，等. 孤立性肠系膜上动脉夹层患者的非手术治疗. 中华医学杂志，2008，88：25-27.

［16］ Schoots IG，Levi MM，Reekers JA，et al. Thrombolytic therapy for acute superior mesenteric artery occlusion. J Vasc Interv Radiol，2005，16：317-329.

［17］ 辛世杰，王雷. 急性肠系膜血管缺血性疾病病因及处理. 中国实用外科杂志，2009，29：903-906.

第五篇　其他动脉疾病的介入治疗

第十八章　先天性主动脉缩窄的介入治疗

第一节　概　述

主动脉缩窄（coarctation of aorta，CoA）是一种较常见的先天性心血管畸形，发生率在各类先天性心脏病中约占 5%～8%，多见于男性，男女之比为（3～5）∶1。

一、定义

CoA 是 1760 年由 Morgagni 尸检时首次发现的，指自无名动脉至第一对肋间动脉之间的主动脉管腔狭窄，多为局限性，也可为长管状，绝大多数病变（95% 以上）在主动脉弓远段与胸降主动脉连接处，即主动脉峡部、邻近动脉导管或动脉韧带区。

二、发病机制

CoA 的发病机制尚不明确。有研究认为是由于动脉导管组织伸入主动脉壁过多，当动脉导管闭合时，导管壁的平滑肌和纤维组织过度收缩，波及主动脉壁，引起主动脉峡部缩窄。但这个学说无法解释 CoA 与动脉导管未闭（patent ductus arteriosus，PDA）合并存在，以及非峡部 CoA。也有学者认为胎儿期主动脉和肺动脉血流量失衡是形成 CoA 的主要病因。在正常情况下，左、右心室的搏出量大致相等。如某些原因（如卵圆孔小、主动脉狭窄、升主动脉发育不良等）导致左心室排出的血流量减少，肺动脉和动脉导管血流量相对增多，则流经主动脉峡部的血流量减少而导致局部管腔狭小、闭塞。

典型的 CoA 为局限性狭窄，管腔内为隔膜样结构。另一类 CoA 病变范围较长，腔内无隔膜样结构，称之为"管型缩窄"。

三、分型

CoA 的分型方法很多，早年根据 CoA 与 PDA 的位置关系，分为"导管前型"及"导管后型"。目前根据临床实用性，常分为两型："单纯型"和"复杂型"。

1. 单纯型（成人型）：缩窄位于主动脉峡部，不合并动脉导管未闭及其他畸形。

2. 复杂型：又分为两个亚型。

（1）婴儿型 CoA：合并 PDA 等其他心血管畸形，导管前型 CoA 常有分界性发绀，导管后型 CoA 常有肺动脉高压。

（2）不典型 CoA：包括合并主动脉弓发育不全的 CoA；或仅合并头臂动脉开口部狭窄的 CoA；主动脉峡以外部位的 CoA 以及多发 CoA。

CoA 可单独存在，但 50% 以上病例伴有其他心血管先天畸形，主要为动脉导管未闭，室间隔缺损（ventricle septal defect，VSD），主动脉瓣二瓣畸形等。

四、临床表现

CoA 的临床表现，随缩窄段病变部位、缩窄程度、是否合并其他心脏血管畸形及不同年龄组而异。

1. 婴幼儿期

导管后型 CoA，虽然存在高血压，但血压升高的程度不严重，一般上肢血压比下肢高20mmHg（2.7kPa）以上，在婴幼儿期不呈现临床症状。合并其他心脏血管先天性畸形和导管前型 CoA 病例，则最常见的临床症状为充血性心力衰竭。约半数病例在出生后 1 个月内动脉导管闭合时开始呈现呼吸急促、心率加快、出汗、喂食困难、肝大、心脏扩大等症状。导管前型 CoA，由于降主动脉存在右至左分流，足趾可能呈现发绀而右手及口唇色泽正常，即交界性发绀。

2. 童年及成年期

不合并其他先天性心脏血管畸形的 CoA 病例，大多数不呈现临床症状，1 岁以上病人中约 5％呈现头痛、劳累后气急、心悸、易倦、头颈部血管搏动强烈、鼻出血等症状。进入成年期的病例则常有高血压、心力衰竭等症状，并可因并发细菌性心内膜炎或血管内膜炎和主动脉破裂而致死。体格检查一般生长发育正常，桡动脉搏动强，股动脉搏动减弱或消失。上肢血压比下肢显著增高。缩窄段病变累及左锁骨下动脉的病例，则右上肢血压比左上肢高。侧支循环发达的病例，在胸骨切迹上方及肩胛间区，可以见到和扪及侧支循环血管搏动。眼底检查可发现视网膜动脉呈现高血压。

五、治疗

CoA 的治疗方法主要为传统开放性外科手术和介入治疗。自 1944 年，主动脉缩窄部切除、对端吻合术取得成功后，手术成为 CoA 的主要治疗方法，但传统手术创伤大，并发症相对较多，近年随着外科手术技术不断改进，外科手术的死亡率有所减低，手术死亡率由最初的 31％降至 2.7％。目前，外科手术仍然是婴幼儿 CoA，特别是合并主动脉弓发育不全及心内畸形等患者的首选治疗方法。

CoA 的介入治疗方法：自 20 世纪 80 年代以来，介入治疗作为治疗 CoA 的一种有效、安全、简便的手段开始崭露头角，并得以迅速推广。从最初的经皮球囊血管成形术（percutaneous balloon angioplasty，PBA），发展到球囊扩张式或自膨式裸支架植入术，以及目前的覆膜支架植入术，介入治疗技术和方法不断改善，目前覆膜支架植入术已成为成人及青少年 CoA 的首选治疗方法。

1. 经皮球囊血管成形术

1979 年，Sos 等在尸检过程中对 CoA 病变进行 PBA 而获得成功。1982 年，Lock 及其同事对手术切除的主动脉缩窄段血管进行 PBA，同时开展了相关的基础研究与动物实验。此后，PBA 治疗 CoA 开始应用于临床。其治疗机制为扩张球囊造成缩窄段血管内膜及中膜局限性撕裂和过度伸展从而使管腔扩大。适用于主动脉局限或长管状缩窄、PBA或外科手术后再缩窄。与外科手术相比，其效果令人鼓舞，虽然再缩窄及夹层、动脉瘤等并发症的发生在一定程度上限制了 PBA 的应用，但其死亡率明显低于外科手术，且方法简单易行、可作为外科治疗 CoA 的替代手段。

2. 球囊扩张式血管内支架植入术

由于 PBA 的术后再狭窄发生率偏高，促使人们进一步探索有效的解决办法。20 世纪 80 年代，Mullins 等提出血管内支架可用于治疗某些先天性心血管疾病（包括 CoA）。1991 年，O'Laughlin 等使用球囊扩张式血管内支架成功治疗 1 例 CoA。而后，在支架的设计方面进行了一系列的革新，包括降低扩张后支架的短缩率，改善支架的可弯曲性以适应主动脉弓的曲度，增大支架的可扩张直径，设计可反复扩张支架等。覆膜支架治疗主动脉瘤取得成功后，被引入到 CoA 的介入治疗中，人们将聚四氟乙烯膜与上述支架结合，生产出一种球囊扩张式血管内覆膜支架，有效解决了 PBA 术及裸支架植入术中损伤主动脉壁而产生夹层、动脉瘤等并发症的问题，明显提高了支架植入术的安全性，使之可以用于重度 CoA，扩大了介入治疗的范围。另外，对于同时合并 CoA 和 PDA 的病例，也可以通过单一覆膜支架植入术达到治愈的目的（图 18-1）。目前，球囊扩张式血管内覆膜支架已广泛用于临床，成为单纯型儿童和青壮年 CoA 的首选治疗方法。

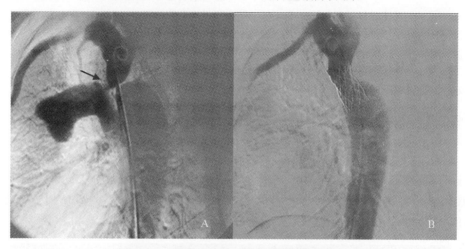

图 18-1　球囊扩张式血管内覆膜支架植入术

A. 术前主动脉造影示 CoA 合并 PDA，压差 65mmHg；B. 支架植入后造影示缩窄段管径明显扩大，PDA 分流消失，压差消失。

第二节　影像学诊断及评估

CoA 的影像诊断方法包括 X 线平片、超声心动图、CT 和 MRI 及血管造影。

一、X 线平片

典型表现包括：①"3"字征，指正位胸片上，主动脉弓部左缘呈"3"字形，上部弧形代表主动脉弓，下部弧形代表降主动脉狭窄后扩张，中间凹陷处代表缩窄的部位；②反"3"字征，指正位食管吞钡片，主动脉弓部（缩窄前后）在食管上段左缘的压迹，呈反"3"字形；③肋骨下缘切迹，常见于第 4～8 后肋下缘，为迂曲扩张的肋间动脉对肋骨下缘压迫所致，是反映 CoA 侧支循环的征象。其他表现：心影增大，以左室增大为主；有左向右分流者，肺血增多，心影增大明显（图 18-2）。X 线平片为常规检查，典型表现在年龄较小的儿童中均很难见到，阳性率低。

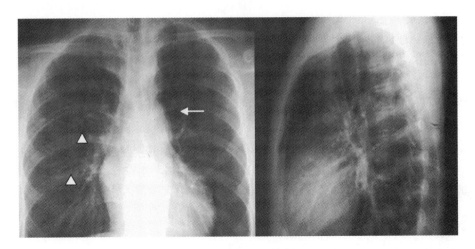

图 18-2　CoA 的 X 线表现

正位片可见主动脉弓部左缘"3"字征（箭头所示）及肋骨压迹（△示）；左心室增大。

二、超声心动图

经胸多普勒超声心动图是一种无创、简便、经济、有效的检查方法，可以显示 CoA 的部位、范围、程度、弓部发育情况，为 CoA 的初筛手段。另外，多普勒超声还可测量缩窄处血流速度，估测缩窄前后压差，对判断缩窄程度具有明显优势（图 18-3）。但以下因素影响超声对 CoA 诊断的敏感性：①胸骨上窝处，骨组织和气体干扰图像质量，探查主动脉弓部比较困难；②缩窄位置不典型；③合并 PDA 时，主动脉峡部血流加速不明显，部分 CoA 不能被发现；④操作者技术水平。多普勒超声检测到降主动脉血流速度过快、腹主动脉血流频谱异常可提示 CoA，有助于减少漏诊。

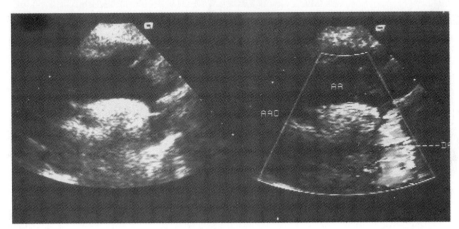

图 18-3　CoA 的超声检查

经胸超声示主动脉弓降部狭窄，彩色多普勒血流通过狭窄的部位时呈五彩镶嵌色高速血流。

三、CT 和 MRI 检查

CT 及 MRI 敏感性、特异性均优于超声心动图，不仅可以明确诊断，并可多层面、多角度、无重叠显示病变，同时精确测量，可清楚显示 CoA 的部位、程度、范围、侧支循环、肺血情况以及合并其他畸形，指导治疗，为进一步治疗提供丰富信息。目前，CT、MRI 已替代血管造影，成为 CoA 的首选检查方法。近年来，随着 CT 成像技术的飞速发展，其空间分辨率明显高于 MRI，不仅可以更清晰地显示主动脉分支、侧支循环情况及主动脉壁病变，而且通过强大的图像后处理技术，可立体直观地显示病变及其他合并畸形，深受临床医师的欢迎（图 18-4）。另外，CT 扫描速度快，不受呼吸及心跳影响，对小儿心血管检查具有明显的实用价值。

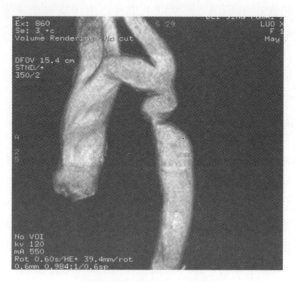

图 18-4　CoA 的 CT 表现

CT 三维重建图像示降主动脉近段（左锁骨下动脉开口以远）褶曲并缩窄。

四、血管造影

主动脉造影除可以清晰显示主动脉狭窄的部位、范围、侧支循环等细节，更可以精确测量主动脉缩窄段前后的压差，判断病变程度，是 20 世纪 60 年代至 80 年代 CoA 确诊的首要技术和金标准。随着 CT、MRI 等无创技术的发展，因血管造影为侵入性操作，准备时间长，对于单纯型 CoA，已经不作为首选检查方法，主要用于 CoA 介入治疗的术中监测；对于复杂型 CoA，特别是合并复杂的心内畸形及合并重度肺动脉高压者，血管造影依然具有不可替代的作用。

五、介入治疗术前的影像学评价

术前通过 CT 或 MRI 即可明确诊断，并进行分型，排除其他复合畸形，特别是需手术处理的心脏畸形。对于适合介入治疗的 CoA，需仔细观察以下情况：精确测量缩窄近侧正常主动脉直径、缩窄范围（长度）、缩窄处最小直径、病变近端与左锁骨下动脉开口的距离；是否存在弓部发育不良，是否合并 PDA；髂动脉、股动脉至主动脉弓降部血管路径上是否存在显著狭窄及动脉迂曲等影响输送鞘顺利通过的因素。

第三节　介入治疗路径及要点

一、介入治疗方法的选择

婴幼儿CoA不适合进行血管内支架植入，由于机体生长发育，会造成主动脉支架段相对狭窄，因此，介入治疗主要采用PBA，由于再狭窄发生率高，仅用于不适合外科手术的患儿；②对于儿童和青壮年CoA，8岁以上患者，由于支架植入术疗效显著优于PBA及外科手术，为首选治疗方法；③裸支架植入术能够抑制主动脉壁弹性回缩，明显降低再狭窄率，且不影响主动脉分支血供，可用于弓部邻近头臂动脉的病变；覆膜血管内支架植入术进一步降低了夹层及动脉瘤等并发症发生率，更为安全，可用于重度CoA，对于合并PDA的患者，更可一次性解决缩窄及动脉导管未闭两种畸形。

二、经皮球囊血管成形术的操作要点

①采用股动脉入路，在局麻或基础麻醉下，穿刺右股动脉；②经右股动脉送入5F猪尾导管，行降主动脉左侧位及左前斜位DSA检查，测量CoA最窄处直径、累及范围和缩窄上下两端主动脉直径；③送入端侧孔导管，于缩窄段前后连续测压；④选用球囊导管进行扩张，球囊直径为缩窄处内径的2～3.5倍，以5～8atm（1atm＝101.325kPa）快速扩张球囊2～4次；⑤扩张后重复测压与造影。术后服用阿司匹林3个月，每天50～100mg。对于部分合并心内畸形的患者行杂交手术时，亦可根据实际情况采用股静脉入路（见图18-5）。

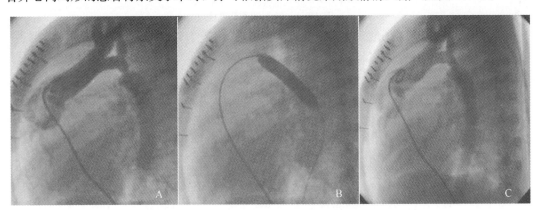

图 18-5　CoA 合并单心室患者经静脉途径 PBA

A. 经静脉途径，通过室间隔缺损行升主动脉造影，示主动脉峡部局限性缩窄伴轻度主动脉弓发育不良，狭窄段与正常主动脉连接处呈嵴样向腔内突出；B. 经静脉途径行 PBA 治疗；C. PBA 后行升主动脉造影，示局限性狭窄改善，嵴样切迹消失。

三、球囊扩张式血管内支架植入术的操作要点 （图 18-6）

①采用股动脉入路，在局麻或基础麻醉下，穿刺右股动脉；②经右股动脉送入5F猪尾导管，行降主动脉左侧位及左前斜位DSA检查，测量CoA最窄处直径、累及范围和缩窄上下两端主动脉直径，并测量缩窄两端收缩压差；③根据缩窄近端主动脉直径，按1:1

选择 NuMed BIB 球囊直径，再根据受累的长度选择 NuMed CP 覆膜支架的长度，要求支架完全覆盖缩窄段；④将 0.889mm（0.035 英寸）加硬长导丝植入升主动脉，沿导丝送入 14F 的输送鞘通过狭窄段，在体外将支架固定于球囊上，通过 14F 鞘管将支架送入降主动脉；⑤通过造影准确定位后，先后充盈内外球囊，充分扩张支架，然后撤出球囊导管，重复主动脉造影和测量跨狭窄段压差，术后应用血管闭合器缝合股动脉穿刺点；⑥术中进行肝素化（100U/kg）处理。

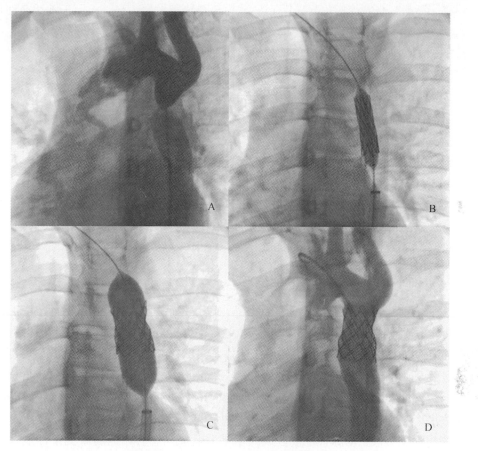

图 18-6　球囊扩张式血管内支架植入术

A. 术前 DSA 示降主动脉上段局限性 CoA，压差 72mmHg；B. 送入覆膜 CP 支架系统，定位后先充盈内球囊；C. 再充盈外球囊，充分扩张支架；D. 术后 DSA 示 CoA 狭窄段管径明显增大，压差消失。

四、NuMed CP 覆膜血管内支架

NuMed CP 覆膜血管内支架是专门用于治疗青少年及成人 CoA 的新型支架系统。它属于球囊膨胀式支架，主要由 NuMed BIB 球囊和 NuMed CP 支架组成。BIB 球囊是双球囊导管（BIB catheter），CP 支架由铂金材料制成，外覆聚四氟乙烯膜。CP 覆膜血管内支架不仅对预防再狭窄有利，还有许多特点：扩张后支架强度高，同时合金材料可塑性强，边缘圆钝对主动脉壁嵌压小；可扩张范围大，缩短率小；该支架由内外双球囊膨胀，双球囊导管的应用减少了支架植入过程中的支架移位及支架边缘的张开，从而降低了血管及球

囊的损伤概率；因支架外覆聚四氟乙烯膜，可有效避免局部主动脉瘤或主动脉夹层等并发症（见图18-7）。

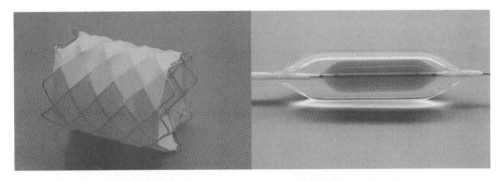

图 18-7　NuMed CP 覆膜支架和双球囊系统

第四节　手术并发症及处理

介入治疗的并发症明显少于外科手术。主要包括：主动脉夹层、动脉瘤、支架移位断裂、球囊破裂、股动脉的损伤或血栓栓塞等，发生概率均很低，特别是覆膜支架的使用，进一步减少了夹层、动脉瘤等并发症的发生。

一、再缩窄

PBA后主动脉壁有不同程度的弹性回缩，以致术后短期再缩窄率较高，特别是新生儿及婴儿，术后再狭窄率达39%～83%，儿童及青少年再狭窄率亦高达5%～25%，该并发症在一定程度上妨碍了其在CoA中的应用。与PBA相比，球囊扩张式支架硬度高，可以抵抗缩窄段血管的弹性回缩力，有效防止再狭窄的形成，故支架植入术后，再狭窄率明显减低，仅1%～3%，且多是由于支架段管径不能随机体生长发育增宽而导致的相对狭窄，故幼儿及较小儿童行支架植入术是术后再狭窄发生的主要原因，既往支架主要用于10～13岁以上少年（主动脉直径接近成人水平）及成人患者，但随着支架性能及输送系统的改进以及支架再扩张技术的开展，年龄限制正被逐步突破。目前常使用的NuMed CP支架可再扩张，部分研究显示该支架可用于4岁以上儿童。

二、术后高血压

CoA矫治不彻底有残余压差或术后发生再狭窄患者，术后仍有持续性高血压，部分患者股动脉搏动比肱动脉或桡动脉弱。另外，多数患者即使缩窄完全消失，术后早期仍呈现收缩期或舒张期血压升高，历时长短不一。延迟出现的以舒张期血压升高为主的病例，出现高血压的原因可能为血管壁压力感受器调节反应失常；肾上腺素、去甲肾上腺素分泌增多；或血浆肾素-血管紧张素含量升高。故术后24小时内可静脉滴注硝普钠，使收缩压维持在110mmHg（14.7kPa）左右，24小时后改用口服降压药物。有文献报道CoA病例术后远期随诊，高血压的发病率比普通人群高4～5倍，手术时年龄在20岁以上者，术后远期高血压的发生率更高。

三、主动脉夹层及动脉瘤

PBA 及球囊扩张血管内支架植入术不可避免地造成缩窄段血管内膜及中膜局限性撕裂和过度伸展，且病变处主动脉壁肌层及弹力层薄弱，更易受损，存在形成夹层及动脉瘤的可能。根据文献，PBA 术后动脉瘤的发生率为 5%～12%，支架植入术后动脉瘤及夹层的形成率为 1%～2%。由于该并发症可引起主动脉破裂，一旦发生，应积极处理，可行覆膜支架植入术，隔绝主动脉内膜破口或瘤腔。

四、支架移位

支架移位多发生于支架植入过程中，球囊扩张时，病变处支架及球囊受到的阻力不同，容易发生移位。双球囊导管的应用，极大地避免了支架移位的发生。支架移位过程中有可能造成狭窄段扩张不充分，有残余压差，部分需再植入一枚支架。另外支架移位还可能覆盖头臂动脉开口，主要是左锁骨下动脉开口，导致左锁骨下动脉急性闭塞。一旦发生，需密切观察患者意识、呼吸、循环等生命体征，并注意是否出现脑干及大脑后动脉供血区急性梗死症状，以便及时行血管旁路移植术重建左锁骨下动脉血供；由于多数患者通过侧支循环可以代偿左锁骨下动脉血供，常不出现中枢神经系统症状，仅有左上肢轻度麻木、力弱，可暂不处理。

五、支架断裂

发生率约为 1%，随着支架设计制作的不断改进，其发生率进一步减低。支架断裂常造成再狭窄，一旦发生，往往需二次进行覆膜支架植入术。

六、其他并发症

股动脉的损伤包括血栓栓塞、假性动脉瘤、动静脉瘘等。由于使用 14F 的输送鞘，对下肢动脉造成一定损伤，特别是儿童，其血管相对较细，容易受损形成血栓。临床上表现为术后足背动脉搏动进一步减弱消失，皮温减低，下肢血管超声可明确诊断。下肢动脉血栓形成后可进行静脉溶栓治疗，或动脉插管溶栓、动脉切开取栓术等。如穿刺时穿透了动、静脉及术后局部压迫止血不充分，可导致动脉口持续开放，血液流入周围组织或动静脉间形成通道，即假性动脉瘤或动静脉瘘。超声检查可明确诊断。处理常以超声探头持续压迫瘘口或瘤口至闭塞，必要时可行外科修补术。

第五节　疗效评估与随访

一、疗效评估与随访

关于 CoA 支架植入术的疗效，国内报道多为小样本单中心回顾性研究，近年来国外几个大样本多中心研究显示了令人满意的结果。Golden 等对 1989—2005 年实施 CoA 支架植入术的患者进行了多中心回顾性调查。一共有 588 例患者接受支架植入术，580 例介入治疗成功，跨缩窄处压力阶差由 34mmHg 降至 3.4mmHg，成功率达 98.6%，远远高于外科手术。8 例重度缩窄患者介入治疗失败，并发症发生率为 11.7%。CCISC（Congenital Cardiovascular Interventional Study Consortium）总结 2002—2007 年 17 个单位 565 例原发 CoA 及术后再缩窄患者（平均年龄 18.1 岁）支架植入术的结果，显示 97.9% 的患者手术成功（术后跨缩窄压差减小至 20mmHg 以下），收缩期压差由 31.6mmHg±16.0mmHg 降低至 2.7mmHg±4.2mmHg，缩窄处直径由 7.4mm±3.0mm 扩大至 14.3±3.2mm。死亡率仅 0.4%，总并发症发生率为 14.3%。CoA 支架植入术患者的中期随访研究显示，术后再缩窄率为 2.7%。从上述结果可以看出，支架植入术与外科手术相比，不仅创伤小、恢复快，而且成功率高、近中期疗效显著、并发症发生率及死亡率均明显低于手术，并可作为外科手术术后并发症的补救处理方法。

二、介入治疗中存在争议的问题

尽管介入治疗获得了令人满意的近中期疗效，但介入治疗仍存在一些问题有待进一步探讨，主要有：①支架植入术对重度 CoA 的疗效是否与外科手术的疗效相似，甚至优于外科手术？目前尚无前瞻性对照研究，缺乏强有力的论证。②支架能否再扩张？支架再扩张无疑可以减小 CoA 介入治疗的年龄限制，扩大其适应证，但增加了夹层、破裂等并发症的风险，尚需进一步临床研究论证。③在主动脉内长期存在支架这样一段缺乏顺应性及弹性的刚性结构，是否对心血管系统功能有影响？虽然 CoA 及再缩窄的血管内植入支架，其中短期疗效显著，但其远期疗效及并发症尚有待进一步观察论证。

三、发展

目前支架及其推送系统改进主要集中于以下几方面：①突破年龄限制：生物降解支架及可生长支架的研究，使支架可以应用于更年幼的患者。前者能逐渐自动降解，消除金属支架不随生长发育而增大的不足，还能保护受损内膜，减少并发症。在该支架植入 1 年后的动物实验中，支架已被完全内膜化，无血栓栓塞，仅有轻微的内膜增生，无明显的管腔狭窄。可生长支架，由两个对称的半个不锈钢支架构成，以可吸收线连接成一个完整支架，可反复扩张，但术后常需多次进行 PBA 或再次进行支架植入术。②减小输送鞘的尺寸：现有的支架及推送器为 8~12F，婴儿及较小儿童多被排除在支架治疗的适应证之外。即使是年龄较大儿童，该尺寸范围的鞘也会导致股动脉损伤。因此，输送系统的技术改进无疑会扩大支架治疗 CoA 的适应范围。

总之，外科手术仍是婴幼儿 CoA 的首选治疗方法。球囊扩张支架植入术是治疗青少年及成人 CoA 的安全、有效、微创的外科开放式手术的替代方法；球囊成形术主要用于不适于支架植入术和外科手术的患者，如：早产儿、低体重儿、外科手术后及支架植入后再狭窄的患者。随着支架及推送系统的不断改进，支架在 CoA 治疗中的应用越来越广泛，不仅可用于严重的、复杂的 CoA，甚至可以用于治疗主动脉弓部发育不全及弓部离断患者。生物降解支架及可生长支架的发展及应用将有助于突破 CoA 支架植入术的年龄限制，具有广阔的发展前景。

（黄连军　禹纪红）

参考文献

[1] Rao PS. Coarctation of the aorta. Semin Nephrol, 1995, 15: 87-105.

[2] Mei-Hwan Wu, Hui-Chi Chen, Chun-Wei Lu, et al. Prevalence of Congenital Heart Disease at Live Birth in Taiwan. J Pediatr, 2010, 156: 782-785.

[3] Jenkins NP, Ward C. Coarctation of the aorta: natural history and outcome after surgical treatment. Q J Med, 1999, 92: 365-371.

[4] 刘玉清. 心血管病影像诊断学. 第2版. 合肥: 安徽科学技术出版社, 2000: 577.

[5] Campbell M. Natural history of coarctation of the aorta. Br Heart J, 1970, 32: 633-640.

[6] Como AF, Botta U, Humi M, et al. Surgery for aortic coarctation: a 30 years experience. Eur J Cardiothorac Surg, 2001, 20: 1202-1206.

[7] Singer MI, Rowen M, Dorsey TJ. Transluminal aortic balloon angioplasty for coarctation of the aorta in the newborn. Am Heart J, 1982, 103: 131-132.

[8] Hamdan MA, Maheshwari S, Fahey JT, et al. Endovascular stents for coarctation of the aorta: initial results and intermediate—term follow—up. J Am Coil Cardiol, 2001, 38: l518-1523.

[9] Sos T, Sniderm KW, Rettek-Sos B, et al. Percutaneous transluminal dilatation of coarctation of thoracic aorta post mortem. Lancet, 1979, 2: 970-971.

[10] Lock JE, Castaneda-zuniga WR, Bass JL, et al. Balloon dilatation of excised aortic coarctations. Radiology, 1982, 143: 689-691.

[11] Parra-Bravo JR, Reséndiz-Baderas M, Francisco-Candelario R, et al. Balloon angioplasty for native aortic coarctation in children younger than 12 months: immediate and medium-term results. Arch Cardiol Mex, 2007, 77: 217-225.

[12] Okur F, Tavli V, Saritas T, et al. Short-and mid-term results of balloon angioplasty in the treatment of aortic coarctation in children. Turk Kardiyol Dem Ars, 2008, 36: 26-31.

[13] Mullins CE, O Laughlin MP, Vick GW 3rd, et al. Implantation of ballon-expandable intravascular grafts by catheterization in pulmonary arteries and systemic veins. Circulation, 1988, 77: 188-199.

[14] O'Laughlin MP, Perry SB, Lock JE, et al. Use of endovascular stents in congenital heart disease. Circulation, 1991, 83: 1923-1939.

[15] Tzifa A, Ewert P, Brzezinska-Rajszys G, et al. Covered Cheatham-platinum stents for aortic coarctation: early and intermediate-term results. J Am Call Cardiol, 2006, 47: 1457-1463.

[16] Bruckheimer E, Dagan T, Amir G, et al. Covered cheatham-platinum stents for serial dilation of severe native aortic coarctation. Catheter Cardiovasc Interv, 2009, 74: 117-123.

[17] Juan Alcibar, Natividad Pena, Ramón Inguanzo, et al. Stent-graft deployment for aortic rupture after stenting for aortic recoarctation. Tex Heart Inst J, 2007, 34: 453-456.

[18] Thomas J. Forbes, Swati Garekar, Zahid Amin, et al. Procedural Results and Acute Complications in Stenting Native and Recurrent Coarctation of the Aorta in Patients Over 4 Years of Age: A Multi-Institutional Study. Catheter Cardiovasc Interv, 2007, 70: 276-285.

[19] Varma C, Benson LN, Butany J, et al. Aortic dissection after stent dilatation for coarctation of the aorta: a case report and literature review. Catheter Cardiovas Interv, 2003, 59: 528-535.

[20] Duara R, Theodore S, Sarma PS, et al. Correction of coarctation of aorta in adult patients-impact of corrective procedure on long-term recoarctation and systolic hypertension. Thorac Cardiovasc Surg, 2008, 56: 83-86.

[21] Alex B. Golden, William E. Hellenbrand. Coarctation of the Aorta: Stenting in Children and Adults. Catheter Cardiovasc Interv, 2007, 69: 289-299.

［22］ Thomas J. Forbes，Swati Garekar，Zahid AminIntermediate，et al. Follow-up following intravascular stenting for treatment of coarctation of the aorta. Catheter Cardiovasc Interv，2007，70：569-577.

［23］ Peuster M，Wohlsein P，Brugmannn M，et al. Long-term results after implantation of NOR-I biodegradable metal stents into the descending aorta of New Zealand white rabbits（Abstract）. Cardiol Young，2000，10（Supple. 2）：3.

［24］ Ewert P，Peters B，Nagdyman N，et al. Early and mid-term results with the Growth Stent—a possible concept for transcatheter treatment of aortic coarctation from infancy to adulthood by stent implantation? Catheter Cardiovasc Interv，2008，71：120-126.

第十九章 外周动静脉瘘的介入治疗

第一节 概　述

动静脉瘘（arteriovenous fistulas，AVF）是指动脉和静脉之间存在不经过毛细血管网的异常短路通路，动脉血流直接进入静脉管腔，主要累及周围血管系统，但也可以发生在身体内的任何器官中。

一、病因和分类

1. 先天性动静脉瘘（congenital arteriovenous fistula）

起因于血管发育异常，形成于胚胎发育期。在胎儿血管发育的中期，动脉不仅与伴随静脉同行，且与周围的毛细血管间有广泛的吻合。出生后，上述吻合支逐渐闭合，代以动、静脉各行其道的主干。如果原始的丛状血管结构残存，即成大小、数目和瘘型不一的动、静脉间异常通道。在婴幼儿期呈隐匿状态，至学龄期后，随着活动量增加和进入发育期则迅速发展和蔓延，可以侵犯邻近的肌肉、骨骼及神经等组织。病理上可分为三种类型：①干状动静脉瘘，在动、静脉主干间有一个或多个细小瘘口，伴有浅静脉扩张或曲张、震颤及杂音。②瘤样动静脉瘘：动、静脉主干的分支间存在瘘口，伴有局部血管瘤样扩大的团块。③混合型兼有上述两种的病理改变。

2. 后天性动静脉瘘

大多数由创伤引起，故又称为损伤性动静脉瘘（traumatic arteriovenous fistula）。大多数损伤性动静脉瘘由贯通伤引起，如刺伤、枪弹伤及金属碎片等，毗邻的动静脉同时直接受伤，在数天后就可形成交通，称直接瘘。如动静脉的创口间存在血肿，在血肿机化后形成囊形或管状的动脉和静脉间的交通，成为间接瘘。少数见于动脉瘤破入邻近静脉，或因血管壁细菌感染破溃导致动静脉瘘。

二、病理变化

由于动静脉瘘动脉近端血流增加，近端动脉多发生进行性扩张延长，动脉壁略增厚，随之发生退行性变，动脉壁萎缩变薄。远端动脉多因血流减少而萎缩。相似地，由于邻近瘘的静脉血流和压力增加，瘘远端静脉可发生扩张。瘘口较大时，邻近瘘的静脉在强大血流冲击而产生的巨大压力下膨胀，形成类似假性动脉瘤的搏动性肿块。瘘口较小时，静脉壁增厚出现静脉动脉化。远端静脉在动脉压力下也逐渐扩张延长。动静脉瘘促进侧支循环建立，形成浅静脉广泛曲张。

三、动静脉瘘血流动力学变化

动静脉瘘典型结构包括：瘘管、瘘近端动静脉、瘘远端动静脉、连接瘘近远端动脉的侧支动脉、连接瘘近远端静脉的侧支静脉以及瘘口远端动静脉之间的周围血管床。动静瘘血流动力学变化可分为以下三方面。

（一）动静脉瘘局部循环的影响

1. 动静脉瘘的局部血流

近端动脉血流量主要与瘘口大小有关，瘘口越大，血流量越大。远端动脉血流方向主要与瘘口大小和动脉侧支循环阻力有关。瘘口较小且动脉侧支循环不良时，远端动脉血流向正常方向流动；瘘口较大且动脉侧支循环良好时，远端动脉血流发生逆流，这种情况常见于较大的慢性动静脉瘘。

静脉血流量明显增加，可触及搏动。远端静脉血流方向主要与瘘口大小有关。瘘口较小，远端静脉血流向正常方向流动；瘘口较大，远端静脉倒流。如急性动静脉瘘瘘口与其紧邻静脉侧支循环之间的静脉瓣膜功能完好，可以阻止逆流。而慢性动静脉瘘的远端静脉在压力下扩张，静脉瓣膜功能不全，丧失了阻止逆流的功能。

2. 动静脉瘘的局部压力

近端动脉压力一般正常，慢性动静脉瘘近端动脉扩张时，其压力可高于正常水平。远端动脉压力低于正常。近端静脉流出道阻力低，且静脉壁对静脉血流量增加有良好适应性，因此压力变化不大。远端静脉压力与瘘口大小和静脉瓣功能有关。急性动静脉瘘静脉瓣功能正常，可阻止远端静脉倒流，因此在瘘口部位静脉压显著增加。而慢性动静脉瘘，情况恰恰相反。

（二）动静脉瘘对周围循环的影响

由于动脉血经瘘口进入静脉，使瘘远端组织血供减少，可出现疼痛、感觉异常，远端动脉搏动减弱，皮肤苍白发绀、水肿，甚至出现疼痛性溃疡、肢端坏疽表现。尤其当瘘口大、侧支循环不良且远端动脉倒流时，周围组织缺血更加严重。但由于动脉血大量迅速进入静脉，使动静脉瘘邻近的骨骼、肌肉和皮肤温度升高。

（三）动静脉瘘对全身循环的影响

动静脉之间的异常通道使总周围阻力下降，同时中心动脉压下降，中心静脉压上升，瘘远端周围组织血液灌注减少。中心静脉压升高使心腔扩大，舒张末期心肌纤维延长，从而使心脏搏出量代偿性增加。中心动脉压降低，引起反射性心肌收缩力增加，心率加快，全身小动脉收缩，代偿性维持中心动脉压。

急性动静脉瘘开放时，心脏排血量即刻增加。瘘口较小时，增加的心脏排血量等于瘘口流量。而瘘口较大时，心脏排血量增加不足以补偿瘘口流量时，不足部分将从周围血管床"窃流"。由于周围血管代偿性收缩，虽有窃流现象，仍可维持血压。如果瘘口流量过大，窃流过多代偿不足，则出现血压下降。如果瘘口过大而心脏不能代偿，则出现心力衰竭。

先天性动静脉瘘常为多发性，瘘口细小，往往影响骨骼及肌肉，受累肢体出现形态和营养障碍性改变，对全身血液循环的影响较小。损伤性动静脉瘘一般为单发且瘘口较大，对全身血液循环的影响较大。

四、临床表现

1. 先天性动静脉瘘

婴幼儿期，一般无明显症状，或仅有轻度软组织肥厚。至发育期可出现明显的临床表现，主要有：①由于动静脉血流量增加，刺激骨骺，致使患肢增长，软组织肥厚，伴有胀痛。②患肢皮肤温度明显升高，多汗，可以伴有皮肤红色斑块状血管瘤。③浅静脉扩张，一般无震颤及血管杂音。④由于静脉高压致远端静脉曲张，色素沉着，甚至形成静脉性溃疡，或远端动脉缺血致组织坏死。

2. 后天性动静脉瘘

（1）急性动静脉瘘的临床表现：急性动静脉瘘可能被血凝块阻塞，创伤处局部形成血肿，因此杂音与震颤不一定立即出现，而可在受伤后数小时至数天内，即血凝块溶解后产生。如肢体因创伤发生动静脉瘘，远端动脉搏动可减弱但往往不至于消失，严重时可发生肢体远端缺血。

（2）慢性动静脉瘘的临床表现：肢体动静脉瘘可有疼痛、麻木、乏力等缺血症状。颈部动静脉瘘可有头痛、头晕、耳鸣、记忆力及视力减退等脑缺血症状。发生心力衰竭者，则伴有胸闷、心悸和气急。体征包括：静脉瓣膜功能不全，静脉压增大，动静脉瘘邻近及远端浅表静脉曲张，可见皮肤色素沉着，肢体远端可出现溃疡。动静脉瘘远端动脉血流减少、搏动减弱消失，肢体远端可发生缺血坏疽。动静脉瘘邻近肢体皮肤温度升高，但其远端皮温降低。瘘口附近可闻及连续性机器样杂音，收缩期增强而舒张期减弱。瘘口周围还可扪及震颤。杂音震颤常常是最早出现的体征。伴有心力衰竭时，可有呼吸困难、水肿、颈静脉怒张、肺部湿啰音、心界扩大、心率增快、心律不齐及脉压增大等表现。

五、诊断

先天性动静脉瘘患者自幼发现慢性体征改变，对于后天性动静脉瘘患者，常有明确的手术、外伤或肿瘤病史，可出现缺血症状，瘘口附近有连续性杂音震颤，远端浅静脉曲张，皮肤色素沉着，肢体远端溃疡、组织缺血坏疽，远端动脉血流减少、搏动减弱消失，伤口附近肢体皮温升高而远端皮温降低时，可确诊为动静脉瘘。此外还可伴有心力衰竭表现。动脉造影、CT 或磁共振等影像学检查可了解动静脉瘘位置、大小等解剖特点。指压瘘口试验、远端动脉平均动脉压测定、静脉压测定以及静脉血氧测定等检查可帮助明确诊断。超声心动图有助于了解心脏功能。

六、治疗

动静脉瘘治疗方法的发展并非一帆风顺。1833 年 Breschet 认识到，由于存在侧支循环，仅仅结扎动静脉瘘动脉近端难以奏效。1843 年 Norris 试图同时结扎动静脉瘘动脉近端和远端而出现许多并发症后，放弃了这一做法，同时提倡动静脉瘘四头结扎术。1897年 Murphy 结扎动静脉瘘瘘口静脉一侧，并首次进行动脉端端吻合术。1902 年 Carrel 发明血管吻合术后，应用血管吻合技术治疗动静脉瘘变得日益普遍。1922 年 Matas 认为应废弃四头结扎、动静脉瘘切除术。1956 年 Foley 提出外伤性动静脉瘘应尽早治疗，且应尽量保持动静脉通畅。Spencer 等还提出应尽量修复静脉以避免远端肢体肿胀。因此动静脉瘘手术治疗原则经历了单纯动脉结扎、动静脉瘘切除，到目前提倡的血管重建术的发展过程。传统动静脉瘘手术创伤大、出血量多，病变局部血管解剖异常、静脉高压增加了手术难度。

对于先天性动静脉瘘，其虽属于良性病变，但有恶性肿瘤的生物学特征，病变不断蔓延和发展，常累及邻近的组织和器官，无自愈倾向，治疗十分棘手。无症状的小瘘，于检查中偶然发现者，可进行随访，辅助性治疗（如弹力护套）常可有效控制受累肢体病变。单一瘘支的动静脉瘘相对容易治疗，根据瘘口部位和滋养血管来源决定治疗方案。如动静脉瘘源自需被切除的血管，通常采用手术结扎或经皮穿刺以可分离球囊闭锁动静脉瘘。近年来，随着介入材料和技术的发展，介入治疗可以避免上述传统手术的弱点，从而成为最有发展前途的治疗方法。

第二节　影像学诊断及评估

一、多普勒超声检查

以无损伤检查结果为依据，病变部位可因血容量增加而使脉搏容量描记的振幅明显增加，但其远端振幅可下降。多普勒超声听诊可有病变近端音调响亮呈持续性，可疑部位周围静脉信号可提高，有时甚至可听到动脉信号。双功能彩超是目前较好的无损伤检查方法，它能同时提供周围静脉动脉化血管情况，静脉、动脉的解剖以及血流动力学信息。在受累肢体，可测量主要轴向动脉、肢体动脉或锁骨下动脉的管径，病变部位的动脉管径常较正常者增大。如果病变侧动脉血流信号无异常，则需进一步检查静脉系统。主要的静脉异常包括静脉功能不全、外侧静脉畸形和静脉瘤形成等。当动静脉间存在微瘘，动脉血流正常或仅轻度增高，只有通过瘘支分流的血流量达到足以降低肢体远端的动脉压时，多普勒分段测压才能发现肢体远端收缩压降低。

二、CTA 检查

能检测动脉血流增强后产生的继发性动脉或静脉扩张、静脉期提前显影等。

三、MRA

除能够显示动静脉形态的变化外，MRA 能鉴别组织，检测流体状态，显示病变与肌肉、神经和肌腱的关系，对于先天性动静脉瘘的诊断有着独特的优势。

四、DSA

是将动脉造影技术和计算机技术相结合的产物，由于成功地消除了骨骼和其他软组织影，使动脉影像更加清晰可辨，可清晰显示动静脉瘘的部位、大小、侧支动静脉形成，是目前诊断动静脉瘘的金标准。DSA 是使用腔内技术治疗动静脉瘘不可缺少的工具。

第三节　介入治疗路径及要点

近年来，随着介入技术、栓塞材料以及覆膜支架的发展，动静脉瘘的微创治疗取得了飞速的发展，主要分为以下两种方法：

一、栓塞治疗

目前的栓塞技术以超选择性动脉插管栓塞为佳，需配合使用微导管技术。该技术目的是选择性地栓塞供养动脉，而不影响对邻近器官组织的必要血供，达到精确"靶效应"。由于大多数的先天性动静脉瘘病灶，有大小不等多根供养动脉和引流静脉，因此超选择栓塞技术要求比较高、难度大，而且相当费时。栓塞时需要尽可能靠近血管巢，由远及近，尽可能栓塞所有供养血管，如果阻塞太靠近供养血管近端，则可能导致新的供养血管生成，导致栓塞失去相应疗效，这也是复发的常见原因。另外，过早阻塞供养血管近端，也就不能进一步深入血管巢进行栓塞，栓塞的效果不能满意。如果经动脉途径不能很好地栓塞病灶，那么直接穿刺，甚至经静脉途径均是可行的。

常用的栓塞材料有 PVA 颗粒、无水酒精、组织胶等。PVA 颗粒大小从 $50\mu m$ 到 $1000\mu m$ 不等。栓塞颗粒的大小取决于所需栓塞血管的直径，必须足够大，避免进入静脉系统。PVA 的栓塞往往不完全，效果比较短暂，复发率很高，反而影响复发后进一步栓塞治疗，所以目前一般用于手术切除前辅助治疗，减少术中出血。无水酒精，是一个非常强效的栓塞剂，它通过强烈的炎症反应来破坏血管壁成分。酒精栓塞的技术重点是要尽可能加大无水酒精对血管巢的破坏作用，而同时防止酒精对其他重要组织器官的损害。一般采用超选择性导管技术或直接经皮穿刺，将无水酒精准确送入血管巢。阻断供养动脉或引流静脉有助于加强栓塞作用，可使酒精较长时间滞留在血管巢内。供养动脉阻断可使用球囊导管，如果不可行，就进行引流静脉阻断，方法有止血带、血压袖带或手动压迫，可根据病灶的部位进行相应调整。通过造影，可以估计所需栓塞剂的剂量，一般为引流静脉显示前所需要使用的造影剂的剂量。每次注入酒精后，让其滞留几分钟后再松开供养血管或引流血管的阻断，随后再进行造影，直至造影剂滞留在血管巢内为治疗最终目标。无水酒精栓塞的效果明显，并发症发生率比较高，最高报道达 15%，最重要的是要评估毗邻重要组织器官发生坏死的风险，特别是皮肤组织。栓塞剂总剂量也需要控制，如果超过 1ml/kg 或大于 60ml，则全身中毒反应的风险明显加大。虽然并发症大多有其自限性或可以成功治愈（比如皮肤坏死可通过植皮来治疗），但神经损伤往往呈永久性。为减少栓塞引起的局部或全身反应，有学者建议全部患者均使用全身麻醉（全麻），更多的学者仅对小儿使用全麻，成年患者可使用镇静剂令其处于清醒状态，如此可以及时评估酒精栓塞后的局部或全身反应，特别是评估肢体的神经损害情况。组织胶（N-butyl-cyanoacrylate，NBCA）在血管巢内形成紧密的充填物而达到治疗的目的，它以液体形式注入，遇血液中离子物即产生多聚反应而形成固态。组织胶可用于流速非常高的动静脉畸形，可以快速阻塞病灶，而避免栓塞剂流入静脉系统。相比无水酒精而言，组织胶并不彻底破坏血管巢，可能导致最终血管巢再通。弹簧圈和可脱卸式球囊只能阻塞近端供养动脉，对血管巢阻塞效果差，除非动静脉瘘支特别大，或者没有组织胶等栓塞材料。对于单一供养动脉型的动静脉瘘，使用弹簧圈和可脱卸式球囊效果可靠（图 19-1 至图 19-3）。

1. 适应证

（1）一般情况良好者。

（2）瘘支明显的动静脉瘘。

2. 禁忌证

（1）一般情况差，对造影剂过敏和穿刺部位感染者。

（2）栓塞可能引起严重意外的超敏患者。

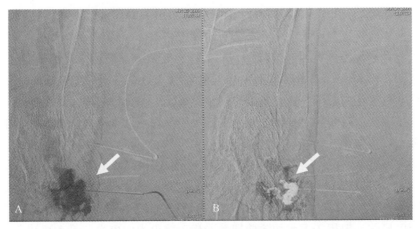

图 19-1　女性，24 岁，先天性左足动静脉瘘（无水酒精栓塞）

A. 栓塞前；B. 栓塞后。

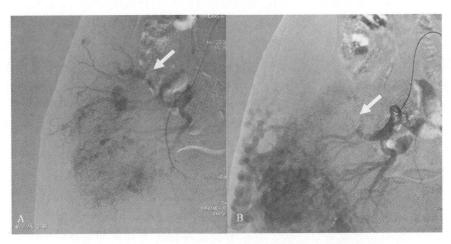

图 19-2　女性，20 岁，先天性右臀部动静脉瘘（弹簧圈栓塞）

A. 栓塞前；B. 栓塞后。

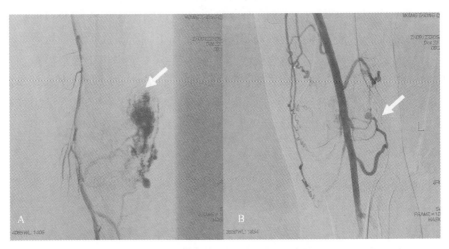

图 19-3　男性，31 岁，先天性左下肢动静脉瘘（弹簧圈＋PVA 颗粒栓塞）

A. 栓塞前；B. 栓塞后。

3．术前准备

（1）术前应向患者简述手术步骤，争得其配合，对家属讲清术中可能出现的问题及术后并发症，并签署手术知情同意书。

（2）术前除常规化验检查外，彩色多普勒超声检查对判断瘤体供血动脉的粗细、多少和血流速度非常有益。

（3）进行碘过敏试验。

（4）术前 4~6h 禁饮食。

4．操作技术要点

（1）麻醉：穿刺区局部麻醉（局麻）即可，如使用无水酒精，建议使用区域麻醉或全麻，16 岁以下小儿建议全麻或者基础麻醉。

（2）造影途径：应首选股动脉穿刺插管，此法插管部位距离病灶远、患者舒适、操作方便且受辐射量小。

（3）栓塞剂的选择：作为手术前的辅助治疗，应首选明胶海绵颗粒。当栓塞为主要治疗手段时，应选用永久性栓塞剂，如泡沫聚乙烯醇（PVA）、真丝线段、组织黏合剂（IBCA 或 NBCA）等。液体栓塞剂（无水乙醇、鱼肝油酸钠等）栓塞效果可靠，但容易发生超流性误栓，引起皮肤软组织坏死，故一般不单独应用，可采用明胶海绵细颗粒＋无水乙醇＋明胶海绵粗颗粒"三明治式"栓塞治疗。

5．栓塞治疗的原则

①超选择性将导管送入供应动脉深处进行栓塞是最根本的原则；②释放栓子时，要在X 线透视下进行，一般采用脉冲式间断注入栓子，要遵循"缓慢、均速、小量、多次"的原则，一旦栓子流动变慢或出现造影剂滞留，应立即停止注射，避免过度栓塞。

二、腔内覆膜支架植入术

与传统动静脉瘘手术相比，腔内覆膜支架植入术仅需局部麻醉，术中出血量大大减少，对创伤部位损伤小。这些优点对于主干血管因外伤形成动静脉瘘且伴有静脉高压者尤为重要，同时也使有合并伤或其他严重病变者获得治疗机会。例如：以前颈根部手术（颈动脉无名静脉瘘等）需要胸骨切开和体外心肺循环，而腔内覆膜支架植入术避免了上述操作的风险及并发症（图 19-4）。

1．手术适应证

目前，适用腔内覆膜支架植入术的动静脉瘘主要是直径较大动脉及其伴行静脉之间的瘘，例如：颈动脉无名静脉瘘、锁骨下动静脉瘘、锁骨下动脉颈静脉瘘、主动脉下腔静脉瘘、腹主动脉肾静脉瘘、髂动静脉瘘以及股动静脉瘘等。

2．手术禁忌证

腔内覆膜支架植入术的禁忌证包括：动脉极度弯曲延长，导丝或覆膜支架无法通过。动静脉瘘及伴发假性动脉瘤位于动脉分叉处，使直形覆膜支架完全封闭动静脉瘘及假性动脉瘤的同时，无法保证股浅动脉及股深动脉全部通畅。

3．覆膜支架的选择

选用覆膜支架应注意刺激性内膜增生可能，而动脉内膜损伤又加重内膜增生。动脉和覆膜支架交界处是内膜增生最明显部位。实验研究表明，腔内覆膜支架植入术后短期内膜

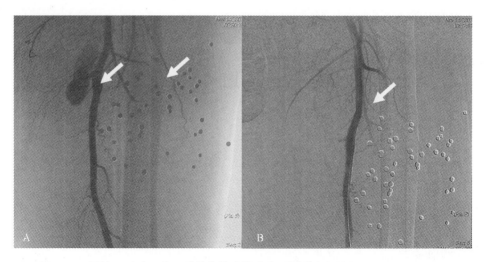

图 19-4　男性，40 岁，左下肢外伤性动静脉瘘（覆膜支架植入，10mm×50mm）
A. 植入前；B. 植入后。

增生不明显，但长期效果有待进一步观察。选用尺寸准确覆膜支架可以避免内漏、移位等手术并发症，是手术成功的关键，因此，精确测量动脉近远端内径至关重要。术中 DSA 测得数据较准确，可以作为尺寸选择的依据。覆膜支架直径应比动脉近端内径大 1～1.5mm，使其与动脉内腔紧密贴合。而覆膜支架长度应能完全覆盖动脉侧瘘口以及瘘口近远端各 1cm。

4. 操作技术要点

常规局部麻醉或硬膜外麻醉。腹股沟韧带中点作纵切口，显露股总动脉。肝素化后，将导管送至动静脉瘘附近行 DSA 动脉造影，观察动静脉瘘形态以及有无伴发假性动脉瘤，测量动脉内径、动静脉瘘口直径等参数。根据 DSA 造影结果选择一定长度和直径的覆膜支架。在 DSA 监测下，将直形覆膜支架释放鞘沿超硬导丝推送至动静脉瘘口，准确定位后小心释放。用直径略大于人造血管内径的球囊导管，全程扩张覆膜支架，使之与动脉壁紧密贴合。再次行 DSA 造影，证实动脉及覆膜支架通畅，动静脉瘘及静脉于早期显影时消失。

第四节　介入并发症及处理

一、栓塞术后并发症及预防

常见并发症有发热、栓塞部位疼痛、组织肿胀和穿刺部位血肿等，一般 1 周内消退。严重的并发症有动脉痉挛、异位脑栓塞、肺栓塞、神经损害及局部皮肤坏死等。常见的并发症主要与操作技术熟练程度有关，包括：多次更换导管导丝，或长时间反复寻找某一供应血管使导管在动脉内停留时间延长，造成动脉内膜损伤；附壁血栓形成或脱落；动脉硬化斑块脱落；超选择插管不够或过度栓塞致栓子反流或通过交通支引起异位栓塞。局部皮肤坏死多因液态栓塞剂超流性栓塞或栓塞过度所致，因此，在应用烈性液体栓塞剂时应格外小心。为避免栓塞剂反流或异位栓塞，可在栓塞的同时注射造影剂进行监测，对于液体栓塞剂可与造影剂混合后进行栓塞，以明确具体栓塞位置。全身危险因素：如凝血系统高凝状态、动脉硬化、糖尿病以及高龄均应视为严重并发症的高危因素，对于这类人群应充分作好术前准备，充分评估患者病变情况，力求在术中做到一次栓塞成功。

二、覆膜支架植入术后并发症及预防

创伤性动静脉瘘腔内覆膜支架植入术常见的并发症包括：股动脉穿刺区局部血肿形成，穿刺部位新的动静脉瘘的产生、血栓形成、支架移位、内漏等。

动脉血栓形成可能使腔内手术失败，但是动脉血栓形成原因尚不明确，可能与覆膜支架管径选择、管壁内面光滑程度有关，一旦血栓形成应立即进行取栓或溶栓治疗。内漏多见于选用的覆膜支架直径过小，这也是移位的原因之一，或者是由于覆膜支架释放位置不准确，未能完全覆盖动静脉瘘口，其他原因还有：由于年轻患者的动脉顺应性良好，使覆膜支架不能完全封闭而形成内漏。补救措施可采用放置第二枚覆膜支架以完全覆盖动静脉瘘口的方法。对于有些单一侧支、病程长、静脉曲张严重的动静脉瘘患者，由于瘘支血流的立即消失，使得畸形静脉腔内的血流动力学发生迅速改变，极易引起静脉血栓形成，严重者可造成肺栓塞，对于此类情况应做好术中及术后的抗凝措施。

第五节　疗效评估与随访

对于先天性动静脉瘘，由于其累及范围广泛，瘘支细小、丰富，介入治疗并不是根治的理想方法，其仅仅是以改善症状为目的，因此，对于此类动静脉瘘的疗效评估以患者的术后症状改善为主要指标，如溃疡、疼痛及肿胀等症状的改善，甚至治愈并发症和恢复肢体功能，使患者免于截肢。先天性动静脉瘘患者需终身随访，笔者推荐术后 1 个月进行影像学检查，此后每半年或一年进行磁共振影像学检查，以观察病灶的变化情况。

对于后天性动静脉瘘，由于其多数是由单支动脉供血的动静脉瘘，采用介入治疗可以达到根治的目的，术后动静脉瘘的症状可以明显改善或消失，建议术后 1 个月、6 个月进行影像学检查，此后每年 1 次进行影像学随访较为合适，及时处理术后并发症，提高治愈率。

（蒋米尔　刘　光）

参考文献

[1] 张培华，蒋米尔. 临床血管外科学. 第 2 版. 北京：科学出版社，2007，470-500.

[2] Thalhammer C，Kirchherr AS，Uhlich F，et al. Postcatheterization pseudoaneurysms and arteriovenous fistulas：Repair with percutaneous implantation of endovascular covered stents. Radiology，2000，214：127-131.

[3] Biasi GM. Aortocaval fistular：A Challenge for endovascular management. J Endovasc Surg，1999，6：378.

[4] Reber PU，Patel AG，Do DD et al. Surgical implications of failed endovascular therapy for posttraumatic femoral arteriovenous fistula repair. J Trauma，1999，46：352-54.

[5] Deshpande A，Denton M. Endovascular treatment of a posttraumatic femoral vein-profunda femoris

artery fistula. J Endovasc Surg，1999，6：301-03.

[6] Spark JI，Blanshard KS，Scott DJ. Endovascular graft placement for a symptomatic iatrogenic pero-neal arteriovenous fistula. Eur J Vasc Endovasc Surg，1996，11：496-498.

[7] González SB，Busquets JC，Figueiras RG，et al. Imaging arteriovenous fistulas. AJR Am J Roent-genol，2009，193：1425-1433.

[8] Gemmete JJ，Ansari SA，Gandhi DM. Endovascular techniques for treatment of carotid-cavernous fistula. J Neuroophthalmol，2009，29 (1)：62-71.

第二十章　颈动脉体瘤的介入治疗

颈动脉体瘤（carotid body tumor，CBT）也称为颈动脉体副神经节瘤，是发生在颈总动脉分叉处最大副神经节的一种化学感受器肿瘤。

颈动脉体瘤发病无年龄及性别差异，女性稍多于男性，以 30～50 岁为主，此病属罕见病，总体发病率极低。其中 10%～50% 有明显的家族遗传性，高海拔及较低海拔地区多发。1743 年 von Haller 对此病进行首次报道，此后全世界的临床病理报告逐年增加，目前公认此病是发病率最高的化学感受器瘤。颈动脉体瘤 10% 为多发，8% 与其他神经脊肿瘤有关，多为良性肿瘤，生长缓慢，5%～10% 可发生恶变并转移。

第一节　概　　述

一、颈动脉体的解剖生理

颈动脉体是人体最大的副神经节，为粉红色质地较软的组织，呈细小卵圆形或不规则形，位于颈总动脉分叉处的血管外鞘内，以 Meyer 韧带与颈动脉分叉处的动脉壁相连。颈动脉体直径约 2～5mm 大小，由颈外动脉所发出的动脉细小分支通过 Meyer 韧带进入其内，并形成丰富的毛细血管网，最后经咽后及舌静脉回流。颈动脉体受颈动脉窦神经及舌咽神经支配。经胚胎学研究证实，这个副神经节来自中胚层的第三鳃弓旁细胞聚集物和外胚层的神经脊细胞，属间叶成分，以后有第 9、第 10 对脑神经及交感神经的胚胎细胞移入，神经脊细胞最终分化为嗜铬细胞。

颈动脉体主要由球细胞构成。常见球细胞分两型，即 I 型和 II 型球细胞。I 型球细胞又称为主细胞，为上皮样细胞，体积较大，呈圆形，多聚集成团，胞内含一个圆形细胞核，核内有较丰富的常染色质，胞质中充满大量微小的嗜酸性颗粒。细胞化学技术表明，这些嗜酸性颗粒含有肾上腺素、去甲肾上腺素和 5-羟色胺。位于 I 型细胞之间的是支持细胞，即 II 型球细胞，数目较小，细胞形体较扁，有突起，核呈椭圆形，含有浓密的异染色质，胞质中仅含有少量致密颗粒。I 型细胞是化学感受器，可将感受到的刺激传到附着的神经末梢，再经咽神经传入纤维传入延髓的网状结构。

颈动脉体为化学感受器，可反射性引起呼吸加快、加深。具体机制是：颈动脉体中的球形细胞与传入性神经纤维终末端形成突触样结构，在突触连接区聚集大量的致密小泡，其内含有儿茶酚胺样物质。当机体血液出现 PO_2 降低、PCO_2 升高及 pH 降低时，尤其是 PO_2 下降时，可刺激其化学感受器，通过迷走神经反射，调节呼吸、循环改变。这种反射可引起呼吸加深加快、换气量和氧摄取量增加、脑血流量增加、心脏冠状动脉扩张、心率及搏出量增加、血压升高等，是人体自身保护性调节机制。当血压低于 80mmHg 以下或颈动脉体血流减少时，颈动脉体反射尤为敏感。

二、颈动脉体瘤的病因和发病机制

颈动脉体瘤是由颈动脉体增生衍变而来的，相关病因和机制如下：

1. 缺氧

有研究猜测适应长期的缺氧环境可能是发病原因之一。因为颈动脉体在这种环境下经常感受到血液成分中低氧分压、高二氧化碳分压的改变，引起强反射频度高，因此，组织细胞容易在缺氧环境下代偿增生。高海拔地区的人群中几乎广泛存在这种适应性改变，颈动脉体瘤发病率普遍较高，但由组织增生演变为肿瘤的过程与机制至今尚未明确。

2. 遗传基因变异

近年来亦有研究表明，颈动脉体瘤是一种外显率与年龄相关的常染色体疾病，其遗传因子位于 11q22.3～q23 上，发病与 SDH（succinate dehydrogenase）基因的突变有关。SDH 是一种线粒体酶的复合体，在氧化磷酸化和细胞内氧的感知及传导过程中起重要作用。SDHB、SDHC、SDHD 编码线粒体复合体Ⅱ的三种特异性亚单位，是线粒体电子传导链和三羧酸循环的重要成员。SDHB（1p35～36）和 SDHD（11q23）的突变可导致家族性颈动脉体瘤的发生，而散发颈动脉体瘤则与 11q13 和 11q22-23 染色体缺失有关。Bikhazi 等报道在 8 例散发颈动脉体瘤患者中，3 例为 11q 染色体缺失：2 例 11q22～23 缺失及 1 例 11q13 缺失。因此推测，散发和家族性颈动脉体瘤具有相似的分子发病机制。非遗传性病人中，女性占绝大多数，而遗传性病人无性别差异。

三、颈动脉体瘤的病理改变

颈动脉体瘤发生于人体最大的副神经节，内含大量的类似肾上腺髓质的物质，约 2% 颈动脉体瘤有儿茶酚胺样分泌功能。肉眼观察肿瘤多数有完整的包膜，切面呈实质性，灰白色带黄，剖面有许多扩张的血管形成的小孔。纤维镜下可见成群排列的肿瘤细胞及血管丰富的基质成分，细胞呈多变形，核较小。光镜下表现与颈动脉体相似，多数表现为良性肿瘤特征。瘤细胞由上皮样细胞排列成巢状或囊状，巢间有纤维组织包绕，并有丰富的毛细血管或血窦。胞体较大，形态不规则，核圆，胞质丰富，胞膜清楚，可含或不含颗粒。部分细胞巢中心性坏死、有丝分裂活跃及管腔受侵犯是恶性的特征，但在良性者也偶尔可见。镜下病理分 3 型：实质型、腺泡型、血管瘤样型。颈动脉体瘤的组织学特征和恶性程度无明显的相关性，所以恶性颈动脉体瘤的诊断不能单纯以显微镜下病理表现为依据，还需结合患者有无恶性肿瘤的生物学特性、局部淋巴结转移和远处转移等。恶性颈动脉体瘤常见的远处转移脏器为肾、甲状腺、胰腺、小脑、肺、骨、臂丛神经和乳房等。

Shamblin 等于 1971 年按外科手术和病理关系将颈动脉体瘤分为 3 型：

Ⅰ型为肿瘤直径小于 5cm，与颈动脉粘连少，无包绕，并使颈动脉分叉角度增宽，手术可安全剥离；

Ⅱ型为肿瘤未包绕颈动脉，但粘连多，可行外膜下剥离手术，但术中颈动脉需进行临时腔内分流；

Ⅲ型为肿瘤包绕颈动脉严重，难以完全切除，常需颈动脉切除和血管移植。后两种类型瘤体直径通常大于 5cm 且颈动脉分叉角度增宽。

四、颈动脉体瘤的临床表现

1. 无痛性肿块

颈动脉体瘤多数无任何症状，若有症状，主要表现为单侧缓慢生长的无痛性上颈部肿物，多位于下颌角下方，少数向咽旁膨出。可双侧发病，发病率为20%，发病者多有家族史。散发性双侧颈动脉体瘤发病率也达5%。触诊可以发现肿物位于胸锁乳突肌前缘深部，即颈动脉分叉处，一般肿瘤大小为2～7cm。因颈动脉体瘤附着于动脉鞘，通常可触及典型体征——Fontaine征：肿块可向两侧水平方向移动，但沿颈动脉方向上下活动受限。肿块质地中度硬，无压痛，表面光滑，时有分叶感或传导性搏动感。如肿块向咽部膨出，张口可见患侧咽部饱满或隆起，口腔内可触及隆起性包块。

2. 压迫症状

肿瘤大部分与颈总动脉密切粘连或压迫颈总动脉，少数甚至导致颈总动脉分叉处血流量大而紊乱，患者可出现头晕、头痛、耳鸣、视力模糊甚至晕厥等脑缺血症状，部分触及肿块震颤，闻及血管杂音。指压患侧颈总动脉根部，部分肿瘤可缩小，但不能完全消失。当肿块较大，累及第9、10、11及12对脑神经时，可引起吞咽困难、声音嘶哑、伸舌时舌尖向同侧偏移、霍纳（Horner）综合征等。

3. 颈动脉综合征

极少数患者合并颈动脉窦综合征，大多发生于40岁以下，因颈动脉窦过度敏感反射，引起心功能下降，出现心跳减慢，血压下降，甚至出现大脑缺血症状，如短暂晕厥、抽搐、头晕、无力、耳鸣等。

4. 神经内分泌症状

大约5%颈动脉体瘤有神经内分泌活性，患者表现为头晕、面色潮红、心悸、心动过速、心律不齐、出汗和畏光等。

第二节　诊断及评估

一、诊断

李树玲教授总结临床经验，提出诊断颈动脉体瘤的三主征：①颈前三角区长期缓慢生长的肿物，部位恒定于下颌角下方。②颈动脉向浅层移位：颈动脉体位于颈动脉分叉部的后内侧，肿物增大到一定体积时，将颈动脉向浅层挤压而发生移位。③颈内与颈外动脉分离，颈动脉体瘤可跨过分叉部向浅层生长，将颈内动脉与颈外动脉推向两侧。

因为肿块活检极易造成难以控制的大出血，切忌盲目穿刺活检，以避免发生严重并发症。如果临床初步诊断为颈动脉体瘤，应进一步行影像学检查以明确诊断。影像学检查对颈动脉体瘤的诊断非常重要，包括彩色多普勒超声、CT/CTA、MRI/MRA、DSA检查，均可提供一定的诊断依据，尤其是DSA检查是目前诊断颈动脉体瘤的最佳手段。

1. 彩色多普勒超声检查

彩色多普勒超声检查诊断颈动脉体瘤的特异性和敏感性均较高，是目前确诊颈动脉体瘤最实用的非创伤性检查措施。颈动脉体瘤典型的超声特征为：颈动脉分叉处单侧或双侧低回声肿块，内部回声不均，边界清晰，边缘规则，肿物内有丰富的彩色血流信号，且多为搏动性动脉频谱，动脉波形呈低阻、快血流；颈内、外动脉间距增大，颈内动、静脉移位。血流声像还可以了解颈动脉通畅程度和脑侧支循环是否良好等情况，有助于制订手术方案。有报道称彩色多普勒超声诊断颈动脉体瘤的准确率达到90%以上。

2. CT/CTA 检查

CT 扫描有助于观察肿瘤向颅底的侵犯情况，CTA 则可作为术前检查较理想的方案，其具有特征性表现：颈动脉分叉处边界清楚的类圆形肿块，增强后明显均匀强化，颈动脉分叉角度扩大，肿瘤表面可有细小滋养血管。CT/CTA 无创，且图像具有丰富的层次感，可详细了解肿瘤与周围组织的关系及血管累及情况，典型征象为颈内外动脉弧形分离与颈总动脉形成"高脚杯样"改变。

3. MRI/MRA 检查

MRI 扫描表现为化学感受器瘤的特征性"盐和胡椒"征，表现为 T1W1 高信号，T2W2 为不均高信号，瘤体内出现迂曲点、线状流空信号伴点状高信号。MRA 与 CTA 相比，可多轴向成像及三维血管成像，立体、直观地显示肿物与血管、神经的关系，准确率较高且无放射性。

4. DSA 检查

CTA 和 MRA 毕竟是间接血管成像，在显示肿瘤中细小血管血流动力学征象方面不能完全与 DSA 媲美。20 世纪 80 年代以来动脉造影数字减影技术（DSA）广泛应用于临床，颈动脉体瘤诊断的准确性大幅度提高，DSA 诊断颈动脉体瘤的准确率可达 100%，是诊断颈动脉体瘤的金标准。特征性征象为：①颈动脉分叉处多血管网状影，动脉期显影，排空延长至静脉期；②侧位片可见颈总动脉分叉角度增大；③颈外动脉前内移位或前外移位，颈内动脉后外移位，呈"抱球状"；④瘤体供血动脉主要来源于颈外动脉或颈内外动脉起始处发出的异常小动脉，血管染色速度不均，深浅不一，部分扭曲成堆；⑤肿瘤可包绕颈动脉；⑥肿瘤直接侵袭血管，管壁可不规则或管腔狭窄。DSA 检查对于诊断颈动脉体瘤、评估肿瘤累及血管的程度、评估脑侧支循环建立有重要价值，但 DSA 为侵入性检查，组织和骨骼显示欠佳，且操作复杂，可作为诊断较困难的颈动脉体瘤或介入治疗前的检查手段。

最新的研究表明 PET-CT 检查可应用于颈动脉体瘤的诊断，且对<10mm 的肿瘤的诊断准确率优于其他检查手段，而且 PET－CT 对于远处转移更灵敏。

二、鉴别诊断

因颈动脉体瘤较为少见，所以误诊率较高，约为 43.3%，临床上常需要鉴别的颈部肿块有以下几种。

1. 颈交感神经鞘瘤

多为光滑的实质性肿物，质地硬，常位于颈动脉后方，增大时将颈动脉推向前方，因此可于肿瘤浅表触及颈动脉搏动，肿瘤与颈动脉无粘连。

2. 颈动脉瘤

多见于老年人，常伴有高血压及动脉硬化症，肿物多为膨胀性搏动，有时闻及收缩期杂音，压迫颈总动脉近端时肿块可明显缩小，可行多普勒超声鉴别。

3. 颈神经鞘瘤

位于颈动脉分叉处的后方，位置经常比颈动脉体瘤低，为实质性肿物，质地较颈动脉体瘤硬，表面光滑，有包膜，常将颈动脉推向前方，与颈动脉无粘连。

4. 恶性肿瘤淋巴结转移或淋巴瘤

肿瘤常多发，质地较硬，活动性差。

5. 腮腺囊肿或肿瘤

常位于耳下颈总动脉分叉处的上方，囊肿为囊性包块，与颈动脉无密切关系，可并发感染，出现炎症表现；肿瘤质硬，多为分叶状，生长较快，活动性差。

6. 淋巴结结核

多见于儿童及青年，有乏力、盗汗、午后潮热等症状，肿块大小不等，伴疼痛，淋巴结容易粘连，融合成团，形成干酪样坏死。

第三节　治疗路径及要点

颈动脉体瘤虽然生长缓慢，但若不及时治疗，可有约 5％以上发生恶变的可能，甚至危及生命，然而其对化疗药物及放射治疗敏感性不高，因此，外科手术完整切除是治疗颈动脉体瘤的首选方案。

一、单纯外科切除

早期颈动脉体瘤体积小，未对血管神经侵犯严重，尽早手术可降低术中脑神经和颈动脉损伤。手术指征包括：①肿瘤为 Shamblin Ⅰ型或Ⅱ型，颈动脉粘连不严重；②出现各种压迫症状；③肿瘤有恶性变倾向；④肿瘤为 Shamblin Ⅱ型或Ⅲ型，经介入栓塞治疗后。

传统的外科治疗颈动脉体瘤的主要进展是外膜下剥离术：①颈动脉体瘤剥离术：对于 Shamblin Ⅰ型肿瘤行外膜下剥离术是安全的，即所谓的"Gordon-Taylor"白线剥离术，是目前最理想的手术方式；②颈外动脉连同肿瘤切除术：对于 Shamblin Ⅰ型或Ⅱ型肿瘤血供较丰富的病例可行外膜下剥离伴颈外动脉切除；③肿瘤切除、血管重建：对于 Shamblin Ⅱ型、Ⅲ型或肿瘤较大（直径 5cm 以上）、血供丰富的病例行肿瘤伴颈内、外动脉切除，术中先阻断颈动脉半小时后确认无脑缺血表现后再行剥离操作，不过对于术中无法剥离、颈内动脉不能保留的患者，目前多数还是主张利用大隐静脉、颈外动脉或 PTEE 人造血管重建血流，用自体大腿阔筋膜或带蒂肌肉组织包裹；④肿瘤切除、颈总动脉结扎术：前提是脑侧支循环代偿良好，患侧颈内动脉逆向压力大于 70mmHg（9.33Kpa）。

但令人遗憾的是，多数颈动脉体瘤首次被发现时已达到 Shamblin 分级的Ⅱ型或Ⅲ型。单纯手术无法避免地会损伤颈动脉，出血量偏大，平均约为 600ml，脑神经损伤的发病率仍然高达 20％～40％。

二、介入栓塞治疗

因颈动脉体瘤血管丰富、邻近颈动脉，术中极易出血，而出血后不容易控制，所以多年来治疗中最棘手的问题是如何处理肿瘤和颈动脉的关系。虽然近年来对颈动脉体瘤的手术治疗结果令人满意，但仍存在一些不容忽视的问题：如手术中的血管、神经损伤率仍较高。此类肿瘤所处位置结构复杂，病变多呈浸润性生长，病程长，肿瘤血运丰富，很难达到完全切除肿瘤的目的。随着放射介入技术和设备的发展，术前颈外动脉栓塞术成为头颈部供血丰富的肿瘤手术前不可缺少的步骤，降低损伤颈动脉的可能性，是保证手术成功的关键。

1. 介入治疗的适应证

（1）肿瘤为 Shamblin Ⅱ型或Ⅲ型或双侧病变；

（2）出现血管、神经压迫症状；

（3）肿瘤有恶变倾向；

（4）术前评估短期（<72 小时）内可行外科切除，但因肿瘤位置复杂、粘连血管严重等原因估计术中出血较多；

（5）肿瘤为 Shamblin Ⅲ型者经检查 Willis 环开放良好，术后不会因阻断颈总动脉造成偏瘫等脑后遗症。

2. 介入治疗的禁忌证

（1）肿瘤术前造影为颈内动脉供血，栓塞可能引起偏瘫等脑梗死后遗症；

（2）碘造影剂过敏；

（3）年老体弱，凝血、心肺功能或其他脏器有严重的功能障碍不能耐受手术。

3. 介入治疗前准备

（1）介入常规准备：①常规检查血常规、凝血三项、肝肾功能等；②穿刺部位备皮；③术前应用抗生素预防感染，方案一般为：青霉素 80 万单位，静脉滴注，术前 24 小时内开始；④碘过敏试验。

（2）术前 Matas 训练：由于患者栓塞后需行外科切除术，术中可能行颈总动脉阻断，为此必须实行脑部保护措施，使 Willis 环开放，建立患侧脑部的侧支循环，以耐受颈总动脉断流造成的脑缺血。具体方法为：指压颈总动脉根部，由 5～10 分钟开始，延长至 20 分钟，每日两次，达到压迫 20～30 分钟以上，无头晕、眼花等脑缺血症状出现。

4. 栓塞操作的技术和方法

（1）颈动脉体瘤供血动脉栓塞

常规消毒铺巾，以 2% 利多卡因局麻下行 Seldinger 技术穿刺股动脉，保留血管鞘，引入 4～5F 的导管行主动脉弓造影，无论单侧或双侧病变，都需插管至双侧颈总、颈内、颈外动脉分别进行正侧位造影，因为单侧病变有对侧分支供血的可能。明确肿瘤供血动脉来源、形态及分支后，尽量超选至 2 级以上的动脉分支进行栓塞，必要时使用 3F 或以下的微导管。分别经导管在每支供血动脉注入栓塞剂，于透视下观察栓塞情况，直至细小动脉闭塞，造影证实肿瘤染色消失或显著减少为止。根据外科手术的需要，可测量颈外动脉干的直径，选用合适的不锈钢弹簧圈栓塞该支动脉主干，再次造影证实。栓塞时要严密防止反流、误栓的可能，注意监测患者生命体征，观察有无不适。

（2）栓塞材料的选择

栓塞材料的选择是颈动脉体瘤介入栓塞治疗的关键。可根据病灶血供、范围、解剖位置和血流动力学选择明胶海绵颗粒、聚乙烯醇颗粒（PVA）、微球和（或）弹簧钢圈。另外，近期还有报道研究较多的乙烯-乙醇共聚物、N-氰基丙烯酸酯胶等新型材料，栓塞效果较常规栓塞剂有所提高。

1）末梢动脉栓塞：一般选用直径 100～500um 颗粒的栓塞剂栓塞细小动脉血管床，栓塞程度更彻底，组织不易产生侧支循环而导致血流恢复。病理研究也提示，栓塞微小血管后能使血管内膜发生炎症和机化反应，促使肿瘤缺血萎缩。注入栓塞剂前一定要注意超选择动脉插管，尽量避开重要脏器动脉分支的开口，注射时栓塞剂需与造影剂混合，并在透视观察下进行。

其中微球形状呈球状，大小较均匀，常比 PVA 和明胶海绵粒栓塞程度更高，而且可供选择的颗粒直径类型多，方便操作，缺点是价格昂贵，且引起的栓塞后反应也会较大，容易出现肿块区域的疼痛、发热，但短期内可自行缓解。PVA 是人工合成化合栓塞剂，有多种不同大小剂型，也是较为理想的永久栓塞剂，明胶海绵颗粒则需通过术者手工剪成 0.5～2mm 大小，形状难以一致，栓塞不均匀，而且明胶海绵遇水后易膨胀，不方便控制，容易堵管。然而其价格低廉，适合常规使用。目前明胶海绵颗粒也有规格不同的成品，可以立即注射，属于中期栓塞剂，需在栓塞术后进行外科切除。

2）段动脉栓塞：血管直径 2～3mm 之间的动脉，可采用适当大小的明胶海绵条重复栓塞。段动脉栓塞较安全，并发症少，可达到改善临床压迫症状、减少血供的效果。但由于末梢动脉窦未能栓塞，仍有充血空间，当动脉压力减低后，侧支血管容易形成，感染机会增高。该栓塞方法适用于末梢动脉栓塞后再次栓塞以及肿瘤供血血管与其他分支共干，用于暂时阻断供血，等待外科手术。

3）主干栓塞：对于直径在 5mm 以上的动脉主干栓塞，使用较大体积的栓塞材料，如不锈钢圈等永久栓塞剂。由于主干栓塞后可以迅速通过侧支循环恢复肿瘤血供，该方法仅适用于末梢动脉栓塞后再次栓塞，暂时阻断主干血流便于外科手术。

组织学研究表明，颈动脉体处的网状血管内径平均为：0.10～0.25mm，最小动脉内径为 0.02～0.10mm。笔者认为颈动脉体瘤供血血管会相应增粗，可先用 300～500um 的微球栓塞，若直径过小，则有通过小动脉进入微静脉的危险，直径过大则不能有效栓塞微小动脉，栓塞范围及程度大大减小。之后用直径为 500～700um 的 PVA 颗粒栓塞，再加用明胶海绵条和（或）弹簧钢圈栓塞，这样会使栓塞的效果更完善。

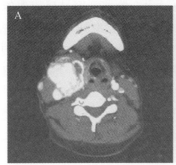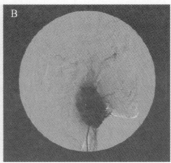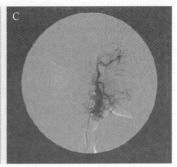

图 20-1 右侧颈动脉体瘤的栓塞

A. 增强 CT 显示颈动脉体瘤位于右侧颈部，强化明显，颈内、外动脉分叉角度增大；B. 颈外动脉 DSA 显示肿瘤血供丰富，供血血管呈发丝样，来源于咽升动脉和舌动脉；C. 栓塞后肿瘤血供明显减少。

（3）术后处理

对股动脉穿刺部位要彻底压迫止血、加压包扎，术后卧床，进行心电监护，穿刺侧髋

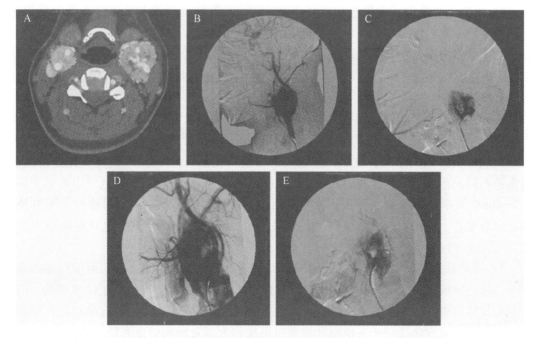

图 20-2　双侧颈动脉体瘤的栓塞

A. 增强 CT 显示双侧颈部肿块,强化明显,颈内外动脉分叉角度均增大;B. 左侧颈总动脉 DSA 显示肿瘤使颈内动脉向前移位,颈动脉分叉角度增大;C. 栓塞后肿瘤血供显著减少;D. 右侧颈总动脉 DSA 显示肿瘤使颈内动脉向前移位,颈动脉分叉角度增大;E. 栓塞后肿瘤血供仅剩余 10%。

关节制动 24h。严密观察生命体征、神志、头颈部症状、四肢运动障碍及血常规的变化。继续使用青霉素 80 万单位,以静脉滴注预防感染直至外科手术后。

(4) 常见并发症及处理

1) 栓塞后综合征:发生率几乎为 100%,但程度不一,表现为发热、肿块区域的疼痛,经使用抗生素、止痛、退热治疗后可逐渐缓解。

2) 异位栓塞:导管前端的位置过近或注入栓塞剂压力过大,栓塞剂容易反流误栓。异位栓塞是一种严重的并发症,一旦发生会引起颈内外动脉重要分支供血脏器的梗死。颈外动脉分支误栓会出现咽部、舌部、面部的皮肤缺血、疼痛,栓塞侧眼部视物模糊甚至失明,颈内动脉栓塞会导致偏瘫等脑梗死症状。异位栓塞以术中操作预防为主,术后密切观察,出现误栓症状仅能使用扩血管、抗凝、脑细胞营养药物等对症处理。

3) 心律失常:颈动脉体急性缺血还可能引起顽固性心律失常,发生率较低,可安装心脏起搏器加以治疗。由心律失常引起的血压、心率波动也会在安装起搏器后得以缓解。

5. 颈动脉体瘤栓塞术后效果评估与随访

(1) 颈动脉体瘤栓塞术后病理形态变化(图 20-3):栓塞后 72 小时内肿块血供减少,颜色变白,体积萎缩,可见不同程度的坏死。镜下可见闭塞的血管腔,血管壁呈黏液性坏死及机化,血管腔内可见多核巨细胞、浆细胞、淋巴细胞等炎症细胞。空泡状的赘生细胞呈巢状,内部充满嗜酸性胞质,大量微细血管形成纤维间隔。

(2) 颈动脉体瘤栓塞术后对外科手术的影响:①瘤体供血减少,手术时可以从颈外动脉近端开始向远端分离结扎其供应血管,在分离颈内动脉时出血明显减少,甚至可安全剖

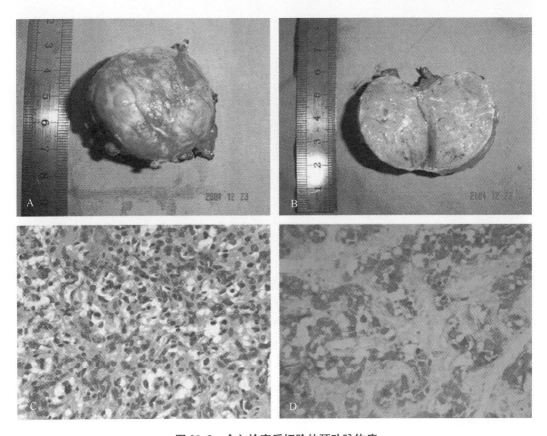

图 20-3　介入栓塞后切除的颈动脉体瘤

A. 肿瘤大体观，表面可见萎缩；B. 肿瘤内部颜色变白，可见栓塞材料；C. 镜下闭塞的血管腔，血管壁呈黏液性坏死及机化，血管腔内见多核巨细胞、浆细胞、淋巴细胞等炎症细胞（HE 染色，×400）；D. 免疫组织化学显示特异性神经烯醇酶（NSE）阳性（×400）。

开瘤体；②少数较大的瘤体将颈内、外动脉及其分叉完全包绕，这时颈内动脉远端要保证有足够的血管供吻合，栓塞治疗后将瘤体连同颈内、外动脉及其分叉切除后可因出血少而缩短止血时间，从而缩短颈内动脉重建时间；③至于栓塞治疗后何时手术，有学者认为由于明胶海绵有自溶的特点，手术应在栓塞后 3～5 天内实施，以免血管再通后造成栓塞效果下降。笔者曾对两例患者在该时期进行手术，但术中发现虽然栓塞后 4～5 天内手术瘤体有明显减少，但周围组织因炎症反应而水肿明显，妨碍手术操作。故之后的外科手术都在栓塞后 24～72 小时内实施，周围组织未见水肿，取得较好效果。笔者曾对 33 例Ⅱ型或Ⅲ型的颈动脉体瘤患者进行统计分析，栓塞后行外科治疗的平均出血量、手术时间及住院时间分别为：354.8ml±334.4ml、170.3min±75.4min 及 8.0 天±2.1 天，较单纯外科切除术的患者明显降低，急性脑缺血症状及脑神经损伤发生率也有所下降。

（三）其他介入治疗

近年来，有学者报道外科手术切除颈动脉体瘤前对颈外动脉置放带膜支架完全阻断其血流，使手术出血量下降至 200ml 以内，也有报道使用球囊暂时断流颈外动脉后，再注射无水乙醇行微血管栓塞，以减少肿瘤血供，成功施行手术。但以上报道均为个案报道，仍需多样本证实其可行性、安全性及有效性。

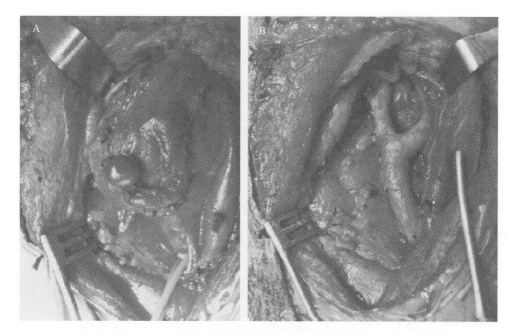

图 20-4　颈动脉体瘤外科切除

A. 外科切除术前暴露 Shamblin Ⅲ 型的颈动脉体瘤，表面出现轻度萎缩；B. 肿瘤切除后颈外动脉及脑神经保存完好。

（四）放疗

近年来，随着放射技术的进步和放射方案的优化，化学感受器瘤放射治疗取得不俗的成绩，放射治疗局部头颈部化学感受器瘤的控制率已达 95% 左右。Foote 等采用 γ-刀治疗 25 例化学感受器瘤（剂量 12～18Gy），平均随访 35 个月，所有肿瘤未见生长，17 例无变化，8 例缩小，未出现严重并发症。因此，放射治疗仍不失为治疗颈动脉体瘤的有效手段，对不能耐受手术、术中残留、术后复发或病理证实恶性的病例可考虑进行放射治疗。

（李家平　范文哲）

参考文献

［1］孙善珍，魏奉才. 口腔颌面外科病理学. 济南：山东科学技术出版社，2002：253.

［2］Badenhop RF，Cherian S，Lord RS，et al. Novel mutations in the SDHD gene in pedigrees with familial carotid body paraganglioma and sensorineural hearing loss. Genes Chromosomes Cancer，2001，31（3）：255-263.

［3］Astromk，Cohen JE，Willett-Brick JE，et al. Altitude is a phenotypic modifier in hereditary paraganglioma type 1：evidence for an oxygen-sensing defect. Hum Genet，2003，113（3）：228-237.

［4］Knight T Jr，Gonzalez JA，Rary JM，et al. Current concepts for the surgical management of carotid body tumor. Am J Surg，2006，191（1）：104-110.

［5］Mhatre AN，Li Y，Feng L，et al. SDHB，SDHC，and SDHD mutation screen in sporadic and familial head and neck paragangliomas. Clin Genet，2004，66（5）：461-466.

［6］Badenhop RF，Jansen JC，Fagan PA，et al. The prevalence of SDHB，SDHC，and SDHD mutations in patients with head and neck paraganglioma and association of mutations with clinical features. J Med Genet，2004，41（7）：99.

［7］　Braun S，Riemann K，Kupka S，et al. Active succinate dehydrogenase（SDH）and lack of SDHD mutations in sporadic paragangliomas. Anticancer Res，2005，25（4）：2809-2814.

［8］　Bikhazi PH，Messina L，Mhatre AN，et al. Molecular pathogenesis in sporadic head and neck paraganglioma. Laryngoscope，2000，110（8）：1346-1348.

［9］　李树玲，主编. 新编头颈肿瘤学. 北京：科学技术文献出版社，2002.1011-1025.

［10］　Arslan H，Unal O，Kutluhan A，et al. Power Doppler scanning in the diagnosis of carotid body tumors. J Ultrasound Med，2000，19（6）：367-370.

［11］　汪忠镐. 血管外科学. 杭州：浙江科学技术出版社，2010：368.

［12］　冯继，李宝民，周定标，等. 头颈部化学感受器瘤的手术前栓塞. 中华外科杂志，1995，33：675-676.

［13］　Ulrich S，Lehmann M，Ebmeyer J. et al. Direct percutaneous embolization of a carotid body tumor with Onyx. 2009，57（12）：1305-1310.

［14］　Yang TH，Ou CH，Yang MS，et al. Preoperative embolization of carotid body tumor by direct percutaneous intratumoral injection of N-butyl cyanoacrylate glue assisted with balloon protection technique. J Chin Med Assoc，2011，74（2）：91-94.

［15］　Li J，Wang S，Zee C，el at. Preoperative angiography and transarterial embolization in the management of carotid body tumor：a single-center，10-year experience. Neurosurgery，2010，67（4）：941-948.

［16］　Tripp HF Jr，Fail PS，Beyer MG，et al. New approach to preoperative vascular exclusion for carotid body tumor. J Vasc Surg，2003，38（2）：389-391.

［17］　Horowitz M，Whisnant RE，Jungreis C，et al. Temporary balloon occlusion and ethanol injection for preoperative embolization of carotid-body tumor. Ear Nose Throat J，2002，81（8）：536-542.

［18］　Foote RL，Pollock BE，Gorman DA，et al. Glomus jugulare tumor：tumor control and complications after stereotactic radiosurgery. Head Neck，2002，24（4）：332-338.

索　引